謹以此書獻給

每一位踏上回歸真我與神聖自我道路的追尋者

光之顯現

個人療癒之旅・來自人體能量場的核心訊息

Light Emerging
The Journey of Personal Healing

芭芭拉・安・布藍能 Barbara Ann Brennan ◎著

Thomas J. Schneider、Joan Tartaglia ◎插圖

心夜明 ◎譯

寫在閱讀之前

請注意，本書反映了作者的個人經歷，以及她處理過的許多個案客戶的經歷。本書並非自我療癒的獨立指南。書中提供的訊息是為了補充而非取代醫生或其他醫療保健專業人員的建議。當你有任何個人需求、任何疾病症狀需要得到診斷或醫療護理，在開始或停止使用任何藥物，以及開始任何療程、運動治療或規定飲食之前，請務必諮詢醫生或專業保健人員。

目錄

插圖索引

彩色插頁位於第254至第255頁

圖表依章節順序排列

各項練習查詢表

譯序

本書是芭芭拉·布藍能的第二本著作，在深度和廣度上比起她的第一本書《光之手》均有擴展。本書增加了對人體能量場中更深的哈拉層與核星層的描述，介紹了在療癒中如何建立療癒師與醫生的合作、療癒的不同階段、如何從生活的各個方面改善療癒環境，以及人際關係與性格氣場結構對健康的影響等。這些都是作者在多年教學和療癒實踐中逐步發現和總結出來的。無論對於有志從事靈性療癒的人，還是已經走在靈性道路上需要自我療癒的人來說，都有巨大的參考價值。

幾年前，在我自己的靈性道路上，遇見並拜讀了《光之手》，感歎作者能將深刻根本的靈性真相與療癒技術如此完美地融為一體，於是在網絡上試譯本書片段，單純只為分享對本書的喜愛。隨後在友人的鼓勵和幫助下完整譯出此書，後竟得以出版，既是意外之喜，又是無數有形與無形助力推動的結果。

如今，看著面前完成的譯稿，感慨良多。在此，特別感謝所有幫助過我的人。感謝在翻譯過程中提供資訊的朋友，他們是曾若喜、徐華君、張驍等。感謝郭福東，他是我譯稿初稿的最早讀者之一，曾數遍通讀譯稿找出錯字，並提出大量寶貴意見幫助我改善文字的易讀性。感謝小海，讓我萌生了出版此書的意願，並熱心推動出版事宜。感謝空無靈音在出版前進行全文校對、提出大量建議，使我更深入的思考原文、優化翻譯。感謝空青亦在出版前進行全文校對，不但優化了翻譯準確性，更潤色了中文表達；點滴建議，亦常令我茅塞頓開。感謝Samuel Chong先生，在幫我聯繫出版的過程中，他的熱心、行動力和信念為我敲開了出版社的大門。感謝信任我的橡樹林出版社編輯。感謝上官昭儀女士，我在本書出版前夕認識了她，發現幾年來她堅持不懈地推動芭芭拉·布藍能女士書籍的出版工作。也感謝家人對我工作生活的支持，使我可以全力投入翻譯工作。沒有這些朋友和家人，此書不會與華語圈的讀者見面，或者，起碼不會以這樣的時機和質量與讀者見面。

因語言與修為水準所限，文中錯誤與不當之處難免，請讀者不吝賜教，批評指正。

感謝每一位閱讀本書的讀者，是你們心靈深處的選擇，使我們在本書中相遇。衷心希望本書在擴展你知識面的同時，還能引發更深刻的心靈轉變。

心夜明

【導言】
新範式：療癒與創造過程

自我的第一本書《光之手》出版以來，我仍進行著生命能量與健康、疾病和療癒❶之間關係的研究，並對「人們為何會生病」此一更深層的問題產生了濃厚的興趣。「生病」是否是人類生命的一個環節？其背後是否有更深層的含義或功課？我們文化中所認為的「正常」生活方式是如何導致疾病？我想知道，什麼樣的生活節奏對我們來說才是最健康的，以及日常的選擇、行動和每時每刻意識的變化是如何影響我們的健康。我還想知道，疾病是否、以及如何與我們的創造性和進化過程有所關聯。

為了能有更多時間去創建芭芭拉·布藍能療癒學院，我停止了療癒事業，但仍繼續在班級、小組以及學生個體當中觀察能量現象。隨著教學的進行，有個非常有趣的模式開始顯露。是年年初，我的指導靈黑元（Heyoan）告訴我，我將講授「創造的過程」；當我最終把這些講座中的一些部分進行轉錄、編輯和整理之後，我在「地球的進化計劃」、「我們的人生使命、創造力、健康」，以及「生活在（我的指導靈黑元所稱）不斷展開的當下」之間，發現了全新的聯繫。

若要理解新的內容，我們就有必要進入一個新的範式。《韋氏字典》將「範式」（paradigm）一詞定義為「一種模式、示例或模型」，也就是我們感知世界的方式。「範式」是一套共用的假設，可以向我們解釋這個世界，並幫助我們預測其行為。我們往往把這些「假設」看作理所當然，還把它們定義成基本實相，而不再進一步對假設進行思考。想一想，魚會注意到水嗎？

「我們對這個世界的大多數看法，來自於一套我們認為理所當然、且大部分不經檢視和質疑的假設。」此為est和論壇工作坊的創始人韋爾納·艾哈德（Werner Erhard）❷，基於觀察所得出的結論。他表示，「我們預先默認接受了這些假設，所以它們幾乎已成為我們的一部分，以至於我們很難把自己和假設區分得足夠開，好對其進行探討。我們不去思考這些假設——而是用這些假設來思考。」

「醫學範式」決定了我們如何看待自己的身體。多少年來，西方醫學曾將惡靈、體

---

❶ 療癒：亦譯為「靈療」，在本書中指作者所使用的一種替代醫療技術，係由透過雙手對人體能量場及更深層面進行工作，從而治療疾病。從事此類治療者稱為「療癒師」，亦稱為「靈療師」。

❷ 韋爾納·艾哈德是美國著名作家和講師，一九七一年開設est（Erhard Seminars Training）課程，通過為期六十小時的培訓來轉化人們對生活的體驗能力，進而引發個人轉變。該課程於一九八五年左右被他新創建的論壇（Forum）課程所取代。

液、細菌和病毒確定為致病因素，並設計了相應的治療方法。然而隨著醫學技術的進步，以及我們對「身心聯繫」瞭解的深入，醫學範式也在發生變化。新的範式孕育了新的可能性。

過去，人們就知道氣場❸與健康和療癒有關，但對氣場的認知只停留在跟迷信、秘傳體系相關的印象中，對此領域的瞭解混雜了實際的觀察、假設和幻想。如今，隨著我們在實驗室和診療室中瞭解到更多生物能的知識，「人體能量場與我們的健康直接相關」的觀念也越來越被西方醫學範式所接受。

本書呈現了健康、療癒和疾病方面的新視野。第一篇以能量場和全息理論為科學背景，解釋了什麼是雙手療癒（laying on of hands）及其工作原理。

第二篇描述療癒師能為個案做什麼和不能做什麼、雙手療癒過程的基本形式、以及如何與療癒師—醫生團隊合作。此篇也介紹了內部平衡系統的概念，這是一種自動的（通常是無意識的）系統，如果我們順從並遵循之，就能維持最佳狀態。第二篇還展示了如果不順應內在平衡系統，我們會如何在自己的生命和身體中創造不順／疾病。

第三篇透過與患者的一系列訪談，從患者角度展現了療癒過程中個人所經歷的不同階段。探討患者可以如何最大限度地利用此過程，包括如何與療癒師和醫生合作來制訂療癒計劃。這些案例研究有助於將療癒過程帶入日常生活中。

第四篇提供詳細的療癒計劃和非常有效的療癒冥想和觀想練習，將對你的個人療癒有所助益。

第五篇描述人際關係如何對健康產生正面或負面影響、建立健康人際關係的實用技巧和人際關係中會發生的氣場互動現象，並介紹了重建健康能量場的交換和連接的方式。

第六篇展現了更高的靈性實相和更深層次的創造能量，並將健康、疾病和療癒與創造過程聯繫起來。

附錄A是一份雙手療癒的文字記錄；附錄B是醫療保健專業人員類別列表，包括他們的工作內容、以及可以聯繫到他們的美國國家機構；附錄C則是對芭芭拉‧布藍能療癒學院的描述，該學院培訓男女專業療癒師，並在網站有畢業生列表。附錄C還提供了可供進一步學習和閱讀的參考文獻。

---

❸氣場：即「人體能量場」（human energy field，亦譯為「人類能量場」）。在本書中，作者在指代人體周圍的能量場時，經常是兩種表述互用。

致謝

特別感謝我的丈夫伊萊‧維爾納（Eli Wilner），感謝他對我個人發展之自然展現所給予的愛的支持與鼓勵。

我衷心感謝芭芭拉‧布藍能療癒學院的老師們，感謝他們在本書資源的整合過程中與我一路攜手，促成本書的編寫。感謝羅薩姆‧法拉諾（Rosearme Farano）忠誠的友誼、開放的傾聽和明確的建議，感謝幫我準備手稿的芭芭拉‧布藍能療癒學院文職人員。

第 1 篇

本時代療癒的綜述

「一個新的想法首先會被譴責為荒誕不經，

繼而被視為微不足道；到最後，它將無人不曉。」

威廉‧詹姆斯（William James）❶

---

❶ 威廉‧詹姆斯（一八四二年至一九一〇年），美國哲學家、心理學家。他是十九世紀後半期的著名思想家，
也是美國歷史上最富影響力的哲學家之一，享有「美國心理學之父」之譽。

1

療癒的天賦

　　每個人內在都具有療癒的天賦，這並非上天給予少數人的禮物。和我一樣，「療癒」也是你與生俱來的權利。每個人都能接受療癒，每個人都能學會療癒，而每個人也都能療癒自己和他人。

　　你曾療癒過自己，儘管你可能未將那些行為定義為「療癒」。受傷的時候，你做的第一件事是什麼？你通常會觸碰受傷部位，甚至抓住那裡試圖止痛。這種身體的本能會向受傷部位傳遞療癒能量。如果你放輕鬆，並讓手繼續在傷口上放置更長時間，那麼更深層的療癒會隨之發生。當孩子們在經歷痛苦時，每個母親都會撫摸、擁抱、親吻或愛撫孩子，她也會為其他親人做同樣的事。如果你注意到並開始研究這些簡單的反應，你會發現，觸碰你深愛的人會比觸碰不認識的人效果更強烈。這多半是因為你賦予了這類觸碰一種特殊的要素——你對那個人的愛。你看，你一直都知道療癒，只是從來沒有覺知到此點。

　　當你快樂、充滿活力，或處於任何其他形式的好心情狀態下，你的觸碰會比心情不好時更令人愉快。心情不好時的觸碰能量和快樂時的觸碰能量不一樣。你的能量展現了你每時每刻的狀態。當你學會調節自己的情緒，進而控制你的能量性質和能量流動時，你很快就能用能量來進行療癒。這就是療癒師所做的，他們只是學會感知和調節自身能量，以將其用於療癒。

　　我確信，這些從穴居人時代就已經存在的個人日常經歷，隨著人類的誕生而萌芽，成為了雙手療癒的雛形。遠古人類很早就意識到雙手的療癒力量，而每種文化都在其知識和傳統框架內探索並使用過這種力量。約翰·懷特（John White）在他的《未來科學》（*Future Science*，一九七七年）一書中，列舉了地球上九十七種不同的文化，每種文化都有各自的名稱來指代「療癒」或「生命能量場」（life energy field）。中國人和印度人對生命能量場的認知已經有五千多年的歷史。

　　我將包圍和滲透一切的生命能量稱為「宇宙能量場」（Universal Energy Field）或簡稱為UEF。我將與人類相關的生命能量稱為人體能量場（Human Energy Field）或簡稱為HEF，而更廣為人知的名稱是「氣場」❷。

---

❷ 氣場（aura）：在拉丁語和古希臘語中，「aura」一詞指微風或呼吸，而到了十九世紀，神智學會成員查爾斯·韋伯斯特·利德彼特（Charles Webster Leadbeater）將此表達方式推廣到西方社會，用於描述人體周圍放射的彩色光場。如今此詞成為「新時代」（見第六章註釋❶）靈修體系中用於描述人體能量場的常用詞彙。中文亦譯為「輝光」、「靈氣」、「靈光」或「光環」。

感知和調節人體能量場

很多人都能感知到人體能量場，而每個人都可以學習如何感知它。事實上，我們已經這麼做了，也許是無意為之，也許是忽視了，或是為此安上了別的名稱。例如，你不看也知道有人盯著你，因為你能感覺到；或者有些陌生人讓你一見傾心，並且你也知道你們會相處愉快；或者你有一種模糊的感覺，知道好事即將發生，而且事後證明確實如此。這些時候，你就在使用我所稱的「超感知」（Higher Sense Perception，HSP）來感知人體能量場。超感知，其實就是超越了我們所習慣之正常範圍的感官，有時也被稱為「第六感」。這種能力還有其他稱呼：靈視（clairvoyance），即能看到別人不能看到的有意義東西；靈聽（clairaudience），即能聽到別人無法聽到的聲音；靈感（clairsentience，或「他心通」），即能感知他人所不能感知的事物。

多年來，我持續在發展、研究和使用超感知，並發現了更多區分超感知類型的具體方法。超感知包括了我們所有的五種正常感官：視覺、聽覺、觸覺、味覺和嗅覺，再加上一些附加感覺。其中的感覺之一：直覺，是一種模糊的認知，比如知道有好事將要發生，但不知道具體是什麼。另一個跟直覺相關的例子是：你知道有人會打電話，甚至知道是誰，但並不確定來者何意。

另一種「感覺」就是我所說的「直接認知」（direct knowing）。這種感覺能提供完整而具體的直接訊息。例如，某個人要打電話時，我們會感覺得到、也知道具體的時間，還知道他們會說什麼；或者，如果被問到自以為一無所知的問題，我們卻知道答案的大體內容以及細節。在「直接認知」的情況下，我們不知道訊息是如何被獲取的，我們就是「知道」。

另一種超感知，是感知自己和他人的情緒。即使沒有說出來，我們也知道對方的感受。因為我們能感受到對方情緒的能量。

我將對情緒的感知和對愛的感知分開看待。現在要說到的下一種超感知，就是感知愛的能力。相較於感知情緒，感知愛需要與他人有更深層的連接，所以將之單獨歸於一類。

除了視、聽、味、嗅和觸五感之外，我們還有直覺、直接認知、情緒感知和愛的感知。當所有這些感覺感知功能發揮作用時，我們就能充分臨在於當下。

我們的感知感覺服務於我們的「意識覺知」（awareness），而覺知將我們帶入當下的臨在。活在當下，是許多人通過冥想而能獲得的體驗之一。這種存在狀態像是門戶，我們能夠借以打破時空界限。冥想能平息和清理頭腦，為超感知做準備。

超感知運作於極細微的訊息範圍，我們的大腦通常認為這些訊息不重要而將其過濾掉。就像聽音樂，當音樂非常響時，我們會難以聽到裡面較柔和的音符。如果把音量調低，柔和的音符和微妙差別就會凸顯出來，你可以聽出節奏中的節奏，對於超感知和人體能量場也是如此。你可以學習降低頭腦的內部噪音，並專注於生活中更柔和的節奏和更微妙的差別。當你練習一段時間後就會發現，這些更微妙的節奏就是你當下每個片刻生活體驗的基礎，且與我們賴以運作的強大生命能量相連接。

當你的孩子下次撞到膝蓋時，可以把手放在他的膝蓋上，並去感受對孩子的愛。你會發現你的手在變熱，這是為什麼呢？因為你能量場中的療癒能量正從手中流出，幫助治癒孩子的膝蓋。

療癒能量會有發熱、脈動或電刺激感。這種類型的知覺被稱爲「本體感覺」。你透過碰觸從而以動覺的方式感受到人體能量場。

現在你已經能感知人體能量場了，接下來就可以學習與它互動，並依你的意願來予以調節。試著按照以下指示去改變你身體的能量流。下一次當你感到疲倦或緊張時，可以試試看。

躺下，想像一下身體（胃部）太陽神經叢內有一顆美麗的太陽。很快地，你就會感覺好多了，胃也會感到溫暖。隨著更深入的放鬆，呼吸可能也會減慢。如果你想要擴展這樣放鬆的狀態，將靈（spirit）也包括在內，試著回想你曾經擁有的某一次美妙的宗教或靈性體驗，或許是發生在兒時。回憶那個特別而美妙的時刻，當你知道神／上帝（無論那對你個人而言意味著什麼）的存在，並感受到活著是一種最自然而神聖的體驗，生命是如此自然，你無需爲之擔憂。你也將放下對神的思量。讓自己漂游在那體驗中，在造物主的懷抱裡寂靜安躺。如此，你就改變了自己的能量流動。你已將自己置於一種強大的療癒狀態。現在，感受你的能量——你喜歡嗎？

你所感受到的放鬆療癒狀態，會使能量場越加協調，腦波也會減緩，我們可以通過腦電圖（EEG）測量到。腦電圖很可能會顯示，你的大腦正處於阿爾法波（alpha rhythm，即 α 波），大約是八赫茲（Hz，即周／秒），這是一種療癒狀態。而磁場探測器將顯示，你的能量場頻率位於七點八赫茲到八赫茲。對於每個人來說，這是一種非常自然的能量狀態。

很可能，兒時的你曾以一種自然無計劃的方式完全地投入去做任何眼前的事。這也是你現在仍然在做的，在充滿創造熱情的美妙時刻裡，你將自己交付給內在源頭流出的生命能量，然後你

看到顏色更鮮亮、味道更甜美、空氣更芬芳，周圍的聲音簡直像是交響樂。你的經歷並非例外，每個人都有過。

也許就在你不去思考時，解決問題的最好方法就那麼出現了。當你在森林裡徒步或者欣賞美麗的落日，突然，「它」就在那裡、從你內心深處浮現。或者當你與嬰兒對視，你看到了奇蹟，你被生命奧秘的奇蹟所包圍。再一次，這種感覺從你內心深處萌生，那來自很深的內在源泉——我稱之爲「存在的核心」。你的光芒，來自深層的內在源頭，是你的神聖內在火花。

接入創造性療癒能量

所有人都可以學習接入這種更深層的內在源頭，而想要任憑意志釋放創造性能量則需要練習。此過程更多的是清除內心障礙，而非將創造性能量拉出來。一旦阻礙消失，創造力會從深處像自流井般湧出。藝術家或作家們對於爲了克服創作或寫作障礙所需要的努力都如數家珍，一旦障礙清除，繪畫或寫作就如小溪般自然流動。對於試圖攻克難題的科學家們來說也是一樣。將所有數據放入理性頭腦，理性頭腦掙扎著尋找答案，但一無所獲。而經過一夜好眠、一些夢，以及一些右腦活動，答案就出來了。創造性力量之所以釋放，是通過一種內在的「放手」過程，讓開道路，讓能量流動。

在危機時刻，創造性力量也會釋放。這正是人們成爲英雄的時刻。每個人都聽過在危急中的驚人壯舉，比如車禍後有人能抬起汽車，救出心愛之人，或者母親在某種強烈的衝動驅使下匆匆回家，正好將孩子們及時從危險中解救出來。

這種創造性力量的釋放讓我們能掌控手邊的任何情況。療癒的過程，就是一種釋放我們創造

性力量的過程，幫助我們掌控自己的健康喜樂。事實上，從我的觀點來看，也正如我們將會在這本書中看到的，很多疾病都是個體創造性能量的自然流動受到阻礙所造成的。

創造性能量爲何受阻

當我們經歷人生痛苦時，會不由自主試圖迴避痛苦感受。孩提時代我們就開始這樣做了。阻斷身體疼痛的方法，是將意識從身體疼痛部位撤離；而停止精神和情感痛苦的方法，則是通過繃緊肌肉將痛苦壓抑到無意識中。爲了將痛苦壓制到無意識中（有時只是稍低於顯意識覺知層面），我們在生活中製造各種各樣的干擾，讓自己不再注意到痛苦。我們可能讓自己忙碌起來，成爲工作狂；或者相反，我們墮落到「沙發馬鈴薯天堂」❸。很多人開始對毒品、香煙、巧克力或酒精上癮，或沉迷於完美主義，成爲要嘛最好、要嘛最壞的人。我們把自己的問題投射到別人身上，轉而去擔心別人，而不是試圖解決自己的問題；更甚者，我們錯引或壓抑大量能量，以逃避感受痛苦，不去面對我們當下的感覺和當下眞實的自我。我們認爲這樣做是有效的。我們認爲可以在逃避眞實感受、不做眞實自己的做法之中毫髮無傷，但終究此路不通。這樣做的代價巨大，然而我們甚至否認代價的存在。而代價，就是我們的人生。

我們認爲，停止一切痛苦的唯一方式，就是停止痛苦能量的流動。有一些特定的能量流包含著生理疼痛、情感痛苦以及精神痛苦。不幸的是，這個能量流也包含了其他的東西，痛苦只是

其中的一部分。在負面境遇中，當我們停止其中諸如痛苦、憤怒或恐懼等負面體驗時，我們也會停止其中的正面體驗，諸如相關的肉體（物質身體）、情感和精神等方面體驗。

我們甚至可能對此過程毫無知覺，因爲當我們到達理性年齡，這就成爲了一種習慣。我們把創傷隔離開來，但也因此阻斷了與自己更深層核心的聯繫。由於創造過程來自於我們內在的創造核心，我們也因此隔離了創造過程。至此，我們切切實實地把深層自我與顯意識覺知和外部生活隔離開來。

凍結的心靈時間聚合體

我們所壓抑的痛苦始於童年，有些甚至始於出生前、尚在母胎時。自幼年起，每當我們在一個痛苦事件中阻止能量流動，我們就在能量和時間上「凍結」了該事件，因而造成了能量場中的一處阻塞。由於能量場是由「能量—意識」所構成，「阻塞」指的就是被凍結的「能量—意識」。我們與該事件相關的心靈部分也被凍結在阻止痛苦的那個時刻。那部分的心靈會持續凍結，直到我們將其解凍。被凍結的心靈並不會成長。如果這件事發生在我們一歲時，該部分的心靈年齡就會停留在一歲；它將保持在一歲，並在受刺激時產生一歲兒童的行爲。且在往阻塞中注入足夠能量、使之解凍和療癒之前，那部分的心靈年齡都不會成長成熟。

我們每個人都被這樣的「能量—意識」時間阻塞給充斥著。在一天中有多長時間，人們的行爲會是成熟的成年人行爲呢？答案是：不長。我

---

❸沙發馬鈴薯天堂（couch-potato heaven）：「沙發馬鈴薯」原指整天窩在沙發上看電視，很少進行體能活動的人；後來亦指長時間以坐臥姿勢進行社交、玩遊戲、看手機電腦等「坐式生活型態」（Sedentary lifestyle）的人。

們不斷在不同「心靈時間凍結」的阻塞作用下與彼此互動。在任何激烈的互動中，此分鐘裡，一個人還以內在成年人的角度在體驗現實；而下一分鐘，一方或雙方都可能會切換成特定年齡的受傷兒童角度。這種內在意識不同角度的不斷切換，就是溝通如此困難的原因。

這種「心靈時間凍結」阻塞的強而有力角度之一是：由於同類相吸，相似的能量會凝結在一起，形成一個凍結的心靈時間聚合體（frozen psychic time conglomerate）。例如，其中一種能量性質是「被遺棄」。假設有一個叫喬的中年男人（這只是虛構人物，但喬的故事能代表很多我療癒過的人。為了說明在出生時發生了什麼，以及此點如何隨著生命過程持續構建，我將在此章中繼續使用喬這個例子。他可以是我們之中的任何人。）當喬出生時，他與母親失去了連接，因為分娩時她經歷難產，並接受了麻醉。在他一歲時，由於他的母親去醫院生二胎，他再次經歷了分離。經過這兩次人生經歷，這個非常愛母親的孩子樹立了「會被至愛之人拋棄」的預期。無論在今後發生任何程度的「拋棄」，他都會經歷和第一次一樣的毀滅性力量。

源於此深刻創傷，我們形成了一個「**印象結論**」（image conclusion）。印象結論基於經驗——在上述情況下，是基於「被拋棄」的經驗。基於孩子的邏輯，即「如果我去愛，我就會被拋棄。」而此印象結論繼而會影響到所有的相似情況。顯然地，一歲的喬並沒有意識到自己的這個觀點；此觀點反倒是無意識地被保存在他的信念體系中，並貫穿其一生。在心理方面，這兩個早期的事件也直接與另一件事聯繫起來，即喬十歲時，他的母親離開家去度假。當他生活中有任何類似事件發生時，他的反應都來自於印象結論而不是當時的情況。這導致了他在事件發生時的各種過度激動的情緒反應。

後續章節中我們會繼續看到，印象結論所引發的個人行為，實際上傾向於重新製造與初始創傷類似的傷痛。因此，喬將會給自己「製造」很多諸如被妻子或女朋友拋棄的境遇。他的行為建立在無意識的負面預期之上，幫助構成了這類境遇。由於他在無意識中對「被拋棄」有所「期待」，就會以一種「你會拋棄我」的方式來對待妻子或女友：他會對她提出過分的要求來讓她證明她的愛，甚至指控她打算要拋棄他。但是這種無意識行為會激怒對方，並最終將她推開。然而真正更深層面的問題是——他以「自己應該被拋棄」的方式對待自己，他實際上已經拋棄了自我。

正如我們將看到的，我們永遠都不要低估印象結論的力量。找到我們的「印象」，是向健康和幸福轉變的關鍵。我們有大量如此的印象畫面，其周圍聚集著凍結的心靈時間聚合體。要清理這些，我們都有很長的路要走。

凍結的心靈時間阻塞會凝結在構成某個印象之相似能量的周圍，此點會讓人困惑，誤以為這些體驗就在時間中一樣，是相互分開的。但是情況並非如此。在凍結的心靈時間聚合體當中，每一個小片段都是由特定的過去經歷裡、凍結的能量－意識所構成，但相似體驗會直接連接在一起，無論其中的時間間隔有多長。

通過療癒，當一個小的心靈凍結時間阻塞得到釋放，則釋放到氣場中的能量會轉而自動開始釋放另一個聚合體中的小片段，因為它們的能量相似。回到喬的故事，當每一處時間阻塞得到釋放時，他會感到身臨其境。因此，當他在經歷三十歲曾經歷過的痛苦時，痛苦一旦被釋放，他

會突然發現自己回到了十歲。很快地，他又感覺自己從十歲變成了一歲。

這些未隨著肉體成長而生長的心靈片段一旦被釋放，就會開始快速成熟。這個過程從幾分鐘到幾年不等，取決於凍結的「能量—意識」有多深、多強、多廣。

隨著這些能量均勻地整合到人體能量場、並釋放回到個人生命創造過程中，人生巨變將會降臨。圍繞著如今活躍在創造過程中的新意識，喬的生活開始重組。他將不會在無意識中為了得到照顧而拋棄自己；相反地，他會支持自己，因為他現在相信自己值得並且能夠獲得伴侶。一旦他發展了這種和自我的新關係，他就會吸引不帶有「拋棄」能量的女性。因此，在此方面，新的關係將是穩定的。當然，在「真命天女」出現之前，可能需要經過幾次「實習」。

前世痛苦

通過文獻調查和催眠回溯，我們已經做過大量關於「前世」的研究。這項研究追溯了大多數慢性心理痛苦的前世起源。羅傑·伍格爾（Roger J. Woolger）❹博士的《往生往世，同歸自我》（*Other Lives, Other Selves*，一九八七年）一書對此有詳細的描述。通過前世回溯療癒，伍格爾博士發現一旦個案重新體驗並清理了前世痛苦，就能消除其他療法無法改善的（與前世）類似的今生問題。

前世也被封存在凍結的心靈時間聚合體中，其中能量相似的會相互吸引和連接在一起。它們

沒有被時間分隔，而是直接與今生及其他前世事件連接在一起。要進入前世的凍結事件需要更多的能量，因為那存在的時間更長、被更多碎片所覆蓋，但是可以在雙手療癒過程中完成。當你準備好時，它會自動發生。

根據我在療癒過程中對人體能量場的觀察，前世創傷通常是引發今生難以解決之慢性問題的原因。當今生創傷的療癒達到一定程度時，埋藏於其下的前世創傷就會浮出表面，得到清除。這種療癒在改變個案的生活以及身體疾病上非常有效，許多巨大的改變都能在釋放前世創傷之後到來。在這項療癒中，個案應清晰地將前世療癒工作與當前生活境遇聯繫起來，這是非常重要的，如此一來能使整個聚合體得到釋放，而不再被用於逃避今生問題。

痛苦的源頭──初始創傷

依我看來，痛苦的源頭比個人傷痛或前世中的能量阻塞都還要深。它來自一種信念，即我們每個人都是分離的，與其他人分離，與神分離。我們許多人認定：要成為個體，我們必須彼此分離。因此，我們把自己和所有一切分開，包括家庭、朋友、團體、國家和地球。由這種分離信念帶來的體驗，就是恐懼以及恐懼衍生的所有其他負面情緒。我們一旦創造出這些負面情緒，就又會把自己與負面情緒分離開。此分離過程會產生更多的痛苦和幻相，直到在個人的療癒成長中，這種負面反饋循環被打破或逆轉。如何扭轉此惡性循環，從而創造越來越快樂和清醒的生活，正

❹羅傑·伍格爾（一九一一年至二○一一年）：英美心理治療師、講師和作家，專門研究前世回溯、靈魂釋放（spirit release）和薩滿治療。獲得牛津大學的心理學和哲學學位、國王學院的比較宗教學博士學位，後在蘇黎世榮格學院受訓成為心理分析師。

是本書的主題。關鍵就是愛，以及與一切萬有的連接。

愛，是與神和萬物相連接的體驗。神無處不在，無所不包。神在我們之上、之下、周圍及內在。我們每個人內在之神的神聖火花，都是獨一無二的。這是神的個體化顯現，是我們的內在源泉，或者說是我們存在的核心。我們越與外在的神連接，就能越連接及發展內在之神的個體性。當我們連接到宇宙遍在之神以及內在個體性之神時，我們就是全然安全和自由的。

創造面具自我，掩蓋初始創傷

剛出生時，我們仍然通過內在核心與偉大靈性智慧和力量緊密連接。這種與我們的核心、進而與靈性智慧和力量的連接，為我們帶來全然的安全感與奇妙感。在成長過程中，這種連接會慢慢消退，取而代之的是意在保護我們周全的「父母的聲音」——談論對與錯、好和壞、如何做決定，以及在各種情況下如何行動或反應。隨著與核心連接的消退，我們的兒童心智拚命嘗試用小我取代原來的內在智慧；但不幸的是，這種「小我覆蓋」或「內在的父母聲音」永遠無法真正取代內在智慧。相反地，隨之產生的是一個「面具自我」（mask self）。

「面具自我」是我們自我糾正的最初嘗試。戴著它，我們會試圖用一種正面和能被接受的方式，向這個我們害怕會被之拒絕的世界表達自己。我們根據自認為「這個世界認可什麼」的信念，向世界展示面具自我，以便被接受並感到安全。面具自我努力地連接他人，因為這是「正確」的事；但面具自我不能進行深層連接，因為它否定了人格的真正本性，否認了我們的恐懼和負面情緒。

我們傾盡全力去塑造這個面具自我，但面具自我並不起作用，永遠都不能產生我們所渴望的內在安全感；事實上，它產生的是一種偽裝者的內在感覺，因為我們試圖證明我們很好，但我們並不是一直都好。我們覺得自己很假，因此更加害怕，也因此更加努力，拚命證明我們很好（再次地，迎合內化的父母聲音）。這產生了更多恐懼，特別是因為我們無法保持它。更多偽裝感、然後更多的恐懼，如此形成一個循環。

面具自我的意圖是透過證明我們很好，來保護我們不被一個假想的敵意世界所傷害。面具的目的是偽裝和否認；它否認「掩蓋痛苦和憤怒」是它的目的，因為它否認人格中存在痛苦和憤怒。面具的目的是要保護自我，方法則是透過不為任何負面行動、思想或行為負責。

從面具自我的角度來看，痛苦和憤怒僅僅存在於人格之外，而我們並不為之負責。任何消極的事情都一定是別人的錯。我們責怪他們。這意味著生氣或痛苦的肯定是別人。

要想保持這種偽裝，唯一的辦法就是不斷證明我們是好人。但在內心深處，我們憎恨這種不停證明自我所產生的持續壓力。並且，我們謹遵守規則；或者如果做不到，就努力證明我們是對的、他們是錯的。

我們憎恨必須按別人的規則生活，畢竟這樣做需要大量努力。我們只是想做自己喜歡的事。我們疲憊，然後生氣，變得滿不在乎，爆發出負面的抱怨和指責，並傷害他人。被面具自我壓抑的能量會扭曲、推擠、洩漏並攻擊他人。當然，我們依然否認此點，因為我們的目的就是通過證明「我們很好」來維持安全感。

在內心的某處，我們喜歡情緒攻擊。釋放能量是一種解脫，即使那並不清晰明瞭，即使我們

並沒有帶著責任心去這麼做。我們內在有一部分自我喜歡把負面情緒拋給別人，我們稱之為「負面快感」（negative pleasure），來自於「較低自我」（lower self）。

負面快感與較低自我

我相信你仍記得在一些負面行為中所感到的快樂。任何能量運動都是令人愉快的，不論那是正面還是負面。這些行為之所以帶來快樂，是因為它們釋放了儲存在體內的能量。如果當能量開始移動時，你起先體驗到的是痛苦，那麼很快痛苦就會轉化為快樂；因為當你釋放痛苦時，你也釋放了創造力，而創造力的體驗向來是快樂的。

負面快感來自於「較低自我」。「較低自我」是遺忘了「我是誰」的那部分自我，是我們心靈中認為世界是分離和負面的、並因之採取相應行動的那部分自我。「較低自我」並不否認負面；相反地，它享受負面。「較低自我」有種去享受負面快感的意願，因為它並不像面具自我那樣地否認負面，它反而比面具自我更誠實。「較低自我」誠實對待其負面意圖，不會去裝好人；它一點也不好，自我至上、肆無忌憚。「較低自我」說，「我關心我自己，而不是你」；它做不到既關心自己也在意別人，因為它生活在分離的世界。「較低自我」享受負面快感，並且想要更多；它知道人格內的痛苦，但從未打算去感受那種痛苦。

較低自我的意圖是保持分離，做任何想做的事，不要感受痛苦。

較高自我

當然，在成熟的過程中，我們的心靈並沒有全部與核心分離。一部分自我依然清醒、有愛，沒有任何掙扎；直接與我們的內在神性連接在一起，充滿智慧、愛和勇氣。它也與偉大的創造力聯繫在一起，是我們生活中所創造之一切美好的推動者。它是我們沒有忘記「我是誰」的那部分自我。

在我們的生活中，只要是有和平、快樂和滿足的地方，就是你的「較高自我」（higher self）通過創造性原則表達自己的地方。如果你想知道「自己到底是誰」或者「真實自我」（自我真相）是什麼，看看你生活中的這些地方，就是你真實自我的表達。

永遠不要把生活中的負面當成是真實自我的表達。生活中的負面是「你不是誰」的表達，是你阻止真實自我表達的示例。

更高自我的意圖是真相、交流、尊重、個體性、清晰的自我覺知，以及與創造者的合一。

意願的重要性

較高自我、較低自我和面具自我之間的主要區別，在於其潛在意圖（目的）以及由此在互動中呈現的能量品質。

很多人類互動的困惑之處在於，其潛在意圖不同。我們所說的話可能會來自以下三者中任一的意圖──較高自我、較低自我，或是面具自我。話語本身可能表達了一種意思，但真正的含義卻是另一回事。較高自我說「我們是朋友」時，正是這個意思；而面具自我的意思是「只要我是好人，我們就是朋友，而且你永遠不要挑戰『我是好人』的這個幻覺。」；較低自我則說，「在我的允許範圍內，我們才是朋友。如果你過界了，小心點！可別走得太近，否則我會利用你來趨利避害。如果你離我或我的痛苦太近，或阻止我得到我想要的，我就會拋棄你。」（在

這個案例中,「拋棄」可以是任何用來阻止別人的事物,可能只是不再與他們說話,或在爭論或權力遊戲中壓制他們,甚至是讓他們從地球上消失。)

維護或否認初始創傷會造成更多痛苦

由核心發出的行為越是被面具自我給扭曲,我們就越是會經由指責來為自己的行為辯護。我們越是否定較低自我的存在,就越是削弱自己。「否認」阻礙了內在的創造力量之源,造成越來越大的痛苦和無助的循環。此惡性循環越大,初始痛苦或創傷就彷彿越嚴重;當初始創傷被強烈的痛苦幻覺所覆蓋,我們會無意識地懼怕它,並不惜一切防衛自己,不去體驗它。在我們的想像中,初始創傷成為了徹底的折磨和毀滅;我們越是放任自己遠離它、不療癒它,它就越是被掩埋得徹底,面目全非。

根據我作為療癒師和教師的經驗,我的結論是,我們通過習慣性防衛模式逃避初始創傷而對生命和肉體所造成的痛苦和疾病,比初始創傷本身要多得多。

習慣性防衛系統

在我的經驗中,我們透過不斷扭曲能量場,從而形成「習慣性防衛系統」的做法所製造的痛苦和疾病,遠超任何其他因素。

當我在本書隨後描述人體能量場時,我們將看到這種逃避行為如何在能量場中製造障礙,從而引起身體疾病。習慣性防衛模式可以看作是我們能量場中的能量防衛系統,而能量防衛系統是人體能量場中的習慣性扭曲模式,是我們一次又一次退避其後的避風港。該系統與面具自我息息相關。

我們越是成功使用這種防衛系統壓抑痛苦和憤怒,正面情緒也會越被壓抑於其中。於是我們變得麻木,生活並不會如預期般展開,而是變得庸庸碌碌。當熱情消失,我們便陷入習慣性的惡性循環,無法創造我們生活中渴望的東西。而這也在傷害著我們的身體。我們開始對生活失去信心。

由於我們習慣性地把痛苦隔離在外,我們也習慣性地隔離了內在深層核心,忘記了那是什麼樣的,忘記了我們的本質,也忘記了我們是誰。進而,我們與創造自己生命的本質能量失去聯繫;就像是我們期望自己去創造「我們」所渴望的生活,卻不知道在渴望的「我們」是誰。

返回初始創傷之路

要回憶起我們是誰、創造我們渴望的生活、創造健康和安全感,唯一的方法就是再次全然連接我們的核心。只有一種方法可以做到此點。我們發現並觀察我們的「印象」,並釋放與之相關的凍結心靈時間聚合體,從而找到所有印象的來源——最初的創傷。我們必須揭開初始創傷。要做到此點,就意味著要穿透防衛系統,清除初始創傷周圍的負面情緒以及一層層虛幻的痛苦。一旦我們抵達初始創傷,整個生命便不同了,我們便治癒了自己和我們的生活。這就是「轉化蛻變」(transformation)的過程。

有很多可以找到初始創傷的方法,其中的兩種是「自我暗示回溯法」以及「體位姿勢法」。這兩種技術都在芭芭拉療癒學院中有訓練課程。通過這些技術,我們能夠幫助學生們一起接觸初始創傷。

在某次的小組練習中,學生們用體位姿勢表達自己的創傷,從而釋放防衛模式。為了找到表

達創傷的姿勢，他們只需要把注意力聚焦在當前生活中主要的情感問題和痛苦上，並讓身體對其做出反應。這種技術之所以有效，是因爲在凍結的心靈時間聚合體中，痛苦是透過相似能量連接在一起的。

透過加強身體反應並將注意力集中在內心，學生們的痛苦會被帶出來，並逐漸清晰。這種練習向來會帶來一屋子脆弱的人深深處於痛苦當中的結果。他們扭曲的姿勢清楚地顯示他們的痛苦：有人單腿站立，另一條腿和胳膊扭曲在前面；許多人低著頭；而另一些人則像小孩子一樣蜷縮在地板上。

這個練習很明顯地顯示出，當前生活中的痛苦與生活早期經歷的痛苦是一樣的。當前的痛苦被帶出來時，也會釋放出陳年舊痛。爲了達到這個目的，學生們需要繼續保持姿態，同時意念專注於內在並在時間上回溯，抵達初始創傷。

學生們會自動回溯，一層層穿越創傷周圍的印象之苦。儘管痛苦強烈而可怕，但基本上只是幻相，因爲那是建立在印象中的幻覺之上。爲了解釋我所說的「痛苦幻相」，讓我們回顧一下前面那位十歲男孩喬的例子。當他的母親離開一個星期度假時，他徹底崩潰了；這是他的感覺，但眞正使他崩潰的並不是該境遇。

隨著不斷穿越初始創傷周圍凝聚的痛苦幻相，學生們最終進入了初始創傷。當他們沉入距離初始創傷更近的地方時，會驚訝地發現，痛苦減輕了。

一旦到達初始創傷，我們要求他們在保持姿勢的同時去靠近另一個人，以接觸另一個「受傷」的人。此行爲向來能帶來一種崇敬——每個人都是受傷的，每個人都是平等的；彼此之間的接觸在彼處裡創造了大量的愛。

在練習完成之後的分享時間裡，一些有趣的發現會浮出水面。學生們通常會驚訝地發現，他們的創傷根本不是以前所想的那樣。他們發現，大部分痛苦不是來自於初始創傷，而是來自於對初始創傷的防衛。在童年早期，他們從當年的印象結論出發，以防衛生活中可能的境遇。每當他們防衛（抵抗）此印象結論，都會給凍結的時間聚合體增加更多能量。每當如此，痛苦幻相便越來越大，直到他們忘記了眞正的痛苦，而剩下的只是一些未知、可怕、難以忍受的痛苦。

據學生們說，這項練習中意義最深遠的部分是，看到我們一生中浪費了多少時間和能量去捍衛初始創傷。最深的痛苦是自我背叛。通過這個練習，學生們可以感受自己早年的決定，即決定不遵從眞實自我行事、不再承認和活出眞我。他們可以看到，在一生中自己如何一次又一次做出這個決定，直到那變成了一種無意識習慣。這是他們防衛系統中常規的一部分。

此經歷帶給他們巨大的自由和完全不同的人生觀。生活變成了「要活在眞相中、而非背叛自我」的持續挑戰；而最大的挑戰，就是無論身處何等境地，都要連接並表達我們的存在核心。

這種痛苦不僅僅存在於少數人，更存在於所有人類之中，只是程度不同。有些人比其他人更能覺察自己的痛苦。

人類處境：生活在二元中

每一天，我們都在一定程度上表達著我們的核心。我們表達的程度，與連接以及允許核心本質湧現的穩定和清晰度直接成正比。我們生活中平順流動、毫無問題、完全滿足我們的方面，就是與核心直接連接的面向。從核心直接湧出的自在奔放的能量，會創造出偉大的人類事業、人生

和健康。那是較高自我的表達，是我們與生俱來的一部分，且永遠不會失去與核心的聯繫。

我們通常對這部分自我相當羞怯。大多數時候，我們不會表現出我們對生活有多在乎、多熱愛以及多渴望；我們掩蓋它、給它貼標籤，（根據內在的父母聲音）把它壓製成一個「合理」的表達，並且經常退而求其次。我們認為，這樣的行為才「適當」。

當我們不那麼戒備、放手的時候，創造性的力量就出來了！我們不假思索，突然冒出善意、愛或友誼的行為，就是核心本質的一種表達。此時你創造了一個親密連接的時刻，愛被釋放。

接著我們卻由於無法承受光和愛，開始畏縮、撤離。只短短幾秒，我們便陷入尷尬，並將自己隔離出來。不知從何處突然冒出了莫名的恐懼，它說「哦，也許我做錯了。」——這是「父母聲音」在說話，它取代了核心。而藏於其下的則是防衛，意思是，「如果你不停止這種能量流動，你可能會感覺到一切，包括我為你掩埋的痛苦。」因此，我們停止了生命力之流，轉而去控制它、抑制它。我們把自己帶回到「正常」狀態的「安全」之中，在那裡我們不會打破現狀——至少不會打破我們自己的。

這就是人類的處境。無論生活環境如何，我們都生活在選擇的二元性中。每一刻，我們都可以選擇對帶來全部生活體驗之平衡、強大、安全的不設防心態說「是」，或者選擇說「不」。如果說「不」，我們就是在抵抗真正平衡的生活體驗，以及阻擋我們的活力。

大多數時候，大部分人都會選擇扼殺一些活力。為什麼呢？因為無意識中我們知道，生命力量的流動會使舊痛鬆動，而我們害怕如此。我們不知如何應對。因此，我們從防守中撤退，回

到老舊和看似合宜的面具自我中。面具自我中的父母聲音又加強了，我們繼續撤退：「你認為你是誰？上帝嗎？」「你真的認為你能改變什麼嗎？」「來吧，現實點！人們不會改變的。安於現狀吧。」「你太貪心了。」「你永遠不珍惜你所擁有的。」或者「如果父母曾經能對你好點……」「如果你的丈夫沒有那樣做……」「如果你長得更漂亮些……」等等等等！面具自我有著無數說詞來讓你保持在原位。在某種程度上，那能讓你感受不到痛苦；但長遠來看，卻是為你帶來更多痛苦，並最終導致疾病。

當我們自身的一部分與存在核心隔離、斷連時，就會產生疾病。當我們斷連時，會忘記我們是誰（真我），並順著此遺忘來生活，也就是說，我們會聽從面具自我、較低自我以及防衛系統來生活。而療癒，就是回憶起我們真正是誰，就是重新與心靈中我們與之分離的核心相連接，並隨順生活。

我們有多壓抑正面能量，就有多壓制自己的創造力和保持健康或自我療癒的能力。

重新與我們的核心連接，療癒自己，正是我們每個人的功課。

初始創傷的靈性目的

我們可能會問，初始創傷的起因或目的是什麼？初始創傷的產生，是因為新生兒與其核心之深層靈性智慧的連接逐漸消失。從人類進化的角度來看，為什麼會這樣？生命早期與核心的連接和通過生活體驗而獲得連接是有區別的，我們可以在二者的區別之中找到答案。生命早期與核心的連接是無意識的，而生活過程所形成之與核心的連接是有意識的。成年人經由生活體驗所產生之與核心的連接，會使他們有意識地覺知到內在

神性，並意識到自己是宇宙中神聖之光的火花，是「本地化的神性」（localized divinity）。此進化過程為我們的種族創造了更多的意識覺知，逐漸發現自己是宇宙的共同創造者。投胎的目的正是創造此自我覺知，覺知自己作為宇宙的神聖共同創造者。

追隨渴望，通向人生使命

我們每個人都渴望成為、理解和表達自己。這種渴望就是引導我們沿著進化道路前進的內在之光。就個人層面來講，這意味著每個人生來就攜帶著一項「人生使命」，即與自己的存在核心重新連接。為此，我們必須清除意識覺知與核心之間的障礙，而這就是「個人使命」。當我們完成個人使命，釋放創造性能量將從核心帶來禮物。我們將接收禮物，並在往後與世界分享。而這種分享，將達成我們在這個世界的人生使命。只有從核心釋放創造力時，世界使命才會展現。因此，只有致力於個人轉變過程，我們才能完成在此世界上渴望做的事。

我們都是受傷的療癒師

我們都是受傷的療癒師。我們都極不願意變得不設防與敞開，不願展示我們的內在，無論是正面還是負面。我們不願意展示各自一路走來所攜帶的痛苦或創傷，而將之羞愧地隱藏起來。我們以為我們是唯一受傷的人，或者我們的痛苦比其他人的更深。除非感到非常安全，否則「敞開」對我們來說困難無比。這是我們人類的現狀。要讓我們所有人都出來，需要大量的時間，需要很多的愛。讓我們都給予彼此足夠的空間、時間和愛的肯定吧！正是經由這樣的傷口，我們得以學習如何去愛。這個人人帶著的內在創傷，

是最偉大的老師。讓我們認知內在的真正自我吧。我們是美麗的核心本質，儘管被痛苦和憤怒所遮蔽。我們每個人都是獨一無二的個體，而且這樣真的很好。讓我們成為受傷的療癒師，幫助彼此分享我們內在的真理。

我們可以在一個善意、豐盛、滋養生命的神聖宇宙中找到自己。我們身處宇宙的懷抱之中，被滋養和維持生命的宇宙健康能量場所包圍——我們可以敞開自己並與它連接，我們可以且始終被它滋養著，我們是屬於它的，它是屬於我們的。生命的神聖奧秘就處於我們的內在、我們的周圍。

你是自己的療癒師

你，只有你才能療癒自己，你也完全有能力做到。療癒一個人疾病的過程，實際上是一種個人賦權。那是一次個人旅程、一次轉化蛻變的儀式，是你自己設計的、且是你所能遇到最偉大的學習工具之一。當然，在你的療癒之旅中，你也會考慮和使用到現代醫學和自然療法所能提供給你的最好工具。

從更深的角度來看，疾病是由未實現的渴望所引發的。疾病越重，渴望就越深。這是一個訊息，告訴你在某時某處，你忘記了自己是誰，忘了你的目的是什麼。你已經忘記和脫離了你的核心中創造能量的目的。病症是症狀，而疾病則代表你未實現的渴望。所以，最重要的是，使用你的疾病讓自己自由地做一直想做的事、成為一直想成為的人，從最深、最廣和最高的實相中，去顯化和表達你的真我。

如果你確實發現自己已經生病，就準備好迎接改變吧，期待你最深切的渴望浮出水面，並開花結果。做好準備，停止逃避，轉身面對內心的

猛虎，無論這對你個人來說意味著什麼。我認為，開始發現疾病意義最好的方式，就是問自己——在生命中我始終渴望、卻沒有實現的是什麼？

我覺得，你最終將會在未實現的渴望和疾病之間找到直接的聯繫。

正是在此健康和療癒的根本圖景中，你才能重新恢復健康。這裡說的不僅僅是肉體的健康（因為那實際上是次要的），更是指靈體的健康、靈魂的健康。也恰恰是在此框架或實相隱喻中，所有的生命和健康問題都可以得到解決。因為物質世界生活的目的，就是活在愛中、去發展我們更高的品質，並與神聖融合。不管你現在的生活狀況是怎樣的，那就是生命意義之所在。無論有任何疼痛、問題或疾病，它們都是老師、是「愛」的老師；老師會提醒你，你是神聖的。而這就是你內在**光之顯現**的過程。

2
創造性能量的四個維度

　　瞭解你的創造性能量之性質、它們能做什麼以及如何被釋放，能幫助你獲得健康、療癒，或在生活中創造新事物。同樣重要的是，要理解你的創造性能量與你內在宇宙創造過程興衰起伏的關係。生命能量場是創造過程的載體。正是經由生命能量場，你的生活境遇、事件、經歷，以及你周圍的物質世界才得以被創造出來。

　　創造性能量有數個維度。我們的語言太有限，無法充分描述這些維度的差異；但在你經歷創造過程時，你能親身體驗到這些差異。由於缺乏更好的表述，在我們探討這些概念的時候，我將用非科學的「能量」和「維度」來進行解釋。隨著更多人意識到這些創造性體驗，我確信我們會添加一些合適的詞彙，以對其進行更好的交流。

　　從我的角度來看，每一個人類個體至少有四個維度。此四個維度的每一層都可以通過超感知來感知，並由訓練有素的療癒師直接運作進行治療。圖2-1顯示了人類的四個維度：物質層（physical level）、氣場層（auric level）、哈拉層（hara level）、和核星層（core star level）。

　　第一維度是我們熟悉的**物質世界**。我們的物質世界被其背後的一些能量和意識世界穩穩支撐著。

　　物質世界下方是宇宙或生命能量場維度，即**氣場**（輝光）或**人體能量場**所在的維度。這一層充當著承托物質世界的能量框架或網格結構。在物質世界中被創造的一切事物，必須先在生命能量世界中存在或被創造出來。每一種形式的存在，都必須先在能量場的結構層上形成。這個維度也承載著我們人格的能量。我們的每一種感覺，都存在於生命能量場中。肉體通過愛的微笑、不贊成時的皺眉、行走坐立的方式等將能量場的流動層面表達出來。

　　哈拉層則在人體能量場之下，是我們的「意願」所在的層面。意願在創造過程中極其重要。當我們存在無意識、混淆或對立的意願時，我們會自我對抗，破壞創造過程。當我們學會不僅僅於自身內在對準意願、同時也對準直屬工作團隊，然後將直屬團隊❶的意願與服務於它的更大群體對準，如此這般，我們就接入了無比巨大的創造力。

　　在哈拉層之下，是我們存在的核心維度，我稱之為**核星層**，是我們內在源頭、或內在神性所居之層面。所有創造力，都從此一內在源頭湧現。

---

❶ 直屬工作團隊、直屬團隊：是指我們工作中身邊最親近的、直屬的團隊成員。若以作者本人為例，直屬團隊是她身邊的療癒師教師團隊，而「更大群體」就是為療癒師們服務的整個療癒學校的各個部門人員。

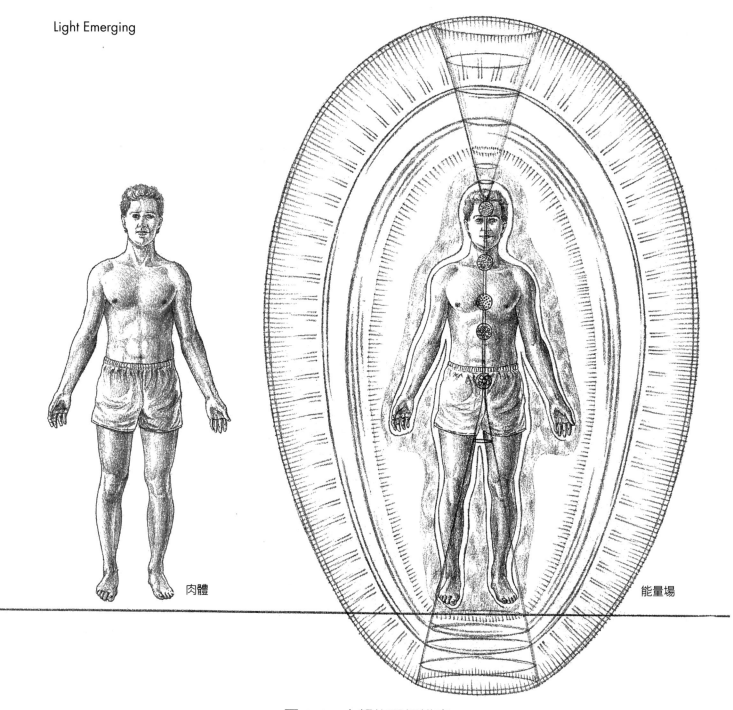

圖 2-1　人類的四個維度

在一個完整的自然創造過程中，能量和意識需要從核星層產生，上行穿過此四個維度。任何一個維度的永久改變都需要改變其基礎，也就是改變在該維度之下的維度。因此，從療癒角度來看，如果我們想要改變肉體或任何部分，比如器官，將之從不健康變成健康，我們就必須在肉體的基礎，亦即其下的能量層運作。我們必須在四

個維度中的每一層進行工作。為此，我們需要首先探索每個維度，從人體能量場開始。

在不同的歷史時期中，出於不同目的，人們已經對生命能量場進行了探索、研究和利用。這種探索早在科學方法誕生之前就已經開始，並持續至今。

圖2-2列出了宇宙能量場的歷史參考，最早

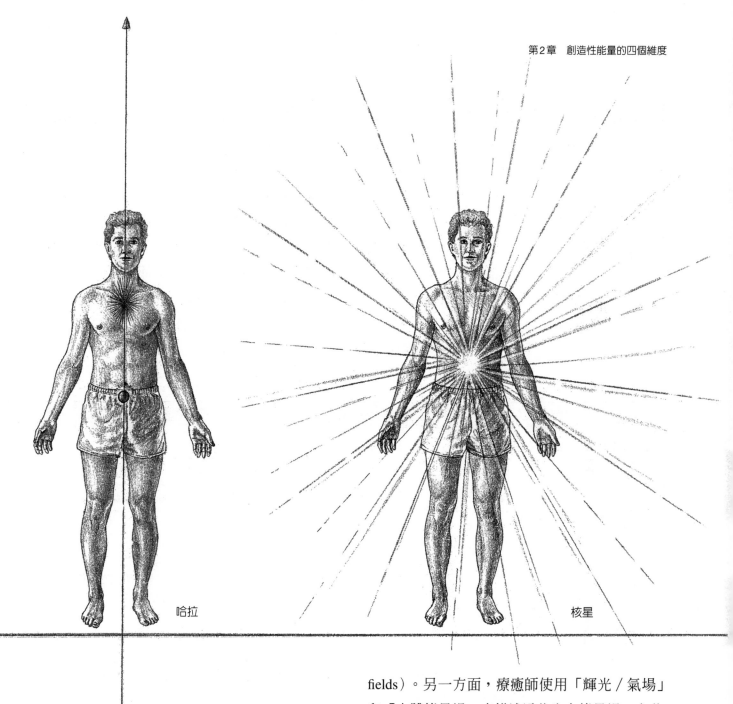

哈拉

核星

追溯至西元前五千年；圖2-3則列出了二十世紀的人體能量場觀察者、他們對生命能量場的稱謂、賦予的屬性，以及如何使用它。

現在的科學家把與生物系統相關的、可測量的能量場稱為「生物能量場」（bioenergy fields）。另一方面，療癒師使用「輝光／氣場」和「人體能量場」來描述這些生命能量場。在此需要區分的是，生物能量場已經在實驗室中經過測量，而輝光或人體能量場則是人們使用超感知所得到的個人和臨床觀察。在第一種情況下，測量的訊息受到儀器狀態的限制；而在第二種情況下，訊息受到超感知觀察者的清晰性和一致性的限制。依我看來，生物能量場的測量與超感知的觀測結果呈現強相關性。一些實驗與這兩者有顯著的聯繫，這些內容也將在此進行討論，但首先讓我們來看看科學觀點。

物質世界及其生物能量場

與人體相關的能量場，已被諸如腦電圖、心電圖和超導量子干涉裝置（superconducting quantum interference device，或簡稱為SQUID，一種高靈敏磁力儀）等儀器測量過。許多研究表明，生物能量場的功能障礙或異常容易帶來身體感染。例如，耶魯大學的哈羅德·布爾博士發現，通過測量一粒種子的能量場（他稱之為「生命場」），他可以判斷出這棵植物將來的強壯程度。他發現，活體生物的生命場中呈現虛弱的話，可能預示著疾病。

其他研究人員，比如紐約的整形外科醫生羅伯特·貝克爾博士，則測量了流出和流經身體的直流電模式。生物能量場與肉體運轉狀態直接相關。貝克爾博士指出，身體複合電場的波形形狀和強度隨著生理和心理的變化而變化。

日本東京的本山博博士，是國際宗教和超心理學協會的創始人，他對針灸穴位經絡的狀態進

圖2-2　宇宙能量場的歷史參考

時間	地點／人	能量名稱	屬性
西元前5000年	印度	普拉那（Prana）	一切生命之源。
西元前3000年	中國	氣	存在於所有物質中。
		陰陽	兩種極性力量；二者平衡＝健康。
西元前500年	希臘：畢達哥拉斯（Pythagoras）	生命能（vital energy）	感知為發光體，有治癒力。
16世紀	歐洲：帕拉塞爾斯（Paracelsus）❷	生命能（illiaster）	生命力與生命物質；療癒；靈性工作。
17世紀	戈特弗裡德威廉·馮·萊布尼茨（Gottfried Wilhelm Leibniz）❸	單子	力量中心，含有自己的動力源。
18世紀	弗朗茨·安東·梅斯梅爾（Franz Anton Mesmer）❹	磁力流	可給有生命及無生命體充能；催眠；遠距離影響。
19世紀	威廉·馮·賴興巴赫（Wilhelm von Reichenbach）❺	歐迪克力	與電磁場相對照。

❷帕拉塞爾斯（一四九三年至一五四一年）：或譯「帕拉塞爾蘇斯」，中世紀瑞士醫生、煉金術士、占星師。

❸戈特弗裡德·威廉·萊布尼茨（一六四六年至一七一六年）：德意志哲學家、數學家，被譽為十七世紀的亞里斯多德。在其晚年代表著作《單子論》（Monadologie）中，萊布尼茨定義單子（Monade）是不可再分的、一切事物最根本的元素，是一種抽象存在的形而上粒子。

❹弗朗茨·安東·梅斯梅爾（一七三四年至一八一五年）：德國心理學家、催眠術科學的奠基人。他提出在一切有生命和無生命的物體之間會發生一種自然能量轉送的理論，他稱為「動物磁性說」，有些時候也被用他的名字命名為「mesmerism」。

❺威廉·馮·賴興巴赫：可能是另一位賴興巴赫（Karl Ludwig Freiherr von Reichenbach，一七八八年至一八六九年）之誤，後者是著名化學家、地質學家、冶金學家、博物學家、工業家和哲學家，並身為普魯士科學院成員。他提出了歐迪克力（Odic force）學說，認為存在一種與電、磁和熱相結合的新力量，大多數物質會放射這種力。並稱在接近完全黑暗的環境中進行的實驗裡，敏感的人可觀察到該力量顯示為人和物體周圍微弱的光環。

圖2-3　二十世紀人體能量場的觀察者

時間	人物	能量名稱	屬性
1911年	沃爾特・克爾納 （Walter Kilner）	輝光(aura) 人體氣場 （human atmosphere）	使用彩色屏幕和濾波器看到三層輝光；發現輝光情況與疾病的相關性。
1940年	喬治・德拉瓦爾 （George De La Warr）	放射	開發出射電儀器以探測生物組織發出的放射能量；用於診斷和遠程治療。
1930至50年	威廉・賴希 （Wilhelm Reich）	奧根生命能 （orgone）	開發出一種心理治療法，使用人體中的奧根能量；研究了自然界能量，並製造出探測和積累奧根的儀器。
1930至60年	哈羅德・布爾（Harold Burr）及 F.S.C.諾思羅普（F.S.C. Northrup）	生命場 （life field）	生命場管理著有機體的組織；發展了生理晝夜節律的觀念。
1950年代	L.J. 拉維茨 （L.J. Ravitz）	思想場 （thought field）	思想場干擾著生命場，產生身心失調症狀。
1970至1989年	羅伯特・貝克爾 （Robert Becker）	電磁場	測量了人體的直流電控制系統；其結果與健康和疾病的相關性；開發出通過電流加強骨骼生長的方法。
1970至80年代	約翰・皮拉克斯（John Pierrakos） 理查德・道布林（Richard Dobrin） 芭芭拉・布藍能	人體能量場 （HEF）	臨床能量場觀測與情緒反應的相關性；低光量的暗屋測量結果與是否有人在場的相關性。
1970年代	大衛・弗羅斯特（David Frost） 芭芭拉・布藍能 凱倫・格士特拉（Karen Gestla）	人體能量場 （HEF）	人體能量場導致雷射光彎曲。
1970至90年	本山博 （Hiroshi Motoyama）	氣	針灸經絡穴位的電測量；用於疾病診斷和治療。
1970至90年	維克多・伊紐辛 （Victor Inyushin）	生物等離子體 （bioplasma）	人體能量場是一種生物等離子體，由自由離子組成；物質的第五種狀態；正負離子的平衡＝健康。
1970至90年	瓦萊裡・杭特 （Valerie Hunt）	生物場 （biofield）	對被試人體的頻率及生物場部位進行電測量；其結果與輝光觀察者結果具有相關性。
1960至90年	安德裡亞・普哈裡契 （Andria Puharich）❻	生命增強場 （life-enhancing field）	測量療癒師雙手的生命增強交互磁場（八赫茲）；發現較高或較低的頻率對生命不利。
1980至90年	羅伯特・貝克 （Robert Beck）	舒曼波 （schumann waves）	找出將療癒師的磁脈衝與地球磁場脈衝的聯繫：舒曼波。
1980至90年	約翰・齊默爾曼 （John Zimmerman）	腦波 （brain waves）	顯示療癒師的大腦進入阿爾法波的右／左腦同步狀態，患者也進入此狀態。

❻安德裡亞・普哈裡契（一九一八年至一九九五年）：原名Andrija Puharich，是美國醫學和超心理學研究員、醫學發明家、醫生和作家。擁有醫學和電子學多項專利，但更為著名的是他對通靈者、超能力者以及療癒師合作進行的超心理學領域研究。二十世紀六〇年代，他提出八赫茲是超感知運作的頻率，也是療癒師發出的頻率。他還研究極低頻率（ELF）對心靈的不良影響。

行了電測量，並使用測量結果對針灸治療進行診斷。哈薩克斯坦大學的維克多・伊紐辛博士是多年來通過感光器件來測量能量場的眾多科學家之一。他能夠透過電暈放電成像 **❼** 技術來顯示穴位的狀態。這種成像使用一種高頻、高壓的低電流通過被測試者。高頻電並不會對人體造成傷害，因爲高頻電的電流較低，只會在人體皮膚上掃過。

已經有一些實驗表明，所測得的「生物場」（biofield）和超感知觀測到的「人體能量場」之間有相關性。就我所知，其中最好的實驗是由美國加州大學洛杉磯分校的瓦萊裡・杭特博士，以及安德裡亞・普哈裡契博士在私人實驗室完成的。杭特博士的實驗結果表明，在身體表面測量的交流電頻率和波形，和「輝光」觀察者感知到的特定顏色之間有直接相關性。杭特博士對十二名不同的「輝光」觀察者進行了同樣的測量。在每一種情況下，對於每種顏色，她都發現了一種特定的波形和頻率模式。普哈裡契博士則在療癒師們的手上持續能測量到一種八赫茲（八周／秒）的磁脈衝。他發現，能產生更強烈信號的療癒師，其治療效果更大。

羅伯特・貝克博士是一位核物理學家，他周遊世界測量療癒師的腦電波，發現所有療癒師在提供治療時，都顯示出相同的七點八至八赫茲的腦電波模式，無論他們有何習俗，或其習俗如何相互矛盾。貝克測試了基督教信仰療癒師、夏威夷卡胡納 **❽**、威卡教巫術師 **❾**、薩泰裡阿教 **❿**、感應力學 **⓫** 者，以及先知、ESP讀取者 **⓬** 和通靈者，對他們的測試都呈現出相同結果。

之後他疑惑著，這些人都在應和著什麼節奏？到底爲什麼會這樣？他在地球磁場的波動中找到了答案——就處於七點八至八赫茲之間。這種波被稱爲「舒曼波」（Schumann waves）。經過進一步的調查，他發現在實施治療時，療癒師的腦電波在頻率和相位上都與舒曼波同步。這意味著，療癒師的腦電波不僅與舒曼波的頻率相同，而且是同時波動。我們可以得出此假定：療癒師能夠從地球磁場中獲取能量治療患者。這個過程稱爲「場耦合」。

約翰・齊默爾曼博士是美國內華達州裡諾市生物電磁鐵研究所（Bio-Electro Magnetics Institute）的創始人和主席，他廣泛研究了許多場耦合的相關文獻，並將其與療癒師的經驗聯繫起來。很明顯地，療癒師所稱的「根植大地／接地」的行爲就是在頻率和相位上連接地球磁場。

---

❼ 電暈放電成像技術（coronal discharge photography）：亦稱為克裡安照相術（Kirlian photograph），是捕捉電子冠狀放電現象的攝影技術的通稱。一九三九年俄羅斯人謝苗・克裡安（Semyon Kirlian）意外地發現，如果照相底板上的物體連接到高壓源，則能在照相板上產生圖像。

❽ 卡胡納（Kahuna）：夏威夷詞匯，是當地對工匠、專家、僧侶、藥師、教師以及其他智者的總稱。祭祀時，最高的祭祀神官被稱為「Kahuna nui」。

❾ 威卡教（Wicca）：盛行於英國和美國的一種新興的、多神論的、以巫術和凱爾特信仰為基礎的宗教。威卡一詞來於「Witchcraft」（巫術）的縮寫。威卡教使用「圓圈內的五角星」作為標誌。

❿ 薩泰裡阿（Santería）：源於非洲的宗教，由西非的約魯巴（Yoroba）人傳到古巴，並在古巴發展壯大，後又傳至拉丁美洲和美國。西班牙語Santería的意思是「聖徒之路」。

⓫ 感應力學（radiesthesia）：亦稱探測術（dowsing），使用探測杖或「擺錘」尋找地下水、石油、金屬、礦石或地脈（lay line）。

⓬ ESP（extrasensory perception）：超感官知覺，亦稱為「第六感」，通過常規五種感官（視、聽、嗅、味、觸）以外的感知獲取訊息或進行預知的能力。

他發現，一旦療癒師與舒曼波連接，他們大腦的左右半腦就會平衡，並呈現七點八至八赫茲的阿爾法節律。研究表明，在他們對患者進行了一段時間的雙手療癒後，患者的腦電波也會進入阿爾法波，並與療癒師的大腦同步，同時達到左右腦平衡。實際上，療癒師將患者與地球磁場脈衝連接在一起，從而接入了巨大的能量源以進行療癒。

人體能量場：能量的載體

作為一名療癒師和超感知者，許多年來我一直在觀察周圍人的能量場。在研究了許多植物、動物和人類的能量場之後，我得出結論：人體能量場提供了一個能量矩陣結構，使細胞在此結構上生長。我的意思是，能量場先於肉體存在。

支持這一觀點的現象之一是幻肢效應〔phantom limb effect〕。一些被截肢的人仍然能感覺到他們被截去的肢體，這就是幻肢效應。通常的解釋是，被切斷的神經末梢受到刺激從而產生了這種滯留的感覺。然而，在患者的能量場中，仍能通過超感知觀察到幻肢。由於感覺是能量場所攜帶的，所以對超感知觀察者來說這是合理的。

在某個案例中，我的朋友約翰·皮拉克斯博士（紐約核心能量學研究所創始人和主任，《核心能源學》（Core Energetics）一書的作者），正在療癒一名有幻肢效應的患者。該位女士一直覺得她的腿被綁在身體下面，所以每次坐下時，她都感覺坐在腿上。皮拉克斯博士可以看到這個肢體的能量場確實彎曲成她感覺到的那種姿態。他處理了她的能量場，使能量腿伸直，處於正常的行走姿態。這緩解了她的症狀。後來，他和為她做截肢的外科醫生進行了核對。原來，外科醫生曾把腿綁在那個位置進行手術。我相信這個客戶感受到了她的能量場。

這意味著肢體的基本能量結構仍然在那兒。因此，這個場先於肉體存在。這與許多科學研究人員的研究有根本的不同。他們假設這個場是由肉體發出的，而不是肉體由能量場創造。如果這個場確實先於肉體存在，這就意味著有一天我們可以像火蜥蜴一樣再生四肢。

「電量放電成像」提供了進一步的證據來支持我的假設，即能量場比肉體更基礎——這被稱為「幻葉效應」，亦即如果在對葉子成像之前，切掉葉子的一部分，那麼成像後底片上出現的會是整片葉子（包括缺失的那部分）的明亮色彩和光線。所以得出的結論是，葉子缺失部分的影像是由能量場所形成，即使物質的葉片有缺失，能量場仍然完好無損。因此，能量場不可能是從物質中產生的；相反地，物質是從能量中產生的。

此結論使得能量場對健康和生長過程的重要性遠遠超過舊的認知。由於物質肉體是由能量場產生的，所以能量場的失衡或扭曲最終會導致其所主宰之肉體生病。因此，治療能量場扭曲將會療癒肉體。而療癒就是學習如何通過重組、平衡和充能來療癒能量場。

此外，正如我在《光之手》（橡樹林出版，二〇一五年）所展示的，氣場中的能量事件是物質事件的基礎、且向來比物質事件早發生，它們沉澱顯化到物質世界。這意味著，任何疾病在肉體上顯現之前，都會先顯現在能量場；因此在肉體疾病實際發生之前，就可以在能量場中被治癒。

氣場比肉體更深一層（向肉體深處做一次「量子躍遷」❸），更接近我們的人格，我們的心理過程就發生在此層面。氣場是所有身心反應的

載體。從療癒師的角度來看，所有的疾病都是身心失調。氣場的平衡運轉對於維持健康非常必要。

然而，氣場並不是事件的源頭，而是創造意識從核心來到物質層面的中間載體。

我所操作和傳授的所有療癒，都基於對人體能量場之結構和功能的瞭解、以及更深維度之結構的認知。在《光之手》中，我詳細描述了人體能量場：其解剖學和生理學，以及人體能量場在疾病和療癒過程中的角色。我也教過基於能量場的療癒方法。我將在此再次簡要描述人體能量場，並將在《光之手》中簡要提到過的領域做一些擴展。

人體能量場的七個層次

人體能量場由七個層次所組成（見圖2-4）。許多人錯誤地認為人體能量場就像洋蔥裡裡外外的層次。其實不然。每一層都穿透身體，從皮膚向外延伸。每一個後續的層次都是「更高頻率」或「高八度音階」。更高頻的每一層都比前一層多延伸到皮膚以外幾公分。奇數層是堅固的、閃爍的光結構場，第一、第三、第五和第七層以特定形式構建。而偶數層，第二、第四和第六層則充滿了無形的物質／能量。第二層就像氣態物質，第四層像液體，而第六層就像蠟燭火焰周圍的漫射光。能量場的這些非結構層與所謂的「生物等離子」（bioplasma）有關。記住，這些不是科學術語，因為還未得到實驗證實。但由於缺乏更好的術語，我們將使用「生物等離子」一詞。所有三個非結構化層中的生物等離子，是由各種顏色、視密度 ⓮ 和亮度組成的。生物等離子沿著結構層的光線流動，與我們的情緒直接相關。

一個堅固的光網格以及流經它的生物等離子體維持著物質肉體的形態，並用生命能量滋養著物質肉體，且作為一個交流和整合系統，保持身體如同單一有機整體的運轉。人體能量場的所有層面都以全息方式相互影響著彼此。

這些層面，或者是許多人所稱的「能量（身）體」，不能說不像我們的肉體那樣真實。如果你所有的能量（身）體都是強壯、充滿活力且健康，你將會在所有的人類體驗領域裡擁有完整的生命。如果你的能量場的任何層是虛弱的，你將很難擁有與那個層次相關的體驗，你的生活經驗也將受到限制。你所開發的層次或能量體越多，你的生活體驗就會越充實和寬廣。

我們傾向於認為，所有的生活體驗都與物質世界一樣。但其實並不盡然。相反地，生命存在於許多的振動層面，每個層面都是不同的，取決於該層面能量意識的構成。這給我們提供了可供學習的豐富的生命經驗。能量場的七個層次對應著七種層次的生命體驗，每個層次在振動頻率範圍、強度和生物等離子體的組成上各不相同。因此，每一層次都根據自己的構成而對相應刺激做出反應。

這讓我想起一件非常激動人心的事。在應用數學中，於不同的條件下推導出流體運動方程式；我驚訝地發現，用於空氣流動狀態的方程式

---

❸ 量子躍遷（quantum leap）：是原子或人造原子中電子從一個能級到另一個能級的變化。當電子從一個能級「跳躍」到另一個能級時，似乎是不連續的。這也被稱為電子（去）激發或原子躍遷。於此用來類比人體能量場比肉體更深一個維度。

❹ 視密度（apparent density）：亦譯為「表觀密度」，或稱為「體積密度」（volume density），是粉末、顆粒等分散態固體的一種性質，常用於描述礦物、化學物質和藥物密度。定義為物質乾質量除以總體積，其中總體積包括物質顆粒體積、顆粒間隙體積以及內部閉口孔隙體積，但不包括物體表面的開口孔隙體積。

也適用於水流。不同之處在於，當媒介發生變化時，方程式中的某些因素比其他因素更有影響力。同樣的道理也適用於描述靠近地表的空氣流和高空氣流運動的方程式。靠近地表的空氣運動更受樹木和灌木的摩擦影響，受其上空氣團的影響則較少。當氣流不斷上升、離地面越來越遠時，就要減少空氣運動方程式中描述空氣運動的摩擦係數。結果表明，氣流方向發生了變化。這種方向的轉變叫作「風切變」（wind shear）。我相信你一定注意到過，在某一層上的雲和更高層的雲運動方向通常不一樣。微氣象學描述在小的局部條件下，空氣的短距離運動與海洋中空氣的宏觀運動有很大的不同；在海洋中，地球的運動是通過「科裡奧利力」❶❺ 發揮作用。然而，同樣的方程式也適用於所有情況，只是在不同條件下，方程式裡的某些部分影響力會更大。

在試圖理解氣場的交互作用時，我運用了相同的思想和普遍原則。氣場的能量意識以不同的方式流動，受到氣場不同層次的不同因素所影響。也就是說，每一層能量場的能量意識組成是獨特的，不同於其他任何層面。每一層都會對不同的因素產生不同的反應。另一種推測是，這個場的每一層生物等離子體可能都有自己的頻率範圍、電荷強度和組成，所以很自然有選擇性地對刺激做出反應。

在占星學和地球觀測中使用到的另一種研究，則影響了我看待氣場的方式。科學上經常透過儀器濾掉多餘的波長，僅觀察某一個狹窄的波長範圍。以此方式觀察太陽會產生太陽大氣層不同高度的圖片，也就是我們得到太陽黑子或太陽耀斑照片的方式，它們與太陽內部或外層日暈的能量看起來非常不同。在氣場觀測中，同樣的原理非常有用。通過改變超感知使之契合於不同的氣場振動層級，氣場的不同層面就變得更加清晰。一旦清晰界定了這些層次，就能很容易地與它們進行直接的運作。

以下內容描述了氣場的層次結構，以及每層對應的生命體驗，均源自我二十年療癒和十三年教學過程中的觀察、研究和經驗。圖2-4顯示了輝光或人體能量場的七個層次。

人體能量場第一層

在這一層，你會感覺到所有的肉體感覺，無論痛苦還是愉悅。在能量場第一層的能量流動、場脈動和結構，與你的肉體感覺之間有直接的聯繫。無論身體哪裡疼痛，都與能量場第一層的功能失調有直接關聯。

醫學博士羅伯特・貝克爾進行的實驗顯示，在局部麻醉的情況下（比如讓你的手指麻木以便手術），麻醉會阻止亞原子粒子沿著手指神經傳感的流動。當能量流恢復時，你就能再次恢復感覺。我在氣場中也觀察到了同樣的現象。麻木與「能量場第一層的能量線沒有能量流流過」有關。當療癒師在那個部位開啟能量流時，感覺就會恢復。

安靜敏感的人，能量場的第一層一般是精細纖薄的，呈淡水藍色；而強壯粗獷的人，第一層能量場是厚而粗糙的，呈深藍灰色。你與身體連接得越多，越是照顧、經常鍛練身體，能量場的第一層就會更強壯更發達。運動員和舞者的第一

---

❶❺ 科裡奧利力（Coriolis force）：簡稱科氏力，是一種慣性力，描述旋轉體系中進行直線運動的質點由於慣性相對於旋轉體系產生之直線運動的偏移。此現象由法國著名數學家兼物理學家賈斯帕－古斯塔夫・科裡奧利（Gaspard-Gustave de Coriolis）發現，因而得名。此處指地球自轉的偏向力。

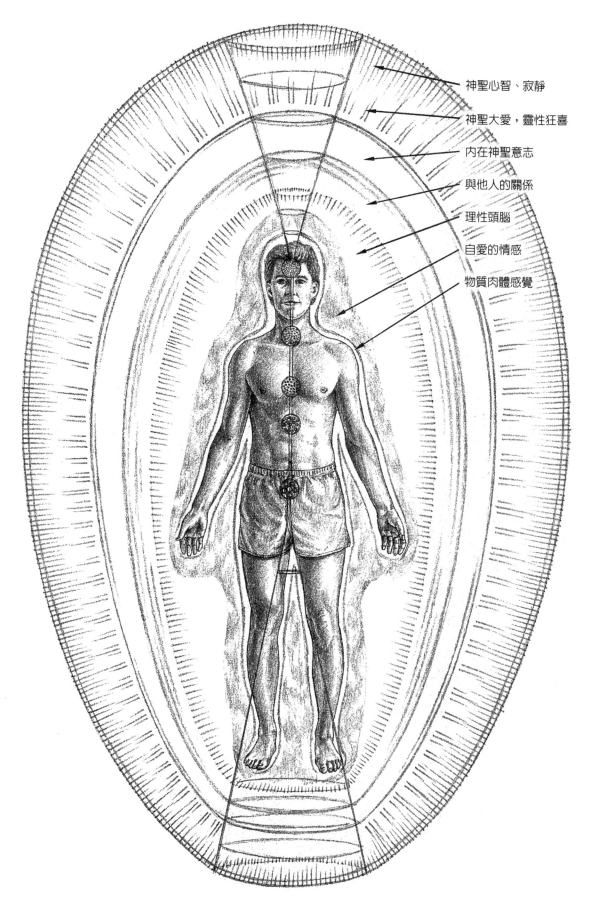

神聖心智、寂靜

神聖大愛，靈性狂喜

內在神聖意志

與他人的關係

理性頭腦

自愛的情感

物質肉體感覺

圖 2-4　能量場的七個層面

層通常非常發達，能量線更多、更厚、更有彈性，帶有更多能量，呈亮藍色。

如果能量場第一層很強壯，肉體就會非常強壯而健康，你會享受到肉體相關的所有愉快感覺。包括感受你的動覺體感、活力、肉體活動、肢體接觸、性和睡眠的樂趣；還包括味覺、嗅覺、聽覺和視覺樂趣。也就是說，你很可能會繼續使用第一層的所有功能，從而保持其充能 ⑯ 和健康。使用它會讓它充能。

另一方面，如果不好好照顧身體，第一層也會變得虛弱，能量線會斷裂、纏結或者充能不足。在最不受照顧的部位，第一層結構線會更薄、更稀疏。

如果你的第一層很虛弱，肉體也會虛弱，並且不喜歡和與之相關的感官愉悅接觸。然後因為缺乏使用，它就會虛弱。很可能你只連接著一部分的能量線。事實上，有些感官的愉悅完全不能以愉悅的形式被你體驗到。相反地，一些本該是愉悅的感覺對你來說則會成為煎熬。例如，你可能討厭任何形式的身體活動；你可能喜歡吃，但不喜歡被觸碰；你可能喜歡聽音樂，但不喜歡攝入飲食來維持身體的運轉。

人體能量場第二層

第二層與對自我的感覺或情緒有關。在第二層，每種能量運動都與你的一種自我感覺相關。明亮的雲狀能量是與對自己的正面感覺相關聯，而灰暗、較髒的陰影則與對自己的負面感覺有關。所有的顏色都可以在這層找到。這些能量雲沿著第一層的結構線流動。

如果你允許「對自我的感覺」流動，不管是正面還是負面的，那麼能量場就會自己保持平衡，關於自我的負面感覺和負面能量將會釋放和轉化。如果你阻止感受對自己的情緒，你就阻止了與這些情緒相對應的第二層能量流，該層將變得凝滯，並最終形成能量不足、灰暗、髒汙的各種顏色雲團，它們對應著未體驗之關於自我的各種感覺。

威廉・賴希博士稱生物能為奧根（orgone）生命能量。他將非結構層中發現的、未充能的能量，命名為DOR，即「死亡奧根能量」（dead orgone energy）。

黑暗的、停滯的雲團在身體其他部分也是阻滯的，它們阻塞系統，破壞健康運轉，並最終導致相鄰的第一、三層的阻滯。我們大多數人不允許「對自我的所有感覺」流動，因此，大多數人的第二層都有停滯能量，並在不同程度上干擾了我們的健康。

如果第二層強壯有能量，你就會享受與自己的情感關係。這意味著你對自己有很多感覺，那並非不好的感覺，也就是說你喜歡並愛你自己。你喜歡和自己在一起，對獨處感到自在。如果你的第一、二層都有充足的能量，你會在享受肉體帶來的所有感官快樂的同時，愛你自己，並對自己感覺良好。

如果你的第二層虛弱、能量不足，要嘛你對自己沒有太多感覺，要嘛你意識不到這些感覺。如果第二層有能量，卻是黑暗、停滯的，你會不喜歡自己，甚至可能憎恨自己。你壓抑著對自己的負面情緒，所以你會因為不喜歡自己而沮喪。

人體能量場第三層

第三層與我們的心智或理性世界有關。此層次的結構線非常纖細精緻，就像最細薄的面紗。

---

⑯ 充能（charge）：在本書中，作者用於表述對人體能量場／氣場的整體或某一層補充能量的操作。

這一層的淺檸檬黃能量光線以非常高的頻率脈動著（其亮度、充盈度以及能量沿著對應著我們的心智過程和頭腦思維狀態的光線流動）。當第三層平衡且健康時，理性和直覺的頭腦會協力工作、和諧如一體，我們便擁有清晰、平衡和適宜感。當我們能量場的前三層同步時，我們會感受到自我接納、安全、適度，並感到個人力量。

如果你的第三層強大有能量，你的頭腦將強健而清晰，能夠為你服務得很好。你的精神生活將積極而健康，你也會樂於學習。

如果你的第三層虛弱無能量，你將缺乏思維敏捷性或清晰度，並且有可能對學術或其他知識的追求缺乏興趣。

當思想消極負面的時候，能量場的脈動會變慢，線條變暗並扭曲。這些「負面思想形式」對應著我們習慣性的負面思維過程；它們很難改變，因為對於正在體驗它們的人，這些思維似乎是合乎邏輯的。

如果能量場第一、二層很弱，而第三層強大有能量，那麼你會更傾向於生活在頭腦中，而不是在感覺或身體中。你會更喜歡通過推理來解決問題，而不是在任何決定中考慮自己的感受。這將自動限制你的生命體驗。

負面思想形式也會被相鄰的第二、四層的停滯情緒所「擠壓」，成為行動。換句話說，當我們努力迴避關於自己（第二層）和／或關於他人（第四層）的負面情緒時，我們會阻止第二、四層的能量流。如此一來，第三層的能量流就會被「擠壓」得扭曲。

另一種理解方式是：記住能量的自然狀態是恆定運動的。如果為了阻止負面情緒，而停止了第二、四層的能量運動，一些動量❶就轉移到第三層。進入第三層的動量會產生心智思維活動。這個活動是扭曲的，因為它不能自然自在地移動，而是被下面和上面的能量所擠壓進去的。

我認為我們的文化培養了「保留負面思想」的習慣。在我們的社會中，人們更接受在背後表達對別人的負面看法，而不是當面表達負面情緒。我們並沒有合適的模型來做這件事。更適當的方式則是向內看，找到我們針對自身的負面情緒。通常，我們有對他人有負面感覺，是因為與之互動中喚起了對自己的負面感覺。

人體能量場第四層

能量場的第四層承載著我們的整個關係世界。在這一層，我們與他人、動物、植物、無生命的物體、地球、太陽、恆星和作為整體的宇宙互動。這是「我—汝」連接的層次，其中包含著所有對彼此的感情。第四層的能量似乎比第二層的能量要稠密，儘管第四層的振動頻率更高。與第二層像彩色雲團的能量相比，第四層的能量更像彩色液體，也包含了所有的顏色。

如果第四層能量不足，或者能量呈現療癒師所稱的「低頻振動」，此能量將會被體驗為黑暗、濃稠、沉重的液體狀態，我稱之為「氣場黏液」，就像感冒時體內積累的黏液一樣。這種黏液對肉體的負面影響非常強，會引起疼痛、不適、沉重感、疲憊感，並最終引發疾病。

第四層能量可以延伸、穿過房間到達另一個人。每當兩個人進行互動，無論是公開的還是秘

---

❶動量（momentum）：在經典力學裡，動量是物體的質量和速度的乘積。例如，相比快速移動的重型卡車擁有很大的動量，啟動或減速都需要更大的作用力，同樣的卡車，如果速度較低或重量較小，動量則相應減小。

密的，大量的彩色液狀生物等離子體就會從彼此流出，去接觸對方的場。互動的性質與這些能量流的能量—意識性質相應。例如，如果在互動中有很多愛，就會有大量在柔波中流動的甜蜜玫瑰色能量；如果有嫉妒，就會是灰暗、灰綠色的、黏滑的能量；如果有激情，則玫瑰色中會有很多橘色，帶有刺激的效果，波動也會更快，波峰更高；如果有憤怒，將會是粗糙、尖銳、鋒利、穿透性、侵略性和深紅色的能量。

第四層包含了關係中所有的愛和歡樂，以及所有的衝突和痛苦。與一個人的互動越多，就會有越多與那個人的能量連接。

如果你的第四層能量場強壯、健康、充滿能量，你會傾向於與他人建立諸多良好的人際關係。你的朋友和家人將會成為你生活中重要的一部分。你可能喜歡與許多人在一起，可能從事人類服務事業。愛和心靈在你的生命中是最重要的。

如果你的第四層虛弱、能量不足，你與他人的關係可能對你不那麼重要。你可能是個獨來獨往的人，較少與人有親密關係；即便有，也可能會有些問題，並認為人際關係帶來的麻煩遠多於利處。你可能會覺得招架不住，因為許多人的第四層都比你的強大，所以你的第四層能量場老是被他人的所壓倒。

出生以來，氣場中的能量帶（cords）就將父母及我們自己連接起來，就像臍帶一樣。這些能量帶和能量場伴隨著我們童年成長的不同階段一起發展（見《光之手》第八章）。這些能量帶代表了我們與父母任一方的關係。與父母的關係能量帶，成為我們今後與生活中的男性或女性建立關係的模型。每一種新關係都創造更多的能量帶（詳見第 14 章「關係能量場互動的三種類型」）。

氣場的前三層代表了肉體在我們世界中的物質、情感和心智體驗。第四層關係層是物質世界和靈性世界的橋樑。更高的三層則代表了我們靈性世界的物質、情感和心智體驗。上三層是下三層的模板。也就是說，第七層是第三層的模板，第六層是第二層的模板，而第五層是第一層的模板。每一個高層都為相應的低層提供了一個樣板模式。

人體能量場第五層

第五層是神聖意志層，當你學會感知它的時候，一開始會困惑，因為第五層的一切似乎都反轉了，就像一張藍圖。你通常體驗到是空間的地方，反而是鈷藍色的光；而你通常體驗到是實體的地方，則是由空的、或透明的能量線組成。第五層是能量場第一層的模板。在第五層中有一個空槽或凹槽，第一層的每條藍光線都完美嵌入其中。第五層固定著第一層的位置。這就好像空間裡充滿了無形、無差別的生命，為了讓生命以一種特定形態出現，有必要先為它騰出空間。第五層不僅包含了你身體的形態，還包含了所有其他生命形式。能量場第五層包含了顯化成形、不斷展開的生命演化模式。神聖意志（divine Will），就是顯化為模式（pattern）和形態（form）的神聖意願（divine intent）。

這一層的個人體驗是最難解釋的，因為我們缺乏能夠描述它的詞彙。這種神聖意志存在於你之內和你周圍。你擁有自由意志去選擇是否將自己與此神聖意志對齊。神聖意志是人類和宇宙偉大進化計劃的模板或模式。這個模板是活的、脈動的，並且在不斷演化；它有一種強大的、幾乎不可阻擋的意志和目的感；體驗它就是體驗完美

的秩序。第五層是一個精確的世界，一個精準音調的層面，是符號的層面。

如果你與神聖意志對齊，你的第五層會強大、充滿能量。其模式將符合神聖意志的宇宙模式（普遍模式），此宇宙模式通過超感知亦可在第五層被觀察到。你會感受到強大的力量，以及與周圍一切的連接感，因為你擁有自己的目標、處在自己的位置上，並與所有位置和目標同步。如果你打開這一層的視覺，你會看到實際上你共同創造著這個決定了世界秩序的活生生的、脈動的模板。你在宇宙萬物計劃中的位置，由你的內在深層次，即哈拉層的自我所決定和創造。這一點將在本章後文詳細討論。

如果你的第五層很強大，你在生活中就是理解並維持秩序的那類人。「每事每物各有其位、各在其位。」你的房子會很整潔，你會守時，而且你的工作做得很好，不管那有多複雜。你的意志運作得很好，並與神聖意志相一致，無論你是否聽說過神聖意志。你把秩序作為一個宇宙原則來看待。你可能與生命中更大的目標或模式連接在一起。

另一方面，如果你未與神聖意志對齊，你第五層氣場的模式將會扭曲：它將不符合偉大的宇宙模式，而你則會感覺不到與周圍事物的連接。你既不知道自己在宇宙萬物計劃中的位置，也不知道自己的目的。事實上，所謂的「宇宙計劃」對你來說可能毫無意義。你會覺得好像有人要給你安排旅程，並界定你的位置。

當然，從這種觀點來看，你可能並不喜歡自己的位置，或感到不舒服；你可能會被清晰的意志和精確性所嚇倒；你可能會否認或反抗清晰、秩序、位置的重要性。如果你對自我價值有所懷疑，你對第五層的體驗可能會是無人情味的和缺

乏愛心的，因為在這一層，你的目的（而不是感覺）是最重要的。當你將意識覺知提到這一層時，你對自己還有負面情感，你可能會感到自己僅僅只是龐大生命之輪的一個齒輪。以上都是第五層能量場未校準和扭曲所帶來的人類體驗。

如果你的第五層不強壯，你在生活中就會缺乏秩序。你對保持乾淨整潔不感興趣。事實上，要做到保持秩序與整潔相當困難。秩序看起來就像是阻礙你自由的可怕障礙。事實上，你甚至可能評判保持秩序的人，並說這阻礙了創造力。你可能與神聖意志或生活中的更大目標沒有建立什麼關係。你可能難以理解複雜的系統或事物的整體模式。

如果你的第二和第四層很弱，而第一、三、五層強大，你的創造性自由很可能會被一種獨裁式的秩序所壓制。這時應花更多時間來加強情感生活。

然而，如果你能放下負面情緒，經由考慮你是此完美世界之共同創造者的可能性來克服你對完美世界的抗拒，那麼你已經邁出了去發現你的目標、你的位置的第一步，然後一切都會改變。你會開始感到非常安全，因為你是偉大神聖計劃的一部分。在偉大的、充滿活力的、脈動的光網中，你將體驗到自己是光的火花。事實上，你，正是將光網從自己的光中創造出來的創造者，其他所有人也是如此。如果你打開這一層的超感知，你就能感覺到並看到這個計劃。你對你自己和世界的體驗將會是透明的光，就像鈷藍色背景上的真空一樣。

對這一層的沉思和對偉大進化計劃的冥想，會極大地幫助你將生活與其目標對齊，並促進成長。這意味著臣服於你本然如是，而不是屈服於社會規範中所謂正確的事。因此，事實上，你不

是生命之輪上的一個小齒輪；反之，你是與宇宙中任何人都不相同、獨一無二的創造之源。

人體能量場第六層

能量場的第六層就像美麗的光流，向四面八方輻射出去，從身體向外延伸約零點七六公尺；包含了色彩變幻的所有彩虹色，且是非結構化的，頻率也非常之高。

健康的第六層是明亮而充能的。能量呈美麗的直線光束從身體裡流出。這一層越亮、越有能量，我們就越能以人類經驗意識到它。這是我們靈性世界的情感層，是神聖大愛的層面。處於這一層的意識覺知當中，能極大地安撫身體，以便療癒之。第六層包含了我們靈性中的狂喜，是靈性之愛（如歡樂、喜悅和至福）的體驗。透過讓嘈雜的頭腦靜下來並去傾聽（可經由冥想、宗教的或美妙的音樂、吟誦或遐想來達成），就能獲得這一層面的體驗。在此會有一種偉大的擴張感，我們與各種各樣的天堂靈界的一切存有、以及地球上所有人類、植物和動物進行手足情誼般的交流。在這一層，我們每個人都像蠟燭周圍的光暈。我們是從中央光芒輻射出的、珍珠層般色彩變幻的光束。

如果你的第六層虛弱、缺乏能量，你就不會有很多靈性或靈感體驗。當人們談論這些的時候，你甚至不知道他們在說什麼。當第六層缺乏能量和不健康的時候，我們很難在此層體驗到任何東西。我們可能會模糊地感覺上帝要嘛有問題，要嘛神／天堂／靈性似乎並不存在；因而覺得真正體驗過的人似乎只是在幻想，生活在他們自創的盲目樂觀的世界裡。

當這一層不健康時，是灰暗、稀薄、低能量的，其光束也會萎靡。這是缺乏靈性滋養所造成

的結果。缺乏靈性滋養的原因很多，例如：在不允許靈性滋養的環境中長大，所以它根本就不存在；有宗教創傷，導致排斥那一宗教以及伴隨著宗教的靈性；遭受其他個人性創傷，導致個人對神和宗教的排斥。在第一種情況下，第六層只是簡單的能量不足，這個人不知道他或她需要靈性滋養。然而在後面的情況下，第六層不僅充能不足，還與能量場的其他層相分離。你可以看到各層之間的間隙，其正常的溝通渠道是關閉的。

如果你的第六層比其他所有層都強，你可能會用靈性體驗來逃避物質生活。你可能會發展出一種孩子氣的生活觀，期望生活能照顧你，就好像你只生活在靈性世界一樣。你可能會利用這些（靈性）體驗讓自己顯得與眾不同，證明你比別人好。這只是一種防衛，抗拒你身處物質現實生活的恐懼。這種防衛不會長久有效，你很快就會猛然醒悟，陷入幻滅。幻滅是一件好事，意味著幻覺消融；此時，它會讓你回到現實生活。你會學到，物質世界存在於靈性世界當中，而不是在它之外。

體驗靈性世界的關鍵是要對能量場第六層充能，透過非常簡單的冥想就可以完成。比如每天兩次靜坐、每次五到十分鐘；專注於一個物體，如玫瑰、蠟燭火焰或美麗的落日；另一種方法是重複咒文、一個或一組沒有明顯意義的聲音。

人體能量場第七層

當人體能量場第七層健康時，是由美麗的、極強韌的能量金線所組成，以非常高的頻率閃爍著。能量金線相互交織，包繞形成身體的所有物質組成；它們向身體外延伸零點九到一公尺。在此距離上，第七層形成一個金蛋，包圍並保護著裡面的一切。金蛋的外緣較厚和強韌，就像蛋

殼；調節著從整個能量場流入到外部空間的能量流；還能防止能量場中的能量洩漏，以及外界不健康能量的滲透。第七層將整個能量場穩固在一起。我常常驚歎於此層次上的巨大力量。

第七層的金色光線也貫穿於萬事萬物及其周圍。這些金線把所有東西編織在一起，不管是器官的細胞、肉體、人群還是整個世界。

第七層是神聖心智（divine mind）的層面。當第七層是健康的，並且我們將覺知帶到此層次時，就會體驗到內在的神聖心智，就能進入宇宙神聖心智場的世界。在這裡，我們理解並知道我們是生命偉大模式的一部分。體驗宇宙的此一真相，讓我們備感安全。在這裡，我們於自身的不完美中認出了完美。

在第七層，通過超感知，我們可以看到真理的黃金網格系統相互交織、遍佈宇宙。在這裡，通過超感知，我們最終將學會心靈的直接溝通。在不久的將來，超感知將會普及。現在，我們有時可以使用宇宙心智以獲得一些常規感官得不到的「超自然」訊息。

如果第七層是強大的、充能和健康的，你會有兩個主要能力：有創造性的想法，以及清楚地理解關於存在、世界和其本質的整體概念。你會創造新的觀念，你還知道新觀念將如何納入偉大的宇宙觀念模式；你也會知道自己如何融入這一模式。你會對神有清晰強烈的理解。你可能會成為神學家、科學家或發明家。你清晰綜合的理解力，會引導你成為廣泛複雜之學科的老師。

如果第七層不夠發達，你會缺乏創意，也對更大的生命模式沒有良好的感知，你會不知道如何融入其中，因為你從來不知道有這樣一種模式。你可能感覺萬物之間沒有聯繫，宇宙真身就是隨機且混沌無序的。

如果能量場第七層不健康，金線會變得灰暗和虛弱，無法保持自己原本的形態，在某些地方會比較稀薄，甚至金線的某些點會被撕開，導致系統中的能量洩露。如果第七層不健康，我們體驗不到神聖心智或與宇宙心智場中所持有真理的連接性，也無法理解存在於我們不完美當中的完美性。我們將變得難以忍受不完美。事實上，我們可能會否定不完美，索求人類條件下不可能實現的「完美」。我們將無法進入宇宙的神聖心智場，會感到我們的心智是孤立的運轉著，與創造搭不上邊。

如果你的第七層比其他所有層都強大，你在將創造想法付諸實踐上可能會有困難。

加強能量場第七層的最好方法就是不斷在生活中尋找更高真理，並活出那樣的真理（付諸實踐）。我所知加強第七層最好的冥想是重複咒文：「寂靜，我即是神／上帝。」❶念此咒文會把能量帶到第七層，並讓冥想者最終體驗到：知曉自己是神聖心智，自己就是神。

你身體的所有層面都運作良好，你的創意才能被帶到物質層面得以實現。這其中也包括你的健康。如果你想擁有良好的健康，以及全然的生活，有必要清理、充能和平衡你所有的身體，以及相應之人類體驗的所有領域。因此，任何療癒過程都需要專注於能量場的七個層面，並滋養它們。

脈輪

脈輪是能量場結構中的一種構造，療癒師

---

❶「寂靜，我即是神／上帝」：原句為 be still and know that I am God。

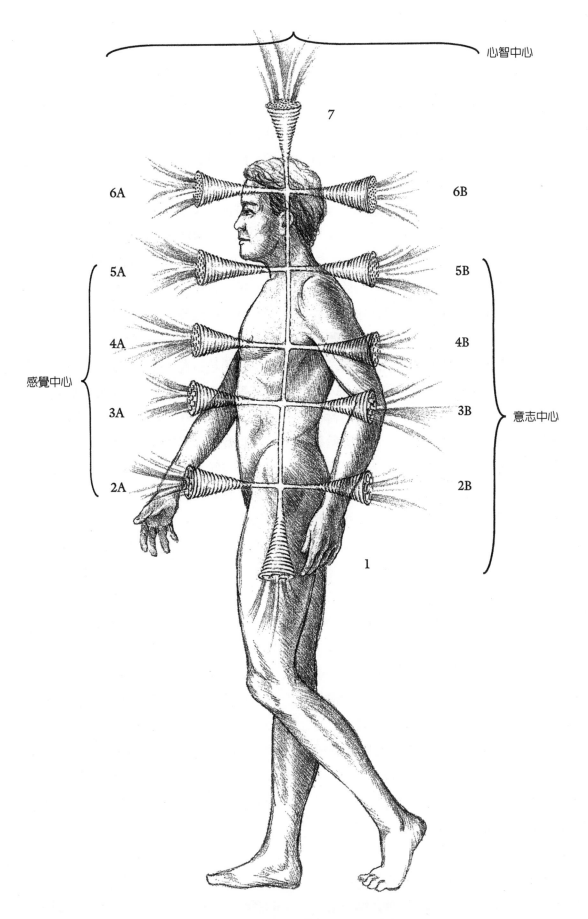

心智中心

7

6A   6B

5A   5B

4A   4B

感覺中心   意志中心

3A   3B

2A   2B

1

圖 2-5　七個主要脈輪的位置

在脈輪上展開療癒工作。**脈輪**在梵文中代表「輪」。根據我的超感知，脈輪看起來更像是能量漩渦，或是能量漏斗。能量場的七個層面都有脈輪，而第二到第六脈輪分別位於身體的前部和背部。我們用數字和一個字母來標記脈輪：A代表身體前部，B代表背部。（見圖2-5）。

脈輪是攝入器官，吸收來自環繞著我們的宇宙生命能量場（或稱宇宙健康能量場）的能量。吸收和代謝的能量通過每個脈輪，被運送到在每個脈輪附近的、位於主要神經叢區域的身體部位。這種能量對於氣場和肉體的健康運轉非常重要；在東方傳統中，這被稱為普拉那（prana），或是氣（ch'i）。如果某個脈輪停止正常運轉，能量的攝入就會被打亂。這意味著，由該脈輪維持的身體器官將無法獲得所需的供應。如果脈輪功能障礙繼續下去，該區域的器官和其他身體部位的正常功能將被打亂。身體的該部分及相應的免疫防禦會減弱，最終導致該部位出現疾病。

人體共有七個主要的脈輪。每個脈輪漏斗的大開口都位於身體外面，直徑大約十五點二公分，距離身體二點五公分。脈輪的小尖端位於體內脊柱附近。垂直主能量流通過身體的中心線，這是一個巨大的能量通道，所有脈輪都會將從環繞我們四周之宇宙生命或健康能量場中所獲得的能量釋放到此通道。來自所有脈輪的能量上下交織地通過垂直主能量流。每種顏色都編織在一起，像一根美麗的、脈動的彩色光繩。大多數人的垂直能量流大約是二點五公分寬。然而，對於提升到高度轉換意識狀態的療癒師，其直徑可以達到十五點二公分。

七個主要脈輪位於身體的主要神經叢附近。第一脈輪位於兩腿之間，尖端剛好伸入骶─尾骨關節裡，與動覺體感（對身體位置的感覺）、本體感受（對身體運動的感覺）和觸覺有關，還與我們生存的意志有關，並為身體提供物質活力。第一脈輪為脊柱、腎上腺和腎臟提供能量。

第二脈輪位於恥骨上方，身體前後兩側；其尖端直接進入骶骨中心，通過它我們可以感知情感。第二脈輪與我們的感官感受和性欲有關，為我們的性器官和免疫系統提供大量的能量。

第三脈輪位於太陽神經叢區域，身體前後兩側；其尖端直接進入橫膈中樞部位，位於第十二胸椎（T-12）和第一腰椎（L-1）之間；第三脈輪為身體包括胃、肝、膽囊、胰腺、脾臟和神經系統等器官提供能量。第三脈輪與我們的直覺有關，也與我們在宇宙中「我是誰」、如何與他人連接以及如何照顧自己有關。

第四脈輪位於心臟區域，與愛和意志有關。通過此脈輪我們能感受到愛。第四脈輪前部與愛有關，後部與意志有關。為了保持這個脈輪運轉良好，我們要在生活中平衡愛與意志。其尖端進入第五胸椎（T-5），為心臟、循環系統、胸腺、交感神經和上背部帶來能量。

第五脈輪位於喉嚨的前後兩側，與聽覺、味覺和嗅覺有關。第五脈輪的尖端進入第三頸椎（C-3），為甲狀腺、支氣管、肺和消化道提供能量。它與給予、接受和說出我們的真相有關。

第六脈輪位於前額和腦後，其尖端進入頭部中心，為腦垂體、下腦、左眼、耳朵、鼻子和神經系統提供能量，也與視覺有關。第六脈輪前部與概念理解有關，後部則與逐步實施我們的想法有關。

第七脈輪位於頭頂，其尖端位於頭頂部的中央，為上腦和右眼提供能量，也與「直接認知」的體驗和人格個性與靈性的整合有關。

一般來說，脈輪前部與我們的情緒運作有

關，脈輪後部與意志運作有關，頭部脈輪則與理性運作相關。理性、意志和情感的平衡運作是維持健康的必要條件。由於流經某個脈輪的能量總數表明了該脈輪的使用程度，也因此體現了與該脈輪相關的理性、意志或情感方面的使用程度。為了在生活中創造理性、意志和情感的平衡，我們必須平衡、協調和同步各脈輪。

在本書中，我們將描述療癒師如何在療癒過程中操作人體能量場，以及你要如何與能量場協作以進行自我療癒。稍後，我們將把個人療癒過程與七層能量場裡每一層所對應的個人生活體驗聯繫起來。通過滿足每一層的各種生活體驗所對應的個人需求，就能達到個人療癒的目的。（關於氣場及其脈輪的更多細節，請參考《光之手》第二、三部分。）

哈拉層：你的意願和目的之層

哈拉層比氣場又深了一個維度，更靠近（一次量子躍邊）你的核心本質。哈拉是能量場的基礎；我稱之為哈拉層，因為那是「哈拉」所處的層面。**哈拉**是日本人定義的力量中心，位於下腹部。氣場與人格有關，而哈拉層則與我們的意願有關。哈拉層與你的人生使命或更深層的靈性目標相一致。這一層蘊含著你化身轉世的更大目標，以及任何特定時刻的目標。正是在此層，你設定並保持你的意願。

相比結構異常複雜的氣場，哈拉層要簡單得多（見圖2-1）。哈拉層由一條貫穿身體中心的似雷射光的線，以及上面的三個點組成，大約有零點八五公分寬，從我們頭頂上方一百零六公分處，向下延伸到地球中心。頭頂上方的第一個點，像一個倒置的漏斗，其寬端向下，只有大約零點八五公分寬，代表的是我們為了化身轉世而

第一次從上帝神性中分化，從神性中出來的第一次個體化。此點也攜帶著我們的理性，攜帶了我們化身轉世的理由。正是通過這一點，我們得以與更高的靈性實相連接。我稱其為個體化之點（individuation point）或ID點。

沿著雷射光線向下進入上胸部，會到達第二個點。這是一道美麗的漫射光，對應我們的情感。這裡承載著我們的靈性渴望，在人生中引導著我們的神聖渴望。此點攜帶著我們在人生中實現偉大夢想的激情。這一渴望與我們的人生使命精確對應。我們渴望實現它。我們想要做這件事的渴望，超過生命中任何其他事。那是我們生而為人的目的，是我們每個人內心的渴望，讓我們感受來到這裡的原因。我稱此點為靈魂渴望的基座、靈座（soul seat，SS）。這條線的下一個點是丹田，是武術家習武時發力的中心。武術家們從這個中心發出力量，打破固體物。丹田就像是一個力量之球或存在中心，直徑大約三點八公分，位於肚臍下約六點三五公分處。其外有一層堅固薄膜覆蓋著，看起來像一個橡皮球，顏色可呈金色。丹田是一個意志中心，是你於物質肉體中生存的意志，包含了將物質肉體保持在物質顯化中的那一個音符。

正是由於你的意志和此音符，你才從地球母親的身體中顯化出了這一具物質身體。療癒師也可以從這一中心點連接到巨大力量，用於再生身體；但前提是，療癒師要將哈拉線深深地接入地球的熔融核心。當哈拉線延伸進入地球時，療癒師可以聚集巨大的力量。用於療癒時，丹田會變得非常亮紅灼熱。這就是在哈拉層的「根植大地」。如果療癒師接入大地且丹田變成紅色，他會感到全身發出熾熱。

當你在哈拉層上設定了明確的意願時，你在

能量場和物質層面的行為會帶來快樂。本書將討論哈拉層的功能障礙（即你的意願和人生使命）與健康的關係。例如，疾病可能是源於不清晰、混合的或敵對的意願，以及與人生使命的斷連。許多人，尤其是生活在現代工業化區域中的人們，承受著巨大的靈性痛苦，因為他們不知道自己有人生使命。他們不明白自己為何身處痛苦，更不知道這種靈性痛苦可以被治癒。與更深層次人生使命的脫節會體現在哈拉層，也會在哈拉層得到療癒。

核星層：
神聖本質層──你的創造能量之源

核星層，是相比於哈拉層、向「我們是誰」再深入一層（恰似再一次量子躍遷），與我們的神聖本質有關。使用超感知會看到，每個人在核星層的層面都像一顆美麗的恆星。每顆星都與眾不同，都是內在生命之源。在這個內在空間，我們是宇宙的中心。這裡居住著我們每個人內在的神聖個體性。核星層位於身體中心線、臍上三點八公分處（見圖2-1）。當你打開核星層的超感知，看向一群人，你會看到每個人都像是一顆美麗的星星，發出無限光芒，其光芒穿透所有其他星星。

核星是我們存在的最本質的天性，對於每個人來說都獨一無二。無始以來，它就在那裡，存在於我們每個人的內在。是的，它超越了時間、空間和信仰的局限。核星是神性的個體化。我們從這個居於內在的地方，活出並擁有了我們的存在（being）。我們很容易認出它，因為那是我們生而知之、與生俱來的瞭解。在核星層，我們智慧、有愛、充滿了勇氣。

這種本質並不隨時間而改變，也沒有任何負面經歷會使之受到污染。是的，我們對負面經歷的反應可能會覆蓋或遮蔽核星，但從來沒有真正改變過它。核星是我們最基本的天性，是我們每個人內心深處的精華，是我們真實之所是。正是從此處，我們所有的創造性能量得以湧現。核星是我們每個人內在永恆的創造之源。

你的創造過程和健康

本書主要是幫助你理解源自核心的創造過程及其意義，尤其是健康和療癒方面。這個創造過程一向以兩種要素開始：第一種是正面的或神聖的意願，第二種是正面的喜悅。

你在生活中所做的一切，最初不僅是源於好的意願，而且始終帶著喜悅。

任何一種創造行為，首先都是從核心意識湧出，接著經過你存在的各層，最終到達物質世界。生活中所有的創造都遵循此路線。每項創造行為都是如此進入物質世界的：首先表現為核心中的意識，然後是哈拉層的意願，再來是能量場中的生命能量，最後再湧入物質世界。

當這些能量**直接**從核星流出、通過與人生使命相關的哈拉層、通過我們人格的能量場層面、再通過肉體，我們就在生命中創造了健康和快樂。本書正是基於這個創造性過程。正是因為核星的「光之顯現」，我們才能在所有存在層面創造生活體驗。

當我們**阻礙**核星產生的創造性能量時，我們最終會在生命中製造痛苦。展現在我們面前的工作，就是去揭示我們的核心，以使我們在喜悅、快樂和幸福中展現光芒和創造力。透由此方式，我們可以創造一個和諧、和平和相互交流的世界。

3

療癒的新視角：全息體驗

為了開始理解並活出全息體驗，我們必須審視一下我們目前「非全息」的理解方式。

科學模型背後的形而上學

像「原始」文化的傳統信仰體系一樣，西方科學世界的文化也是被其內置的假設所形塑。直到近年，許多假設才受到關注和質疑。我們所認爲的基本實相，取決於底層的形而上學，而我們的科學就構築於其上。威利斯‧哈曼博士（Willis Harman）❶ 在他的《全球思維變革》（*Global Mind Change*，一九八八年）一書中指出，人類進化歷史中一共使用了三種基本的形而上學：M-1、M-2和M-3，並定義如下：

M-1 唯物一元論（物質產生意識）

第一種形而上學認爲，宇宙的基本物質是物質—能量。我們瞭解實相（現實）的方式，是研究可度量的世界……。不管意識（精神）是什麼，當充分進化時，就會從物質（即大腦）中出現。無論我們對意識有何瞭解，最終都必須與研究物質大腦所獲得的知識一致，因爲脫離活生生的物質有機體之外的意識，不僅僅是未知的，而且是不可想像的。

M-2 二元論（物質加意識）

另一種形而上學是二元論。該觀點認爲宇宙中有兩種本質上相異的基本物質：「物質—能量」和「心智—精神」。物質—能量由現有的科學工具來研究，而心智—精神則必須由其他更適合的方式來探索（比如內在的主觀探索）。由此便產生了兩種互補的知識，而且可以推測，二者間會有重合的領域（如超自然現象領域）。

M-3 超驗一元論（意識產生物質）

第三種形而上學認爲，宇宙的根本基礎是意識。心智或意識是第一性的，而物質—能量在某種意義上來說是從意識產生的。物質世界之於更高意識，就如同是夢境之於個體心智。最終，觸及現象界背後的實相，不是通過物理感官，而是要通過深層直覺。意識不是物質進化的最終產物；反之，它率先登場！

我們的大部分文化條件作用和傳承都基於

---

❶ 威利斯‧哈曼（一九一八年至一九九七年）：美國斯坦福大學電氣工程博士、物理學碩士、未來主義者，以及與人類潛在運動相關的作家。他相信工業文明晚期面臨著一場重大文化危機，需要人類意識的深刻轉變。他在四十年的職業生涯中，致力於通過其著作和一些非盈利組織提高大眾對該主題的認知。

M-1（物質產生意識）模型，這支持了機械科學論。而我們的未來已經在M-3（意識產生物質）模型中播種，通向全息科學領域。

醫療體系中的舊科學機械論模型

要將全息模型引入醫療體系，我們必須首先探索健康、療癒和醫藥的舊觀念，並找出其局限。我們的舊觀念來自於舊科學式的機械論，然而舊科學式機械論也是我們文化條件作用的土壤。這個舊模型基於M-1唯物主義（意識由物質產生），包含了這個科學時代隱含理性的假定集合。哈曼博士列舉了以下假設：

1. 我們可以想像到的獲得知識的唯一方法，是通過肉體感官，也可能是通過基因進行的某些訊息傳遞。或者我們可以透過經驗科學來學習……，通過儀器（肉體感官的加強）來探索可測量的世界。

2. 所有定性的屬性……，最終都可還原為定量（例如顏色被轉化為波長）。

3. 在客觀世界（任何一個人都能感知到）和主觀經驗（只有個體自己能感知到）之間有明確的界限……。科學知識涉及前者，後者雖然對個人來說可能很重要，但是對主觀經驗的探索不會帶來可公開驗證的知識。

4. 自由意志的概念是在科學出現之前的一種解釋人類行為的嘗試，而科學分析則表明，人類行為是外力影響與有機體內部壓力及張力共同作用於個體的結果。

5. 我們觀念裡的思想和情感意識、覺知是源於大腦物理和生化過程的次級現象。

6. 我們所知的記憶完全是中樞神經系統中的數據存儲。

7. 時間的本質如我們所見，除了從已知原因和過去規律進行合理預測，我們沒有辦法瞭解未來事件。

8. 既然心智精神活動只是物質有機體（大腦）中的動態變化，這種心智活動完全不可能對有機體以外的物質世界產生任何直接影響。

9. 宇宙和人類的進化是物質原因導致的……，沒有證據表明進化、意識發展或個人奮鬥有任何的宇宙目標。

10. 有機體死亡以後，個體意識不會繼續存在，或者即使肉體死亡後還有個體意識存在，我們也不可能在此生理解或獲得相關知識。

這些假設，是我們的工業化社會和醫療體系的基石。在某些醫療情況中，這些假設運轉良好，而其他情況則不再適用。在我們生活的某些領域，這些假設適用於一部分人，就像購買消費品的能力一樣；但不適用於貧困的人們。為了找到更多解決社會問題和困擾二十世紀的疾病的方法，我們必須更深入地審視對實相的假設。

在我們的文化中，哲學建立在老舊物理機械論模型基礎之上，而機械模型又是以M-1（物質產生意識）唯物論為基礎的，認為世界由基本的構建體構成，如電子和質子。這些微小的「事物」或部件構成了存在的一切。因此，如果我們將世界劃分成這些東西並加以研究，我們應該就能瞭解世界。也因此，我們被教導要相信並依靠理性頭腦來生活。我們的社會制度、學校和醫療系統都在強調這種過程的重要性，即理性解決問題，以瞭解事物的運作方式，繼而找出問題原因。為了做到這一點，我們把一切事物分解成不同的部分並進行研究。

不幸的是，在過去的四十多年裡，我們越來

越著重於將世界理性地劃分成不同部分，並孤立地進行研究。然而，研究反而表明，孤立並不是真相。畢竟二十多年來，物理和生物學的實驗表明，萬物是相互聯繫的，把實驗者和實驗本身分開是不可能的，將個體從整體中分離也是不可能的。然而在日常生活中，我們仍然認爲事物可以被分解從而進行剖析理解。

為什麼舊方式不起作用？

當我們以機械方式思考時，會做出以下的陳述：

「**他們**打算什麼時候採取行動？」
「**他們**正在摧毀地球。」
「如果管理者（或員工）不那麼貪婪，我們會過得更好。」

這些陳述通過創造一個虛構的「他們」來承擔某個問題或情況的責任，以將我們與他人分離開，而不是做我們力所能及的來改變局面。然而，不管我們身處什麼樣的境遇，我們都是共同創造者。

我們也以同樣的方式處理自己的健康和疾病。我們把器官彼此分開，就好像它們不在同一個身體裡共事一樣。我們也將疾病與自己分開，還將身體部位與對應的情感分開，好像這麼做完全無傷大雅。我們將身體劃分成不同部分，說類似這樣的話：

「你的感冒傳染了我。」
「我的背不好。」
「我的胃又來找我麻煩了。」
「我討厭我的臀部，因爲對我來說太大了。」

我們甚至試圖消除症狀，而不是專注於病因。這樣眞的會非常危險。我們會說：

「醫生，我要你一勞永逸地解決膝蓋問題。」
「我頭疼。我需要一些阿司匹靈來止痛。」
「我要切除膽囊，這樣它就不會再困擾我了。」

很多時候，我們認爲疾病主要是由某些外部入侵引起的，比如微生物或需要切除的腫瘤。擺脫疾病的主要方法就是吃藥或手術。開正確的藥方以消除疼痛或殺死入侵者的治病方法，主要是基於「世界由獨立的部分組成」此前提下的研究和思考。但這些觀點並不處理病因。現代醫學創造的奇蹟令人驚歎，但我們人類作爲一個種族，在維持自己的健康方面似乎越來越被動。當醫生最終解決了一個情況，其他地方又出了問題。有時治療的副作用會導致另一種疾病。而我們則認爲這些疾病之間毫無關聯。我們把世界劃分成了太多部分，以至於我們因此迷惑，認爲醫生對我們的健康負有責任。

將「人」看成是獨立部分的集合、而非完整存在的思想，製造了很多痛苦。這種分離主義的想法，也會導致人們將自己對健康的責任交給醫生，認爲醫生可以像修理汽車零件一樣，修好我們的身體零部件。我目睹過大量這一類的痛苦。此種分割會帶來困惑。我的許多患者都曾造訪過一連串的醫療保健人員：醫生、各種治療師、療癒師、靈媒、針灸師、飲食保健專家和草藥醫生。這些治療的效果微乎其微，主要是因爲對病情的分析矛盾而混亂。患者根本不知道該做什麼或該相信誰，因爲分割式的療法導致了很多矛盾。

受我們文化環境的影響，我們會要求做身體疾病診斷。這就相當於尋找一些根本不存在的物質基本構建體。我們還不止是尋求，我們是要

求得到它！然後，我們求仁得仁，真的「得到了」。得到了某種疾病的具體診斷「事實」，這限制了我們看清更大圖景的能力，因為我們把它從相互關聯的整體存在中抽離出來，而我們的病因則包括整體存在中許多層面的功能及體驗。我們把這種診斷結果當作標準答案，並（希望）通過它能帶給自己安全感。我們因此給醫生施加了巨大壓力，要求他們透由診斷和治療來保障我們的健康。我們相信，如果我們給一種疾病命名並瞭解它，我們就能從一個分離的、獨立的位置去控制它。或者，更好的情況是，醫生可以去控制它。

事實上，這種方法對許多疾病很有效。它可以消除被稱為「疾病」的身體症狀，但並沒能處理與我們的內在更深實相相關的內因。長遠來看，對身體症狀的診斷和治療很可能加深了我們與我們自身和更深層真相的分離。我認為這是對診斷的誤用。問題不在於診斷系統，而是我們止步於診斷及與其對應的治療，卻沒能將之作為通向自我理解和成長之大拼圖中的另一個訊息碎片，而真正地去好好利用它。從獨立症狀的角度理解疾病，也賦予了診斷系統太多權威性，並使其僵化。這導致了另一種對診斷系統更嚴重的誤用。

機械論導致「死刑」診斷

當患者的疼痛變得更加嚴重，而且又收到一些帶有威脅意味的建議，如「如果你不遵循我們的治療方案，病情將惡化，甚至死亡。」時，患者就會更加困惑。當然，醫生應該告知患者如果不經治療，會有什麼後果，但不應該暗示醫生的方法就是唯一有效的；也許有一些連醫生自己都不知道的治療方法呢。換句話說，標準（西醫）

治療技術的限制應得到如實陳述，而無論醫生們是否瞭解其他治療方法，這些可能性的大門也應保持敞開。與其給患者貼上「不治／晚期」的標籤，醫生更需要明確地說明，只是「西醫」不能有效地處理這個問題。

我所見過最糟糕的事情之一，就是患者剛被診斷出患了癌症，就被告知是「晚期」。是的，確實有關於某些疾病、某些發展階段的統計數據能顯示某種疾病的可能病程，但並不意味著對每一個患者來說都是正確的。不幸的是，（疾病發展狀況）不符合統計數據的患者往往會被認為是誤診，他們疾病的痊癒會被當成是一種「自發緩解」、是一個「良性疾病」，甚至是「奇蹟」。這使得確實幫助患者康復的其他治療方法失去了可信度。

當西醫給一些自己無法治療的病症貼上「絕症」或「晚期」的標籤時，也給患者帶來了額外的麻煩——因為那等於向患者宣告無法康復，給患者建立了一種病理信念，繼而加重了疾病。也就是說，患者不僅要與疾病抗爭，還必須與「自己無法康復」的想法抗爭。診斷書出自這樣的醫療體系，該體系因沒有治療方法而可能無法幫助到患者，而診斷書也在患者的心智中植入了病理觀念。在某種程度上，西醫實際上是在隱晦地宣告：「相信我們所做的，接受我們對現實的隱喻，這種疾病（如我們所診斷的）是真實的、唯一的現實（如我們所見），並且無法被治癒。」

這個隱晦的陳述再次把我們帶回了最開始的問題：現實模型在我們的生命中所扮演的角色，以及我們認為那是唯一現實的假設。我們並未考慮這些所造成的深遠影響。

實相模式或隱喻的問題

正如莉莉‧湯林（Lily Tomlin）❷的百老匯佳作《探尋宇宙中智慧生命的跡象》（*The Search for Signs of Intelligent Life in the Universe*）裡的流浪女所說：「實相是一種集體直覺。」

我們老是認為，任何我們接受的實相模式就是實相（現實）本身。可是遇到一些不符合模式的事時，就會陷入麻煩。我們自責，或認為那些事不可能發生，因為不符合模式。我們通常意識不到或不認為模式是有局限性的。

所有模式都是有局限性的，我們要記住這一點。如果我們接受，那麼以一種不偏頗的方式接受實相的特定隱喻也是可行的。比如說，在機械論中，物質是基本實相；但是涉及無法治癒的疾病時，那一隱喻便不再適用。那麼就是時候去找一個更有用的隱喻了，而在此隱喻中，疾病的治癒是有可能的。對患者來說，也是時候去尋找另一種醫療系統，而不是遭受痛苦的侵入式治療卻依舊不治；那些治療方式不僅不能治癒疾病，還使透由其他系統（例如印度阿育吠陀醫學、順勢療法、針灸、長壽飲食學等）的治療更加困難。

「不治之症」這個診斷，不是給患者的，而是給我們的醫療系統的。 如果將病情作為一種武斷的聲明而告知患者，那麼就會將患者置於對其康復明顯不利的境地，同時讓療癒的創造性過程幾乎沒有機會降臨到患者身上，也沒有為其他替代醫療系統留下任何空間。如果醫生能如此說明就好多了：「我已經竭盡所能。現在這個情況下，我已經不知道我還可以給你提供什麼樣的治療。如果你願意，我會陪伴著你，讓你盡可能地感覺舒適。也許其他人有別的治療方法。」

這是所有醫生的責任。他們不可能為他人的生命或健康負全責，畢竟醫生不能扮演上帝。這對他們來說是一種減輕負擔。是的，醫生的每一個細胞裡都有上帝的光芒。但患者也是一樣。醫生可能總是比患者擁有更多的治癒力，但是患者也完全有能力去學習連接這種力量，而這也是對醫生的一種寬慰。

我們施加給醫生的、以及他們一直承擔著的責任，既不公平也不現實。這些責任都基於機械論模型。假設醫生給我們開藥或做手術來治療的是不屬我們身體一部分的東西，那麼他才是責任人。而現在的形勢看起來就像一切與我們自身無關似的（責任都壓在了醫生身上）。

走向全息模型

作為患者，我們必須重新承擔起自身療癒的責任。我們必須請醫生協助我們，必須在患者、療癒師和醫生之間建立友好的合作關係，以便能最妥善地運用自我療癒、療癒師和醫生提供的偉大療癒服務。

要建立患者、療癒師和醫生之間的友好合作關係，其中一個方法正是有意識地進入本章一開始所描述的M-3（*物質源於意識*）體系。我們需要瞭解「意識是基本實相」，而非「物質是基本實相」。這種認知會帶來巨大的改變，把我們引向整體論（holism）。

本書所展現的療癒工作正是基於M-3體系：

---

❷ 莉莉‧湯林（一九三九年至今 ）：美國女演員、喜劇演員、作家以及劇場製作人，曾贏得數個東尼獎、艾美獎以及一座葛萊美獎。在四十年的演藝生涯中，曾被提名過一次奧斯卡獎。此處引用的《探尋宇宙中智慧生命的跡象》於一九八五年在百老匯演出，由簡‧瓦格納（Jane Wagner）執導，莉莉主演，並於一九九一年改編為電影。

意識產生物質，因此思想或意識是基本實相。然而，「思想」和「意識」在我們文化中的定義還是很有局限性的，因為人類體驗的廣泛度遠遠超出心智所及。所以我更喜歡用「本質」（essence）一詞來指代人類存在的基本性質。「本質」比我們定義中的「意識」更精微，局限性也更小。「本質」是意識的基礎；而「意識」又比我們定義中的「思想」更精微，局限性也更小。意識是思想的基礎。因此，本質產生意識、意識產生思想，而思想產生物質。

這種「本質」存在於每種生物的核星層面，存在於萬物之中，無處不在。萬物最終都與本質、意識和思想相互交融。因此，M-3體系很自然地帶我們走向整體論和萬物互聯；這種與萬物一體的狀態，也是療癒狀態中的常見體驗。我們將以M-3體系為例，直接走進全息新科學，這將對關於我們自身、療癒以及創造性過程的老問題做出新的回答，從而展現一個充滿希望的未來。

讓我們重新回到整體論。什麼是整體論？與我們現在對實相的假設所採用的模型有何不同？生活在全息實相模型中會是怎麼樣的？如果我們全息式地思考和生活，會是什麼樣？我們的生活會有什麼改變？

我們之中的許多人都體驗過整體感，無論是在冥想時，還是小到在面對日落的遐想裡。這些體驗非常強大，我們在很多時候都覺得，要是能知道可以經常達到該狀態的方式就好了。在自發的整體體驗和在將整體論應用在日常生活之間，似乎有著一道巨大的鴻溝。我們在本書中正是設法在這條鴻溝上一步步搭建橋樑。橋的一端是物質世界和我們的肉體，另一端則是整體論的廣闊體驗；在這種體驗中，我們每個人就是萬有本然的一切。所以我們面臨的問題是：如何活出此整體模型？

體驗宇宙全息圖像

為了探索在個人體驗層面上全息模型的生活方式，我詢問了幾位跟我學習三年療癒的學生：「想像自己是全息圖像，你會有怎樣的不受限制的體驗？」他們是這麼回答的：

馬喬麗 V：在全息圖中，我們既是觀察者，也是創造者。我們不僅僅是模式的一部分，我們就是模式。全息圖超越線性時間和三維空間，是萬物互聯的。它就是「無限」本身。它是完全臣服於所有體驗——真正感覺到與每個人、每件事物、每一個宇宙是一體。它是瞬間發生的現在、過去和未來。

艾拉 G：想像我自己是全息圖時，我體會到了無限，因為它允許這樣的觀點存在，即通過我身體的一個細胞和我生命中的一個體驗，都可以去經驗或理解整個宇宙。每一部分或每個組件，都是通向全域理解的入口。

西爾維亞 M：如果我是全息圖，那麼我就是無限的。我可以進入時間和空間，進入永恆，然後再回來。我是樹、動物、無家可歸的人，它們也是我。也許這就是那句老話的來源：「人人為我，我為人人。」❸

卡羅爾 H：把自己想像成全息圖使我感受到無限，那讓我認知到了與造物整體之間的相

---

❸「我為人人，人人為我」：源於拉丁語格言「Unus pro omnibus, omnes pro uno」（英語：One for all, all for one）。最初源自十七世紀初的波希米亞新教徒起義，後來也成為瑞士聯邦的（非官方）傳統建國格言。大仲馬在小說《三劍客》（The Three Musketeers）中用以作為火槍手的座右銘後，此句更加廣為人知。

互聯繫，並且我是神聖靈性的一個倒影。我也意識到我的一切思想、語言和行動都貫穿始終，這是多麼令人難以抗拒的想法！此外，我作為「接收者」體驗著所有造物。

貝蒂B：如果我是全息圖，以酗酒為例，我不僅是酗酒者的配偶，還是丈夫、女兒、兒子和酗酒者本身。我可以感受到酒精進入身體，同時能看到並知道其他相關人員的感受、想法，這種瞭解是頭腦、情感、身體和靈性層面上的。我就無法站在任何一邊，因為我會同時成為所有的人，並且知道一切都是神和宇宙的一部分。

帕姆C：我相信我是全息圖，但很難說清楚這意味著什麼。它使我體驗無限，因為它意味著：

1. 我不是分離的，我向來和整體連接在一起。事實上，我就是整體。
2. 我可以在任何時候呈現我需要的任何形式。事實上，我一直都是所有形式。
3. 我始終與其他存在的事物同步。
4. 我不局限於我的身體。我可以訪問宇宙中的所有訊息，過去、現在、未來和其他維度。我可以在任何時間去任何地方。事實上，我可以同時在好幾個地方。簡而言之，那讓我感覺很宏大，很有連接感。我既是整體，也是局部。

羅斯安妮F：如果我是全息圖，那麼我並非是整體的一部分，我就是整體。全息圖在各個方面都是無限的，我不僅與萬物相連，我就

是萬物，因此我的理解、認知、所見、學習、存在和行動（我確定還有更多）的潛力是無限的。

在作為全息圖的「我是整體」中，我處於萬物當中，也同時身為萬物。因此，在無限自我與所有其他事物和存在兩者之間，會有一種平衡。

約翰M：這是基督所說的「我與父是一體」的科學表述。對我來說，這意味著我不是一個「局外人」，即使我是回頭的浪子❹，我也將宇宙之圓滿納於心中；或者更準確地說，那圓滿流經了我。這個想法喚起了一份平靜，在我經歷最恐懼和不確定的時刻時，平靜都深藏其下。就好像，當我想像整體的浩瀚時，它以一張酷似人臉的面孔回望著我。把自己看作全息圖，給了我勇氣和希望。

馬吉M：如此，我就能把自己看作「一切所是」。我需要學會接觸我自己想要接觸之我自身的那些方面。作為全息圖，一切皆有可能，所有知識都是可獲取的，而你只需要允許以上這一切發生。

勞裡K：全息圖給了我翅膀，隨時隨地任我遨遊；賦予我創造性的責任，讓我知道真實的我是誰，並由此改變整個世界；為我提供可獲取一切知識和理解的無限通道，將我從二元不和諧的束縛中解脫，使我進入光明、統一、認知的世界。我和萬物是不可分割的一體。

蘇B：我發現很難想像自己是全息圖，因為我的頭腦說，「我不是」相反地，我更容易想像自己是互聯網絡的一部分。當我這樣做的時候，沒有「我」和「非我」，只有「我

---

❹浪子回頭：又稱為「父親接子」，是《新約聖經·路加福音》第十五章記載的耶穌講道所使用的一則比喻故事。故事中，父親將家產分與兩子，小兒揮霍一空後浪子回頭，父親親切迎接並以美食歡慶小兒歸家。看到父親如此待弟弟，一直在家的大兒心生怨憤，父親對大兒說，「你常和我同在，我一切所有，都是你的。」比喻大兒子向來「圓滿」之意。此處作者引用這一典故，表明不只是「從未離家」的大兒，而且曾做錯事的小兒，心中亦有圓滿。

是」。在這個意義上，時間和空間並不存在，因爲「我是」遍在。

傑森S：把自己想像成全息圖，讓我所能達到的「無限」是取決於我允許的程度。到某個點時那會變得有點嚇人。舉個例子，在我想像時，我感到更加超然（不執著）於我的人格個性和人生道路，將這一切看作一系列互動模式。它使我能用更廣闊的視野看待自己。另一方面，在微觀層面，我看到日常生活的每個方面都在充分表達著我的眞實所是。我看到在生活中我如何用天賦、所知、無知、問題和力量等各方各面去「扮演著傑森」。作爲一個有時很超然的人，我並不特別喜歡太強的超然抽離感。不過，我確實喜歡能一次性將我人生盡收眼底的感覺。

作爲一個療癒師，當我以那種方式看待患者，我感覺有可能全然接觸他們的過去、現在和可能的未來。它使療癒時刻超越了眼前的現在。

全息體驗需要更加擴展的意識覺知，需要個人和人際層面對「一切所是」的極大敏感性。本書後面會介紹一步步達到這一擴展覺知的方法。

全息體驗就是對療癒時刻的體驗。當線性時間和三維空間被上述方式超越時，療癒會自動發生。這就是宇宙的眞正本性。

我相信你很熟悉這類體驗。我們還需學習如何在需要時將它們帶出來，以及如何將其整合到日常生活中。眞正的挑戰是，如何以實用的方式將之融入於日常生活。爲了做到這一點，我們必須更妥善地理解整體論。現在，就讓我們走近全息技術吧。

整體論與全息技術的起源

一九二九年，著名的數學家、哲學家阿弗烈·諾夫·懷海德（Alfred North Whitehead）❺，將自然界描述爲一系列巨大、擴張的互聯事件。「這些事件，」他說，「不止於感官知覺，像思想／物質這樣的二元化也是錯的。現實包羅萬象且相互聯繫。」懷海德的意思是，一切萬物都是相關的，包括我們的感官。我們用感官來獲得任何特定情況的訊息，而我們的感官也影響被感知的情況。這種情況（反過來）又影響著我們的感官。同年，卡爾·拉什利（Karl Lashley）❻發表了他對人腦的研究結果，該研究表明，特定的記憶並不存在於大腦中的任何一個地方。他發現，破壞大腦的一部分並不會破壞位於該處的記憶。記憶不能在特定的腦細胞中被定位，反之，記憶似乎分佈在整個大腦，很可能是作爲一個能量場而存在。

一九四七年，丹尼斯·加博爾（Dennis Gabor）❼推導出一個方程式，可以用來描述可

---

❺ 阿弗烈·諾夫·懷海德（一八六一年至一九四七年）：亦譯爲「阿爾弗雷德·諾思·懷特黑德」，英國數學家、哲學家。他是過程哲學（process philosophy）的奠基者。他前期主要研究數學、邏輯和物理，與前學生伯特蘭·羅素合著的三卷《數學原理》，是二十世紀最重要的數學邏輯作品之一。二十世紀二〇年代初期，他逐漸轉而研究科學哲學和形而上學，認爲現實是由事件構成，而不是物質；這些事件不能脫離彼此關係而定義，因此拒絕獨立存在的物質理論。懷海德的哲學著作，尤其是《過程與實在》（Process and Reality，一九二九年），被視爲歷程哲學的經典。其過程哲學的主張是：「緊迫地將世界視爲一個具有相互關聯歷程的網絡，而我們是不可或缺的部分，因此我們所有的選擇和行動都影響我們周圍的世界。」

❻ 卡爾·拉什利（一八九〇年至一九五八年）：美國心理學家和行爲學家，因對學習和記憶研究的貢獻而聞名。生理心理學的先驅，有「神經心理學之父」的稱號。

能的3D攝影（他稱為全息成像術）。一九六五
年，埃梅特·利斯（Emmette Leith）和朱瑞斯·
烏帕特尼克斯（Juris Upatinick）❽用雷射光製作
了第一張全息圖像。一九六九年，美國斯坦福大
學著名的腦生理學家卡爾·普利布蘭姆（Karl H.
Pribram）❾博士提出，全息圖可以作為大腦活
動過程的強大模型，且表現極佳。一九七一年，
曾與愛因斯坦共事的著名物理學家大衛·博姆
（David Bohm）❿博士則提出，宇宙組織很可能
是全息式的。當普利布蘭姆聽說博姆的工作時，
他欣喜若狂，因為那支持了他的觀點，即人腦作
為全息圖像，從全息宇宙收集和讀取訊息。

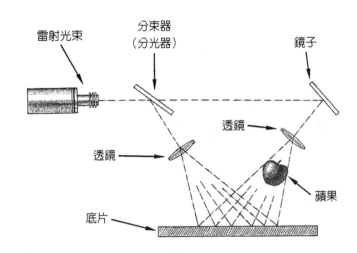

圖 3-1　對蘋果進行全息照相

全息圖像是什麼？

　　那麼，這些科學家及其研究報告到底在說明
什麼？為了理解他們的觀點，我們來看看全息圖
像是如何運作的。毫無疑問，你已經看過全息圖
像。它憑空投射出一幅3D圖像到空間中。當你
圍繞該圖像行走，可以看到其不同側面。

　　形成一幅3D全息圖像需要兩步驟。第一步
如圖3-1所示，雷射光束被一個叫做分束器（分
光器）的裝置分成兩半，一半通過透鏡聚焦到一
個物體（例如蘋果），然後被鏡子反射到攝影底

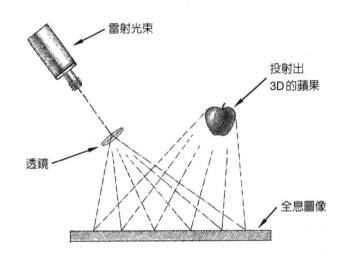

圖 3-2　投射蘋果的全息圖像

❼ 丹尼斯·加博爾（一九〇〇年至一九七九年）：英國籍匈牙利裔猶太人物理學家，因發明全息攝影而獲得一九六七年的英國
物理學會楊氏獎及一九七一年諾貝爾物理學獎。二十世紀四〇年代他推導出全息理論時，雷射器尚未發明。

❽ 埃梅特·利斯（一九二七年至二〇〇五年）：密歇根大學電氣學教授。朱瑞斯·烏帕特尼克斯（一九三六年至今），是拉脫
維亞裔美國物理學家和發明家，全息技術領域的先驅。

❾ 卡爾·普利布蘭姆（一九一九年至二〇一五年）：美國喬治城大學（Georgetown University）教授、斯坦福大學心理學和精
神病學名譽教授，及瑞德福大學（Radford University）特聘教授；也是一名職業神經外科醫生。他曾在耶基斯靈長類動物研
究中心（Yerkes Primate Center）與卡爾·拉什利一同工作，後來成為該中心主任。他以提出認知功能的全息大腦模型，以
及對記憶、情緒、動機和意識的持續進行的神經學研究貢獻而聞名。

❿ 大衛·博姆（一九一七年至一九九二年）：英籍美國物理學家，對量子力學有突出貢獻，並曾參與曼哈頓工程。他創造了隱
序（Implicate order）和顯序（explicate order）的概念，用於描述同一個現象或現實方面時所採用的兩種不同框架。隱序也
稱卷序（enfolded order），被視作更深入更基本的現實的秩序；顯序或稱展序（unfolded order），包含了人們通常感知到
的抽象物。曾與斯坦福大學神經科學家卡爾·普利布蘭姆合作，一起研究大腦功能全息模型。二人的研究理論認為，大腦
運作的方式與全息圖的原理很相似，運作遵循量子數學原理，並與腦波模式的特徵相對應。

片上。另一半則由一面鏡子反射，再通過透鏡聚焦到同一底片。兩束雷射光之間，建立了一種特定的相位關係。一張相片被拍攝下來，其結果是兩束光回到同一底片時所產生之干涉圖案的相片。這種干涉圖案看上去像難以辨認的雜亂線條。

第二步如圖3-2，只是移除了蘋果、分束器（分光器）、第二面鏡子和第二個透鏡。如果你拿起雷射光，通過透鏡將它聚焦到攝影底片上，你會發現一顆3D的蘋果影像懸浮空中！更令人驚訝的是，如果你將攝影底片切成兩半，而不改變任何其他的東西，你仍然可以得到懸浮空中的蘋果影像，儘管有點模糊。如果你再切掉底片的一部分，依然可以得到空中蘋果的完整影像。你可以繼續將底片切得越來越小，還是會得到整個蘋果，但每次都會變得更加模糊一些！

全息模型與實相性質的七個前提

進入全息時代，就要為許多變化做好準備。這個時代建立在「**關於實相性質的七個基本前提**」的基礎之上，這些前提直接來自於全息運作，並作為全息模型的基礎。

前提一：意識是基本實相（現實）

跟隨普利布蘭姆博士的分析，就能得出意識是基本實相的前提。普利布蘭姆博士說，基本實相是大腦通過感官所獲取的能量特徵印記（signature）。大腦再將此特徵印記轉譯為蘋果的形狀和顏色。他的意思是，真正的實相就像雷射光束中的能量，攜帶著訊息。我們視為實相的，則更類似於全息圖像中投影出來的3D蘋果影像。我們需要從感官獲取的能量裡（而非我們定義為「真實」的物體中），去尋找真正的實相。

普利布蘭姆說，大腦就像全息圖，將能量束的真正實相投射為虛幻的蘋果影像。我們的大腦通過五種感官，接收當下注意力所在的任何事物的能量場，並將此能量場轉譯為物體。意思就是，我們感知到的物體其實是次級實相，只不過是更深層實相（能量光束）的一個特徵印記，所投射的物體就是來自於此一深層實相。

普利布蘭姆說，所有感官一起協作，創造了我們周圍世界的幻相，正如一組立體聲音箱能產生一種「聲音來自於房間中央」的感覺，或耳機使你感覺音樂來自你的顱內中央。迄今為止，我們只開發出了使用視覺的，也就是使用雷射光束產生的全息圖。也許某一天，我們將會開發出使用體感（運動知覺）、聽覺、嗅覺和味覺的全息圖。

很明確地，普利布蘭姆博士的研究與我們的人體能量場模型有關。在能量場層面，基本實相就是能量。然而，如果繼續深入，我們會發現來自於意識的意願，是能量流的基石。而更深處，我們會發現我們的本質和核星層面，是一切實相的基礎。至此，我們到達了M-3體系。

前提一對健康和醫療系統的啟示

1. 前提一對我們健康最大的啟示，或許就是：以「意願」來表達的我們的意識，以及從這種意願中所產生之氣場裡的能量，是健康與否的最基本因素。這意味著，我們有意識或無意識的意願，及意願如何被表達在思想、感受和行為中，是決定我們健康狀態的主要因素。任何肉體不適，都只是意識層面的真正問題在物質上的顯化。是意識創造了疾病的物質化表達。

2. 任何基於物質世界的科學或醫療系統都基於第二因，而非第一因。

前提二：萬物互聯

這種連接性不依賴於空間鄰近性或時間。某一地點的某一事件會立即、毫無時間延遲地（也就是說超越光速，超越愛因斯坦的「相對論」）影響其他一切。

由於沒有時間延遲，我們所說的因和果是同時發生的。因此，我們在物質世界中應用廣泛的因果觀念，在根本實相（primary reality）中不適用或者無效。

前提二對健康和醫療系統的啟示

1. 根據全息觀點，我們不可能將人、事、物、「無物」或我們自己分開看待。事件的傳播不僅影響遍及其自身的特定領域，還會深刻地影響其他看似獨立或不相關的生活領域。我們的日常體驗、科學、心理學和政治都指向此現實：沒有任何東西是單獨存在的。一個事件，無論是政治事件、心理事件、原子事件還是亞原子事件，都不可能被視為孤立的、僅僅影響其周圍的事件。我們的科學和政治清楚地表明，無論此時此刻發生什麼，都會立即產生全域影響。核武器的發展清楚地顯示了這一點，環保主義者的工作也是如此。
2. 關於健康和疾病，我們的所做、所說、所想和所相信的一切都會立即影響到每個人。
3. 通過療癒自己，我們療癒了他人。通過幫助療癒他人，我們也療癒了自己。

前提三：部分涵蓋整體

通過全息模型，我們所看到實相（現實）的性質與西方文化過去所描述的大相徑庭。既然無論多小的相片碎片都能產生完整的3D蘋果圖像，那麼全息圖就是在清楚地表明：（全息底片的）每一片都包含整體（蘋果）。

前提三對健康和醫療系統的啟示

1. 我們的每一個局部都包含著整體。在物質世界中，我們的基因就能很好地印證這一點。每個細胞都包含我們的全部基因組成。最終，用單個細胞複製我們自己都是有可能的！
2. 在能量層面上，每個細胞氣場的能量模式中都包含了健康的完整模式。我們可以接入這種健康模式以恢復健康。要達到這個目的，我們只需要一個健康的細胞就行了！
3. 我們即是一切所是。或者用另一種說法就是：我們每個人的內在，都一切具足。通過探索我們的內景，我們也探索了宇宙。
4. 通過療癒我們自己，我們幫助治癒了地球和宇宙。（要獲取此運作方式的更多訊息和更深入瞭解，請參閱十三章我的指導靈的教導：「黑元傳訊：為了世界和平我個人能為世界和做什麼？」）

前提四：時間也是全息的

每個面向都永恆且同時存在於任何地方（也就是說，存在於任何時刻且持續）。每個時刻都是完整、完全、鮮活的，並且與所有其他時刻在遍知的關係裡共存。每一時刻的自身都是遍知和有智能的，連接了所有時刻。

前提四對健康和醫療系統的啟示

1. 我們現在也知道了，過去的事件就像毛線一樣在我們當前世界的這副掛毯中縱橫交錯。我們所做的事情會影響很多人，可能比我們目前所以為的要多得多。我們的行為不僅影響到周圍的人，還影響到遠處的人，因為這些影響不受

空間或時間的限制。它們是全息的，也就是說，這些效應不依賴於時間或空間。

它們超出了這些限制，因為在根本實相中，時間和空間並不存在。

2. 在個人層面上，我們每個人在此當下，都接入了所有其他時刻。或者這麼說：我們每時每刻都始終無處不在。

3. 我們每個人都與生病前和康復後的非常健康的「我」連接著。我們可以獲取健康時的體驗，並把它帶回當下，用於療癒。

4. 反過來，我們每個人都可以繼續連接從任何疾病中得到的收穫，以維持從體驗中得到的智慧。

5. 透過進入完整的整體，我們就有可能立即療癒自己。

前提五：個體性和能量是宇宙的基礎

每個面向都是獨特的，與任何其他面向絕不完全相同。

有一個實驗證明，光是一種粒子，也是一種能量波。然而，另一項實驗表明，粒子並不像物體；相反地，更像是「互動的個體事件」，基本上也是能量。因此：宇宙的每個面向要嘛是能量的波動，要嘛是單個的能量粒子。

前提五對健康和醫療系統的啟示

1. 我們每個人都由能量組成。用「我們是光」的觀點取代「我們是固體物質」的想法和假設，我們可以更容易地轉變，我們的身體也會更容易轉變，因為它也是光構成的。我們的身體也在不斷變化，每一秒，我們都會有一具不同的身體。

2. 我們每個人都和其他存有不同。我們每個人的

境遇和體驗都獨一無二，且不可能脫離創造因素的作用（正如前提七即將會闡釋的），由基於歷史數據的統計概率來決定。

前提六：整體大於各部分之和

如果我們逆轉這個過程，把攝影底片一個接一個拼起來，我們得到的完整蘋果圖像就越來越清晰分明。在前提六下提出的一些要點是：

1. 每個面向都存在於大於自身的系統中，而這個系統也存在於大於自身的系統中，依此類推。

2. 每個面向和系統都擁有所有系統的知識。

3. 通過連接與整合較小的部分，我們能對整體有更好、更清晰的理解。

前提六對健康和醫療系統的啟示

1. 在整體論中，我們說，當我們將「部分」或「自我」連接在一起時，我們就連接到了更偉大的完整自我，並得到了其更清晰的景象。

2. 任何一群人在一起都會創造出一個更偉大的整體，那比每一個個體、甚至於這些個體的總和更有力、有愛和有創造力。

3. 一個群體中的任何一個人，都可以接通這個群體的力量。大群體中的每一個小群體，都可以接通大群體中的力量和能量，並以此類推。這可以用於療癒和其他創造性的工作。

4. 我們每個個人和團體，都能獲取宇宙中現有、曾有和將有的一切療癒知識和力量。

前提七：意識創造實相及自身的實相體驗

第七個前提基於普利布蘭姆的全息大腦模型。他認為，**大腦處理數據的方式與它的習慣相一致**。這意味著你的期待決定了你的體驗，而你

的體驗則源於你的信仰和傳統。

由於意識創造實相（現實），也創造了自己對實相的獨特體驗，因爲那是實相的一部分。

前提七對健康和醫療系統的啟示

在療癒工作中，我們說：「我們不僅創造了自己的實相和疾病，我們還創造了自己對該實相的獨特體驗，包括我們對健康或疾病的體驗。」

這是一個很有爭議的說法。對此的解釋必須非常謹慎，因爲那是誤解和濫用的溫床。對某一特定情況負責與爲之受到指責是大相徑庭的，後者暗示著我們生病是因爲我們不好。另一方面，如果我們接受了「我們創造了自己的實相體驗」的想法，就會使我們處於主動有力的地位，去發現自己是如何創造它，繼而可以改變我們的方式，以重新創造另一個更理想的方式。於此有兩個要點。

首先，這個創造是從我們存在的哪個層次產生的？從神聖本質、意願的意識層面，還是思想和情感的人格層面？

第二，行使創造力的「我們」到底是誰？從全息角度來看，我們都是互相關聯的，都與宇宙中更大的創造力連接在一起，並且隨時隨地相互影響著。

在生活中常常將自己置於壓力狀況下的人，很顯然在思想情感對應的氣場人格層面創造了「心臟病」。這涉及大量的個人選擇，而大量的創造性能量則來自於個人。然而，這些人也是其文化的產物，他們的文化「盛產」因文化中的壓力、飲食和情感缺失而引發「心臟病」的患者。

另一方面，一出生就患有愛滋病（AIDS）的嬰兒，在人格層面當然沒有像上述患者那樣進行過個人選擇。新生兒愛滋病的產生只能從全息角度看待，也就是此個體是從其誕生之社會集體的整體中所產生。在這裡進行創造的「我們」，正是我們所有人。我們共同創造了一種導致愛滋病的狀況，然後愛滋病以物質形式表現在某些個體的身上。我們所有人都以某種方式表現了愛滋病的狀態，可能是表現在我們否認它存在於社會或否定我們與它的關係、在我們對它的恐懼中、在我們想要擺脫它的負面反應中，甚至在我們否定自己也可能得愛滋病。愛滋病也可能表現在我們與患該病者的關係中。對於愛滋病，我們都患有的主要症狀是：我們面臨著挑戰，亦即選擇愛還是恐懼。每一刻，當面臨我們共同創造的、被稱爲愛滋病的情況時，我們都面臨著選擇愛還是恐懼的挑戰。

當然，現在我們可以在這樣的比喻中包含了更深層次的靈性世界的本質和意願，並考慮一下，也許在出生前，一個人可能會選擇帶著愛滋病出生，以作爲一份給人類的「禮物」。這份禮物給我們的挑戰，是選擇愛而非恐懼。關於愛，在這個時代我們確實還有太多要學的。

對我自己來說，在療癒中只要運用得當，所有說法都可能是正確並有幫助的。個人實相的創造需要在所有層面上得到探索，才能獲得完全的療癒。

全息療癒遠景總結

宇宙的根本實相是「本質」。包括我們的個人本質和其他一切事物的集合本質，即宇宙本質。這種本質創造了一切：我們的意識、思想、感情和物質，包括我們的物質肉體。通過我們的意識、思想、感情和肉體帶出自己真正獨特的本質，其結果就是健康。我們正是經由此一過程，創造了健康或疾病。是的，是我們自己做到的。

疾病是我們意識（意願）扭曲的結果，這種扭曲阻礙了本質貫穿所有層面、最終流入物質世界的表達。疾病是我們試圖將自己與更深層面的自我存在、我們的本質分離的一種表現。

我們的創造物以全息方式，既從我們的個體性中產生、又集體化地從我們所屬的集體層面中產生，小至最私人化的，大至宇宙化的。也就是說，我們的創造不僅僅是自己的個體行為，與我們連接最緊密的人們也在同時影響且（全息式地）促成了我們的創造。與我們聯繫較小的人，則影響較小。

任何特定疾病的病因都是多重的，不勝枚舉。在某些情況下，集體影響確實非常強大。現在出現許多病例，例如一些可愛的寶寶一出生就患有愛滋病，其病因就是源於更大的人類集體。這是時代變化的標誌，是人類有意識覺知到萬物互聯的一種表現。從某些角度來看，愛滋病或將幫助我們打破國界，向人類顯示，愛是答案。

在這個關乎健康和疾病的過程中，我們不能隔離內在自我，也不能將彼此分離。我們都是互相關聯的。我們對健康和疾病的所有思想、感覺和行動都影響到所有其他人。通過療癒自己，我們可以治癒他人。透過表達我們的本質和獨特性，我們也通過允許他人表達其本質，給他們帶來健康。

我們的每個部分都包含了整體模式，每一個細胞都包含了整個身體的模式，我們每個人也包含著人類整體的模式。我們可以接通這強大的力與光的偉大健康模式來進行療癒。此一模式是真實而鮮活的。

我們就是這一模式，而它就在我們的氣場中。我們是能量，我們可以非常迅速地發生改變。我們生活在一具不斷變化且有巨大變化潛力的「膠狀」身體中。

時間是全息的。在療癒中我們可以穿越時間框架，獲得過去或可能的未來訊息。我們可以獲取所有時代的智慧用於療癒。我們就是這個智慧本身，它就在我們內在及周圍。

現在，我們將有關健康的M-1陳述（見五十三頁）重新表述到全息視圖中。

我們不再說「我被你的感冒傳染了」，我們要說：「我的感冒提醒我，我需要平衡自己。我削弱了自己的免疫系統，使病毒進入。也許是我忽視了自身需要。我需要更妥善地照顧自己。我需要什麼才能恢復平衡？我們是相互聯繫的，因為我們都創造了感冒。你可能也需要更妥善地照顧自己！」

我們不再說「我的背不好」，而是可以說：「我的背痛告訴我，我又放棄自己了。是時候去弄清楚我的意願並與之保持一致。從清晰的意願出發，我將與自己的背建立新關係，其中包括把它當作一個『好背』去好好照顧的方式。我越是堅定自己的真相，其他人也會一樣。」

我們不再說「我的胃又找我麻煩了」，而是可以說：「我又對自己過於苛刻，把緊張都積壓到了胃部。是時候放手了，給自己一些溫柔的關愛。」

我們不再說「我討厭我的大屁股！」，而是可以說：「我不斷地把仇恨扔進臀部，把它撐得越來越大。」

如此與疾病建立新的關係，並不意味著不能找專業醫生治療，但這將重點放在我們一直以來對待疾病的方式，以及怎樣改變對待疾病的方式才能保持健康。這也為重獲健康提供了新的機會。一旦我們停止導致疾病的舊習慣，改變我們的態度，我們一開始就會自動以不同方式看待問

題。我們不再是一個個孤立的受害者，相反地，我們一開始就與之有關。因此，在我們新的自由中，我們將為自己開闢了前所未有之通往自身的新道路。這樣，我們也能幫助其他人開闢通往他們自己和更多人的新道路。

全息視角的挑戰

作為患者和療癒師，我們所面臨的挑戰是接受全息模型帶來的機會，去理解那是什麼，以及學習如何去運用。我們真正的根本實相是意識和能量的實相。任何聚焦於物質世界的次級或物質實相的科學，都構築於幻相之上，因此那本身也是虛幻的。如果確實是這樣，並且有證據支持這一理論，那麼我們世界的真相與我們從三維定義所推測的樣子將非常不同。這需要我們做一些適應，因為我們都太習慣於原本對世界的定義。

首先，要接受全息觀念，我們必須做出個人改變。全息觀念極大地挑戰了我們的身份認同感，並提升了個人責任的必要性。這要求我們無論是對自身還是對他人的行為，都要肩負起巨大的責任。在健康領域，我們對照顧自己的健康負有非常大的責任。同時，我們也被賜予了無限的資源去負起這個責任。在我們發展的這一階段，根本實相中可供我們使用的潛能、知識和能量之龐大是超乎想像的。

通過全息模型重新審視過去的診斷結果

醫學上疾病「自發緩解」或「奇蹟」的真相，就在全息模型當中。全息模型中的疾病，就等同於飄浮在空中的蘋果影像，它並不是真的在那裡。它只是某個其他事物的特徵印記，是潛在的失衡能量所創造的特徵印記。傳統醫學所稱為疾病的，只是人類心智更深處失衡的特徵印記。或者我們可以這樣說，對療癒師來說，疾病是更深層的擾動在物質肉體上的顯現。

在全息模型中，萬物都是相連的。比如，我們將胰腺（胰臟）功能低下與生活中除了飲食外之其他方面的無法獲取「甜蜜」聯繫起來。胰腺並非只與飲食中糖的消化有關，還與我們在生命中、關係中以及個人成長中維持甜蜜幸福的能力有關。一開始，這一切可能會顯得不可思議，但當你觀察了人體能量場的運作方式，就會發現這是顯而易見的。我們能觀察到，擁有健康胰腺的人，其胰腺能量場與此人連接宇宙「幸福甜蜜」能量場的能力之間有直接的能量關聯。

當我們用全息的思考方式，疾病症狀就成了我們的朋友。疾病真正的角色是告知我們，我們的內在有某些失衡。就好像症狀只是老祖母沙發下面伸出的一根毛線頭，我們跟隨這條「線索」，就找到了貓咪玩耍後落在那裡的整個毛線球，而這毛線球就相當於疾病的成因。

尤其是在「不治」之症中，患者的注意力需要被引向和直接聚焦於更深層的內在實相，以及他們的其他創造性療癒能量，而不是只盯著疾病診斷書。從全息觀點看來，每個人的天然傾向都是想以最自然的方式保持或恢復健康的。我將此恢復健康的自然方式稱為平衡系統。每個人都有平衡系統。大部分系統都很強大，但還是會被人們忽視或受到干擾。傾聽自身的平衡系統並對其做出反應，是我們每一個人的責任。

4
尊重你的平衡系統

你的內部有一個奇妙的制衡系統，其設計旨在保持你的自身、氣場和肉體的完美運行，我稱之為平衡系統。它持有你個人的整體模式。當你的能量體或肉體在任何時候有任何一點失衡時，它都會自動尋求恢復平衡。平衡系統大部分運行在你意識層面的下一層。你存在的這一領域所持有的智慧，可能比你認為的要偉大得多。我們才剛開始學習如何有意識地利用它呢。

在過去，我們對自身的平衡系統沒有太多的思考，因為它與從 M-1 體系誕生的「熵」❶的概念直接對立。熱力學第二定律表明，系統是不斷崩潰和退化中的。你從系統中獲得的能量，不可能多於你所投入的。如果你把一塊鐵留在雨裡，它會生鏽；木頭腐朽，樹葉腐爛，我們生老病死……。能量向來會從系統中消失，你無法造出永動機❷。在 M-1 系統中，萬物都在衰敗。

但是，如果這個定律應用於整個世界，那就違背了進化；僅僅透過觀察周圍的一切，我們就知道這是不正確的。生物形態在不斷演化為高度發達、智能化和專業化的系統。

生物化學家魯伯特·謝多雷克（Rupert Sheldrake）博士，同時也是《生命的新科學，過去的存在和自然的再生》（*A New Science of Life, The Presence of the Past, and The Rebirth of Nature*，一九九五年）一書的作者，研究了生物系統並發展了形態形成場（morphogenetic field）以及形態共鳴（morphic resonance）理論。他的研究表明，生物形態透由一個潛在的智能統一生命場（即形態形成場）而不斷進化。此生命場自動保持健康或自動試圖回到健康狀態。它不僅是活的、不斷在擴展的，還與所有其他生命場都有形態上的共鳴。也就是說，它與所有其他生命形式都有聯繫和交流。發生在一個生物身上的，將通過形態共鳴傳遞給所有其他生物，而一個生物所學到的東西也最終會傳遞給所有其他生物。

你的平衡系統就是一個形態形成場，是建立在 M-3 體系和全息模型引出的普遍生命秩序原理之上。進化會不斷創建更複雜且高度進化的、擁

---

❶ 熵（entropy）：德國物理學家克勞修斯（T.Clausius）於一八五四年提出「熵」的概念。是熱力學中表徵物質狀態的參量之一，物理意義是體系混亂程度的度量。它是熱力學第二定律的核心概念，該定律是根據大量觀察結果總結出來的：在孤立系統中，體系與環境沒有能量交換，體系老是自發地向混亂度增大的方向變化，總使整個系統的熵值增大，此即熵增原理。摩擦使一部分機械能不可逆地轉變為熱，使熵增加，所以熱力學第二定律認為整個宇宙可以看成是一個孤立系統，朝著熵增加的方向演變。

❷ 永動機：是一類不需外界輸入能源、能量，或在僅有一個熱源的條件下便能夠不斷運動並且對外做功的機械。

有更高智能和性能的生命形式。這種持續的構建，需要每個更複雜的系統中具備更多的秩序和平衡。在每一個有生命的有機體中，都有著對平衡和秩序的偏好。從能量場來看，這意味著在你的能量場中趨向平衡和一致性。另外，也意味著你的能量場自然而然地傾向於與所有生命能量場同步。你的本性就是與所有生命同步。

在物質層面上，你的平衡系統會自動工作。如果胃需要更多胃酸，它不需要告知你，而是會自動產生更多胃酸。如果你需要更多的氧氣，身體會自動呼吸得更快更深。

另一方面，如果身體需要的東西是無法自給的，那麼平衡系統就會經由你的感官通知你來處理。在能量場第一層，你能體驗到所有的肉體感覺；如果你渴了，正是通過能量場的第一層知道的。由於能量場的一切都可以從頻率角度來看待，所以當你口渴時，能量場第一層在水的頻率上就會變低；換言之，第一層能量場缺乏水的頻率時，就會帶來口渴的感覺。

當能量場第一層能量降低時，比如由於大量活動導致脈動減慢，能量線也會變得遲鈍，能量場的這一改變將引起「疲倦」的體驗。就這樣，能量場第一層不斷告訴你如何照顧自己的身體：什麼時候需要運動、睡眠、食物、增添衣物，何時需要改變位置、清理鼻腔、去洗手間……等等。感覺良好、健康、充滿活力對應於第一層能量場的充能、平衡和協調一致。

在開始和患者們一起深入研究這些過程的時候，我發現告知患者需要注意什麼樣的指示性訊息，顯然是來自於他們生命的方方面面。你的平衡系統幫助你在各個層面上更好地照顧自己。當你做出、感覺或思考對你不健康的事，平衡系統會向你發送訊息，以說服你在生活的各方面（包括人際關係、職業、環境以及靈性）採取更健康的行動。這些訊息來自你的其他氣場層面，同樣也會由簡單的不適感而引發。不適感的類型對應於氣場每一層相應的生活體驗類型，正如第二章所述。心理不適或痛苦，對應於心理功能相關層面的失衡，即第二、三層氣場。情感痛苦或不適來自於第四層的失衡，而精神靈性上的不適或痛苦則來自於第五、六和七層的失衡。

請留意來自你平衡系統之不同形式的訊息，持續傾聽和關注你在各種生活境遇中的感受。你對自己的心理平衡有何感受？你對周圍與你相關的人有何感受？你是否感到靈性上的連接與滿足？

你可以改變令你感覺不好的境遇，不管那些是什麼。它們是不夠健康的。你在某些領域可能需要更多滋養，而想在其他領域少花些時間；或者你可能想脫離某些情況，就放手讓生活發生改變。一旦你瞭解了需要經歷哪些階段來改變健康和生活（見第七章），以及你所擁有之真正、自然的人類需求能得到滿足，就能帶來健康（見第八章）。本書隨後將提供具體詳細的訊息，幫助你平衡生活。這將為你的生活帶來健康和快樂。

導致疾病的失衡
會如何在日常生活中出現

然而，你可能會勸服自己，適應一個不健康的環境要比改變它簡單得多。不少人在自己生活的許多領域中持否認、拒絕態度，因為改變看起來不是太難就是不可能。對一些人來說，冒險去改變的代價實在是太高，而似乎說服自己別向生活要求或需求太多，會比找機會改變這一切容易得多。這種否認可能會持續好幾年，直到生活環境迫使你改變。這通常會以個人危機的形式出

現。不幸的是，正是此類事件造成了人們數不勝數的肉體問題。

面對失衡訊息，即你氣場中的平衡系統發出的不適信號時，如何以及何時做出反應對你的身體健康影響很大。你越能對這些需求做出反應，你的身體狀態就越好，免疫系統也會越強壯，可抵禦任何可能的疾病。

要保持健康，就要與平衡系統協作。如果你發現健康狀態不佳，當務之急就是有意識地讓自己與平衡系統協作，恢復它的智慧，並遵循它的指導。大部分人往往因為某些時候不方便聽從平衡系統，就忽視了其訊息。讓我們看一個簡單的例子，看看當一個訊息被忽略時會發生什麼。

如果你不在身體需要時給予所需的睡眠，身體就會進入超負荷狀態。此時腎上腺會給你額外能量以繼續活動。但如果熬夜成了習慣，在腎上腺刺激之下的興奮就會變為常態，代表著你不能識別平衡系統發出的「我累了，需要休息」的訊息。如果你繼續超負荷地運轉，腎上腺會筋疲力盡，你的「油箱」就可能會乾涸。很多療癒師知道，這種「乾涸」代表著你失去了大部分能量，而且很難復原。而即使你能量爆發，也不會持續很長時間，你必須休息。有時至少要三個月才能回歸正常的工作。你不僅耗盡了身體代謝中正常的能量來源，還耗盡了腎上腺中的儲備能量。

找出你的身體何時需要休息，以及要休息多久。要記住，關於睡眠確實有一些通用的標準，但還是因人而異。你的身體喜歡什麼時候入睡？你是早起的鳥兒還是夜貓子？你需要一晚七、八或九個小時的睡眠嗎？去制定你自己的作息時間。

白天時，到了你經常感到疲倦的時間段，就休息一下。除了你本身就需要的整晚睡眠之外，

我發現一感到累就小憩五到十分鐘也很有幫助，這對背部有問題的人來說是必不可少的。大部分的「再損傷」會發生在一個人疲倦或饑餓的時候。無論身在何處，都可以尋找有創意的新方式休息一小段時間。例如，如果在辦公室甚至浴室裡有五分鐘的獨處時間，你就可以做一點簡單的冥想：安靜坐著，背部挺直，閉眼，深呼吸的同時專注於頭腦中央的光。這會創造奇蹟，且沒有人會發覺。如果你的辦公室有門，而你能夠把門關上幾分鐘的話，就帶上一塊小地毯甚至一條大浴巾去上班。休息的時候就關上辦公室的門，把浴巾鋪在地上，讓自己躺在地上，小腿抬高放在椅子上；椅子要高到能對你的膝蓋有一點牽引力，這樣就能稍微抬起你的背部。其他休息方式還有經常做拉伸或短途散步。你會發現這樣的一天會過得更順利。如果你是自由工作者，那麼你就能比朝九晚五的人更能自主控制工作時間。但是，即使是有固定工作時間的全職工作者，也可以訓練自己休息。如果你是一名醫療保健人員或諮詢師，千萬不要長時間一個接一個地約見個案。例如，在我帶領長時訓練課程期間，我喜歡午睡三十到四十五分鐘。這種午睡能使我備感神清氣爽，再次回到工作中時，彷彿又開始了新的一天。大多數人沒有意識到他們可以多麼自由地安排這些事情。這有點像是冥想或鍛練，當你最終決定去做的時候，時間一向是有的。

平衡系統在飲食方面也相當有用。當你需要營養的時候，你就會餓。你的系統裡有一個食欲中樞，它就像爐子上的恆溫器，會根據你設定的溫度來開啟或關閉爐子。如果你能以清晰的方式與食欲中樞保持連接，那麼只有當身體需要營養時你才會餓。而每次當你感到饑餓的時候，你想要吃的食物正好會是你身體所需要的。你也會知

道自己的身體需要多少食物。當身體覺得足夠時，你會停止進食，而不是為了「清空盤子」而吃，後者就好像食物比其作用更重要似的。

從氣場的角度來看，你的食欲中樞是如此工作的：你會感到饑餓，是因為你能量場中的某些頻率較低；而這些頻率可以經由你的日常飲食來補充（假設你的飲食結構完整均衡）。缺乏某種頻率會引發對含有該頻率之特定食物的饑餓感。當頻率得到補充，你就不再渴望特定頻率的食物，因為你能量場中的此一頻率完全滿足了。然而，你可能仍然渴望沒有得到補充的頻率所對應的食物。因此，找到相應的食物來滿足你的頻率需求是很重要的。

我們為什麼會無視自己的平衡系統

當平衡系統出現一些需要被額外關注的事，而你卻忽略了它的不適信號，平衡系統就會以「痛苦」的形式發出一個更響亮的信號。如果這個信號仍然得不到重視，警報將繼續升級。如何升級呢？疼痛會更加劇烈，而且會持續下去，直到你採取行動為止。

問問自己，身體哪裡有不適或疼痛？我知道不適或疼痛的存在有多久了？我採取過什麼措施？如果你這樣自問，幾乎馬上就會意識到原本忽視了多年的內在不適。我們都會如此。我們忽視信號和症狀的時間越長，信號就越響亮，症狀也就越嚴重。甚至一些疾病症狀的產生，僅僅是因為我們拒絕對一些信號做出反應、拒絕照顧自己。

為什麼我們一直否認這些訊息？主要原因是

我們的恐懼，在「否認」之下埋藏著「恐懼」。如果我們走出否認，就要面對一些東西，而我們害怕面對。我將恐懼稱為「內心的猛虎」。

每個人都有恐懼。你恐懼的是什麼？正是恐懼減緩、阻礙了你對平衡系統訊息的反應能力。當你不對平衡系統做出回應，你就是在生活中創造更多痛苦。「恐懼」及「否認恐懼」，使你更可能創造出你人生中所恐懼的事物，因為你阻礙了自身恢復平衡的自然能力。這適用於每個人、每種疾病，甚至是不認為自己生病的人。（醫生指出，自以為健康的「正常人」體內，通常存在許多潛在疾病。）

如果你接受此事實，也就是你對恐懼的否認阻礙了自然的療癒和成長過程，就能更容易記住「症狀是你的朋友」。疾病能讓你瞭解自身的健康狀況。那麼，你如何回應（respond）它們？你的「回應—能力」（response-ability）❸是什麼呢？

否認的代價可能會很高。舉個例子，曾有一個處於大量否認中的人來找我。她體重超重，化著濃妝，戴著墨鏡和假髮，以至於我沒辦法知道她的真實相貌。她說自己剛結束了一段感情，失去了房子，既沒有朋友也沒有錢。她的頷骨和咽喉區長有一個巨大的癌瘤，是兩年前診斷出來的，醫生也給出了治療方案。但她決定在沒有外界幫助的情況下自己去「療癒」它，因為她已經成功「療癒」了她的貓。她找到我的時候，我的超感知看到腫瘤壓迫了她的頸部脊髓。因為神經受壓迫，她的手臂感到刺痛。顯然，她需要的治療比我所能給予的要多，能及時做到縮小腫瘤以

---

❸ 回應—能力：此處作者原文使用「response-ability」一語雙關，既指患者對症狀的「回應能力」（response-ability），也指疾病中患者應自我負責之「責任」（responsi-bility）。

阻止對脊柱損傷的可能性極低。她來找我時為時已晚。她需要醫生的治療，比如手術和化療，而且得是馬上。我嘗試說服她去看另一位與療癒師合作的醫生，但她沒有赴約去接受治療。她也沒有再回來尋求更多的療癒。我從此再沒有見過她。大多數人不會在這種否認狀態中停留太長時間，但她的恐懼實在是太多了。

「否認」會長期推遲問題的解決，以至於當解決方案出現時，問題已經非常嚴重。我的某位朋友經歷了一次因強烈否認氣場第四層所引發的驟變。她否認自己的婚姻狀況。丈夫讓她在生日當天回家吃午飯，因為他為她準備了一個驚喜；當她回到家時，他告訴她，他要離開她，因為他有了其他女人。事實上，他已經用一上午時間搬走了一半家具。他就這樣離去了。她從沒察覺到他們的婚姻有問題。顯然，這種驟變對她生活的改變相當大，要度過這段危機會非常痛苦。

她為什麼要否認？因為她害怕，如果承認婚姻中存在溝通問題，她會無法解決。她擔心自己會失去婚姻。結果她真的失去了。這的確很難熬。如果她沒有這麼強烈地否認，並能夠面對內心的猛虎，她也許能與前夫一起解決問題，或者讓生活的變化以另一種不那麼令人震驚的方式出現。她現在再婚了，這段關係中的交流也比前一段婚姻多得多。她對最終結果很滿意。

相信自己 —— 你可能是對的

非常重要的一點是，相信你的平衡系統，同時對你信任的醫療保健人員和朋友保持敞開。如果你得到相互矛盾的訊息，就繼續尋找一個能解決該矛盾的答案。如果醫生認為沒什麼問題，但你的平衡系統卻給你相反的答案，那麼就換一個醫生聽聽不同意見。相信並聽從平衡系統的訊

息，以後你會很感激自己這麼做的。

例如，我的一個朋友被醫生告知，她嘴裡長出的腫瘤不是惡性的，醫生甚至還做了活檢確認。然而，她不斷夢到嘴裡有需要拔除的一連串黑色廢物，甚至還夢到從嘴裡切除了癌症腫瘤。她不知道如何處理收到的兩個不同訊息，最後終於又去做了一次活檢，繼而發現腫瘤是惡性的。幸運的是，她是在癌症轉移之前去檢測的；但不幸的是，已經晚了八個月，必須要進行放射治療。現在距離治療已經過去了數年，她的狀態很好。

在我十五年的療癒師生涯中，我發現大多數患者在來找我的時候就知道自己的病因，且往往在初次面談的最初幾分鐘就談到了這一點。很多時候，他們也知道肉體上出了什麼問題。他們可能不知道疾病的專業名稱，但他們的確知道有什麼不對勁，通常也知道跟哪些身體器官有關。我發現，在疾病並不嚴重、尚未被醫療診斷發現之前，平衡系統就經常會提供有關疾病的訊息。這意味著，早在醫療系統給出證明之前，患者自己就知道了。以下這些就是人們即使無法馬上得到答案，也相信自己的例子：

大衛的症狀是精力不濟和消化不良，六年來，他試圖向不同的醫生和保健專業人員尋求幫助，但是所有的檢測，包括血液、尿液和頭髮分析，都表明他沒有生病。許多醫生告訴他，這一切只是他的頭腦編織的，他應該停止思考，繼續生活。顯然地，他的問題是所謂的「亞臨床」（無症狀），意味著由於檢測的精確度不夠高，無法提供證明。大衛的症狀持續存在。後來，他找到了我。他來的時候就確信自己的肝臟感染了，並認為是肝炎。經由檢查他的能量場，我發現他的腹部有多處感染。我還接收到心靈訊息，

指出一種能幫助他康復的藥物。隨後，大衛從一位認同我觀察結果的醫生處開到了一張處方。通過藥物和能量療癒的結合，大衛最終重獲健康。

另有一例是有一位我稱呼為艾倫的女士，她在看了半年各種醫生以後來找我。同樣地，她的平衡系統也提供了亞臨床訊息。醫生沒有發現任何問題，並告訴她，她是一個疑病症患者。當然，這一診斷並沒有消除她的症狀，她仍然日漸衰弱。在她接受療癒的過程中，我能「看」到她被從家裡地板下面冒出來的煙霧所毒害，而且她也對舊地毯上的灰塵過敏，地毯已經在那兒好幾年了。我還「讀」到她需要和孩子們一起去心理免疫醫生那裡接受檢查。我告訴她把地毯扔掉，並檢查爐子。

之後發現，她剛買下這棟房子，大約在六個月前剛搬進來。她又想起來，自己一直覺得這病與房子有關，但她不確定是什麼。她在療癒結束後回家檢查了爐子，發現確實有幾個地方在漏氣。在更換爐子、扔掉舊地毯之後，疾病症狀就立刻開始好轉。她現在的身體很好。心理免疫學家在檢查她的孩子之後說，「如果爐子的漏氣再持續幾個星期，她的兩個孩子都會遭受腦損傷，而她也會病得更重。」

平衡系統的全息功能

隨著我繼續與患者一起深入研究平衡系統的諸多過程，我發現來自生活各個面向的指令訊息有著顯而易見的相似之處。這些訊息是全息式的，基本內容都一樣。如果人們的胰腺有問題，因為胰腺在甜食的消化過程中起著重要作用，則他們很可能在生活其他方面也存在與「甜」（幸福甜蜜）相關的問題。這些領域也發出了明確的求救信號。例如，對糖的消化有問題的人，在生活其他方面也會遇到關於「甜」的麻煩，比如與配偶或家庭的關係，或在工作、閒暇時與他人的關係。我們還有另一個關於宇宙全息功能的例子。

讓我們從氣場的角度來看待此現象。甜，在能量場第一層被體驗為物理感官的味覺：甜味；在第二層，則被體驗為與自身的甜蜜良好的關係；在第三層，代表甜蜜的思想；在第四層，是親密關係中的「甜蜜」；在第五層，是清晰的神聖意志的甜蜜；在第六層，是靈性狂喜的甜蜜；在第七層，則是宇宙心智的甜蜜。除此之外，還有宇宙能量的「甜蜜」線條貫穿整個宇宙畫布。

考慮能量場中「頻帶」間的關係，是以全息方式看待貫穿你生命之問題的另一種方式。由於人體能量場的各層級可以被看作「頻帶」，每種個人的體驗都與這些能量頻帶對應。一次個人的甜蜜體驗，可以是對應能量場不同層級的不同頻率或頻率帶。能量場不同層級上的頻率是相互關聯的，就像音樂中的和聲（諧波）或泛音。

如果能量場在代謝某一層的某一特定頻率上有困難，那麼在能量場的其他層面上代謝相關諧波，也很可能會有類似困難。要保持健康，一個人要能夠將甜蜜能量接受並吸收（即代謝）到能量場的所有層面。

現在，讓我們從全息角度重申這個基本問題。你生活中的不適／痛苦在哪裡？你知道這事多久了？你對此做了什麼？你忽視或否認的時間越長，情況可能就越嚴重。

一旦發現有不舒服的地方，就要檢查生活中所有其他領域，找出同樣不適的線索如何貫穿著你的整個存在。你看，這才是真正的問題──貫穿你整個生命的那個問題，在你生命的各個方面都會傷害你，而不僅僅只是在表現出來的那一方

面。

如果你的「背部」有問題，在你的生活中還有哪些方面存在著「背棄」？我會立即尋找出患者一直想做、但從來不認爲自己眞正能做到的一些事情。這個問題與我們每個人內心深處的靈性渴望有極大關聯。這種渴望從靈性層面指導我們的生活，通常處於顯意識的邊緣。有時候，人們好幾年都不曾考慮過它；而其他時候，人們又害怕嘗試，或者回避它。通常會有內在的聲音說：「你以爲你是誰？」，或者「你不夠好」，或者「你還沒有足夠的＿＿＿＿去做這件事。」

一名在大型電子機械公司做銷售工作的患者來找我的時候，已經是百分之八十的時間都臥床不起的狀態。通過超感知，我可以清楚地看到，他有許多好的創意發明未向公司提及。經過療癒，他的背部有了一定程度的改善，但直到他投入一些時間在他工作的特殊項目上時，他才眞正恢復健康。公司現在正採用他的建議，而他的情況也好多了。他能夠將部分時間用於研究和設計工作，這也是他持續渴望做的事情。

如果你的腿是虛弱的，那麼你在生活其他方面是如何不能堅持自我、站穩腳跟的？很多時候，腿部有問題的人不會防衛自己，或者沒有自己的收入。有時，他們僅僅只是需要被照顧，而腿病是他們唯一能要求被照顧的方式。當最初的需要或渴望得到滿足時，療癒的速度就會加快。一位女士在某次手術後臥床十年，整個家庭都在照顧她。她終於對此感到滿足，某天靈光一現，雇用了一名遛狗人來「遛」她。這個方法很有用，她現在也自由多了。

如果你在吸收食物方面有困難，那麼還有什麼其他以「養分」形式出現在你生活中的東西讓你有吸收困難？一名有消化問題的中年患者，就很難從朋友那裡得到「滋養」，她擔心收到的任何東西會都對她造成傷害。她的飲食習慣很差，一日三餐都懶得吃。在療癒過程中，她找到了一種很好的膳食方案，能很妥善地滋養她的身體。隨著她體能的恢復，她也能允許他人以她從未體驗過的方式對她付出。她的朋友們鼓勵她，爲自己買以前從來不會買的東西。她的丈夫帶她去度假，這也是前所未有過的。她還買了一棟新房子，並在有生之年第一次佈置裝修。

如果你有甲狀腺問題，你如何調節生活中的能量？（甲狀腺負責調節體內的能量代謝）瓊是一位忙碌的女商人，多年來早出晚歸地工作，直到甲狀腺負擔過重才停下來。她無法在生活中合理分配精力，一股腦兒地全部投入工作。當瓊閱讀了露易絲・賀（Louise Hay）❹的書《創造生命的奇蹟》時，她看到了一句與甲狀腺問題有關的話：「什麼時候才會輪到我自己？」瓊說她跟這句話眞的很有共鳴。她老是有下一份工作要做，從來沒有留給自己的時間。瓊終於辭掉了她的工作，現在過著更輕鬆的生活。

「肝臟」（liver）與你如何「生活」（live）有關。我認識一個人，他的肝功能低下，而他的生活也很懶散。他從來沒有眞正開始做他想做的事。他花了很多時間抽大麻，還做著成爲歌手的夢。

如果你從「這些人只是不知道如何將所需能量直接代謝入能量場」的角度去看，就能發現他

---

❹露易絲・賀（一九二六年至二〇一七年）：美國作家，Hay House出版社的創始人。她撰寫了幾本以新思想幫助人們自我康復的書籍，其中包括一九八四年出版的暢銷書《創造生命的奇蹟》（方智出版，二〇一二年）。

們的經歷其實說得通。以這種方式與患者協作，能幫助他們發現並停下生活中的謊言，且能帶來巨大的療癒效果。

當然，不能只是跟人說，「噢，你的腿弱，這表明你從不堅持自己的立場。」如此的做法不是出於「愛」。相反地，重要的是引導對方瞭解自我。療癒師不僅填補患者能量場中缺失的頻率，還教導他們如何為自己代謝這些頻率。患者必須認知到，沒有給予自己生命中所渴望的東西，是一種自我背叛。療癒師向他們展示，一些特定的身體問題不僅僅是諸如腿不好或肝功能不良——靈魂的不滿，才是真正要療癒的。

全息模型在這樣的教導中運作良好。疾病真的是一件非常簡單的事情，知道病因也很簡單。但是大多數人並沒有被教導去認知這種「知道」。療癒師們則被教導過。因此，我要說的是，任何療癒師的主要工作，都是教導患者重新回到熟悉自己平衡系統的狀態，回到在我們內心深處的、記得我們是誰、需要什麼以及如何治癒自己的地方。

第 2 篇

本時代的療癒技術

「真正的發現不在於發現新大陸，而在於用新的眼光看待事物。」

馬塞爾・普魯斯特（Marcel Proust）❶

---

❶馬塞爾・普魯斯特（一八七一年至一九二二年）：法國意識流作家，最主要的作品為《追憶似水年華》（聯經
出版，二〇一五年）。

【導言】

我作為療癒師的個人觀點

　　我從事療癒工作約十五年，身為療癒教師也已超過十三年（以一九九三年原文出書版時間計）。我非常確定的一件事是，只有帶著愛、謙卑、勇氣和力量，療癒或教學才會有效。療癒和教學必須在更深層靈性真相之淨光照耀下才能完成。每當有患者來找我療癒，我都知道他們最深處需要的是找到自己回歸真我、回歸內在神聖的道路。無論患者表現出何種疾病訴求，深藏於內在的需求都是一樣的。打開回歸真我的道路，患者就療癒了自己。

　　任何療癒師和教師都必須言行如一，必須經過大量自我成長、自我轉化蛻變以及療癒藝術的訓練，才能成為一名更專業的療癒師。謙虛並一絲不苟地忠於自我是最重要的。學習療癒的難點不在於技術，而在於你必須經過個人成長才能為學習療癒技術打好基礎。在這之後，技術就會自然顯現。例如，在我多年的教學中，我看到有初學者嘗試學習高級技術，但是由於還沒有在靈性上準備好進入與這些高級技術相應的靈性體驗，結果就產生了很多幻相，有時還會對其他同學的能量場造成暫時損傷。我還見過一些人了參加週末工作坊，就被稱為或自稱為「療癒師」，並開始給人做療癒。很多時候，這些人的療癒是無效的，預測也帶有幻相。有些人甚至幻想治癒了重病患者，但是患者最終又回到醫院。

　　療癒的核心不是技術，而是使用技術時的狀態。例如，當我第一次開始做療癒時，我一個半小時的療癒還不如現在幾分鐘的療癒效果好，因為現在我可以進入更深更強的靈性狀態，傳遞數千倍的、極精確對應於客戶所需的、無創傷性的療癒能量。

　　療癒師不會創造奇蹟，療癒能達到的所有效果都是人體可以做到的。療癒作用巨大，但也不是萬能的。據我所知，還沒有人再生過肢體——迄今為止。但是我願意打賭，所有被定義為「不治」的疾病都至少被一個人治癒過，或者說「自發緩解」過。「不治」是全體人類健康狀況的現狀。我們都會「死」，也就是說，肉體會死亡。但這並不意味著我們的死去就是「停止存在」，甚至長久地失去意識。肉體死亡最難的一點，是放手去進入未知世界的恐懼，是放手讓所愛的人離開，以及在某些情況下死亡前肉體的疼痛。

　　我所說的這些，都來自於我的超感知生活體驗。比起許多人稱之為「通靈力」，我更喜歡用「**超感知**」一詞，意思是開發超出大部分人正常範圍的感知力。超感知並不神秘，經過好的教學和練習，所有五種感官都可以擴展到正常範圍之外。像任何技能一樣，一部分人會更有天賦。當你將視覺、聽覺、嗅覺、味覺和觸覺擴展到超出正常範圍，一個全新的世界就會開啓。這需要一定時間來適應，但是，如果你給自己足夠的時間，就能將這個新世界融入你的生活。當然，你的生活會因此改變，但無論如何，生活向來是在變的。

　　超感知開啟後，你可以看到能量場包繞並貫穿一切，包括人體。這些能量場與所有生命功能密切相關，並隨生命功能不斷變化，包括身體、心理和靈性的生命功能。正如我們所見，人類能量場或氣場由七個能量層組成，每一層次都有不斷變化的、隨生命力脈動的能量模式。每一層的能量振動或脈動都高於它所包繞和貫穿的下一層能量場。這些能量模式會隨著健康、疾病和死亡過程而變化。

　　在我們學習並觀察人體能量場一段時間後，會有一個新的發現：人體能量場不僅是一個能量場，它就是你這個人；事實上，它比肉體更能代表你。能量場的不同層次就是多層能量（身）體。能量場就是你，你就是能量。你並非在肉體中，而是肉體在你的能量體中。從這個角度來說，死亡的時候會發生的事，將與我們認知中的截然不同。

　　一個人在死亡並離開肉體以後，我能「看到」他。剛去世的人還保留著一些能量體，是由較高的四層能量體所組成的，其內部沒有肉體。用於維持肉體之較低的三個能量體，會在死亡過程中消失。在我看來，死亡是一種轉變、一次巨大的轉化，是進入另一實相層面的一次重生。人們除非有長期疾病，否則在死後不久通常看起來很健康。在醫院裡，死去的人們通常在帷幕的「另一邊」休息，這帷幕分隔了我們所謂的生與死。對我來說，此帷幕是虛幻的，那只是分隔了肉體自我與更高的靈性自我，而靈性自我不會隨肉體一起死亡。從這個角度來看，帷幕分隔了「我們認為的自己」與「真實的自己」。

　　也許聽起來匪夷所思，但基於我的現實（實相），我必須說出來。對我來說這是真實的。如果你覺得不真實，也不要強行將我的體驗帶入你的現實。你必須根據自己的體驗構建自己的現實，並在構建時，考慮此種可能性：生命遠比你瞭解的更神秘，無論死亡對你來說意味著什麼，都有可能是一場非常奇妙的驚喜。

　　另一方面，超感知可以感知到指導靈或守護天使。當超感知開啟到人體能量場第四層及以上，這一層實相就會打開。一開始，我以為是自己的幻相或想像。比如我做療癒時，會有天使走進房間。我知道他們是天使，是因為他們有翅膀，沒有翅膀的我稱其為指導靈。很快，當我在做療癒時，他們開始將手放在我的手中。我能看到並感覺到他們的手在工作，然後他們開始告訴我要把手放在哪，以及在療癒中要做些什麼。

　　我當時仍認為只是幻覺。當然，我按照他們說的去做了，患者也都得到了康復。當我決定向指導靈提問時，一個巨大的變化浮現了。他們的回答中包含了我不曾知道或本不可能知道的事，我們的互動也變得更密切。我可以看到、感到、聽到、聞到、觸到他們，並與他們互動。對於我來說，他們和任何一個有肉體的人一樣真實，這還需要一些時間才能完全適應。這並非人人都能做到，起碼目前不是。

　　即使守護天使和指導靈還沒有出現在你的現實中，你也可以考慮他們存在的可能性。只要允許自己得到幫助，透過請求幫助並學會在幫助到來時認出來，你會驚喜地發現，生活變得更加輕鬆了。即使你無法看到、聽到、與他們對話或感受到他們，你也可以這麼

做。如此也會打開大門，讓你最終能感知他們。我就是這麼做的，而且確實有效。

後來，我與一位伴我多年的指導靈成了朋友。「他」的名字是「黑元」（Heyoan）。他說他沒有性別，但我習慣用「他」。多年來，我與黑元以及伴隨患者進入療癒室的指導靈一起工作。現在，黑元和我一起教授療癒課程。通常是我先上一會兒課，然後轉換狀態去「通靈／傳訊」黑元，這時黑元會透過我來授課。比起未通靈時，這會將整個課堂提升到更高的靈性理解層面。在每次課中，都會有基於以前所有內容的新訊息到來。在本書中，你將閱讀到黑元提供的幾種療癒冥想。

反過來說，如果守護天使或指導靈對你來說不真實或不能接受，你也可以把指導靈現象稱為「從另一個自我獲取訊息」、「讀心術」或「心靈解讀」。對我來說，用什麼樣的比喻來描述這種現象並不重要，重要的是，從意識轉換狀態中獲得的訊息是有用的。我敢說，隨著這種現象越來越受到理解，會有更好的方式來描述它的。

在全息模型中，人類由能量場組成，而肉體生活在能量場當中。那麼從這一點來看，療癒是什麼？療癒消彌了阻隔人格自我與內在神聖核心之間的面紗，也消融了我們認為的自己和「真實自我」之間的面紗，還消融了生死之間的面紗。如果患者來問我：「我會死嗎？」或者「療癒會讓我的身體變得更好嗎？」我會在患者內在神聖核心以及上述靈性現實的語境下給出答案。無論是否活著，患者都會變得更好，而在上述語境中，死亡並非通常所認為的那樣。

如果患者問：「我還會和以前一樣嗎？」答案是不會，但這是在將生命看作是持續之個人變化的前提下所給出的回答。

如果問題是：「我的病會好轉嗎？」在上述語境下，答案向來肯定的。因為生命始終朝向與神聖整體的統一。

對於問題：「我還能再走路嗎？」回答通常是：「我不知道，但有可能。沒有什麼不可能。」

問題：我如何應對這種可怕的疼痛？

芭芭拉：療癒通常會減少疼痛，但是不要認為吃止痛藥不好，那也是神的禮物。做放鬆和觀想練習有助於減輕疼痛，而自我拒絕和自我評判會增加痛苦。請溫和地對待自己，這不是你的錯，這是一個人生課程。你不是在受懲罰。每天可以花幾分鐘做本書第四部分的呼吸、色彩和自愛練習。

問題：我很害怕。幫幫我。告訴我該怎麼做。

我的指導靈黑元說：讓恐懼成為你的盟友，它能教給你很多東西。恐懼是一種與真實自我分離的體驗，是愛的對立面。只要你允許，恐懼就能成為盟友，而你只需要

說「我害怕」。在不斷這樣做的過程中，你會發現你不是恐懼本身，恐懼只是一種感覺。「我害怕」成為「我感到害怕。」恐懼是一種抑制情感的反應，因為你認為情感來得太快了。這些恐懼感基於「可能會發生什麼」的諸多假設。大部分恐懼都不是關於當下發生了什麼，而是可能會發生什麼。如果你能夠活在當下，恐懼就無法抓住你。恐懼是過去發生的事對未來的投射，而且放大了很多倍。所以當你處於恐懼中，你就脫離了現實。但不用否認恐懼，而是說出你當下的感受。這樣就可以帶你回到當下，從而走出恐懼。

問題：我的生活會有什麼不同？

芭芭拉：由於你生病了，無法再追逐你原本認定的目標，就有必要改變你的自我定義，去專注於內在價值而不是外在目標。外在目標以後還會再出現的；而現在，你需要療癒你的內在。你的生活將展示出更深刻的個人意義，你將前所未有地深入覺察生命的珍貴。你將獲得愛。愛一向是疾病的課程之一。你想像不到，你的生命將受到多大的影響。現在要開始臣服於療癒過程，讓連接神聖的更大智慧引導自己。

一開始，患者拜訪療癒師是希望能夠緩解疼痛或某種症狀，或者從特定疾病中康復，例如去除腫瘤。但患者**往往能得到更多**。療癒師不僅著眼於消除腿部疼痛或腫瘤，還要與患者一起尋找和治癒原始症狀或疾病的根本原因。而根本原因始終處於患者內在的更深層次。

我作為專業療癒師，親歷過各種療癒方法。起初有些事會讓我感到驚訝，後來，我明白那是療癒的部分自然過程。隨著打開更深自我的通道，患者對生活的體驗也會變化，而他們生活的其他部分也會改變。

我們都聽說過一些人在經歷疾病後改換了職業的例子。他們不是因為患病才如此的，例如因為身體狀況而不能再開卡車，然而實則是因為生活目標改變了。他們渴望改變。對疾病的「簡單」療癒可以帶來巨大的變化。人際關係會改變。像是一些療癒讓人們走進婚姻，另一些則結束了不能滋養雙方的婚姻。還有些情況，疾病代表著整個生命階段的完成，患者的生活發生了在職業、家庭、居住地、朋友、配偶等全方面的變化。還有一些療癒修復了家庭成員間的長期分裂關係。經由療癒體驗，人們對自己內心的認知有了更多尊重和信任。許多人將此稱為「重生」。

5

療癒師能做哪些醫生或治療師做不到的事

如果你正在考慮去找療癒師，那麼知道療癒師與醫生的工作方式非常不同就很重要；如果療癒師與醫生溝通順暢，並且相互信任，二者可以是很好的互補。因為我相信，在未來許多醫生和療癒師將為了所有人的利益而共同努力，所以我將用下一章來描述此願景。

許多患者來找療癒師，希望得到醫生所提供的服務。大多數人都是根據自己國家的醫療系統來看待疾病的。人們太習慣於讓醫生來解除某種病痛，也希望療癒能夠減輕疼痛並治癒一些疾病。

當這樣的患者到來時，療癒師的第一件事就是教導患者：療癒能做什麼，不能做什麼。為了更清楚地說明這點，讓我們從醫生診斷的基本流程開始，並與療癒流程作對比。

1. 醫生在診室檢查患者。
2. 醫生開檢查單，讓患者進行特定項目檢測，幫助找出問題所在。
3. 檢查結束後，患者和醫生回到辦公室，醫生在桌子後面與患者討論可能的疾病部位。在檢測結果出來之前，醫生還會為患者做一些其他可以做的事情。
4. 患者在檢測結果出來之後，預約下一次與醫生見面時間。

5. 在後面的預約中，醫生讓患者做更多檢查，給出檢查結果，並出具診斷結果。醫生根據診斷結果開出治療方法，或者如果前面的檢測還沒有結論，則讓患者進行更多檢查。
6. 治療方法通常是藥物或手術。

當患者來找療癒師時，通常期待會經歷與上述相同的六個步驟。他們想要通靈式的檢查，要求療癒師（魔法般地）帶走他們的問題，就像藥片和手術帶走一些身體問題一樣。許多人希望在療癒後再會面，讓療癒師出具診斷，以及預測「將疾病帶走」需要多長時間。

大多數療癒師不使用這六個步驟。通常，療癒師與患者很少交談，沒有檢測，沒有診斷，更沒有處方藥，很多時候也不在療癒前、療癒期間或之後解釋會發生什麼。

療癒過程的步驟非常簡單。

1. 療癒師通常先與患者進行簡短談話，以瞭解患者的意圖。一些療癒師只是讓患者進入房間，脫掉鞋子，然後躺在治療台上或者坐在椅子上。
2. 療癒師根據要使用的技術，對患者進行接觸式或非接觸式治療。療癒師可能會作一些解釋。在療癒過程中也可能會有一些討論。
3. 療癒師完成療癒，離開房間，告知患者在治療

台上休息幾分鐘後再離開。

4. 之後幾乎沒有討論，療癒師會要求患者在適當的時候回來複診。

許多患者會對他們的第一次療癒感到失望，因爲不明白療癒的過程中發生了什麼。他們感覺更放鬆了，有可能好了些，然後想知道原因；他們甚至可能帶著一肚子問題走進辦公室，而所有問題都是從這個國家所認可的疾病系統中（和 M-1 形而上學體系）來的。

他們可能會問：

「這是什麼病？」

「我有腫瘤嗎？是什麼樣的腫瘤？」

「你能移除腫瘤嗎？」

「需要多少次治療？」

「需要花多少錢？」

「我的輸卵管阻塞了才不能懷孕是嗎？那你就疏通我的輸卵管吧。醫生說他們做不到。」

在做完療癒後，人們會說：

「好吧，我並沒有覺得有什麼太大的不同，只是更放鬆了而已。」

「你做了什麼？」

「現在告訴我你到底做了什麼。」

「效果能持續多久？」

「我的病好了嗎？我會再得同樣的病嗎？」

「我需要回來複診嗎？需要複診多少次？」

這些的確都是需要解決的重要且有意義的問題，但這些問題都是來自於國家現今的醫療保健系統。爲了用患者能明白的方式回答，療癒師需要將患者帶入對健康和疾病的不同理解中。

無論療癒師是否瞭解科學全息背景和第三章中解釋的 M-3 形而上學體系，他們都主要關注整體，也就是幫助患者在生活的各個方面重塑健康。爲此，他們需要清理和平衡患者的能量、協調患者治癒的意願，並幫助他們連接自身存在的更深層核心、創造力和核心意識。他們將療癒能量引導到患者的能量系統中。許多療癒師完全跟隨直覺工作，讓雙手自由移動。他們不會解釋患者有哪些問題或療癒中發生了什麼。這就是爲什麼我們稱之爲「信仰療癒」。

對於一些療癒師給出的解釋，患者可能完全無法理解。還有一些療癒師有完整的療癒知識系統，其他療癒師可能也瞭解這些系統，例如針灸系統；而另一些知識系統則是由療癒師個人總結出來的，只有他們自己理解。這些系統描述了患者的症狀以及療癒的工作方式。對於沒有經過特定系統訓練的患者來說，這些可能非常難以理解。

爲了讓患者能理解，我會先尋找一些共識作爲溝通基礎，然後盡可能地解釋即將開始的療癒過程。我告訴患者，療癒將在他們體內持續展現，並告訴他們療癒會對生活產生多大影響。

我記得有一位名叫莉茲的新患者，她患有胃潰瘍又不想做手術。她走進我的辦公室時說：「請詳細告訴我你是怎麼做療癒的。」我在回答她之前停了片刻，心想：「我好奇她是否向外科醫生問了同樣的問題，她又得到了什麼答案。」

當然，我可能需要花好幾年才能解釋清楚我療癒的細節。像她這樣的患者，需要重新全面學習關於實相的全息視角、以及此視角下的疾病原因、人體能量系統、治療技術和療癒技術。

所以我問自己，「在莉茲的詢問中，更深層次的問題是什麼？她真正想知道的是什麼？」

莉茲顯然努力地在爲自己的健康和康復負責。她真的很想理解在療癒中會發生什麼、想知

道我能提供給她什麼。她的問題是：「療癒能達到什麼樣的結果？」她不知道這種「效果」將會有多深遠，也不明白一切都取決於她個人，以及她對生命中個人變化的接受程度，更不知道人體能量場的存在以及對肉體的影響。最重要的是，她不知道可以通過療癒的意願（哈拉層面）和內在創造力（核星層面）達到自我療癒。我所面臨的挑戰是在幾分鐘內向她傳達相當廣博的知識。於是我試圖尋找一個簡單的類比以切入話題，隨即想起了收音機的工作方式。當然，在接下來的療癒期間，我會有時間進行更詳細的解釋。

所以我說，「你是否聽說過人體能量場，或是輝光？」

「沒有。」莉茲回答。

「是這樣的，有一個能量場包繞並貫穿你的身體，它與你的健康密切相關。生病是因為能量場的正常運作受到了干擾。我所做的是重新調整這個能量場，為它補充能量、修復它。有點像針灸。你聽說過嗎？」

莉茲說：「我聽說過針灸，但不是很瞭解。」

「針灸是一種來自東方的古老療癒方式，能平衡你的能量場，而能量場為身體的各個系統提供生物能。這種能量非常強大。實際上，我們通過能量場補充到體內的能量，比通過飲食補充的還多。你是否注意到你在晴天時比陰天時精力更充沛？那是因為陽光補充了空氣中的能量。然後我們通過自己的能量系統吸收了這些能量。我們西方文化並沒有過多地考慮到能量，因為我們主要關注肉體。但在中國、日本和印度，人們普遍認識到能量對我們的健康至關重要。他們的療癒系統是基於對生命能量場的認識。」

莉茲回答說：「這種能量從哪來的？」

「能量來自於你的內在和周圍，」我說，「就像空中一直有無線電波，而你只需要知道如何接收以從中受益：打開收音機並調到你想要的電台。你的能量場就像一台收音機，我就是在修理收音機，並幫助你學會更好地調整它。我會幫你打開並平衡你的脈輪。」

「我的什麼？脈輪？」莉茲問道。

「能量場中的脈輪，就是能量接收器，」我解釋道，「看起來像能量的漩渦，通過自身旋轉吸收能量。能量吸入後，會沿著你體內的能量線流向你的器官。

「一旦能量場中出現阻塞，器官得不到所需的能量就會虛弱，最終導致感染或其他肉體問題。」

「聽起來不複雜，」莉茲同意道，「所以你的意思是，我得胃潰瘍的原因是因為我的能量線太虛弱？」

「當然要比那更複雜，但基本上是如此。可以從你的能量場中看到你對壓力情況的反應方式。你習慣性地以某種方式扭曲你的能量場，將健康的能量從胃部拉出，並吸收不正常不健康的能量到胃裡。當我們重新平衡你的能量場，你就能夠感受到正常健康的能量在胃部是什麼感覺。現在你體驗到的『常態』其實是不健康的。」

「你說這些又是什麼意思？」

「現在，去感覺你的胃部。」我說。

「胃部的感覺就和平時一樣。」

「療癒之後，你會有不一樣的感覺，」我說，「到那時你就明白我的意思了。這一點需要你自己去體驗。差別會很微妙，但對健康而言卻是舉足輕重的。最終，你將學會如何保持自身系統的能量平衡，然後就能維持在更高的健康水平。因此，當我重新平衡你的能量場時，能量會

正確地流向你的身體系統，並恢復你的健康。這樣，你就能夠連接你周圍的能量場了。」

「我把這種能量場稱為宇宙健康能量場。每個人都可以與之連接。它們不僅與肉體健康有關，還與你的情感、心智和靈性健康相關。所以，當我療癒你的能量場時，也會療癒與胃潰瘍相關的情感、心智和靈性方面。因此你要明白，這不僅僅是物質層面的東西。不但如此，隨著對你個人的療癒，你生活中與之相關的任何其他方面也會隨之得到療癒。」

「這又是什麼意思？」莉茲問道。「你說的相關方面是指什麼？」

「從療癒師的角度來看，」我接著說，「一切事物都與其他一切相關聯。這是整體視角。這意味著，胃酸過多導致的胃潰瘍，其實是源於你對壓力的反應，這不僅影響你的消化和營養吸收，而且對我來說，這個跡象表明你很可能在生活中與『消化』個人養分相關的各個方面，都感覺到壓力。換句話說，如果有人給你一些東西，你很難接受，也很難為之歡喜。」

「聽起來很熟悉，但我不明白這怎麼可能與胃潰瘍有關。」她回答道。

「好的，我們就從這裡開始吧，讓你的體驗展現。待關聯性現身時，我們會注意到的。到時再做更詳細的說明。」

「恢復健康需要多長時間？」她問。

「你需要多少次療癒，取決於你的能量系統對療癒的反應程度，它（你）可以做多少改變，以及你能夠保持這些改變多長的時間。你要知道，改變並不總是那麼容易的，因為那會影響你生活的各個方面，正如我前面所說。並且整合這些改變也需要時間。你看，我們想要尋找胃潰瘍的更深層原因，而不僅僅是潰瘍本身。我們希望

你能夠有接受（吸收）並享受你所接收到的東西的能力，我們也想知道你為什麼不願接受。」

「我願意接受，」她說，「但你說得對，我老是覺得如果有人給了我什麼，我就會欠他。我不喜歡欠別人的。哇，我不知道我這些想法跟胃潰瘍有這麼大的關係。這樣真的有用嗎？」

「對於某些疾病，療癒人體能量場實際上比常規醫藥更有用，」我說，「我經常遇到醫療系統不能有效治癒的患者。比如癌症、結腸炎、免疫系統失調、病毒感染、偏頭痛等等。」

「好的，很高興我能來到這裡。這聽起來很有意思啊。那我們開始吧。」

莉茲很想知道療癒過程的全部內容，我們的溝通也很順暢。在整個療癒過程中，順暢而詳盡的溝通對她非常有幫助。持續治療數周後，她的胃潰瘍消失了，她也恢復了健康。不僅如此，她還換了工作，開始了一段新的戀愛關係。

療癒師的技能

我使用簡單的描述，慢慢將莉茲引入整體論中。作為療癒師，我從更廣泛的角度出發去處理疾病。我同意醫生的看法，即微生物可能會引起感染，並且藥物能將其除去；但從我的角度來看，微生物不是病因。療癒師知道是患者的物質─能量系統出現弱點或失衡，才使微生物得以入侵並發展成疾病。微生物入侵也只是一種「症狀」，必須從整體或全息的角度來解決病因，才能恢復真正的健康。療癒師更關心能量、意願和意識的潛在平衡，這些平衡維持著人體健康，且一旦失衡最終就會導致疾病。

療癒師必須有能力處理患者「人類構成」的所有面向。他們專注於療癒患者物質身體的同時，也試圖療癒情緒、心理和靈性方面的問題。

療癒師接受的培訓和使用的工具與醫生迥然不同。雖然大多數技能高超的療癒師能夠獲取有關疾病的訊息，甚至能說出與醫生診斷結果一致的疾病名稱和治療方式，但這不是他們主要的關注點。療癒師將這些訊息看作「普利布蘭姆的蘋果」（見本書第三章）所描述的「部分」，而非主要實相，更不是最重要的。實際上，療癒師做出這類診斷是不太合法的，給患者做出診斷的權利一直屬於從醫學院畢業、並通過醫療委員會認證之勇敢敬業的醫生們。

莉茲沒有讓我來做診斷，相反地，她一來就說明她的疾病。她填寫了我的客戶登記表格，其中有詢問患者病史的項目。我查看了她提供的訊息，並通過超感知，看到她胃壁的一部分有損壞，該區域存留的組織正在發炎，呈現紅色。從這個訊息我也能判斷出她患有胃潰瘍。當一個人把自己割傷或手臂骨折時，你可以明明白白地看到這些狀況；而我作為一名療癒師，是不會去做出比這些更多的診斷的。

療癒師如何操作人體能量場

每層能量場都有與之對應的特定療癒技術。我給患者做療癒時通常專注於患者較低層的能量場，從第一層開始。療癒的內容包括對能量場做感應、清潔、平衡、修復和能量補充。大多數情況下，每一層都必須單獨處理，以確保修復所有層面。完整的療癒必須涵蓋人體能量場的**所有**層次，或者說除了肉體之外的所有「能量體」。因此，我會依次檢查患者能量場的每個層次，這些層次不僅對應他們的肉體、情感和心智特性，還有其靈性特性以及對實相的基本信念。所有層面都需要平衡。為此，療癒師需要接入全息宇宙中的宇宙健康能量場。如果未完成以上各層面的療

癒，患者很可能再次患上同樣的疾病或其他疾病。

療癒師通常具有能夠學會感知和操作能量場的天賦，這與其他人在音樂、數學或商業方面的才能沒有什麼不同。大多數療癒師都像其他專業人士一樣接受培訓，將天賦發展成療癒技藝。此種培訓讓療癒師開發出超感知力，以感知人體能量場的不同層次，並最終感知比能量場更深層面的哈拉層和核星層。培訓的內容可能還包括通靈的訓練。

療癒師通過努力練習旨在提高感官敏感度的訓練，將學會使用超出正常人類感知範圍的感官。許多療癒師可以感受、聽到和看到能量場，以及通過直覺感知有關能量場的其他訊息。除了感知能量場之外，療癒師還必須學習大量關於如何療癒不同層次能量場的知識，以及人體解剖學、生理學、心理學、疾病和療癒師的道德規範。

通過超感知，療癒師能區分人體能量場的不同層面。由於能量場的每一層皆穿透人體內部，所以療癒師也感知體內能量場。訓練有素的療癒師還能夠感知整個身體、單個細胞、有時甚至是更小粒子的能量場。通過使用超感知，療癒師可以獲取用於療癒的大量訊息。

最重要的是，療癒師最好的工具就是「愛」。所有的療癒都是在愛中完成的。我相信愛是連接宇宙的紐帶，把整個宇宙結合在一起。愛可以療癒一切。療癒師不僅發出愛的療癒，還教導患者自愛。在閱讀本書的過程中，你會看到愛的重要性越來越顯著。愛自己是全天不休的。大多數人在這方面還需要進行很多學習。

莉茲的療癒在能量場各層慢慢地進展。位於胃部的第三脈輪（太陽輪）被撕裂了。我修復這

個脈輪後，她的胃潰瘍開始癒合。在情感層，這個脈輪與連接他人並以健康的方式獲取滋養有關。當我們教她在身體這一區域保持健康的能量平衡後，她的人際關係變得更加緊密和充實。在更深層次的心靈中，這個脈輪與你在宇宙中的眞實所是、在地球以及這次人生中的位置有關。隨著她能量場的各個層面逐漸以健康的方式穩定下來，她對自己的眞實所是也變得更加自信。

療癒流程的機制

從物質角度來看，療癒的機制非常簡單。當然，每個療癒師都會有所不同。我在此描述的機制，是從芭芭拉‧布藍能療癒學院畢業的男性和女性所遵循的。

如果你選擇和這樣的畢業生一起進行療癒，你將首先被要求填寫登記表格，表格中通常包括你的病史及當前疾病。療癒師會與你交談，讓你放鬆下來，並尋找共識以便溝通，有個主要問題是：「你爲什麼來這裡？你想得到什麼？」

從你的回答中，療癒師不僅會發現你想要什麼，還會發現你對療癒的體驗有多少經驗。

在療癒師傾聽並尋找共識時，也會使用超感知去掃描你的能量場，以發現能量場的失衡、撕裂、停滯和消耗。她會觀察你講話時不斷變化的能量流，並將這些變化與你描述問題時的心理狀態聯繫起來。她用普通視覺觀察你的肉體，從你的身體結構和肢體語言中發現你童年的心理環境，還使用超感知掃描你的物質層面，以檢查內部結構排列以及器官功能是否正常。療癒師通常需要大約十到十五分鐘的掃描，以找出身體和能量系統的主要問題。如果她確信掃描結果，而且知道給你訊息是不會干擾你的康復過程的話（換句話說，也就是她的表達方式不會嚇到你，不會

阻止你的能量流動或降低你的能量吸收），她可能會與你分享這些訊息。所有訊息都會整合到全息模型中，因爲所有層面的功能都會相互影響。

在得到關於你的大致情況後，療癒師會要求你脫掉鞋襪，躺在治療台上。其他東西都不需要拿掉。有時一些珠寶或水晶可能會干擾你的能量場，她會要求你拿掉它們。療癒師接下來會把手放在你的腳上、向你的身體發送能量。她慢慢沿著身體向上移動，將雙手放在一些關鍵的部位並進行療癒。使用哪種療癒技術取決於超感知所揭示的病情。當然，療癒師會一直用超感知觀察她對你能量場的影響。（她還會仔細觀察和調節自己的能量場，這也是療癒訓練中非常重要的一部分。）療癒師繼續進行超感知掃描，以瞭解你對療癒的接受情況，並獲得在療癒中你的能量場變化的更詳細訊息。通過超感知，療癒師將確保完成所有必須的改變，並且不會遺漏任何內容。

隨著療癒的進行，療癒強度會增加。更多能量將注入你的能量系統，你可能會進入非常深的放鬆狀態，這對於療癒大有裨益。此時你的大腦會與療癒師的同步。兩者都處於強阿爾法波（八赫茲），亦即療癒狀態。

使用超感知還會獲得其他訊息，包括飲食、維生素、礦物質、草藥，甚至是醫生可以開的藥物（如果需要）。超感知還會揭示導致疾病的心理問題。超感知揭示了童年創傷、你對實相認知的印象以及你的信仰體系，這些是導致疾病的基本原因。療癒師經由你的能量場直接作用於所有這些因素。

在療癒期間，療癒師還將使用超感知接受靈性導師、指導靈或守護天使的指導。這些指導以許多不同形式出現。指導靈可能會告訴療癒師下一步做什麼、在哪裡尋找你身體上的問題，甚至

可能說出你所患疾病的名稱。指導靈通常從肉體和心理兩個角度告訴療癒師問題的原因，還可能會透過療癒師直接與你交談。當這種情況發生時，隨之而來的對話通常是非常溫和、私人化的對話，讓你更深入地瞭解自己的情況、瞭解發生這種情況的原因，以及所涉及的深層靈性和生命的教導。如果通靈足夠清晰，這些對話就往往是鼓勵性的、真摯的，且不會有虛假承諾。指導靈也會直接透過療癒師的手來療癒。經由超感知而收到的其他訊息會被寫下來或錄音以供你將來使用。

通常需要進行多次的療癒才能發掘到信念系統中的病因。在療癒師處理了能量場的各層並結束療癒後，你可能會處於一種深度放鬆和寧靜的狀態。

許多療癒師會建議你在療癒台上休息十到三十分鐘，讓能量場穩定下來。如此一來會讓你充分得到療癒的益處，並使其融入你的能量系統。療癒師此時通常會儘量少回答問題，因為要提出理性的問題，你就必須脫離治癒性的阿爾法腦波狀態，進入「理性」貝塔波或快速腦波狀態，這將打斷療癒過程。在我從事療癒時，我向來是在療癒開始之前提醒我的患者，療癒後的安靜時間是非常重要的，並鼓勵他們在阿爾法波連接之前、也就是療癒一開始時詢問所有問題。之後，療癒師會要求你在適當的時間回診，並保證下次可以回答你剩下的所有問題。

常見問題和解答

患者會抗拒療癒嗎？以怎樣的方式？

很多時候，人們過度活躍的頭腦會試圖控制局面，從而抗拒療癒。這很容易發生，患者僅僅需要強行保持非常活躍的意識，以及拒絕放鬆、抗拒療癒。如果患者強迫大腦保持理性，他們將不會進入阿爾法波狀態（即八赫茲的療癒狀態）。反之，他們將保持正常的清醒腦波貝塔波模式。（當然，患者可以隨時保持清醒，無論療癒師是否在身邊。）如果他們繼續保持這種狀態，就會干擾身體的正常療癒過程。當患者的理性思維讓步，腦波得以進入阿爾法波狀態時，他們就能夠臣服於由療癒師加強的自然療癒過程中。

多次療癒之間的時間如何安排？

療癒通常會每週安排一次，每次一到一個半小時，持續數周。有時候，特別是針對有背部問題的人，我通常只給每週可以來兩次的患者做療癒。這是因為日常活動對背部的壓力太大，患者不可避免地會感到疲倦、血糖低，做完一次療癒之後，需在一周之內再次療癒，問題才不會復發。我發現飲食對背部問題也非常重要，當人們過度勞累、饑餓和低血糖時，背部會再次扭傷。我會讓他們隨身攜帶一袋堅果和水果乾經常食用，並且三餐要吃好。令人驚訝的是，我們社會已經非常富裕，卻仍有那麼多壓力過大、營養不良的人！

對於接受化療或放療的癌症患者，療癒應至少每週一次，通常在醫院治療後要立即進行療癒，就算醫院治療是每天進行的，也要在治療後把療癒安排上。化療和輻射會在肉體和能量場中產生碎片，這些碎片來自化療藥物本身和被藥物殺死的身體組織。必須把這兩種碎片從身體中清理掉。化療在能量場中產生低頻、黏稠、灰暗、厚重的生物等離子體，對生命無益，且會減慢並干擾能量場的功能，讓患者痛苦難耐。輻射也會在物質身體內產生碎片，因為輻射不僅會殺死細

胞，還會改變被殺死的細胞周圍大量細胞中的正常生物過程，所以在此過程中產生的大量碎片也必須清理。輻射也會灼傷能量場，就像將尼龍襪投於火中。我們需要去修復這樣的損害。輻射還會導致能量場像玻璃一樣碎裂，從而導致能量場中有大量碎片需要清理。療癒師越早清除化療和放療產生的殘片，副作用就越少。

需要多長時間？

一系列療癒要持續多長時間，取決於問題的嚴重性、患病時間以及療癒的遠期療效。一般患者感受到的明顯療癒效果會維持三天左右，然後能量系統會開始在一定程度上恢復舊的習慣性扭曲。患者的能量系統能在多大程度、多長時間內維持清晰平衡的狀態，是因人而異的，並且取決於太多因素，因此無法在此列舉。當然，問題的嚴重性、患者的生活環境、自我保養、採取所需行動或遵循必要飲食方案的能力，以及療癒師的技能都會產生影響。

隨著後續療癒的進行，患者的能量系統會越來越恢復到其最初的健康狀態，扭曲的舊習慣也逐漸消解。永久性變化能在多短的時間內發生，完全因人而異。我們可以說，有些患者只需要一次療癒，另一些患者則需要幾個月。隨著療癒過程的展開，療癒師會越來越清楚療癒需要多長時間，因為療癒師會觀察到變化的程度範圍，以及每次療癒後效果能保持的時間。有時，一些高級療癒師能透由指導靈，在一開始就給出療程的大致長度。

療癒過程可能會持續數周、數月或數年。在許多情況下，療癒的時間長度取決於患者能接受的健康程度。

靈性療癒師的更大目標

許多患者在最初症狀消失很久後，還希望繼續療癒，因為他們對健康程度的期望已經超過從前。這是因為療癒不僅可以教導患者，還可以幫助他們與內心的渴望之間建立更深的聯繫。這時，療癒則成為一種個人進化和創造力的釋放，成為了一種靈性體驗。

從全息的角度來看，這意味著療癒師將致力於建立個體與系統（也就是最大的系統「宇宙存在」）的聯繫。在這個層面上，不理想的健康狀態被視為與整體或神聖的明顯脫節或不平衡。

這就引出了一個問題：「患者與神、宇宙或『宇宙存在』的關係是什麼？」「她的信念如何導致她脫離與宇宙存在的基本聯繫？」「他是如何遺忘他是誰？因遺忘而引出的生活方式又是如何使他變得失衡且易受感染的？」

療癒師直接作用於患者的能量場，通過患者能擴展到的最高靈性實相來平衡能量場。

療癒師的最終目的，是幫助個案連接到盡可能最高的靈性實相。他們會腳踏實地地去實現，一步一步地從基本的物質層面，到能量場的人格層面，再到能量場的意願層面，最後到每個人的神聖內在，亦即核心本質。

療癒師首先會尋找患者能量場模式的精確性質，這一性質表達了他或她存在的不同面向；由於這些會以全息的方式影響彼此以及肉體，因此療癒師的調查線索會涵蓋與患者情緒、心智和靈性健康相對應的整體物質和能量模式。療癒師幫助患者處理他們對健康和人生目標的意願。療癒師的主要工作之一，是幫助患者找到疾病的原因，即患者如何引起了自己的此種疾病。

要恢復全面健康、預防疾病復發或產生其他疾病，這種全方位調查和療癒都是必需的。療癒

師和患者會共同探索這些領域，最終，療癒師和患者將一起面對患者致病的終極原因。

療癒師問：「是患者對神性的什麼信念使得這種疾病得以紮根？」「為什麼神被看作是給予懲罰而不是愛的負面權威？」「這個人如何承擔他認為是神為他安排的懲罰呢？」「這位患者是如何自我懲罰並假想是神對她這樣做的？」

我們在這裡討論的，不僅僅是關於人們創造的自我懲罰，還有人們是如何遇到看似與個人創造沒有直接關係之事件的更大循環。這些更大循環是過去或「業力循環」中所產生長期影響的顯化，以及由人類集體創造而產生的一些事件。每個人都可能帶著對由過去可怕行為所引發之自我懲罰的期待，從而選擇經歷這些遭遇，就像大我為了靈魂的學習和成長而選擇的功課一樣。

療癒師幫助個案打開一條通向他們核心更深層創造性能量的通道，從中他們創造了自己對實相的體驗。

療癒師的道德限制

我們剩下一個非常實際的問題：道德限制。這個問題涉及廣泛，其答案也因相關療癒師而異。我將在這裡列舉出一部分。

未受訓練卻自稱療癒師的人

首先，重要的是療癒師必須清楚自己的能力水平並坦誠相告。我見過的最糟且經常發生的情況之一，就是重病患者去找療癒師或療癒圈，然後就被告知他們的病已經被治癒了。療癒師妄自得出這個結論的原因，是因為他們在療癒中感受到了那麼多的能量，頗享受了一番靈性自嗨，就想當然假定患者已經治癒了。有時候，他們甚至得到了靈性指導，說患者被治癒了；甚至於他們對患者所接受的醫院治療一無所知，卻可能建議患者停止治療。他們完全確信這是對的，相信他們的指導是真實的。

這些療癒師已經脫離現實。他們沒真正接觸患者或其病情，而是「迷醉」於自身的能量「自嗨」中，並在此過程中與患者斷連。這是非常嚴重的問題。這是一種「波麗安娜」❷式盲目樂觀的逃避性否認，因為他們無法處理生命、痛苦和死亡的現實。這是由對他們自身恐懼的否認而造成的對靈性和療癒的誤用。

為因疾病而身陷恐懼、孤立無援的人帶來愛、希望和支持，如此的療癒圈並沒有錯；但重要的是，對此人真正需要多少的愛、希望和支持要保持一種務實的態度。這不是一錘子買賣，而是一個長期持續的過程。醫學博士伯尼·西格爾（Bernie Siegel）❸和露易絲·賀的支持團體及研討會❹，都是這些團體強大正面效果的例子。

❷ 波麗安娜（Pollyanna）：波麗安娜效應又稱為積極偏向（positive bias），這種現象是指人們普遍認同別人對自己的正面描述。由馬格麗特·馬特琳（Margaret Matlin）和大衛·史坦博士（Dr David Stang）於一九七八年根據美國小說家愛蓮娜·波特（Eleanor Porter）的小說《波麗安娜》主人公原型提出了這一概念，小說主人公波麗安娜是一個充滿樂觀思想的女孩，並且以樂觀思想感染著身邊的人。

❸ 伯尼·西格爾（一九三二年至今）：美國作家、兒科醫生，《愛的醫療奇蹟》（柿子文化，二〇一九年）一書的作者。一九七八年創立了非盈利組織「特殊癌症患者」（Exceptional Cancer Patients，ECP），幫助患者透過個人心理、意象和夢境療法疏解情緒問題，從而緩解症狀。

❹ 露易絲·賀於二十世紀八〇年代建立了幫助愛滋病毒帶原者以及患者的支持性團體，稱為 Hay Rides，規模從她家中的幾個人開始，後來成為位於加州好萊塢的幾百人規模團體。

是否收費

我發現全世界的人們都存在一個問題，即認為療癒師收費是錯誤的。無論是在英國、俄羅斯、歐洲、東南亞還是美國，這種偏見隨處可見。我相信有兩種方法可以解決此問題，且也取決於療癒師的培訓和專業性。

如果療癒師受到的是宗教傳統培訓，比如基督教靈恩運動 ❺，那麼療癒會包括在教會服務中，且通常會接受捐贈。這在我看來是合理的。

然而，如果療癒師經歷了長期的訓練（就我看來至少四年），則療癒師有權收費。這類培訓包括解剖學、生理學、心理學、倫理學和執業專業化，以及超感知的開發和療癒技術等等。經過這種類型的培訓以後，療癒師在我們的醫療保健系統中會獲得應有的職業角色。療癒師有權收取正常的專業費用，像心理治療師、按摩治療師、家庭護理師、物理治療師和醫生一樣，且費用應與任何這些類型的治療費用相似。療癒師的療癒應當免費的觀點只是偏見。如果療癒師沒有收費，他們將不得不整天工作以獲得經濟支持，然後用業餘的少量時間做療癒，如此一來這種緊缺的療癒服務就只能提供給極少數人。

勿做醫療診斷

療癒師不應該做出診斷結果，也不能開藥，他們沒有受過這些訓練。另一方面，療癒師可能會獲得什麼藥物可能有益的靈性指導意見，患者可以將該訊息提供給醫生做參考。（有關療癒師與醫生合作的討論，詳見第六章。）

療癒師是否有責任知無不言？

在我剛開始從事療癒時，這個問題確實讓我感到困擾。起初，我只是將通靈收到的所有訊息告知患者。我認為區分（哪些該說）不是我的事。訊息給了我，我就告訴患者。然後我馬上就遇到了麻煩，把患者給嚇壞了。對於一些東西他們不是真的想知道，即使他們聲稱想知道。因為他們還沒準備好接受答案。

我記得一九七八年在華盛頓參加一場療癒會議時，一名觀眾知道我有超感知，可以看到他的頸椎，就整個週末都跟著我，不停問我他頸部的情況。最後我坐在酒店大走廊的台階上，為他畫出了他的頸椎錯位。他陷入沉默，拿著圖片走了。兩年後我在另一次會議上看到了他，他告訴我上次事件後一連幾天他都非常沮喪。他從來沒有看過脖子上骨頭錯位的圖片，他也不明白該錯位的含義。我當時也沒能花時間告訴他如何處理那個並不嚴重的問題。

在另一個案例中，是我最好的朋友之一、來自華盛頓特區的辛迪M在紐約市要學習幾個星期，她決定做一次療癒。她的症狀是胸部微疼。在療癒期間，我用超感知看向她的胸口內部，看到一個帶有黑色偏鐵灰色、像一個3D三角形的形狀。與此同時，我的指導靈黑元靠近我的右肩說：「她得了癌症，會死的。」

我和黑元私下爭論了一番。我很生氣，因為黑元知道辛迪即將死亡，更糟的是黑元告訴了我。毫無疑問，我對此事保持了沉默。療癒結束後，我參加了一個生日聚會。我太沮喪了，只好提前離開。我不知道該怎麼辦。是我的指導靈錯了嗎？可能嗎？這樣就能預知某人的死亡？我在

---

❺靈恩運動（Charismatic Movement）：不同教派的基督教復興活動。「靈」指的是三位一體中的聖靈。

為她療癒時，我的想法會幫她創造癌症嗎？我應該告訴她去做些什麼嗎？後來我向認識的高級療癒師確認，這樣的事情是否有可能發生。他們說有可能。

我做了我唯一能做的事，就是告訴辛迪停止學習，回家陪著丈夫，並讓她找醫生檢查胸部。在離開紐約之前，她又找我做了兩次療癒。每次療癒時，我都會在她的肺部看到同樣的黑暗形狀，然後黑元靠近我的右肩，說：「她得了癌症，會死的。」

我不停地要她回家，但沒有提及從我的指導靈那兒得到的具體情況。最後她按我說的做了，測試結果很清楚。我希望我的指導靈錯了，但她的狀況卻持續在惡化。四個月後，經過三次CT掃描，喬治華盛頓醫院的醫生發現了那個斑點，大小、形狀和位置都跟我看到的一樣，他們說是血栓。我非常慶幸是我的指導靈錯了。然而治療對她來說沒有效果，狀態反而變得更糟。醫生通過手術切開她的胸部，發現了間皮瘤，這是一種他們不知道如何治癒的肺癌。八個月後，她去世了。

在她去世前大約三天，當我在華盛頓幫助辛迪與她的朋友告別時，她在去過洗手間後立即叫我進入她的房間，她說：「你之前只透露了一部分真相。現在能告訴我全部了嗎？」

我解釋了為什麼沒有告訴她第一次療癒時看到的情況。

她說：「謝謝你沒有提前告訴我，我那時候還沒有準備好。現在我準備好了。」

經過這件事情我明白了，作為療癒師，和任何專業人士一樣，我可以獲取「特權訊息」❻，但這些訊息必須在特定道德規範下進行專業處理，包括選擇合適的人以及正確的時機。我現在只有在指導靈同意後才會給出「特權訊息」，並只提供給指導靈指定的人。

療癒師何時應該放棄療癒

所有療癒師都會遇到應該放棄療癒的情況，理解這點對於療癒師和患者雙方來說都非常重要。也就是說，任何療癒師都有可能不得不放棄療癒。優秀療癒師的標誌之一是：在正式接診你之前，他們要確保自己有療癒你的能力。如果沒有問題，他們可能不會公開與你討論這點。但通常在第一次療癒結束後，他們就會知道自己能否勝任，並會告訴你。療癒師放棄療癒的兩個主要原因：一是與患者或患者配偶有親友關係，二是他們的能力不足以處理個案。

在第一種情況中，很多人認為如果自己的朋友是療癒師，可以去找他療癒。這沒什麼問題，但雙方都要明白的是，療癒會永久改變你們的關係。你們必須決定哪個更重要，是療癒關係還是個人友誼。因為療癒過程充滿未知，如果你們試圖保持曾經的友誼，那麼就會很快到達一種危害療癒的狀態，或是會阻礙更深層的療癒過程。如果丈夫和妻子想找同一位療癒師，並且如果療癒過程會持續（不管多長的一段時間），則療癒過程會涉及之個人轉化的深度可能會引發（夫妻）關係問題。有鑑於此，我建議療癒師採用與治療師同樣的指導方針，即不同時給夫妻二人做個人諮詢。

---

❻特權訊息：在本書中是指普通人無法知曉的、關於對方特殊機密的訊息，如患者的健康、命運、前世等等。此處案例中是指患者因病致死這件事。這類訊息只有水平足夠的療癒師（或其他靈性修行者）才能獲取，因此彷彿是有權限的。

療癒師必須知道自己是否有能力處理某一特定的個案。這也與患者的期望水平有關。如果患者期望奇蹟般的結果，療癒師必須告知對方這種可能性非常低，只有百分之一的個案會瞬間治癒。有些療癒師可能無法處理某些疾病或某一類個案，還可能會對某些疾病產生反應，因為這些疾病影響了療癒師的能量系統，導致他們生病或疼痛。療癒師可能無法處理被判為「不治」的患者，如果遇到這種情況，就陪著患者走完最後一程吧。療癒師可能無法與患者的醫生合作。他們也可能認識一個更好的療癒師。如果療癒師對患者所接受的某種治療持有偏見，他們需要誠實面對並放下偏見；如果不能放下偏見，他們應該推薦患者到別處治療。

幾年前，我不得不放棄療癒一名腰部以下癱瘓的青年。我能看出能量場出了什麼問題，但嘗試了一個半小時卻沒有任何效果。於是我不收他的治療費，並把他送回家。我告訴他，如果找到了能幫助他的方法，或者找到可以幫助他的人，我會打電話給他的。幾年後，我找到了一個可以推薦給他的人。

如何獲取預期療效的直接訊息

獲得直接答案的最佳方法是直接提問。你（患者）想知道什麼，就直接詢問療癒師；療癒師的職責所在是，從療癒知識框架中找到一種方式來回答你。你有權得到一個答案，雖然他們的回答可能不是你想要的。如果你想知道的話，甚至可以問他們的治癒率，他們必須誠實作答，比如收治過多少這種疾病的患者？療癒效果怎麼樣？療癒師必須清楚告知他們能提供什麼。通過這種方式，你作為患者就能知道自己對療效可以抱持什麼樣的期望，是在為怎麼樣的療效付出費用。當然，還有許多其他事會影響你的療效，但你有權瞭解療癒師的經驗和療效，以及他們的從業時長和受訓水平。

6

「療癒師─醫生」團隊

當你考慮同時接受療癒師和醫生的合作治療時，重要的是與他們各自面談，看雙方是否願意坦誠合作。要讓雙方互相知道對方是誰，以及各自的治療方式。如果他們之前沒有合作過，跟他們談談，看看他們是否願意合作。讓他們知道，在幫你重獲健康的過程中，他們要如何互相幫助。醫生或療癒師可能太忙，而沒時間與對方協商；但多數情況下，其實不需要太多時間協商。如果其中任何一方不願、或對另一方缺乏善意，我覺得你可能需要換一個人做治療。

在你的治療過程中，可能會出現雙方觀點完全相反的情況。那麼二人就有必要進行交流。此時，善意和理解極為重要，那決定了你的治療效果。

根據我的經驗，如果雙方都是務實和開放的，很少會出現醫生和療癒師之間的觀點對立或衝突。然而，許多人仍持有負面印象，即療癒師和醫生是對立的。如果人們瞭解這兩個系統如何相為補充，這個負面印象就可以消除了，這對每個人都是一件幸事。

療癒師─醫生團隊可以透過五種主要方式來進行良好的合作，以收集關於患者病情及其治療方法之更廣泛、深入、有用的訊息。此五大目標是：

1. **清楚瞭解患者的患病過程。**療癒師術語稱之為疾病描述，醫學術語稱之為診斷。這兩種描述的知識背景各不相同。療癒師使用超感知來描述能量場和肉體功能或功能異常，醫生則通過標準醫療流程得到醫學診斷。

2. **在盡可能多的層面上給患者帶來健康。**療癒師直接用雙手來平衡和修復能量體和肉體，醫生則主要致力於恢復肉體健康。

3. **獲得更廣泛、豐富、有訊息量、有意義的疾病史。**要達到此目標，療癒師─醫生團隊需要將療癒師超感知所獲得的生活經歷與醫生得到的標準病史結合起來。

4. **輔助患者找到疾病的深層含義和病因。**許多醫生不但治療患者肉體，還透過傾聽患者以提供建議，幫助患者處理心智、情感上的病因。療癒師則幫助患者在其所有層面上處理疾病，包括：對應肉體感覺、情感和心智的前三個氣場層；三個較高的靈性氣場層；哈拉的意願層；以及創造之源的星核層。

5. **創造更有效的治療方式，縮短治癒時間，並緩解不適，以及減少強效藥物的副作用。**使用超感知，療癒師將獲得有關飲食、草藥、順勢療法，以及患者可使用的其他藥物或技術。如果療癒師用超感知接收到特定醫療技術或藥物的訊息，可將之提供給患者的醫生以供考慮。在我從事療癒期間，我常以超感知接收到給患者

特定藥物或劑量的變化。他們的醫生後來同意這些訊息，在改變處方後使患者得到了康復。

當我們開始組建療癒師—醫生團隊時，來自療癒師的大部分訊息可能對醫生沒有多大幫助，因為這些訊息不屬醫生的專業領域。然而隨著合作的進展，醫生和療癒師終將建立溝通的橋樑，並會帶來對肉體、能量體和療癒過程的更多理解。上述五個方面都極大地促進了患者的康復，並且還有助於醫生收集患者狀況的更多訊息。以下，我們將更詳細地研究療癒師所能獲得的每一種類型的訊息。

目標一： 清楚瞭解疾病過程

當療癒師與醫生或醫療保健團隊合作時，療癒師將描述患者肉體和能量體的疾病過程。她（療癒師）與醫療團隊分享這些描述，是為了明確患者的疾病過程。為此，療癒師將使用超感知分析患者的病情，她會首先按照如下步驟檢查人體能量場：

- 患者的整體能量模式，包括其中的平衡與失衡
- 每一層氣場的更詳細模式。

然後療癒師聚焦於肉體層面，描述患者身體中不健康或失衡的生理過程。當然，這些肉體問題，正是之前描述過的能量層面的不平衡所致。為此，她使用超感知探測肉體器官和組織的運轉。療癒師分幾步進行檢查：

- 人體能量場的整體狀態。
- 每個器官的整體運轉情況。
- 器官系統的整體運轉情況。

- 器官系統之間的互動情況。
- 每個器官更詳細的運轉情況。
- 器官組織的狀態。

這種疾病描述，將在諸多方面與醫生的診斷相關聯。所有的感官都可以在超感知模式下使用。我將討論療癒師最常用的三種：視覺、聽覺和動覺（觸覺）。但由於使用了不同感官獲取訊息，描述語言也會有所不同，很可能不是精確的醫學用語。

療癒師使用視覺超感知描述疾病

當療癒師使用視覺型超感知時，身體器官會呈現出不同的特定顏色，分別對應健康、不健康及功能障礙。療癒師只需觀察身體器官是否虛弱或強壯、不活躍或過度活躍。當她使用一般掃描找到需要特別關注的某些器官時，她可以聚焦於功能失調的器官，做更詳細的檢查。

讓我舉幾個例子，來說明視覺型感知是如何運作的。在觀察肝臟時，療癒師可以首先觀察整個肝臟，確定其相對大小以及是否增大；他還會觀察肝臟是否跟正常情況下相比太過緻密。就像瀏覽報紙各欄時可以專注於一句話一樣，他也可以在觀察的過程中改變分辨率，觀察肝臟運行來尋找是否有功能低下或功能過度的部分。如果肝臟中存在廢物積累的區域，廢物的氣場顏色則顯示其過酸或過鹼性，而療癒師還可以通過觀察液體黏稠度以及它在肝臟中的移動，判斷出這種廢物是否過於黏稠而無法排出肝臟。

例如，我多次看到停滯的綠色或黃色液體堆積在肝臟某些部分，這意味著肝臟中有毒素堆積，且膽汁過量。有時，人們最近服用的一些肝臟難以代謝的藥物，也會留下黃色。肝炎通常被

感知爲橙色帶狀或層狀。有時，如果有人服用肝炎藥物，肝臟中會顯示出黏稠的褐色黏液。乳腺癌和其他癌症的化療，往往會使肝臟中呈現綠棕色泥狀物質。如果化療是通過手臂靜脈注射，手臂的氣場輝光也會變成棕綠色。若未經療癒，一些結構可能在氣場中滯留長達十到二十年。

療癒師可以觀察到特定食物或藥物對肝臟的影響。很多時候，喝紅酒並搭配黏稠的起士（如布利起士）會導致肝臟中形成大量的滯留物，看起來像是停滯不動的黏液，這會降低肝臟本身健康的生命脈動，從而降低肝功能。

爲了收集更多訊息，療癒師可以提高分辨率聚焦到細胞水平查看情況。很多時候細胞會增大或拉長。或者，細胞膜可能不在化學平衡狀態，導致一些原本不通過的液體透過了細胞膜。例如，長期吸煙通常會破壞細胞壁、使其弛緩，使細胞變大和畸形。吸煙產生的污染物也會在細胞膜外形成酸性層，從而改變其滲透性。使用高分辨率或微觀分辨率，療癒師還可以查看體內微生物並描述其外觀。通過視覺超感知獲得的所有訊息，都將通過視覺術語以圖片形式描述。療癒師會以類似上述的簡單描述性語言提供訊息，而不會使用患者或醫生慣用的醫學術語。

療癒師使用聽覺超感知描述疾病

療癒師還可以使用聽覺型超感知。有兩種主要類型的聽覺訊息：聲音（或音調）和詞語。身體、器官和組織都會產生超感知可以聽到的聲音，但正常聽覺卻無法聽到。這些聲音提供了關於身體和器官的訊息。健康身體產生的聲音交織匯流，形成美麗「交響樂」般的聲音。每當有器官功能不正常時，就會發出不和諧的聲音。透由擴展療癒師的聲音詞彙量，她將能用聲音術語描

述肉體和能量體的健康與疾病。

例如，使用聽覺超感知，療癒師可能會清楚聽到來自糖尿病患者胰腺的高音嘯叫；她還能（用視覺超感知）看到胰腺上產生的黑暗能量漩渦，即嘯叫的發聲源。這兩條訊息將立即告訴她此人患有糖尿病。（後面將會描述，療癒師反過來可使用聲音或音調進行療癒。）

聽覺超感知的另一種形式是可以聽到詞語。如果療癒師精通聽覺超感知，她也許能夠直接獲取器官、疾病甚至藥物的名稱，包括藥物的劑量和服用療程。大多數醫學術語都相當長且複雜，因此超感知很難接收到這類術語。我也只有少數幾次做到過。我獲得的大多數聽覺訊息，要嘛是簡單的指令，要嘛是關於存在的深層意義或世界運轉方式的長篇宏論。隨著本書的展開，文中會展現一些聽覺指令的例子。在本書第四部分的療癒冥想就是通靈演講傳訊的範例，這種冥想在療癒過程中非常有用。

療癒師使用動覺超感知描述疾病

每個器官都有一種脈動，而某些器官比其他器官脈動得快。使用動覺（感受）型超感知，療癒師可以感受到每個器官的脈動。首先，療癒師會大概感知整個身體系統，找出器官內的大致失衡。然後她會感知器官系統內部，以及跨器官系統。例如，療癒師透過動覺超感知檢查肝臟的器官脈動是否高於或低於正常值。然後，療癒師將感知身體的更大區域，查看肝臟脈動是否與身體其他器官的脈動同步。如果肝臟異常，療癒師可以發現肝功能異常會如何影響周圍器官以及身體其他部位器官。

療癒師所提供的疾病描述可能會引出的典型問題之一是：肝功能低下（異常低的脈動表明功

能減退）是怎樣影響胰腺的？根據動覺感知的訊息，我的答案是：功能減退的肝臟會使胰腺超負荷工作，導致胰腺的脈動增加、引起胰腺功能亢進，最終引起胰腺因過度勞累而虛弱到無法正常運作，其脈動也會下降到正常水平以下，導致胰腺功能減退。

從患有不孕症的婦女身上所收集的動覺訊息非常有趣。在健康的身體中，兩個卵巢的脈動彼此同步，也與靠近心臟的胸腺和位於頭部的腦垂體的脈輪同步。在許多不孕症的個案中，兩個卵巢之間，以及卵巢與其他器官之間的脈動不平衡。兩個卵巢必須相互平衡，並且與胸腺和腦垂體平衡，才能產生成熟的卵子，並在精確適當的時間排卵。如果脈動沒有同步，卵子會在月經週期中不正常的時間排出，這時的卵子可能是未成熟或過於成熟的，或者根本不排卵。要重新建立平衡，療癒師會發送能量，在這三個內分泌器官之間建立同步脈動。這可以通過一系列雙手療癒的技術來完成。我用這種療癒方式幫助了許多曾不孕的女性，她們現在已經當媽媽了。（當然，在某些情況下也會涉及其他器官，療癒師會感覺到是哪些器官並平衡它們。）

幾年前有一則典型案例，當時我還在紐約市從事療癒工作。個案芭芭拉想要懷孕，她當時四十二歲。

她在十五年前生女兒時，曾因大出血而出現臨床死亡。她告訴我，她能回憶起當時離開身體並拜訪已故的父親；父親讓她返回地球，他說，她可以把見他時感到的所有愛與平靜帶回世間。然後，她感覺到自己被拉回了身體。一位醫生站在她身邊說：「她走了。」接下來她意識到一名大個頭護士靠在她身上做心肺復甦，並尖叫著，「呼吸，爭氣點，呼吸！」

芭芭拉在經過漫長的康復之路，並獨自撫養女兒之後，再次結了婚，想再要一個孩子。對此她很擔心，彼時大出血的原因沒有找到，所以可能會再次發生。況且，她在結婚四年之前患有子宮頸癌。她的醫生擔心由於做過手術，她的子宮頸已經不夠強健，可能無法承受胎兒九個月的孕育時間。

在她來找我之前，她已經備孕三年但一無所獲。我簡短檢查了她的能量場，結果顯示她的第二脈輪有一處很大的撕裂。她的卵巢運轉不正常，也與胸腺或腦垂體不同步。她較少排卵，而排卵時間又老是在月經週期的晚後期。我還看到了她薄弱的子宮頸，以及子宮內的一處舊傷，這正是大出血的病源。

首先，我清理了她的傷口並重新構建了傷口的第一層能量場，以使其癒合。然後，我重建了子宮頸的能量場，使其更加強壯。我特別加強了子宮頸，使它足以承受胎兒。接下來，我修復了第二輪中所有的損傷，然後穩固了這一層。然後我將兩個卵巢相互同步，並與胸腺和腦垂體同步。隨著身體中的每個系統開始運作，她的能量增加了。以上是在一九八四年二月的一次療癒中完成的。

我在一九九〇年九月打電話給她，看她對那次療癒的記憶如何。她說：「你在大出血源頭找到了一個黑色能量洞，然後你發現子宮頸的能量場異常。你找到了之前疾病的兩個病源。然後我在三月份懷孕了。這真是個奇蹟。

「另一個有趣的事是，在我懷孕第九個月時，由於安妮處於臀位，我又回來找你。你把她給轉過來了……。還有一件趣事，你讓我對剖腹產有了準備。我記得我當時感覺到你很為難，然後我一直安慰你說沒關係、沒關係，你可以告訴

我發生的所有情況。然後，我確實做了剖腹產手術。經過二十四小時的分娩，我的子宮頸還是不擴張，安妮進入了危急狀態。」

芭芭拉在她懷孕第九個月時，第二次來做療癒，我收到指導靈的訊息說她將要進行剖腹產手術。我不想用一種聽起來別無選擇的方式告訴她這件事，想為順產保留一些可能性。但我也想辦法告訴了她，要接受任何可能性，畢竟最重要的是有了孩子，而不是完美的分娩方式。我記得當我給她做療癒時，面臨兩個選項，要麼構建強壯的子宮頸並做剖腹產，或者不構建強壯的子宮頸和承擔失去嬰兒的風險。

後來芭芭拉說：「這根本不會讓我糾結。我從未對分娩方式有任何預設。我認為大多數新時代❶靈修女性很排斥醫療手術。她們處理不了在『接受醫生治療』和『為自我療癒負起靈性責任』之間的二元性。我從來沒有這方面的問題，這是她們的二元性，而非真正的二元性。

「我認為對於這些問題，人們普遍存在一些預設。感覺好像你必須在『對自己的靈性和肉體健康負責』和『醫療技術知識』之間做出選擇。事實上，每次做出這樣的選擇時，你都在限制實相，因為其實不必做出選擇，只有當它們合作時才是完整的。我們每個人努力要做的就是療癒地球上的這種二元性。」

綜合使用視覺、動覺和聽覺超感知描述疾病

現在，將視覺、聽覺和動覺超感知結合在一起，讓我們「聚焦到」（視覺術語）、「調頻到」（聽覺術語）並「連接到」（動覺術語）胰腺，「看」（視覺術語）我們能「得到」（動覺術語）什麼訊息。甜食和糖類消化不良的人群，胰腺「看」起來很虛弱。胰腺不是明亮、清澈的深桃粉色，而是褪色的深桃粉色。由於胰腺不能正常運轉，它可能會增大。使用視覺超感知，療癒師可以「看到」這種情況。增加視覺分辨率，療癒師還可以在胰腺中看到成堆的黃—琥珀色細胞，解剖學書籍告訴我們，這些是胰島。有些個案中，這類細胞堆會更多，或者每個胰島中的細胞更多或細胞偏大，或者每個胰島由增大的黃—琥珀色細胞組成。過多的胰島是身體生產更多分泌物所做的努力。聽覺超感知或生理學書籍告訴我們，這種分泌物是胰島素。使用動覺感知，療癒師發現胰腺的器官脈動低於健康狀態，這表明胰腺功能低下。因此，視覺、聽覺和動覺超感知綜合表明，這名患者需要療癒以重建正常胰腺功能。

當弱化後的胰腺脈動速率低於正常健康值時，會影響位於其後部的左側腎臟的脈動。很快地，左腎的脈動會和胰腺一樣慢。這使得腎臟將糖份留在尿液中。腎臟顏色會比正常偏暗。根據療癒師的感知，胰腺和腎臟的功能都降低了。甚至是包裹在器官周圍的結締組織筋膜，也開始硬化收縮並將器官綁定在一起。筋膜是攜帶氣場第一層大部分能量流的物質介質，如果變硬，會大大降低其傳導能量的能力。這反過來又減少了被筋膜包裹的器官從我們周圍能量場能接收的能量流。

---

❶ 新時代（New Age）：亦譯為「新紀元」或「新世紀」。新時代運動（New Age Movement）是一種宗教及靈性的社會現象，起源於一九七〇至一九八〇年代西方的社會與宗教運動及靈性運動。自我心靈（self-spirituality）、新心靈（New spirituality）、身-心-靈（Mind-body-spirit）及新範式（New Paradigm）等詞彙都是新紀元思想用語。

我認為筋膜傳導性的降低與衰老有很大關係。當硬化的身體組織得到軟化以後，更多能量會流向被筋膜包裹的器官或肌肉。那部分的器官或肌肉便會甦醒過來，恢復活力與健康。此類型的治療與療癒能量操作相結合，對於哪怕是早年的舊傷也很有效果，它重新激活了多年無法使用的組織。修復舊傷需要很多時間和精力，但對很多人來說是值得的。接受過身體療癒或能量療癒來軟化筋膜的人，會更長久地保持年輕，許多這樣的人看起來能比實際年齡小十歲。

療癒師使用上述所有超感知技術描述哈拉和核星層面的問題，包括這些層面中的缺陷或功能障礙的描述。（第十六章和第十七章中將討論哈拉和核星層面以及療癒的五個目標。）

目標二： 直接雙手療癒

正如前面所述，療癒師是傳遞宇宙健康能量場的管道，這個圍繞著我們的能量場也稱為宇宙能量場。人體能量場必須被當作和肉體一樣真實的存在。能量場又分為幾層，療癒師會療癒每一層。能量場的第一、三、五和七層構成包含了肉體中已知的所有器官以及脈輪。脈輪是一種攝入器官，會從周圍的宇宙能量場中代謝能量，供脈輪所處的身體部位使用。這些結構化層面看起來由穩定的光線組成。偶數層則是非結構化的、看起來像移動的斑點或流體雲，流體沿著結構化層面之間的光線流動。

療癒師在結構化層面上的工作是修復、重構和補充能量，在非結構化層面上的工作是清理停滯區域、補充薄弱區域的能量，並平衡能量過剩的區域與其他區域。

所有這些都對肉體功能運轉產生很大影響。即使肉體器官已被切除，重建其能量場的結構，並給予其流動層補充能量，也會對身體有強大的療癒效果。在切除甲狀腺的個案中，我往往會發現，經過甲狀腺氣場結構重構的患者，需要服用的甲狀腺藥物的劑量減少了。雙手療癒通常會使痊癒時間縮短三分之一至一半，會降低所需的藥物劑量，並大大減少侵入式治療的副作用。

我的一位朋友進行了雙眼白內障手術。由於她對藥物嚴重過敏，她只在手術期間服藥，之後沒有再服用止痛藥，只是每天進行幾次自我療癒，恢復速度卻比單眼手術的「正常」時間快兩倍。像腳踝扭傷這樣的小傷，通常需要拄拐杖兩周，如果立即進行療癒則可以在半小時至四十五分鐘內痊癒。

如果無法立即進行雙手療癒，那麼使用其他治療方法如整骨療法、結構整合（羅夫按摩）、深層組織治療、鬆弛術或肌筋膜療法也可以使癒合時間縮短至幾天。每當發生這類傷害時，身體就會回縮並扭曲以避開傷口，筋膜和肌肉有時會保持在扭曲的位置。上述方法在治療導致錯位、扭傷、拉傷、瘀傷、骨折的損傷，以及脊髓損傷時非常有用。通過將身體保持在特定的張力位置並跟隨身體脈動，人們就可以鬆弛由受傷所導致的扭曲。

最近，有一張非常重的桌子倒在一位療癒學員的脛骨和腳上。我們立即把她扶起來並給她做了大約四十五分鐘的療癒。她擔心腿會骨折。經過仔細的視覺超感知檢查，我們知道她沒有骨折，只是被嚴重刮擦並造成了瘀傷。我們使用雙手療癒重建能量場，同時使用了結構鬆弛術。在四十五分鐘結束時，她的腿部沒有腫脹，只有很少的瘀傷和一些劃痕。她在受傷的部位冰敷並休息了幾個小時，第二天就可以正常走路了，就好像她是兩周前撞傷的一樣。

我見過良性的「可手術」腫瘤，在經過雙手療癒後縮小到「無需手術」的程度。我還見過心臟病患者避免了開胸手術，癌症患者減少了所需的化療量，早期糖尿病病情好轉，還有人避免了結腸切除術。在少數個案中，我看到癌症消失了。我還看到很多人的生活完全變成了他們所渴望的方式。

療癒師還在哈拉和核星層面上進行雙手療癒。一旦療癒師確定了哈拉和核星的狀態，她就可以直接分別對它們做療癒。哈拉和／或核星療癒是高級療癒工作，需要大量的培訓和實踐才能掌握。（這些內容將在第十六和十七章中詳細討論。）

目標三： 獲得更豐富廣泛的病史

與療癒師─醫生團隊合作的第三方面是收集病史。醫生透過查看患者個人和家庭病歷來收集病史，療癒師則從心靈層面觀察過去事件來獲得歷史訊息，這些事件在生理和心理上與疾病相關。療癒師能夠觀察特定器官、身體部位或整體身體系統在物質或能量層面上發生過的一系列過去事件。療癒師首先經由動覺連接到身體部位，然後發掘記憶。

這與激活自己記憶的過程大致相同。你有時自己就會下意識地這麼做，感覺就像回溯時間來觀察過去事件一樣。你可以嘗試連接另一個人，然後激活記憶，你會驚訝於可以訪問他們的過去。你肯定一直都認為你只記得自己的過去。

在物質層面，療癒師使用超感知，以倒序回溯觀察特定身體部位發生過的創傷。根據我的經驗，大多數嚴重疾病並不是新問題；反之，疾病結構已經形成了很長一段時間，並且透過幾種不同的形式和症狀彙集成現在的狀態。你現在的狀態代表了你生活經歷的總和。

有個常見的例子是老年人的髖關節問題。大多老年髖關節問題都是由早年間脊柱或膝蓋結構錯位引起的。營養不良也可能導致退化，直到老年人跌倒摔壞髖關節。

許多人注意到同一身體部位會反覆受傷。一旦腳踝在打網球時扭傷，受過傷的腳踝很可能會再次扭傷。踝部錯位會輻射到全身整個結構系統，影響身體的其他部分。幼年從兒童三輪車上跌倒傷到膝蓋，可能導致後來騎自行車時膝蓋受傷，又進而導致慢跑引起的膝關節損傷等等。每次受傷都會增加結構性錯位，然後產生更多傷害。

通常在肉體爆發嚴重問題時，對應的身體部位已經有過多次受創。器官出現問題表明問題已經深入身體內部。在肉體、情感、心智和靈性層面上重複不良生活習慣，會加強、促進和維持童年舊傷。由於自身的負面信念系統，人們會在生活中反覆創造和重複一些問題。這些負面信念系統通常是無意識的。使用超感知，可以按順序讀取這些重複創造的負面體驗。

有位名叫塔尼亞的患者，曾經被臍帶繞頸，並且經歷過產鉗分娩。在生活中，她以不同形式重複這些頭頸部創傷。童年早期，她從公園裡的大炮上掉下來，頭部落地；此後，她不止一次從樹上掉下來。後來，她的哥哥不小心用棒球棍打了她的頭。當她哥哥轉身擊球時，她正站在身後。每次她頭部受到打擊，脖子的情況也會變得更糟。每當母親說她「不好」時，她的父親就打她。她不知道會挨打，因為往往是在幾個小時之後，她父親下班回家後才打她。有時他父親提著她的一隻腳，把她頭朝下用尺打她。後來，她那粗暴的丈夫又反覆打她的頭部。這種狀況持續了

將近十年。在這段時間裡，她在汽車旅館房間遭受過一次揮鞭傷❷，當時一名男子試圖脫下她的泳衣。兩年後，一次車禍再次造成了她的揮鞭傷和髮際顱骨骨折。持續的頭頸部損傷導致越來越多的結構錯位，不僅弱化了直接受傷的部位，而且削弱了整個結構系統。她整個身體左側都被削弱。她說，這是因為與一個右撇子男性結婚，導致左側被打。通過雙手療癒和鬆弛術之後，她的大部分損傷得到了治癒。

由於器官是協同合作的，任一器官的長期功能障礙最終都會影響所有其他器官。首先，其他器官可能過度運轉，以彌補功能喪失的器官。再者，器官的機能會下降，因為它們無法承受額外的負擔。對於從全息角度看待身體運轉的療癒師來說，身體任何部位發生的任何事一向與身體的其他部分有關。

我親眼目睹了一個有趣案例，一名患有外脛夾❸的男性有早期營養不良。當我回溯時間時，我看到他患病的原因與他在快速成長的少年階段喝太多牛奶有關。對他的身體來說，牛奶不是最好的鈣質來源。當他的身體長出骨細胞時，這些細胞變得「太硬」，使肌肉不能很好地穿插附著在骨骼上。因此當他在四十歲時，他在慢跑中得了外脛夾。

目標四：協助患者發現疾病的深層意義和原因

通過超感知，療癒師幫助患者獲取心理層面上的概要性背景訊息，包括可能性的童年創傷、與父母和環境的互動、患者對生活的心態以及患者的信念系統。

療癒師還將使用超感知「閱讀」與所呈現症狀相關之心理歷史的具體訊息。為此，療癒師連接到患病身體部位並回溯時間，同時**調焦到心理層面**並觀察與身體問題直接相關的個人經歷。這也能揭示出大量患者個性人格、童年心理創傷以及對創傷的反應，這些反應會製造某些不健康的生活模式，從而創造偏向性，導致肉體問題。

如果能謹慎敏感地使用這些訊息，可以在患者的個人康復過程起到極大的作用，可以幫助患者放棄不健康的習慣行為——正是這些行為導致了他們的能量系統失衡，最終帶來肉體疾病。

有個有趣且有爭議的觀點是，一個人的信念和早期創傷可能會導致生活中的意外事故。有一些事故，很顯然是意願造成的。我敢肯定，所有人都親眼目睹過孩子在被迫面對本不該做的事情以後，傷害自己的情況。

塔尼亞就是很好的例子。當她透由雙手療癒和深層組織治療來治癒自己時，發現了自己是如何「幫忙」創造那些傷害的，甚至那場她作為乘客遇到的車禍也是如此。她連接到自己的意願，那一意願要她繼續成為他人的「受害者」，因為從她那兒童式的觀念看來，這意味著她很「好」。這就是我所說的負面信念系統。為了保持兒童式觀念中的「好」，她不得不繼續成為「受害者」。她的父親打她，以懲罰她的「不好」。從她兒童式的推理看來，懲罰使她再次變「好」。她還記起，當父親打她時，她感覺到了與父親的連接。除了被嚇壞之外，她還能感受到父親的痛苦，能感覺到父親打她確實緩解了他的

---

❷揮鞭傷：後側方撞擊所致的頸部骨骼或軟組織損傷。
❸外脛夾：小腿前方疼痛。

痛苦。這就是她受難的基石。在車禍事件中，是她那愛虐待的丈夫開的車。你可能會問，她怎能承擔一場車禍的「過錯」？她不承擔過錯，但她在前一晚連接到了一個自我傷害的意願，這是一種阻止她生命中劇烈痛苦的方法。她說，事故前一天晚上她非常沮喪。她的丈夫試圖讓她和前男友在一起，她不知道該怎麼辦。她記起一次次看著家裡的大玻璃窗，想著跑過房間並用頭去撞房間的感覺有多好。她說當時覺得自己完全瘋了。

後來她終於離了婚，為自己創造新的生活。完成自我功課之後，離婚後僅一年左右，她就與現在的丈夫展開了一段非常健康、彼此支持的關係，到現在已經七年了。

在閱讀和展現過去訊息的過程中，療癒師還能直接清除與這些事件和創傷相關的能量場扭曲。療癒工作在兩個層面上同時進行。這些訊息被帶入顯意識中，並且這些事件產生的能量場扭曲也得到清除。這對患者的療癒具有非常正面的影響。

然後療癒師可以調整到患者的更高層面，即思想模式或習慣性思想形式的層面，這些思想有時會接管並主宰患者的心理。療癒師最終還能夠幫助患者找到負面和不健康的信念系統，那正是最終導致疾病的、習慣性不健康生活模式的根本原因。

當塔尼亞連接到無意識中試圖成為受害者並因此變「好」的想法後，她開始改變立場。她接觸到了哈拉的意願層面。她曾有意願透過保持受害者身份，從而保持成為「好」人，同時也不必走向外面的世界，為自己承擔責任。

她對準了積極改變的意願。與知曉「我很好」的更深內在自我連接（也就是她的核星），是至關重要的。從最廣泛的角度來看，疾病的根源是忘記了真正的自己（與核星失去連接）；而療癒，就是回想起真正的自己（與核星連接）。因此，塔尼亞開始回憶起她是誰，並且經由與核星建立溝通渠道，與內在的本善聯繫了起來，她不必通過受害來證明自己的善。

目標五：創造更有效的治療方式

療癒師—醫生團隊的第五個主要目標，是帶來新的綜合治療方式。前四個目標的成果：新的疾病描述、身體運行情況、病因和疾病在深層意義上產生的變化，以及雙手療癒強烈的積極治療效果，帶來了治療方式的巨大變化和新的治療原則，以幫助我們保持健康。

治療方式會有如下重大變化：

1. 整個保健和療癒方法轉變成一種新範式，包含了人類生活體驗之廣大範圍的方方面面。在此整體觀點中，一切事物都影響到其他所有事物，患者生活的任何方面都不會脫離健康問題而被孤立看待。且認為患者本身也大量參與製造了健康問題。

2. 透過理解我們的生活習慣和心理環境如何影響健康，改變了我們對如何保持健康的態度。我們將注意力集中在這些方面，來維護我們的健康：我們將培養健康的心理習慣，學會自動處理導致肉體問題的舊情緒障礙和信念系統。

3. 對處方藥和手術的需求減少了。我有幾個患者曾經免於手術。當他們進行手術前的檢查時，醫生取消了手術。我幫助人們縮小腫瘤和甲狀腺，從子宮中清洗異常細胞，從而避免子宮擴刮術甚至子宮切除術，此外也避免結腸切除以及開胸手術。

很多次，醫生減少了處方藥，因為患者已

經康復得更快了。患者用於慢性疼痛如頭痛、背痛或卵巢疼痛的止痛藥也大大減少。

4. 療癒師和醫生一起工作，可以為每位患者提供更具體的個人訊息，包含採用哪種治療方式或服用哪些藥物，以及開始和停止特定藥物的確切時間。療癒師還可以提供在療癒過程中減少藥量以及何時減藥的訊息。從療癒師的角度來看，沒有特定的草藥、治療法或藥物本身是壞的或不可取的，重要的是患者可以自由選擇對他們最有用和最合適的治療方法。正如我的指導靈黑元所說，「在精確時間，使用精確用量的精確物質，對療癒來說就像煉金術中可轉化的物質一樣地神奇。」

療癒師可以讀取任何特定的草藥、順勢療法藥物或藥品對患者身體產生的影響，並可以觀察順勢療法藥物對患者能量場的影響，因為這種藥物對能量場既有即時影響，又有長期影響。如果是不正確的順勢藥物，則不會產生任何效果；如果效力不夠，亦將無法滲透到能量場並發揮足夠效力。較高效力的順勢藥物效力能到達能量場的較高層面，但可能不會立即影響能量場的較低層面。對順勢療法醫師來說，這些訊息非常有用，不僅可以幫他們選擇正確的療方，還可以選擇希望在患者能量體的哪些部位產生最大的效果。

我發現即使在腺體被切除以後，療癒也會減少身體所需的藥物量。在使用不同藥物的各種人身上，我見證了多次這樣的情況，那都是雙手療癒的必然結果。

透過療癒減少患者所需的藥物量是一個循序漸進的過程。通常，在開始時指導靈會建議患者繼續服用藥物；經過一段時間的療癒，可能是幾周以後，指導靈建議將藥物減少四分之一；再過幾周或幾個月後，還需要再減少一次。

舉個例子，我曾療癒過一位二十五歲左右的年輕女性。她出生後不久就患有多種身體疾病，經歷了太多的疾病和太多的外科手術。她恢復得很慢，但還是穩步地重獲了健康和能量。經過大約六個月的療癒，她到了一個停滯期，療癒的效果似乎不太明顯了。我使用聽覺超感知請求特定的靈性指導，瞭解她為何停止康復，我聽到以下的話：「告訴她減少三分之一的甲狀腺藥物。」當時，我完全沒有意識到她正在服用這些藥物，以一種略微尷尬的方式詢問了她服藥的情況，她確認了正在服藥。在接下來的幾周內，經醫生同意，她根據指導靈建議減少了藥物用量，並開始恢復健康。五個月後，需要再次減少藥量。此後不久，她對自己的健康狀況感到滿意，結束了治療，並決定去上大學。

5. 療癒師可以幫助患者選擇治療方式。例如，在珍妮佛第一次到我的辦公室之前，我收到訊息說她應該選擇持續三個月使用兩種藥物的化療，而不是選擇持續兩個月使用三種藥物的化療。我從未見過珍妮佛，也不知道她為什麼要來接受我的治療。當她講述症狀時，她說就在一周之前，腫瘤科醫生給了她兩個不同的癌症化療方案。一種是使用三種藥物，持續兩個月；而另一種是使用兩種藥物，持續三個月。她來找我幫她做出決定。不用說，我已經有了答案。

6. 療癒師可以減少許多強效治療的副作用，這不僅僅是因為需要的治療較少了，而且因為雙手療癒減少了治療期間的副作用，還可以減少或消除化療和放療引起的身體長期惡化。化療會

污染肝臟並削弱身體的自然免疫系統，而雙手療癒可以增強肝功能。放療會像打破玻璃一樣地破壞第一層能量場，雙手療癒則可以修復能量場。

很多時候，接受放療的身體部位在十到二十年後會出現功能障礙。一名患者十年前為了治療霍奇金病❹，在臂叢神經（手臂神經從脊柱出來的區域）處接受了非常強烈的放療。十年後由於神經退化，喪失了大部分手臂功能。

我們在對另一位患者的療癒中發現，在放療後儘快進行療癒，能夠持續移除能量場碎片並在每次療癒時重建能量場。該患者受放療引起的副作用就很小。

另一位患者在我們見面的十年前，接受了脊柱手術。當她來做療癒時仍然大部分時間臥床不起。她只能夠自己走到廁所然後回到床上。我看到紅色的「染料」仍然附著在脊椎上。很顯然，是一些檢查脊椎時的醫療設備使用了這種染料。透過療癒去除紅色染料之後，她變得更加強壯，恢復了行走。

手術後的療癒能有效地減輕疼痛，並修復可能產生長期副作用的隱患。有一位叫伊麗莎白的患者在剖腹產一年以後，右側卵巢及腹部仍然疼痛。我能看到她能量場第一層的能量線纏結在一起，阻擋了通向那一身體區域的正常能量流動。在一次療癒中，我解開、調整並且重建了她能量場第一層的能量線。她的疼痛立即消失了，兩年後也沒有復發。如果能量場持續扭曲，缺乏能量流動會最終導致這個部位虛

弱，還可能會感染。

在理查德W的案例中（參見附錄A中的療癒記錄），開胸手術在胸部留下了垂直瘢痕，干擾了心臟和胸部的能量流動。修復這一瘢痕可確保此一部位更長久地保持健康。

7. 有關強效治療方式所導致長期副作用的訊息，將改變人們對這些治療方式的使用規程。

當我們瞭解了許多強效治療對能量場和肉體的長期副作用，就不會像現在如此輕易使用這些治療方式。前面的一則案例中，紅色染料於治療後在脊柱中停留了十年之久。我看到過治療肝炎的藥物，數年以後仍存在於肝臟中。對於一些比較敏感的人來說，許多藥物的使用劑量都過大了。如果能獲取關於個體用藥更具體的劑量訊息，就能因人而異地確定劑量。

在某些情況下，經過療癒以後可以大大減少所需的藥物量。例如，我曾與另一位療癒師合作，幫助一名接受肝臟移植手術的年輕女性。我們在手術前為她的能量場做了準備工作。手術後，我們重建所有因切除舊肝臟而斷裂的能量線，將她的能量體連接到新的肝臟。我們發現新肝臟實際上比原來的肝臟大。我們試圖提醒醫院工作人員，她需要減少防止新肝臟排斥的藥物。不幸的是，沒人聽我們的建議。當開始有副作用時，醫院最終減少了藥量。她現在已經完全康復了。

8. 通過超感知，發現了以前從未使用過的全新治療方式。當然，這些治療方式都必須接受進一步的研究和測試。有些方式已經超出了當今技術的可能性。例如，我曾經收到一些訊息，是

---

❹霍奇金病（Hodgkin's disease）：即霍奇金淋巴瘤，是一種淋巴細胞的癌變，症狀包含發燒、夜間盜汗以及體重減輕，常見頸部、上臂以及鼠蹊部淋巴結無痛腫大，患者同時也可能會感到疲憊或搔癢。

直接將某種物質滴入到白血病兒童的脾臟，但這種技術目前還不存在。我收到的訊息還描述了一種能夠過濾愛滋病患者血液的機器。不幸的是，這些機器在撰寫本書時還不存在。將來會出現一些機器，將特定頻率發送到體內以溶解疤痕組織。這台機器發出的其他頻率，還將爆破癌細胞且不影響正常細胞，因為正常細胞壁和癌細胞壁結構之間有所差異。

由於疾病構成向來是先在氣場中出現，然後才是肉體，我們將開發出新的治療方式和設備，能夠在疾病沉澱到肉體之前，治癒能量體的疾病。這將預防很多肉體疾病。

9. 我們也對我們生活的物質環境，以及那是如何影響我們的能量場和健康更有意識。在用超感知讀取肉體系統的功能時，我遇到最有趣的地方之一，是大腦所需的高度敏感化學平衡。由於我們所受到的污染，大腦中的許多敏感化學平衡受到了很大影響。我確信，大腦生理學家都瞭解的諸多不同種類的細胞，會在大腦中產生各種化學物質，不僅可以調節細胞彼此和大腦各區域，還能調節整個身體的功能。然而環境污染會破壞這些化學平衡，例如食品添加劑、來自高壓線電場中的極低頻輻射和空氣污染。在很長一段時間內，內部污染的緩慢積累增加了這些不平衡，並導致大量身體上的健康問題。這種訊息可以通過超感知收集，希望有一天能夠在實驗室進行測試從而獲得證實。

污染也會降低食物中的生命能量。由於土壤的化學毒性，植物本身不再生長保持人體健康的、足夠高頻的食物。然而攝入食物的頻率必須在器官生命脈動的範圍內，否則會使器官脈動下降，最終使器官不健康。我們發現許多美國人會服用維生素和礦物質，因為我們的食物中沒有充滿生命力。我們的物質身體可以通過食用健康、未污染的食物來維持與地球脈動同步。這是有機食品如此重要的原因之一。

請記住，整個地球都有自己的生命脈動。其中之一是地球磁場的脈動，每秒振動八次（八赫茲）。由於肉體是在此一磁脈衝環境中進化出來的，因此這個頻率對我們非常有益。未被污染的土壤帶有健康的地球脈動。我們吃的天然食物是健康的，因為它與地球脈動同步。健康的胡蘿蔔生長在與地球同步的土壤中，而現在我們吃的胡蘿蔔生長在有毒和污染的土壤中，因此這種胡蘿蔔不會攜帶與健康胡蘿蔔相同的頻率進入體內。很多時候，這種胡蘿蔔對我們來說是毒藥，最好是不吃。我們非常需要健康食品工業，可為我們提供身體所需支持生命力的食物，並在我們與產生人類肉體的地球生命力之間建立平衡。

隨著療癒師和醫生更多的合作，我們將建立溝通的橋樑。我們將學習如何把來自療癒師的超感知訊息與來自醫生的經驗以及先進技術測試結果相結合。我相信療癒師和醫生將成為一個出色的團隊。最終，醫生將開發他們的超感知，而療癒師將幫助實驗室開發儀器，以驗證和量化療癒師收集的訊息。有一天，我們將擁有靈敏的儀器，可以對人體的能量系統進行全國性篩查，從而防止能量場的不平衡發展成肉體疾病。

第 **3** 篇

療癒的個人經歷

「樹葉的生與死只不過是星辰間更大循環的一部分。」

泰戈爾 ❶

---

❶語出自羅賓德拉納特‧泰戈爾（Rabindranath Tagore，一八六一年至一九四一年）的詩集《飛鳥集》。

【導言】
開始關愛自己

　　當我開始規律性地接個案時，我清晰地意識到，所有患者都需要改變照顧自己的方式。這意味著，他們都需要在自我關愛的各個不同方面承擔起更多的責任；他們需要重新規劃生命，將自己和健康放在首位。實際上這需要他們做出很大的努力，因為他們向來將其他事排在第一位。

　　舉例來說，女性癌症患者往往優先滿足他人需求，如丈夫和孩子。她們當中有很多人，承受著來自家人的巨大壓力，要趕回家並照顧好每一個家庭成員。而這些壓力常常是間接的、無形的，因此患者更難看清並直接處理。家庭成員會說，「我們只希望回到我們正常的生活。」

　　有心臟問題及疲勞過度的人常以工作為重。很多這類的人需要學會相信別人並下放權限。他們的療癒過程包括詢問自己：「為什麼要掌控一切」。他們通常會發現，不掌控就沒有安全感。他們依靠強大的意志、而非依靠心去生活。

　　為了保持身體足夠健康，你必須全息式地——也就是在所有方面、所有層面上照顧你自己。療癒過程需要做出極大的改變。不是簡單地讓療癒師進行一些修復，然後生活就「回歸正常」了；而是，心懷期待進入一個全新的領域，以全新的方式去關愛自己，帶著全新的生活重心，以全新的方式去處理和愛人、孩子、朋友等的親密關係。他們不會都像你希望的那樣能夠輕易接受，可能需要克服困難、衝破阻礙。但是從長遠來看，最終對每個人都更好。你需要做的是堅持自己的真相。

　　你可能會說，「聽起來很荒謬。我正在生病，怎麼能做到這些？我現在需要休息。」

　　我的答案是，這正是你選擇做這件事的時間點。事實上，你擁有做出改變所需的一切。隨著我們逐項檢查自我關愛級別，以及相應的注意事項，你就能自己做到或者找人幫你做到。當然，關愛方案的細節，取決於你生病的不適程度。記住，這是你重大轉變的時機，是重新規劃生活、審視生活及其深層意義的時刻。你現在擁有去做這一切的個人時間。

　　如何利用此部分時間完全因人而異。你可能只是需要在幾周的充足睡眠中和自己建立深層次的連接，睡眠給予你可能無法從其他方式獲取的時間。你可以開始嘗試尋求幫助。或許你從來沒有給予自己這樣的機會。你肯定需要花一些時間去更新你的價值體系，價值體系的變化會全息式地擴散到你生活的方方面面，並在未來幾年間持續引發變化。

　　當你開始做出轉變時，最好要對你未來的個人體驗有個大概圖景。為幫助你認知路徑，我將從兩個不同框架出發，來介紹療癒過程的路徑。第一個框架，是療癒過程的七個階段；第二個框架，是從療癒的七個層面出發去看待療癒過程，而每一個層面都與人類體驗的某一層氣場相對應。

7
療癒過程的七個階段

我觀察到人們的療癒過程並非一帆風順，甚至並非曲線上升直至健康。大多數時候，人們會經歷一個快速的內在改善；然後，患者會看似開始倒退。在這一刻，患者常常對治療產生懷疑；很多時候，他們以為自己比治療前還差。然而他們的能量場則清晰地表明，他們實際上已經大大好轉：能量場的失衡狀況大為改善，器官運轉更加良好。雖然患者的能量場更平衡了，但他們對失衡的體驗也更敏感了；有時，疼痛會更嚴重。事實上，他們只是更難以忍受以前作為「常態」的失衡狀況。總體來說，他們更加健康了。

我還觀察到，人們在療癒過程中會經歷獨特的階段。這些階段屬常規的人類轉化蛻變過程。除了肉體，療癒還需要心智、情緒、精神（靈性）方面的改變。每個人都需要重新評估自己和個人療癒過程中所涉及事項之間的關係，並將其納入新的背景。

首先，人們必須承認問題的存在，並允許自己體驗這個問題。他們需要走出對情況的否認。我注意到，每當有人經歷「情況越來越差」，其實正是在走出否認、開始意識到問題的另一方面。很多時候，患者認為自己是因為情況更糟而憤怒，實際是因為還有更多問題要處理而憤怒。

大部分患者會想找捷徑，想取巧。很多人會說：「這個問題我已經做得夠多了」或者「哦，

不，不要再來一遍。」最終，如果一個人想更深入，他會有意願進入下一輪，比如他會說：「好的，讓我們開始吧。」

療癒像治療法一樣，是一個循環過程，帶領你進入螺旋式學習過程。隨著你更深入真實和明晰的真我本質，每一次循環都需要更多的自我接納和改變。我們每個人能走多遠、多深，完全是自己的自由選擇。每個人如何去經歷這一螺旋之旅，以及使用何種路徑「地圖」，也完全是自由意志的選擇。誠然，每條路都各不相同。

所有的疾病都需要患者的內在轉變來協助療癒，且所有的轉變都需要放手、臣服、或患者某部分的死亡，無論是一種習慣、一份工作、一種生活方式、一個信仰體系或肉體器官的死亡。因此，你作為患者／自我療癒師，需要經歷伊莉莎白‧庫伯勒‧羅絲（Elisabeth Kübler-Ross）醫生在她的著作《論死亡和臨終》（*On Death and Dying*，一九六九年）中描述的死亡和瀕死的五個階段，即否認、憤怒、討價還價、抑鬱和接受。你還將經歷兩個階段：**重生**和**創造新生**。這些是療癒過程的自然組成部分。最重要的是接受患者當前所處的階段，並且儘量不要試圖將其「拖離」該階段。是的，療癒師需要引導患者走出，因為其中可能涉及肉體危險，但引導必須溫和。

為了描述貫穿療癒七個階段的個人體驗，我選擇了在雙手療癒之外還需要做手術的兩則案例。這些案例提供了療癒各方面的更廣泛視角。當然，只運用雙手療癒和「自然」療癒法的患者，同樣會經歷相同的階段。

第一個患者貝蒂 B，約一百六十五公分高，深棕色的卷髮中夾雜著絲絲灰髮，個性十分討喜。她是名專業護士，同時也是一名認真的療癒學員。她今年六十七歲，已婚，有兩個孩子。丈夫傑克是一名退休的安全工程師，他們一家住在美國華盛頓特區。貝蒂曾經有左腿疼痛、虛弱和刺痛的症狀，最終於一九五四年導致腰部以下癱瘓，並因此切除了兩片腰椎間盤。在為時八個月的個人療癒，包括水療、物理治療和大量祈禱以後，出乎外科醫生的意料，她可以重新行走了。一九七六年，她又進行了一次背部手術，手術中又切除了一片椎間盤以及相關疤痕組織和骨骼碎片。她去了一家疼痛與術後恢復診所進行康復治療。一九八六年，左手出現新的刺痛與虛弱症狀，同時頸部也開始疼痛。一九八七年，她又做了一次手術，這次是頸部。我在貝蒂手術後幾個月與她有過面談。

第二個患者，凱倫 A，是一位高個子棕髮美女，約四十五歲左右，已婚，有兩個繼子，沒有自己的孩子。她是一位經驗豐富的心理治療師，她丈夫也同樣是治療師。在我寫這本書的時候，他們住在美國科羅拉多州。

凱倫病發時，他們正住在華盛頓特區。她的身體症狀早在青春期就開始出現，她多年經受盆腔下半部慢性疼痛的困擾，後來被確診為右卵巢子宮平滑肌瘤和子宮內膜異位。後來發生感染，疼痛越來越嚴重，她決定摘除子宮。她的療癒經歷最終帶領她進入一段非常深刻的、自我發掘的螺旋式內在成長之旅。

我們將逐一介紹每個階段，以挖掘和探索每一個階段的基本要素。

療癒第一階段：否認

每個人都有需要「否認」的時候。我們都努力或假裝自己免受於更苦難的生命體驗中。我們用「否認」維持這一偽裝，因為我們害怕。我們認為自己無法處理某些狀況，或者說，我們只是不想處理。

如果你生了病，你不但會在病症初期或接下來的對抗階段、也會在後來階段中，時不時地使用否認或至少是部分否認。否認是一種臨時性防衛，給自己一些時間做準備，好接受隨後將發生的一切。特別是如果你需要接受激烈的治療，你很可能只願意在某段時間內討論你的處境，然後需要轉換話題到更愉悅的事、甚至是幻想。這沒有問題，非常正常。有些事你害怕還沒有準備好去面對；時間到了，你會準備好的。給自己充分的時間。

你將能從容、直接地和一些家人、朋友、醫療保健人員談論你的病情，但無法與其他的人談論；其實，你也不需要（與所有人談論）。這與你對每個人的信任度有關，在這一點上，尊重自己非常重要。這還與對方如何看待疾病、他們自己的身體以及你的病症有很大關係。你可能只是對他們的狀態做出反應。（照顧患者時，醫療保健人員很有必要檢查自身對病症的反應，這些反應將會體現在患者的行為中，並極大地影響患者的康復或損傷。）

記住，否認是完全正常的行為。當你發現自己在否認時，不要批判自己。我們都會否認，不僅僅是面對疾病，在生活中的方方面面我們都會

這麼做。否認使我們看不到尚未準備好去面對或去感受的東西；否認是一種防衛體系，避免我們發瘋。如果防衛體系感到能處理那個狀況，你就不需要否認；所以一旦準備好處理，你就會從否認狀態中走出來。

長時間的否認很消耗人，但依然需要溫和善意地處理。你需要自愛和他人的關愛，以渡過這一階段。所以，重要的是讓你愛的和信任的人陪伴你周圍。在你覺得合適的任何時候，打開心門接受他們的愛，並與他們分享。

貝蒂的否認，是無視來自肉體和平衡系統的訊息：

我記得我的肩膀、手臂直到手肘都在疼，但我想「哦，我只是老了，或許得了關節炎。不用在意，會沒事的。」我的左手在繪畫時會活動困難。

手臂的問題時不時發生，大概持續了有四年。在我去看醫生做手術前的一年半，我的手和手臂明顯衰弱無力。有生以來第一次，我需要丈夫幫我打開罐子。我再次否認，告訴自己：「你只是有手部關節炎，就這樣，不要為此擔心。」

我仍能無視手臂無力的問題，因為這情況時隱時現。當我買完東西要拿購物袋時，卻發現自己無法用力，我非常非常恐慌。但是我不允許自己停留在這種恐慌感中太久。接下來，我一般會換右手拿東西，並將袋子裝得輕一點。

儘管如此，我真的認為否認是必要的，那可以讓病症到達一個「可治療」狀態。至少，對我來說是這樣的。我不認為當時就能治療，不覺得有那麼嚴重。如果我更早知道，我會嚇壞的。比起看醫生，否認要容易得多，因為我身為護士，一向認為在見醫生之前，我應該就要清楚自己怎麼了，而不是無知地去問醫生：「你是醫生，告訴我，我怎麼了？」我認為自己應該先知道答案。

身為護士，我們往往被教導：很多病是當事人自己在瞎想。我想我恐懼的是，因為我只是護士、而醫生才是「上帝」，他會告訴我，一切都是我在瞎想，我根本沒事。但那是很難克服的。

現在，當我講這一切的時候，我開始意識到，當初我獨自處理、而非不得已向醫生求助，這對我來說是多麼重要。我認為這一連串經歷使我感到無能為力，從而能與他人合作。

我詢問貝蒂她所說的「無能為力」具體指什麼。她解釋道，意思是她需要學習臣服並感到安全。這一點在稍後介紹她的各個階段時會更加清楚。

凱倫的否認方式，同樣是無視平衡系統的疼痛訊息。她作為專業的心理治療師，花了大量時間面對疼痛引起的心理和精神問題。不幸的是，最終發現這也不過是一種形式的否認。她需要在身體層面處理問題。

她說：

我認為，直到決定手術前，我仍在否認。我的難受程度比我允許自己知道的還要高，我不斷給自己洗腦，只要我再搞定一個問題，我就會沒事，我可以自己療癒。這種否認形式就是，讓我試圖透過治療解決問題。

每個人的否認之下，都是恐懼。對因病而產生、因病而要面對和度過之一切的恐懼。

凱倫擔心她不能治癒自己。她害怕在醫院的經歷，害怕手術中和手術後肉體的無助。她還害怕可能在手術中死去，即使她的手術萬無一失。由於這些恐懼，她對治療逃避了很長時間。

貝蒂的恐懼也類似：

我害怕做手術，因為我無法自然恢復而必須手術，就不得不依賴他人。我還恐懼雙手會失去創造力，不能繪畫。繪畫已成為一種能撫慰我的、美好的創造性體驗，對我來說，不能繪畫比不能走路更恐怖。

很多時候，我們會有一些莫名的恐懼，但感受又如此真實強烈。無論是否像很多療癒師那樣，將此類恐懼定義為非理性的或者源於「前世體驗」，這些恐懼都需要被認知並妥善處理。

貝蒂回憶到：

我害怕如果我的脖子出現問題，我將會被砍頭。這個想法嚇壞了我。我不知道這想法從哪來，但我確確實實被嚇到了。

我認為否認、憤怒、討價還價、接受，這些階段存在兩輪循環。一次是在被確診前，另一次是醫生告訴我需要去見神經外科醫生以後。事實上，當醫生告訴我要幫我預約一位神經外科醫生時，我的第一反應是，「不，不要！」

我記得我丈夫問我，「你為什麼害怕手術？」我記得我說，「我不知道為什麼。」我其實已經有過兩次脊柱手術了，但就好像這次會是生死一線般。這一次會很恐怖，因為內心認為，這次會要了我的命。

我將看（神經外科）醫生的時間延期、延期、再延期，其實是因為恐懼。我現在還記得

第一次就診的那天早上，我又有了被砍頭的恐懼。

我記得去見神經外科醫生的那天早上，我起床後哭得稀裡嘩啦，和傑克說，「我不想去。讓我們忘掉這一切吧。我承受不了這些。為什麼我要遇到這些事？」我嚇壞了，哭了二十五分鐘後才去見神經外科醫生。

在貝蒂的療癒過程中，她能把這些恐懼和她的丈夫、朋友分享。對於她來講，無論恐懼是否現實，能夠在他人面前感受這些恐懼很重要。正是因為透過分享，恐懼得以轉化。當她這麼做時，恐懼變為憤怒，她由此進入了療癒的第二階段。

療癒第二階段：憤怒

當你的療癒過程進展到某個時間點，此時你無法再維持療癒的第一階段：否認。你將很有可能開始感到憤怒、怒火、妒忌和怨恨。你會說，「為什麼是我？為什麼不是那個酗酒家暴的路人甲？」由於這種憤怒會全方位發散，你很可能毫無緣由地發火，朋友、家人、療癒師、醫生……，誰都無法倖免於難，他們彷彿都做錯了事。當你的家人感受到你的憤怒，他們可能會悲傷、流淚、愧疚或者感到恥辱，甚至可能會避免以後和你接觸，這有可能加劇你的不適和憤怒。要有耐心，這只是一個階段。

你的憤怒很容易理解，因為必須中斷生活，留下很多未完事宜。或者別人能做的事你不能做，又或者你要把辛苦掙來的錢用來療癒，而不是用於期待已久的度假和旅遊。

任何經歷療癒過程的人，都會產生一些憤怒，每個人又都不同。對於有些人，憤怒起來就

像貝蒂的情緒大爆炸一樣，尤其是那些以前不允許自己失態生氣的人。當貝蒂到達療癒的第二階段，她的憤怒爆發，直沖雲霄。

我記得我當時非常憤怒。我對上帝非常憤怒，因為我想著：「上帝讓我遭受了腿部癱瘓等等一切的一切，我的腿仍然恢復不了正常。」然後我想，「你不能拿走了我的腿，還要拿走我的手臂，因為我的手臂連接著靈性和創造力。」

另一方面，憤怒對於凱倫來講只是另一種情緒存在。

憤怒只是我感受到的各種情緒之一。隨著我感覺不適的程度，我的憤怒時有時無，但不覺得這是一個明顯的階段。在不同階段我有各種各樣的情緒，比如憤怒，我憤怒著某些本該療癒我的人卻沒有使我痊癒。我會在憤怒、然後嘗試與上帝做交易之間徘徊。

因此凱倫在第二階段憤怒和第三階段討價還價之間往復。

做好準備去認知，其實你比你自己認為的更喜歡討價還價！每個人都是如此。

療癒第三階段：討價還價

因為憤怒並不能帶來你所想要的，你很可能不自覺地嘗試討價還價，變得聽話一點、做些好事來換取你想要的。大部分討價還價是與上帝之間的，並且是秘密的，或是帶有偽裝的，比如是為了上帝或特定原因奉獻一生。在這背後，通常隱藏著無聲的罪惡感。你可能為沒有多參加宗教活動而負疚，也可能希望你當初本應該吃「正確」食物、做「正確」運動、以「正確」方式生活。此處重要的是，發覺和釋放掉罪惡感，因為那只會帶來更多討價還價並最終導致抑鬱。找到所有你認為「本應該」做的事，想像它們消融在白光中；或者將它們轉交給你的守護天使或上帝／神。當結束療癒的七個階段後，你可能會對生活做出改變，但不是像現在是出於恐懼而承諾改變。

貝蒂討價還價的方式，是指望外科醫生以外的其他人解決她的問題。

我設法讓丈夫處理，我希望他安慰我說：「這一切都會好的。」我可能沒有意識到自己在討價還價，但我知道對自己說，「如果多多冥想、泡澡、按摩自己，然後持續用白光治療，這一切都會好起來的，不需要做手術。」我希望多投入冥想能使我從病痛中脫身。

我在這兩種想法中搖擺：要嘛接受現實必要的手術，要嘛又希冀有人用金光神奇地治癒我的脊柱，然後一切都會迎刃而解。我尋求療癒，但又沒有預約任何療程。我記得安（一位曾提出要幫助貝蒂的療癒學員）提出她要來我家，我找了無數她不應該來的理由。我不信任她，我不信任任何人，其實是因為我不信任自己。

而凱倫的討價還價，則是直接和上帝談判：

我的討價還價呈現出內在小孩的形式，「看，上帝，如果你讓我好起來，只要你讓我順利渡過這一關，我願意做任何事。或者，如果我能活著度過這一劫（事實上這是毫無疑問的），我鄭重承諾，我願意用生命去療癒這個星球，無論需要我做什麼。」我越討價還價，事後我越抑鬱。

療癒第四階段：抑鬱

抑鬱指的是我們能量變低、並不再對事情能如願以償抱有希望的狀態。我們假裝不在意，但事實上非常在意。我們很悲傷，但不想表現出來。我們進入一種陰鬱的狀態，且不想和別人接觸。抑鬱意味著壓制我們的情緒感受。

從人體能量場的角度來看，抑鬱代表壓制了自身生命場的能量流，其中一些能量流對應著情緒感受。因此，當我們談到抑鬱，通常會想到情緒壓抑。

造成抑鬱的原因有三個。一個是上述討價還價引起的否認，是試圖用逃避與否認現狀來療癒自己，而不是真正尋找治療方案。

第二個原因，是壓抑失落感。所有疾病都需要放手，無論是告別一種生活方式、失去肉體的一部分或是拋棄某種壞習慣。如果你阻止自己感受這種失落感，你就會壓抑；如果你允許自己感受這種失去、為之哀傷，壓抑就會轉化。你將進入哀傷，一個完全不同的狀態。哀傷是一種開放的流動、一種失落感，而非情緒壓抑。無論你失去了什麼，你都需要為之哀傷。在療癒過程的不同時刻，你都可能會經歷哀傷。無論何時浮現出失落感，請與這種感受同在，那會引導你到達下一個階段：接受。

抑鬱的第三個誘因是激烈的侵入性治療，比如化療、麻醉和手術，這些會影響身體化學平衡，並導致抑鬱。當身體重新回到機體平衡時，抑鬱將消失。從人體能量場的角度看來，激烈的治療以及藥物會阻止、降低或阻塞能量場中的正常能量流動，你會因此抑鬱。藥效消失後，能量恢復流動，抑鬱也隨之消失。雙手療癒可以將能量場恢復正常所需的時間縮短一半，患者可以早些從手術後的抑鬱中走出來。

貝蒂的抑鬱呈現出自我拒絕的形式。她孤立自己，痛哭不止。

我感覺自己很壞。如果我當初更努力地療癒，認真做功課，如果我虔誠信奉上帝，我就可以治癒自己了。就好像我需要完全放手，首先治癒自己的無能為力感，才能接受別人來治療我。我到底怎麼了？我永遠成為不了一名療癒師。這個想法對我來講非常、非常恐怖，因為內心深處，我真的相信自己註定要成為療癒師，我現在仍然堅信。但是當初在接受療癒的那個階段非常恐怖，我甚至覺得我不再是好妻子。

所有負面事情都冒出來的時候，真的很糟糕，你好像又回到很久、很久以前所知的舊上帝／舊神面前——你因為不夠好而受懲罰。

當時，有很多事需要放手。一些裡裡外外的家事，我想做但力不從心；我無法集中精力做療癒課程的家庭作業；我們計劃出遊，但無法成行，因為我實在太疼了。任何一件事，我都要強迫自己才能做到。早上，我需要強迫自己下床。在床上很不舒服，但起床後更不舒服。我真不知道該怎麼辦，我不信任自己，我不信任任何其他人。我不得不理療一陣子，希望藉此好轉，但那反而使我更糟。所以我不得不承認，在手術之前這些都沒有用。我內心有一部分希望它有用，但另一部分又覺得不會有用。

還有一件事，芭芭拉。那個時候，我情不自禁為會失去繪畫能力而悲傷。對我來說，那真的、真的非常痛苦，因為繪畫對於我來說，一直是一種療癒，那幫我渡過困難，同時還感受創造力、感受靈性。但那時我不能畫畫了，

因為我看不見，這是又一項損失，巨大的損失。手術後我變得十分抑鬱，當時我不能做任何自我療癒，我只能強迫自己聽一些錄音帶。

凱倫的抑鬱症狀同樣充滿了自我評判和自我拒絕。

在自我拒絕當中，我徹底陷入僵局。我感到對自己的療癒徹底失敗了。我不知道我是否應該放棄療癒自己，去找醫生，我因此徹底混亂了。

最終，有一天早上醒來時，因為腹部右側的強烈疼痛，我有一種「再也受不了」的感覺。我不知道是心理上還是生理上的受不了，也不知道該去看哪個醫生。我約不到婦科醫生，而我已經在崩潰的邊緣，所以給你打了電話。當黑元透過你和我溝通時，他提到了我的自我評判。我甚至不知道自己始終處在自我評判當中。對於我來說，那是個轉折點。從那時，我對手術的看法改變了很多，我開始將手術看作是放掉自我評判、滿足自身需求的一件事。而這成為了我當時的主題。在我和你交流後，有些東西消失了，我打電話並迅速預約到了醫生。我決定動手術，從那一刻，一切都自然流動起來了。

在凱倫放下自我拒絕並決定做手術的那一刻，她的抑鬱消失了，她進入了「接受」階段。

療癒第五階段：接受

當你有足夠的時間、能量、專注力走過前四個階段後，你會進入對自己的現狀既不抑鬱也不憤怒的狀態。你能夠將過往的情緒、對健康的羨慕、對於不必面對疾病的人們的憤怒描述出來。

你將為疾病引起的失去而哀傷。你可能希望一個人待著，或在安靜無聲中交流，因為你在為改變做準備。這是一個加深自我瞭解的好時機，進入自己的內心，重新認識自己。你開始質疑以前你所賴以生存、卻又導致了疾病的價值觀，開始感受自己最真實的需求，並以不曾有過的方式去尋求滋養。你會被新朋友吸引，也可能會疏遠舊友，因為那些人可能不再參與你下一階段的生活。你可能會做一些必要的生活改變以配合療癒。這個過程在加速。你感到巨大的紓解，即使要完成療癒還有很多事情要做。

當凱倫到達了接受階段，事情發生了翻天覆地的變化。所有的事都在滿足她需求的範圍內進行。由於「接受」了，她能專注於自身需求，從而更到地掌控自己的生活。她學會了如何去請求她需要的：

說出真相、我自身所需要的真相——是這一點解放了我。只有需求，沒有評判。在我開始講出更多需求的時候，它們就得到了回應。太棒了！

貝蒂則恰恰相反。相對於更多控制，「接受」對她來說則是臣服，臣服於過去所恐懼的事物。隨著療癒的進展，那曾是虛弱表現的無能為力感，如今則成了力量的象徵。臣服需要極大的信念和力量。她曾認為的陷入無助與索求，其實是臣服於愛、臣服於自身內在及周圍更高的力量。對於她來說，接受是分階段的。第一階段出現在手術前。

她回憶道：

我內心深刻感受到做手術對我至關重要，我需要走過這段經歷。第一，學會和其他醫務

人員合作，事實上，是和任何人合作。我要學會不這麼孤立，我需要改變「一切全靠自己」的觀念。

接納不是一蹴而就，而是逐步地、一點一點地出現的。就像是說，「是的貝蒂，你必須做手術。這是你的必經之路，你得去做。」然後是真正走進醫院。我幾乎在所有階段都反反覆覆。我又出現了一些否認情緒。我覺得憤怒，除了一名護士，我不喜歡醫院的任何人，他們似乎都忙得顧不上我。然而，感謝上帝我有支持我的朋友們。

貝蒂的臣服，有一大部分是要從朋友那兒尋求幫助，並允許自己接受。

療癒第六階段：重生──新光芒顯現

接受和療癒會帶來重生，以新的方式遇見自己。屆時，你會對所遇備感欣喜。在此階段，你需要足夠的安靜獨處，以便認識自己。一定要給自己時間獨處，甚至可以考慮參加靜默閉關，或者去釣幾天魚。你可能需要幾周甚至幾個月的私人時間。

在你恢復的過程中，你會發掘出未覺察的、埋葬已久的一部分自我，或者展露出你從未見過的、全新的自我一面。你內在會有大量**光的湧現**──看著它，欣賞它的美，感受它的芬芳，品嘗全新的自己並為之歡欣。你會發現從未顯現過的、新的內在資源。你也許一直感受過它的存在，但現在它們浮出水面。這真的是一次重生。

你以全新方式去體驗當下和過去生命中的一切。你將重新書寫你的個人歷史。你將意識到真的可以改變與過去事件的關係，療癒它們。這將會自然發生，因為你已改變了生活的立場，你已

經改變了體驗生命的方式。這就是真正療癒的含義。

對於貝蒂來說，重生始於謙遜：

當我第一次變得夠謙遜、能放下身段去尋求幫助時，傲慢就好像越來越少了。我開始接受自己需要與丈夫及朋友合作，並依賴他們，接受我無法獨自處理的事實。被愛和被照顧的感覺真好，感覺溫暖、舒適又安心。

我將自己的療癒歸功於醫生技藝高超的手術、我個人的自我療癒能力，以及幫助過我的靈性圈的朋友們。

我不再害怕無能為力。以前，無力感就像是一艘隨波逐流、沒有舵的船。所以我需要強大，我覺得需要獨立。我不相信更高的存在或力量能提供我所需要的，而是得要透過自己的意志做到。現在，知道我能信任其他人、不需要老是孤軍奮戰，這樣真的很好。對於信任自己和他人，我感覺更安全了。

事實上，我過去認為的無能為力其實是要我去臣服於內在和外在的更高力量。我知道，宇宙能量永遠都在，且能提供我的一切所需。我是它的一部分，它也是我的一部分。

在重生階段，凱倫也以新視角重審了過去的經歷。在討價還價階段初期，她願意為任何「必需」之事「獻出生命」，去療癒這個星球。當重生階段到來以後，她發現為「必需」之事「獻出生命」的想法，源自她內心的恐懼。就像是說：「上帝，你救了我的命，然後我放棄生命來拯救地球。」

在重生階段，她發現深刻的承諾是先療癒自己，然後才是療癒星球。事情本該如此，療癒始於家中，然後以全息方式貫穿地球上其他生命。

透過療癒自己，你就療癒了地球。這一承諾源於愛。凱倫感到，整個療癒經歷幫助她專注未來生活中想做且需要做的事：

手術的結果是，我更深入於那個承諾。我願意為此獻身於服務，但不是以負面的討價還價形式。最讓我興奮的是，我幫助療癒師找到了他們獨特的療癒模式。這就像是一個非常重要的階段，讓我去審視我到底是什麼樣的人，並對自己負起更深層次的責任。

療癒第七階段：創造新生活

當你重新健康起來，你生活的方方面面都會受到影響。很多你曾期待卻受阻礙的、或者看似無法實現的變化和機會都將向你敞開。你會更加忠於自己，更加接納自我。你將挖掘到更多內在的謙卑、信心、真相和自愛。這些內在變化會自動引發外在的改變，它們來自於創造性力量，並全息式地擴散覆蓋你的生活。你會吸引新的朋友；你可能會換工作，或者改變處理工作的方式；甚至可能會搬家。當療癒完成後，這些變化都是正常的。

貝蒂的生活發生了巨變。我寫這本書時，已經是她手術後兩年。術後第一年，她大部分時間用於療癒自己、調節自己，形成了新的生活態度。她的很多恐懼消失了。在療癒過程中，她找到了莫名害怕被砍頭的前世原因：她曾有一世在法國被送上了斷頭台。當然，這無法被證實，但敞開並允許相關情緒釋放，幫助她消融了大量恐懼。在內在調整的一年當中，她的個人生活開始逐漸充實起來。她與丈夫的關係變得更加親密，性生活更活躍。以六十七歲的熟齡，她說性生活前所未有的美滿！她的丈夫很開心。

手術後的第二年，即一九九〇年，貝蒂開啟了療癒事業。一開始患者很少，隨後慢慢增加。我在電話跟蹤訪問療癒的效果時，向她詢問了手術後的生活變化以及她的事業情況。

她告訴我：

我需要經歷並克服對死亡的恐懼，這都與上斷頭台的那一前世有關。現在，我從那種恐懼中走出來了。我獲得了力量，並且可以承受更多。當我準備好幫助別人，他們就開始出現。現在，患者們簡直一個個從天而降。每當我幫助了一個人，就會有兩個他的朋友前來尋求幫助。

我的藝術創造退居次要，因為沒時間。但畫作的性質變了，我的畫有了更多靈性。一切都進入了新面向。就好像他們清理了我的頸部，同時也清理了另一層（你叫它什麼來著？），我核心外面的殼。現在我完全處於另一面向。我的生活改變了，所有的事情都各歸其位。我覺得最棒的是，我開始知道，自己為什麼會在這裡——為了療癒自己以及療癒他人，幫助別人恢復健康。過去，我曾感受到各種各樣的限制，現在這些限制似乎都消失了，沒有任何界限。我想，現在輪到我來幫助他人意識到，他們是無限的。

凱倫的生活也以另一種方式改變了。她和丈夫決定結束華盛頓的治療事業，搬到科羅拉多州的山區。他們花了不少時間和結識了十五年的朋友們道別，賣掉房子，搬家。他們冬天在科羅拉多冥想、讀書，過著與以前東部的忙碌生涯全然不同的生活。在花了一年時間做了個人內在修整後，凱倫重新在科羅拉多州執業。

8
療癒過程的七個層次

如果我們仔細審查貝蒂和凱倫的七個療癒階段，就會發現有兩個要素是關鍵。為了從個人療癒過程中最大程度地獲益，此兩個要素是個人療癒之旅所必需的。

第一個要素，是將個人療癒過程重構為**個人的人生功課**。很多時候，我們對疾病的體驗會被幼兒時的觀念所感染，這個觀念是：「『生病』意味著我們哪裡『不對』。」重要的是，將病中的生活體驗與我們兒時的觀念分開，那是自兒時就薰染養成的對於疾病的負面觀點。如果我們將疾病主要看作是一種學習過程，那麼從中就可以學到很多東西。由於生病會使我們陷入過去的陳舊觀念之中，因此重要的是不斷提醒自己所渴望生活的新框架。

療癒過程就是我們「重新憶起」自己，或者再次與更深層的自我連接。「重新憶起」（remembering）指的正是把「成員」、亦即自我的一部分帶回來。這就像把全息底片的小塊重新組合，以獲得更清晰鮮明的圖像。

當我們經歷療癒過程的每一層面時，「過去」會誘惑我們重蹈覆轍，重拾舊評判、重回狹隘的舊視角。故此，療癒的大量功課正在於堅持選擇走入新框架，無論我們內心的陳舊聲音如何大呼「危險」。

第二個要素，是對自己一絲不苟的誠實，**尤其是誠實對待個人需求**。重要的是承認你確實有需求，且知道有需求是正常的，並覺察需求。這就需要尋找真實的需求。許多人對大部分自身需求並無覺察。在各個層面上尋找自身需求、滿足自身需求是至關重要的。我們需要耐心和自我探索，才能找到自己的真正需求。

療癒過程中，滿足我們每個層面的需求非常重要，因為未被滿足的需求與疾病的產生是直接相關的。還記得在第一章裡，我們談到了所有疾病的根本原因是「我們遺忘了真實的自我，並因循此遺忘而盲目生活」嗎？未聽從真實自我去生活，會直接導致真正需求得不到滿足。療癒過程的一部分，正是回溯曾經的步伐，去發現未被滿足的真正需求、承認這些需求，無論此過程多麼痛苦，同時從當下找到方法滿足需求。無論何時何地，只要是內在創造過程停止之處，就存在著未被滿足的需求和痛苦。發掘這些內在的心靈空間，可以帶來生命能量。實現我們存在核心煥發的、積極的創造性意願，就是療癒的全部意義。這將使包裹著我們內在核心的外殼溶解，使我們活在真實自我中。滿足當下的需求，會全息地療癒過去所有未能滿足的需求；這將我們帶到了基本需求——我們核心的創造性表達。

讓我們從一個非常實際的工作角度、即人體能量場及每一層所對應之需求的角度來看待這個

過程。在療癒時，我發現患者的每個需求都對應於人體能量場的某一層。如第二章所述，人體能量場關聯、並表達著人類的肉體、情感、心智和靈性層面。能量場的每一層都與某一層面的人類生活體驗相關。（有關每一層面的需求摘要，請參見圖8-1。）

請記住，能量場的第一層是關於肉體和肉體感官感覺機能，我們在其上的需求是享受健康的肉體，以及所有美妙的感官感受。第二層是關於個體與自身的情感關係，需求是愛自己，接受本來的自我。第三層是關於我們的心智活動和清晰感，需求是擁有運轉良好、敏捷與清晰的頭腦。第四層是關於人際情感生活、「我一你」的聯繫，需求是在如朋友、家人、同事和愛人等各種關係中愛和被愛。

第四層是關於與人類的心和愛，這一層被認為是物質世界和靈性世界的橋樑，其中物質世界由人體能量場前三層的肉體功能來表達，而靈性世界則由較高三層的靈性功能來表達。

第五層是關於創作過程中語言的力量，是物質層所有形式的模板。在這一層，所講的語言會創造出物質世界中的形式。如果你表達真實，就會在生活中創造出真相和清晰；如果你表達不真實，就會在生活中創造出扭曲。因此第五層面的需求，是真實表達，並生活在我們的真實真相中。

第六層是關於靈性的感受，例如你在宗教儀式裡、聽到鼓舞人心的音樂、欣賞日落、靜坐山上、冥想或凝視愛人雙眸時，所體驗到的狂喜。第六層的需求，是能帶來靈性體驗的靈性滋養。

第七層是關於神聖心智。當意識提升到這個水平，且此層是清晰、強大而健康時，你就會知曉萬事萬物之神聖完美。你理解生命拼圖中的所

圖8-1　能量場每層對應的需求

第一層	單純的肉體舒適、愉悅和健康。 我們需要許多美妙的物質感官感受。
第二層	自我接納以及自愛。 我們需要與自身建立愛和正面的關係。
第三層	用清晰、線性和理性方式瞭解情況。 我們需要理性的清晰感，並與直覺和諧運轉。
第四層	與家人和朋友有愛的互動。 需要在伴侶、家庭、孩子、朋友和同事等關係中給予和接收愛。
第五層	對準內在神聖意志，承諾講出並跟隨真相。 我們需要自己的個人真相。
第六層	神聖大愛和靈性狂喜。 我們需要對靈性和無條件的愛的個人體驗。
第七層	連接到神聖心智，並理解更大的宇宙模式。 我們需要體驗寧靜，並在自身的不完美中體驗到完美。

有碎片。你會體驗到寧靜。

第七層是你信念所在的層面，有些信念與神聖法則一致，而另一些則是扭曲的。你攜帶的負面信念是所有問題的根源；正是因為這些負面信念或「印象」，你在身體、情感、心智思想或靈性層面上創造出了疾病。

第七層的需求是知曉寧靜。對地球上完美生活模式的理解會帶來寧靜；而理解，來自基於真相的正面信念。

使用凱倫的流程作為指導框架，我們會發現，借由滿足兩個要素，也就是誠實地滿足自身需求，並將此過程看作是另一生命課程、甚至是一次人生冒險，我們的療癒就能成為個人轉化，以及個人的超越過程（transcendent process）。轉化過程，就是透過內省去覺察我們如何生活在

無意識中。

盡善盡美地對自己誠實，有時很困難。面對自己的缺點，從而發掘其背後的無意識、並選擇改變，實屬不易。但這麼做的回報是豐厚的。當我們覺察到自己的內在負面時，我們也會發掘出最初的正面創造力，這些創造力被扭曲爲負面。而這種負面，正是我們如今希望轉化的。因此，轉化爲我們帶來了禮物——我們最初、眞實、清晰和有愛的自我。

在我們完成一定程度的轉化蛻變之後，釋放出的最初創造力會自動提升我們進入超越體驗。然後，我們可以使用轉化過程和超越過程進行療癒。我們不僅療癒了身體，改變了生活，還躍升進入更高的個人靈性體驗。當我們超越世俗時，我們學會將更高的靈性價值融入實際生活的方方面面。我們將物質「靈性化」，將靈性帶入生活的物質面。

以下是療癒轉化過程在個人氣場實用方面的描述。在你生命前四層的自我療癒，意味著在每一領域中改變你的日常生活。這需要透過**個人轉化過程**，需要改變的是：照顧自己的方式，即能量場第一層；關愛自己的方式，即能量場第二層；如何清晰洞徹自己的生活狀況，以更好地理解它，即能量場第三層；與他人的關係，即能量場第四層。

要在較高的三個層面上療癒自己，需要個人的**超越過程**。你必須超越、提升、到達、或融入更高的價值觀，並經由勇氣和信念的行動將之帶入你的生活。在貝蒂和凱倫的生活中，正是因爲她們對眞實的臣服並決定跟隨眞相生活，幫助了她們擺脫否認。她們放開了「必須按我的方式；我要自己來」的心態。她們都曾試圖阻止或避免自己需要的某種生活經歷；她們都需要去面對內

在那些出於恐懼而逃避了很久的事情。呼喚更高的內在力量來幫助她們放手，不再試圖控制局面，而是信任每個人都會經歷生命變化的深層循環。當此一臣服到來，自我與更大的、連接生命源頭之內在「我是」的分離就結束了。療癒，開始了。

進入能量場較高的三層，你的個人轉化蛻變過程會自動成爲超越過程。也就是說，你將處理你的存在當中的靈性層面，而不是日常生活的物質面。在這個階段，你開始認識到以前未曾留意過、或認爲不重要的自我部分。你將在自我存在的這些領域，發現全新的世界。你會發現自己比你想像的要宏大得多。你將開始體驗宇宙全息圖。這個過程是自動的，並在每個人身上展現；但對每個人的展現是不同的。享受你的獨特旅程吧。

療癒過程的第二條路線圖，是側重於療癒的過程，因爲這關於你的每個需求，也就是關於能量場的特定層面。我們會介紹能量場每一層對應的人類體驗，屆時將闡明在這些層面上所有人的共同需求。

健康和生活的轉化

轉化過程的關鍵因素是設定一個非常明確堅定的積極意願，這是對自我療癒負起責任的第一步。清晰對準自己的善意或你內在的神聖意志，找到且說出你的眞實眞相、並遵循著生活——確保自己有時間獨處並在冥想中這麼做。在一個特殊的地方冥想，鄭重承諾生活從此開始改變。透過冥想發現你內在的神聖意志，那會直接在你心中說話。對你的療癒過程做出承諾。如此一來，就能將有關物質生活的較低能量場與較高的靈性能量層對準，同時可遵循更高力量的藍圖。你激

活了「其下，如上。」❶一旦你做到了，就能開始療癒較低的能量層了。

尋找你的需求時，切記不要僅因為正在進行雙手療癒就停止服藥，而是去找到使用藥物的最佳方式。放下對任何特定治療方式的評判。凱倫和貝蒂的經歷證實了這一點的重要性：二人都需要手術。你的評判會帶來強烈的負面影響，會阻止療癒。卡洛斯‧卡斯塔尼達（Carlos Castañeda）引用唐望❷的話說：「選擇一條有心的路。」從貝蒂和凱倫的例子中清晰可見，是自我評判的行為移除了心。所有道路都可以有心。**是你把心放在所選的路上，然而一旦你對自己的選擇有了自我評判，那麼心就不在了。**承認你的需求、愛自己並滿足這些需求，就會帶走自我評判，並將心放在路上。是的，你是人類，你有多層次的需求。如果滿足了自己的需求，你就不會讓自己沉溺於對某種體驗（如去見婆婆，或接受特定治療如手術）的負面期望。同時，你也不會由負面期望做出反應，創造另一次創傷。所以，你實際上是在治癒你的負面印象和負面信念系統，也就是一開始製造問題的原因。

凱倫一旦決定滿足她的需求，就有了令人愉快的發現：

我開始意識到我在各個層面都有需求。當決定進行手術時，我非常清楚我必須一一面對這些需求。一旦決定從物質層面開始、根據需求行動，我的需求就變得非常明確。為了進行手術並從中充分獲益，我必須去做一些特定的事。

我認為如果人們知道，在手術時仍然能滿足自己的需求，他們就不會那麼抗拒，尤其是瞭解療癒的靈性人士。有時候，這風氣是傾向於：「太糟糕了，你必須要做手術。」但是從我的角度來看，並非如此。人們越是能意識到自己的需求，就越能滿足這些需求。

需求比我想的更具創造性和多樣化。創造性在於如何解決需求，但如果你相信需求是可以解決的，你就會有很多需求，而解決它們就是很有趣的。這一點也不傷腦筋。

能量場第一層的需求

第一層的需求是簡單的物質需求。重要的是要調整環境並為任何活動設置適當的時間和地點，以不斷提醒你內在的個人轉化蛻變過程。這會聚焦於療癒中的個人體驗，因為比疾病的外在陳舊定義更重要。

如果你需要去做檢查或見醫生，請務必尋找最合適的方式。展現自己的方式要符合、支持和維持內在生命源頭，以溫和的方式掌控局勢。如果做檢查不需要空腹，請提前進食，以避免低血糖。選擇能表達自我的衣服。如果可能的話，選擇一天中最適合你的時間出發。如果可以，找一位朋友陪你一起去，萬一結果嚴重，起碼有支持你的人在身邊。選擇最好的醫療保健專業人員、診所或實驗室。這方面你有很多選擇，好好利用它們。這很重要。

---

❶ 其下，如上（as above, so below）：亦譯為「如其在上，如其在下」或「上行下效」，原文最早出自據說為赫爾墨斯所撰之《翠玉錄》（Emerald Tablets，亦譯《翡翠石板》）。

❷ 卡洛斯‧卡斯塔尼達（一九二五年至一九九八年）：秘魯裔美國作家和人類學家，以唐望書系列而著名，書中記載了他拜印第安人薩滿巫師唐望‧馬圖斯（Don Juan Matusc）為師的經歷。本書引用的句子出自《巫師唐望的教誨》（The Teachings of Don Juan）。

第一層的主要需求是舒適感。**選擇周圍的事物，以確保哪怕在周圍沒有其他人或自己忘記的時候，身處的環境也能提醒你從新的全息觀來看待現實。**如果你在醫院，帶上喜歡的書，這會讓你想起更大的實相。如果你害怕，就去打開一本書，讀一讀關於恐懼的段落。派特·羅德迦斯（Pat Rodegast）的《宇宙逍遙遊》（方智出版，一九八九年）在這方面寫得非常好。如果你喜歡水晶或音樂磁帶，請將它們放在手邊，這麼一來，如果你忘記了自己的實相，也會有一些東西可以提醒你自我真相以及真正發生的事，那會讓你專注於更深層的觀點。如果有什麼音頻可以改變你的狀態，那就播放它。你終於有時間躺下來聽一聽了。這些音頻可以帶你到一些美妙的地方。如果醫院給了你改變意識狀態的藥物，如鎮靜或安定藥物，那麼就利用它，讓自己更容易進入深度放鬆。

凱倫的朋友提醒她可以自己選擇的時候，她決定要一間私人病房，她也得到了。這對她來說非常重要。凱倫把音樂和水晶帶到了房間。由於醫生未規定她的飲食，因此她丈夫帶來了她的食物。她喜歡這一點：

> 大家都知道醫院的食物非常糟。如果我必須吃這種食物，我會非常難受。羅恩持續從保健食品店或健康餐館帶食物給我。我不知道如果我必須吃醫院食物會如何。所以這是滿足了我另一個重要的物質需求，因為我知道這一點，並發出了請求。

在離開醫院並完成治療後，如果你仍在接受療癒或其他治療，你可能會再度體驗到之前治療中較具侵入性的部分。這是清除藥物或物理創傷所造成之剩餘垃圾的好方法（這種垃圾會減慢療癒過程）。許多人會在多年後進行這種「再體驗」創傷。無論何時都可以，重要的是讓它在你準備好的時候發生。

凱倫立即體驗到了，而且是在非常意外的情況下：

> 我從醫院回家後，我的杜冷丁止痛藥用完了。我逐漸減少劑量，直到不再服用。第二天我感覺很糟。在羅恩幫助我找回呼吸時，我進入了一種狀態，就像重新回到手術進行當中。我開始呼吸和哭泣，這是一種可怕的感覺，一種不想面對的感覺，然後我意識到我正再度體驗手術過程。身心的感覺都很糟。肉體正在重新體驗著。這令我驚訝。這感覺很重要，因為我療癒得更快了，如果手術的痛苦仍存在於我的細胞中，我是無法療癒得這麼快的。

請記住，如果你遇到這種情況，最好有人在旁邊鼓勵：沒關係，你會好起來的；放手體驗吧，對你會有很大的幫助。

問自己的一些好問題：

- 我需要什麼樣的環境，才能最妥善地康復？
- 我臥室的氣氛對我是否有好處？
- 是否有充足的陽光和茂盛的植物？
- 是否播放了我最喜歡的音樂？
- 我有照片來提醒我想要被提醒的事嗎？
- 還有什麼東西可以幫助我記住生活的積極面？（也許某件珠寶、水晶或其他喜歡的物品）
- 是否有東西能透過多種感官提醒並幫助我記住我是誰？
- 我能看到和觸摸什麼？
- 什麼氣味讓我感覺更好？
- 在康復飲食中，哪些東西的味道會讓我感到愉快？

能量場第二層的需求

第二層的需求是自我接納和自愛。在這個層面上的大問題是：不喜歡自己、自我拒絕，甚至在很多情況下是自我仇恨的。這些是你需要直接面對的壞習慣。關於自我接納和自愛，有哪些相關需求？就以任一天中你拒絕自己的各種方式，列一個清單。你可以開始逐一消除它們，用正面的感覺有意識地取代自我拒絕。寫下一些對自己有正面感覺的肯定語，每天練習幾次。甚至可以貼在你能看到的地方，例如床頭、冰箱或浴室鏡子上。

一些正面肯定用語：

• 我愛我自己。

• 我愛不完美的自己。

• 我是堅強、有創造力以及有愛的人。

• 我愛我的伴侶、孩子、家庭和寵物。

• 我接受我為自己創造的生活，我有能力改變我不喜歡的部分。

• 我可以繼續愛我強烈不認同的人，但也不會強迫自己去認同或假裝認同而背叛自己。

• 我是一束美麗、閃耀的光。

• 我充滿了愛。

• 我記得我是誰。

這些小小的提醒，可以幫助你建立非常積極的自我態度。

凱倫努力消除她的負面心態，這對她幫助很大：

我認為手術幫助我去愛自己的身體。手術迫使我成為不曾有過的樣子，從而幫助了我。我必須以新方式去愛和接納自己，我不得不認真對待自己。我認為人們在面對手術時必經的

最大痛苦之一，可能就是從身體中分離，然後覺得手術就只是發生在身體上。他們試圖不在身體裡，忽略它，等著身體恢復，而不是與身體在一起——去愛他們自己的身體，接受它，和它交談並告訴它要發生什麼。

問自己的一些好問題：

• 我不喜歡我身體的哪個部位？為什麼？

• 我是如何抗拒這些部位的？

• 我討厭_____，因為它是_____。

• 這些部位是如何讓我想起「自我拒絕」的？

• 我討厭我的_____，因為它讓我想起了我的_____。

• 我是如何拒絕自己的？

能量場第三層的需求

第三層的需求與心智思維以及需要以清晰、線性和理性的方式理解情況有關。這意味著要獲取有關身體當前疾病過程的所有訊息，而且不要將自己限制在一種觀點中。

要做到這一點，首先要做的就是，找出並清除你對自我和所患疾病的負面評判，那會阻礙你尋找療癒方案。

我們有很多負面的自我評判。與自我拒絕不同，負面自我評判是建立在對自己負面感受之上的負面心理結論。負面的評判維持著負面的反饋循環，產生更多對自我的負面情緒，負面情緒又反過來證明我們的負面評判是正確的。許多人會這麼對待自己，比我們所意識到的要多得多。仔細聆聽，你會對我們內在攜帶了那麼多的「父母聲音」而驚訝。當負面評判出現時，可以從以下兩種主要方式中選擇一種來面對。

第一種，對自己或朋友大聲表達出來。你會

發現你對自己說的內容，無論在種類和時間上都被誇大了——無論遇到什麼問題，你永遠都比別人更糟。如：

- 你活該生病，因為你是＿＿＿＿＿。
- 你生病的原因，是因為你永遠都是＿＿＿＿。
- 現在你生病了，每個人都會知道你其實是＿＿＿＿＿＿。
- 每當你嘗試做某事時，你就搞砸了，你這個白癡。你永遠不會是一個好的＿＿＿＿，所以放棄算了。
- 我知道你不會成功。所以趕緊放棄，別礙著其他人的路。
- 你在＿＿＿＿這方面真的令人討厭，所以閉嘴吧。

一旦你大聲說出這些話，特別是對朋友說出來，你會看到它們是多麼荒謬。你的朋友也知道真實的你是什麼樣的，可以幫助你擺正心態。令人驚訝的是，一旦我們大聲說出並覺察了諸如此類的自我評判，我們會發現那有多愚蠢。

第二種方法是，允許負面態度顯現，並盡快恢復到正面而不要有自我評判。例如，如果你對自己說「嘿，我真蠢。」，你可以用一個正面的聲明來代替，比如「我很聰明」或「我理解……」；也許你會發現自己說「我不會好轉了」，你可以改口為「我每天都在變得更好」，或者「我的身體能夠治癒自己」。

根據負面自我評判出現時的情況，選擇最適合的方法。

清除自我評判，將清理道路，從而找到更多療癒方法。因為這樣你才有能力提出更多問題。自我評判會讓你無法提問，因為答案被你用錯誤訊息填滿了。一旦清除了錯誤訊息，就會為正確答案騰出空間。而這將把你帶入下一步：尋找正確的治療方式。

找出可供選擇的不同治療方式。如果你自己無法獲得這些訊息，那麼請別人為你獲取。如果你要進行手術，或需要在療癒過程中進行某些治療，請閱讀所有相關訊息，去瞭解治療方式的內容，以及各自的副作用。

凱倫確切地知道她的手術會發生什麼。這對她非常非常有幫助：

我預先瞭解了很多，因此能提出很多問題，我的朋友們也幫我瞭解到要問什麼。我的醫生是一名女性外科醫生，她回答了我的所有問題。她告訴我手術前將要發生的一切，談到了我會被檢查、剃毛、麻醉，然後會被推著穿過大廳。她甚至告訴我進入和脫離麻醉狀態的過程是怎麼樣的。

這對我來說非常重要，因為我對醫院有很多負面想法，比如病人就像砧板上的一塊肉，以及可能發生在我身上的事情。我本來會很容易產生這種觀念，即「我在受懲罰，因為我拒絕了自己的女性面，因此子宮會被拿掉。」但事實上，由於我不斷滿足自己的每一個需求，所以我沒有落入這類負面觀念；相反地，儘管我失去了子宮，但手術的確象徵著收回我自己的一部分，復活我的女性面。

當然，由於失去子宮，我也經歷了很多悲傷，但並不嚴重，那沒有壓垮或阻礙我。

問自己的一些好問題：
- 對可能發生的事，我有什麼負面看法？
- 我如何瞭解接下來每一步會發生什麼？
- 如果有可能，我可以改變什麼？
- 如果有可能，是否有其他治療方法可以選擇？

- 我需要放手並為之悲傷的又是什麼？
- 這一切可能的深層含義是什麼？

能量場第四層的需求

第四層的需求，是與朋友和家人進行有愛的互動。能量場的第四層被稱為靈性世界和物質世界之間的「橋樑」。你需要朋友的支持。打電話給他們，告訴他們你的需求。為了好好照顧你自己，建立某種支持系統，或者請一個朋友幫你建立。如果你不在家且可以使用手機，請定期打電話給親朋好友，或讓人們打電話給你。

當然，如果身體因病虛弱，你也許要限制一些通話數量，也許也要限制朋友訪問的時間。選擇對你的康復有幫助的人。不要害怕設定界限，對於不能促進你療癒的人，現在必須說不。

你的朋友和家人可能會對此感到不安，或不同意你的方式。你必須給出說法，也就是你可以愛自己、愛家人而不背叛自己。他們的不滿，不是你的責任；他們的受傷，也不是你的責任。他們對你的情況或疾病的恐懼很可能並不現實。他們的恐懼通常是無意識的，並且會在談話中間表露出來。在某個人來看望你或打電話之後，請注意自己的感受。如果你感覺好些了，請與之保持聯繫；如果感覺更糟，請設定你的邊界，到更合適的時間再來應對他們。拒絕就行了（請參閱第十三章裡「消除負面契約訊息」的段落）。

朋友們可以帶點東西過來。如果你在醫院並且吃飯不方便，朋友可以為你帶來健康食品。他們還可以帶各種書籍、聖物、衣服等能提醒你真實自我的東西。你需要與朋友們接觸。如果他們猶豫不決，你就直接向他們提出要求。

凱倫從朋友那得到了很多幫助。她說：

我真的很幸運，每一個來看我的人都是某種程度上的療癒師。他們真的知道要給我什麼。第一天，朋友們會坐下來和我一起打坐。帕姆來了，希拉也來冥想。羅恩無論在哪一方面都支持我。帕姆帶給我順勢療法的東西。在本周餘下的時間裡，每個來的人都跟隨直覺，並且沒有人將我看作一條可憐蟲。每個人都會以某種方式接受我的處境，讓那一刻成為療癒時刻，整個星期都如此。

問自己的一些好問題：

- 我和誰在一起更舒適？
- 我想要誰幫助我？如何幫？
- 我和誰在一起會感覺不舒服？
- 我怎樣對他們說「不」？

運用超越性療癒能量場的較高三層

能量場第五層的需求

第五層的主要需求，是對準內在神聖意志，承諾表達真實，並遵從你的真實。氣場的第五層是所有物質形態的模板，就像照片的底片。在這一層，語言的力量非常強大，語言攜帶著創造力。這一層是關於維護你的所知，是意志的層面，意味著對準內在的神聖意志，並遵循之。第五脈輪是說出你的真話、給予和接受，這一層的需求，是說出真話並按照它來生活；還涉及了聲音或使用聲音來創造形式。

凱倫講述了她第五層的體驗：

住院前我不停在表達的真話是「所有的需求」，我這輩子還從來沒有說出這麼多需求。我不得不如此。

我會告訴你來到我腦海中的第一件事。我

有一種感覺，在第二輪的子宮卵巢阻塞和聲音之間存在一種連接。唱歌現在成了我的一種核心表達方式。聲音好像直接來自於這裡（指下骨盆），我之前做不到這一點。我必須經歷整個療癒過程，才能做好唱歌的準備。

開始說出來，堅持表達你的需求和真話。現在是接入內心深處真實的時候了。它說的有可能和你周圍人的不完全一致。以正面、有愛的方式陳述自己的現實，並堅持遵循它生活，就算親戚或老友可能不同意。

有時候，尤其是在醫院時，除了工作人員，可能沒有親友在身邊，但工作人員可能一點也不瞭解你的生活現實。此時，請善用提醒你以正面方式保持自我真相的事物。不要留給人們對你的現實表達負面看法的空間。如果他們堅持，告訴他們以後再說，等你病好以後再說，現在不行。不要讓他們利用你來緩解其自身的焦慮或內疚。他們的不適，不是你的責任。這能使你避免陷入對自己疾病的負面恐懼。

當你陷入恐懼和懷疑時，使用以下四種方法之一進行處理。

1. 向合適的人表達而轉化它。
2. 用正面的陳述取代而超越它。
3. 找到恐懼所在的身體緊張部位，並注入無條件之愛的玫瑰色光芒。
4. 祈求幫助並臣服。放手，交給神❸。幫助一向會在十五到三十分鐘之內到來。恐懼會變成另一種感覺。外部情況不一定會改變，改變的是你的意識狀態。

以上種種都是說出你的「真話」。如果你感

到恐懼，那麼恐懼就是你當下的真實；如果你有疑慮，疑慮就是你當下的真實。就是這麼簡單。感受只是感受，會過去的。把當下的真相告訴能理解的人，你就滿足了第四層的另一個需求。向能理解你的人表達你的感受，這一點非常重要。不要在不適當的情況下分享疑慮，也就是不要與相信同樣的疑慮、並且當你維持疑慮時對他們可能有利的人分享。如果你與他們分享，那麼這些人很可能會加重你的憂慮，他們會告訴你，你的疑慮是真實的，而且他們有更好的方法，你最好聽他們的。尋找願意傾聽的耳朵和能夠真正看見的眼睛，你將獲得所需的支持。

說出你的真話至關重要。

問自己的一些好問題：

• 我需要說什麼？
• 對可能不同意我的朋友，我需要說些什麼？
• 多年來我對什麼一直保持沉默？
• 為什麼我沒有表達我的信念？

能量場第六層的需求

第六層是神聖大愛或靈性狂喜的層面。當任何時候有需求出現時，都講出需求的真相並去滿足需求，你將會自動到達第六層。第六層更多是關於感受，而非理解。你時不時會處於狂喜狀態，它們來來去去，千變萬化，因為你不斷在變。音樂可以幫助你提升到這些奇妙的存在狀態；能提醒你內在生命之神聖的圖片也有同樣效果。沒有很適合的語言能描述靈性狂喜的體驗，每個人都有自己的描述，然而千言萬語也不能比擬體驗本身。人們使用過諸如「生活在光明中」「漂浮在女神的懷抱中」「與上帝同在」或「在愛

---

❸ 放手，交給神（Let go, let God）：英語諺語，表示將個人意志交托，聽從神／上帝的指引。

中」等等描述。對這種體驗，你又會怎麼描述？

在生命存在的第六層，我們體驗到無條件的愛。凱倫分享了她對第六層的深刻感受：

> 對我來說，這意味著進入我所能達到的最深處，我的神聖本性，並讓神聖本性引導我渡過。我感覺到自己的人生使命已經有很長時間了。這個使命就是深深地愛和接納，活出女性面，將男性面與之對準。我的男性面以前過於猖獗和失衡。
>
> 因為要搬到科羅拉多州，過去兩周我們向八十多個我們深愛的朋友道別。我們帶著愛去做這件事。即使有些人的反應非常沉重，我也能保持開放的心，並與之同在。你知道的，那感覺就像更高的感受層面。

問自己的一些好問題：

- 我的靈性需求是什麼性質的？
- 我是否給自己時間，讓靈性感受浮出水面？
- 我的靈性感受是什麼性質的？
- 我何時以及如何感受到無條件的愛？
- 在我生命的哪些方面，需要無條件的愛？
- 我願意每天用多少時間，在冥想或觀想中讓無條件的愛融入我生活的這個方面？
- 哪種音樂能將我帶向我的靈性？

能量場第七層的需求

第七層是神聖心智的層面，在此層，你會開始理解更大的宇宙模式。神聖心智會將你帶到存在的原因：靈魂的人生使命，一個在你內在和周圍展開的宏大模式。在第七層，你能深刻地感覺到靈魂的使命、你存在於此的原因、你當前體驗的原因，以及一種信任感。你對正在發生的事會有一種持續的好奇，而非恐懼。當你進入靈性覺

知的這些層面，整個體驗會提升進入更高實相，或稱為超越實相。你會知道，在神的世界裡一切都是正確的。在寧靜中，沒有指責，萬事萬物都以最恰當的方式展開著，一如其所需。

我們需要知曉並理解所有事物的神聖模式：看到萬事萬物那金色光芒中的完美模式，並知曉萬物的完美存在於其不完美之中。在這一層面，我們體驗到寧靜。

在療癒過程中，我們可以到達第七層。我們獲得了自由。凱倫這樣解釋：

> 即使遺忘了，我內在也有很多可用的東西。我深深感受到了靈魂的使命和我在這裡是有原因的。無論發生什麼，都有要學習的東西。對我來說，最基本的底線就是知道「有希望」。「希望」使我對發生的事情保持好奇心而非恐懼。
>
> 是的，現在面對離開的個案和人時，我會感到一種寧靜。我能夠持續保持在更高的角度看待。比如說，如果我和個案一起工作而我要離開，我可以看到在剩下的時間裡，我們需要共同做一些事。無論是什麼，無論是個案還是任何人，都會奏響美妙的交響樂。如果我按照自然呈現的每一步去行動，那就仍將是和諧的。對於過去本來會害怕或慌張的事情，我不再慌張。

問自己的一些好問題：

- 更大的貫穿我生活的模式有哪些？
- 引導我的更深層希望的本質是什麼？
- 我生命的交響曲是什麼？

第四部分將幫助你為能量場每一層創建實用的個性化療癒計劃，以涵蓋你的所有個人需求。

創建療癒計劃

「在一個人做出承諾之前,會有猶豫不決、放棄的機會以及徒勞無功。關於所有主動行為(和創造),有一個基本的真相,若忽視此一真相就會扼殺無數的想法和宏偉計劃,即:當一個人做出承諾的決定時,天意會隨之啟動;會發生各種各樣的事,以本來不可能發生的方式去幫助那個人。整個事件流,都起始於那一決定,形形色色難以想像之不可預見的事件、會面和物質援助都會來幫助那個人。我深深崇敬歌德的一句話:無論你能做什麼,或者夢想能做什麼,行動吧。膽量中自有天賦、力量和魔力。」

W.H. 默裡(William Hutchison Murray)
《蘇格蘭喜馬拉雅遠征》(*The Scottish Himalayan Expedition*)❶

---

❶ W.H. 默裡(一九一三年至一九九六年):蘇格蘭登山家、作家,活躍於第二次世界大戰前後。《蘇格蘭喜馬拉雅遠征》(一九五一年),是他的多部登山相關著作之一。

【導言】
創建個人療癒計劃

隨著我療癒從業及教學的進行，我有了更多經驗。對我來說，很顯然每個人都需要有一個基於他或她需求的特定個人治療計劃來提高整體生活品質，而不是使用一套治癒疾病的通用流程。當然，療癒肉體或心理疾病非常重要，但這個更大的新視角是有必要的。療癒計劃，主要專注於療癒這個人，而非只是治病。療癒計劃越是集中於這種方式，效果就會更深遠。健康似乎沒有極限。一旦開啓一項全面療癒計劃，療癒就成爲一生的成長和學習過程，成爲帶來更深刻、更完整生活體驗的一次偉大冒險。

創建一個療癒計劃時，我們必須記住，是靈性眞理規劃了我們的肉體以及氣場各層面的生活背景和目標。如果能量場某一層出現失調，毫無疑問地，是該層面的靈性目標沒有得到滿足，我們就會得不到創造自己生活所需要的東西。

因此，當我們進入氣場任何層面的療癒時，我們必須去問：這一層是否在行使其目標。詢問此類問題：肉體，是否透過行動幫助我們辨別自己的神聖個體性？能量場第二層，是否提供了對自我的個體感受以及自愛體驗？能量場第三層，是否提供了聚焦意識覺知以辨別和整合感知的能力，從而擁有作爲個體的清晰性以及適當感？透過第四層，我們是否製造了有愛的「我—你」連接來滿足自己的需求？我們是否體驗到與萬物的連接？

在創建日常生活療癒計劃時，必須從最基本的需求開始，即那些能將我們存在的肉體及靈性面向整合在一起的需求。

在此部分，我將展示如何爲氣場較低四層分別創建各自的療癒計劃，這四層分別代表了人類生活和需求的不同面向。第一層的療癒計劃專注於照顧好肉體以及肉體模板，即氣場第一層。

你在療癒過程中體驗到的最大變化之一，是你會更敏感地感知到包繞以及穿透身體的生命能量場。我們將從「生命能量場提供給你的能量」此方面，審視你所處的環境。第九章的開始，我們將聚焦於此一環境的廣闊性，然後逐次聚焦於你不斷「沉浸」其中的、更小範圍的諸多生命能量場。

9

生命之基——地球能量

地球上不同的地點有不同的能量組合。任何一個特定地點的整體能量場都非常複雜，由當地地質構造的各種能量組成，包括地球組成中所有有機物和無機物（如礦物質）的組合能量、目前或曾經在此地點生存過的動植物的能量、遠古以來以及當前在此地點的人類社會及其活動的能量。

另外，地球上任何地點都會受到來自太陽系、星體以及星系間能量的影響。這些能量分別滲入、穿透、或積累於地球上的不同地點。地球磁場在這一（能量）配置中也起到部分作用，因為那將宇宙能量的某些波段傳入地球上特定的地點。

黑元說，未來會有一種能量場的地圖，人們能據此選擇居住的城鎮和住址，有點像中國的風水師。風水師使用複雜的堪輿系統選擇建築座落點，決定房屋在座落點的位置和朝向。他們也會為重要的聖地（如紫禁城）選址。風水師不但設計房屋外部，也設計室內，以及透過家具擺放來控制房屋的能量流動。他們的知識多數來自於傳統信仰以及能量流的知識，因此對於沒有深入學習過的西方人而言，是無法理解（風水）的。黑元說，在未來我們甚至會根據地球或其他星球的能量場地圖，選擇建立新國家的地址。黑元指出，有些地方更健康，更宜居。當然，我們將在這一章中給出大概指導，但他也提醒過，情況是因人而異的。

例如，有些人在大海或其他大型水域旁會自然而然地感覺更好，而有些人則在高山或沙漠中感覺更棒。這些偏好直接與我們人體能量場的能量組合相關。每個人之所以不同，是氣場能量構成不同，再加上每個人被核星深層本質滲透的方式也不同。通常人們都知道自己的地理屬性，並表達如「我是個喜歡山的人」或者「我必須住在一大片水域旁」等。

有些人則根據氣候和天氣擇地而居。

天氣

我們偏愛哪種天氣，與構成自身氣場的能量類型有直接相關；我們氣場中能量的兼容情況以及能量流動喜好的不同，會讓我們偏愛不同的天氣。有些人喜歡四季變幻，有些人偏愛無雨沙漠的溫暖與明澈，還有些人則更喜歡濕潤的天氣。

雷暴、臭氧和雨水均能夠為氣場充能和淨化。空氣中增加的負離子會激發和增強氣場，使能量加速流通。有些人對此欣喜不已，而有些人則畏懼氣場流動性的增強。

太陽用普拉那或是奧根生命能為大氣充能。想看見這些能量的話，雙眼不要聚焦，輕輕注視天空，就會出現微小的光點，沿曲線軌跡運動。

如果你觀察整片光點區域的運動，會發現整個區域是一起脈動著的。這些點或明或暗。陽光燦爛時，它們明亮，四下移動得非常迅速。這些高能量的奧根，會讓你感覺很好；奧根為能量場充能，為你注入許多能量。陰天時，這些小點不那麼明亮，移動也不快。有時，在長期的陰天以後，一些小點看起來很暗或發黑。陰天持續越久，奧根就越灰暗，移動也越緩慢，為你充能的量也越少，你的脾氣便會越壞。

在晴朗的山區，奧根明亮而有能量。我個人見過能量最強的奧根，是在瑞士冬天的阿爾卑斯山。那裡白雪皚皚、陽光充足、空氣新鮮。那兒的奧根不僅能量高，也是我見過最密集的，每立方公尺的光點更多。也難怪人們喜歡去阿爾卑斯山度假充電。

高緯度地區冬季缺乏光照所導致的抑鬱症，部分原因是大氣中奧根的充能持續減少。這就是為什麼美國北部有許多人，喜歡在冬季假期時前往晴朗的山區滑雪，或到南部海邊度假充能。有時可能需要一周左右的時間，才能重新恢復能量。

當然，不要過度暴曬也很重要，一定使用防曬乳。一開始使用高度防曬，當你適應後再慢慢降低（防曬乳的防曬係數）。當你開始充能，其實每天只需要二十分鐘左右的日光浴，就能保持良好體能。可以在陽光下待多久而不受疲勞、中暑、曬傷和皮膚病的負面影響，取決於個人的敏感性。足以曬傷肉體的過量暴曬，也同樣會灼傷能量場的第一層：太陽光會穿透能量場，導致其破裂成碎玻璃一樣的小碎片。無怪乎反覆過量的

太陽輻射會導致癌症。而防曬乳只會把有害的射線過濾掉，並不會阻止太陽為氣場充能。

海洋也能為空氣充能。潮濕且含鹽的空氣為氣場充能，並幫助氣場清除頻率過低、不能維持生命的振動。沿著海灘散步會使能量場擴張。有時能量場會擴大到兩倍，延伸到水面上。

在美國南部海灘游泳和進行日光浴的人，全年可以享受三倍的充能，在美國北部海岸的夏季也一樣。太陽直接為氣場充能，富含鹽分的空氣既充能也會淨化（氣場）。在鹽水中游泳二十分鐘，就能深層清理在陰暗冬季積累起來的陳舊停滯能量。從事這樣的活動幾天下來，會對你的氣場健康非常有益。

自然界：海洋、森林、河流、湖泊、沙漠、山脈和野生動植物

我們甚至無法想像，在歐洲人破壞美國的自然平衡之前，美洲原住民的生活是怎樣的。在當時，人類是自然界的整體成員——這是一項我們已經自我剝奪了的特權。我們越來越斷開了與地球的連接，呈現在地球上的就是世界各地的疾病和自然災害。

大自然沒有被破壞時，與整個地球的大範圍能量保持著平衡。自然界能量為能量場充能，並使其與周圍環境保持平衡。在未擾亂的自然環境中，我們能與地球能量保持自然的同步性。當我們與周圍環境保持平衡、繼而與整個地球保持平衡，我們就是萬物的自然部分，從周圍環境中攝取的食物將會滋養我們，因為我們的能量場是平衡的，適應了同化吸收 ❷。每週在未受破壞的純

---

❷ 同化吸收：其中「同化」是生物體代謝當中的一個重要過程，作用是把消化後的營養重新組合，形成有機物和貯存能量的過程。因為是把食物中的物質元素存入身體裡面，故謂「同化」。「吸收」是生物在消化道內，把食物中的物質由不溶於水變成可溶於水、由大分子物質變成小分子物質的過程，屬於「同化」過程的一部分。作者以此來描述人體對周圍能量以及攝入飲食中能量的吸收過程。

天然環境中待上幾個小時，就能重建人體氣場和地球能量之間的平衡，這對於全面的健康很有必要。

平靜的湖泊具有強大的舒緩作用，能緩解現代生活壓力造成的能量場緊張或過於不連貫的振動。小溪急流的能量脈動可以增強氣場，使氣場連貫且健康地加速脈動。瀑布底部周圍也有巨大的能量，落在這能量裡的斷樹枝，會比一般情況下存活得久得多。

松樹林中的脈動頻率與人體氣場非常相似。如有需要，坐在這樣的松林裡，或只是靠在後院的松樹幹上，就會為你的能量場充能。你可以想持續多久就持續多久。此時，你甚至可能連接到樹的意識。

大山幫助我們感受地球上礦物王國的力量並紮根到此力量當中，從而擴展到意識的高空。晴朗沙漠的清新空氣，邀請我們將能量場擴展到極遠處，並感受其宏大，對一些人來說，甚至覺得比以前更有能力。

與自然界的野生動物相處，能吸收牠們的能量，我們會自動、直覺（非智力）地理解自己與周圍自然界的同步能力。而這樣與自然界和行星能量同步的能力，會帶給我們巨大的智慧，並教導我們信任基本的人類天性。

大自然的能量使我們更深地理解所有形式的生命。每個物種都攜帶了巨大的智慧，且與所有其他物種都不同。我們可以從動物身上學到很多東西，不僅學習牠們的行為，還學習牠們所活出的完整性。療癒師一般使用從樹林中發現、或因「車禍」喪生的動物屍體來製作療癒工具。這些屍體被認為是來自「大靈」❸的禮物，每一具都

會受到敬仰和尊重。這些物品透過儀式來製作，以維持原物種本身的智慧；而且在療癒過程中，此種物品可直接全息式連接到該物種的智慧。

花園和庭院幫助我們接地，或許可以彌補人類所失去之野生環境的「傳承」；這裡是人與自然的交界處，自然意志與人類意志混合之處。在後院、溫室或客廳裡，各種奇妙茂盛的植物使我們的感官充滿著大自然的壯麗。植物給周圍的能量場提供不同種類和頻率的能量，滋養我們的能量場。尤其是室內植物，能保持室內能量充分、乾淨和健康。我們與這些植物接觸得越多，滋養人與植物雙方的能量交換就越多。

有機種植園幫助我們連接地球能量，並提供人體所需的能量平衡的食物。我們在土地上勞動得越多，與地球能量的連接和受到的滋養著也越多。當然，我們還有額外收穫，即種植所得的有機食品。

人口密度

二十世紀七〇年代末和八〇年代初，在大約六年的時段裡，我有幸每年前往荷蘭一次，去幫助運營密集轉化團體。在這段時間的私人個案療癒中，我注意到一件非常奇怪的事。個案（通常是荷蘭人或其他歐洲國家人）在和我面對面坐著時，會挪動椅子，離我更近。我沒有多想，就會把椅子往後挪一點。在療癒過程中，個案又會移得更近，然後我繼續後退。通常在會面結束時，我的椅子會被擠得靠在牆上，我對此感到很不自在。在美國從未遇到過這種情況。

整件事使我感到尷尬，我開始提前佈置房間，試圖給自己更多空間。但每次個案結束，我

---

❸ 大靈（Great Spirit）：亦譯為「大神」或「偉大神靈」，原文「Great Spirit」是對北美土著和原住民文化中表示神聖、偉大精神力量、至上存在或宇宙精神力等的英文翻譯。

都不可避免地被擠到牆邊。在這種情況下，我發現自己很難思考，很難把自己和個案分離。我開始想，我是否真的有什麼問題。也許我只是沒有這些人友善。我開始強迫自己適應新邊界，但我做不到。我開始在房間裡走動，想得到一點空間。這只能奏效一兩分鐘，然後個案便會跟著我，離得更近。

最後我意識到，問題在於我的氣場比他們的大了三十到六十公分。他們試圖和我保持「正常」接觸，就像和其他歐洲人互動時一樣。當我觀察氣場互動時，我意識到這些人（尤其是被擠在海邊的荷蘭人），為了生活在比我所習慣的更狹小的空間裡，已經調整了自身的氣場尺寸。

幾年後，我注意到美國東海岸和西部的人氣場迥然不同。一般來說，紐約人的氣場不如南加州人延伸得遠。我推測，比起生活在人口密度大的地方的人，在地廣人稀之地的居民氣場會延伸得更遠。一般來說，擁擠的城市居民比鄉村居民的氣場要小；居住在人口稠密國家的人，比人口稀少國家的人的氣場要小。

除此之外，人們給自己氣場創建的邊界也不同。紐約地區參加我培訓課程的人，往往有很強的邊界以保持彼此分離。他們氣場的第七層互相彈開，就像兩個碰撞的橡皮球。而在美國南加州，我觀察到來我培訓課程的人喜歡讓氣場只是彼此穿透而互不干擾。他們傾向於讓氣場的第四到第七層在同一空間相互滲透，但並沒有真正接觸。因此，來自加州的人們，即使他們的氣場更大，也會想要站得更近，比美國紐約人的舒適交流距離更近。紐約人則可能會覺得這種交流有些

飄乎或不那麼臨在。與此同時，加州人可能會感覺（紐約）東海岸人比較嚴酷和剛硬。

當然，還有其他主要因素導致了這些不同。最主要的一點是，我們喜歡在與人互動時，將感覺最舒適的能量場層面混合。由於家庭和社會教育環境不同，每個人都有某些氣場層面相對更發達。不同社會聚焦於不同的價值觀，而這些價值觀，專注在人類體驗的不同方面。例如，信奉真理至上的社會，會大量關注第三層；而在信奉愛的社會中，第四層能量場很可能會得到更多發展。

當然，「發展」取決於每個社會如何表達其價值觀。如果是信奉神聖的愛或神聖意志至上的社會，比如某些宗教社會，則那裡的人們將會有發展得更好的氣場，以與這種價值觀相呼應；他們能量場的第六或第五層將是最發達的。而那個社會的人們在交流時，會傾向於將氣場的這些層面彼此交融。

歐洲人較為複雜老練，第一、三層高度發達，他們喜歡在第三層「嚙合」。美國紐約人則喜歡第二、三和四層，但他們不喜歡混合在一起，而偏愛讓能量場以有製造張力的方式「耦合」。張力（tension）的作用是將人們區分開來。美國加州人喜歡第二和第四層，喜歡「混合」彌散的能量，而沒有太多的嚙合或耦合。也許這些加州人在尋找一種無張力（不緊張）的同一性。所有這些結論，都是來自於參加過我培訓班的人，也許他們只能代表上述人口的一部分❹。

---

❹作者在本段提到人體能量場互動的三種方式，嚙合（engage）、耦合（couple）和混合（intermingle）。其中「嚙合」是像齒輪那樣互相交合；「耦合」是像兩個通電電感線圈一樣，經由磁場互相影響而不直接接觸；「混合」是雙方能量彌散穿透彼此。

城市

　　大城市是高能量的地方，有非常多的能量類型。黑元說，地球上形成大城市和文明之處，是大量外太空生命能量聚集的地方。這些能量是知識的源泉。他說，我們無意識地被吸引到這些地方。在這裡，每個人都受到啟發去創造，以促成某一種文明的興起，從而將此地區積累能量中的知識顯化為物質。數學和語言的誕生地，也一度座落在這種能量漩渦的中心；而被吸引到此地的人成為了管道，將這些知識形式帶入世界。

　　黑元繼續說：

～

**　　因此，如你所想，那些現存於地球上的巨大學習中心，正位於這些知識能量漩渦之上。文明中心在地球表面移動的原因之一，是因為在某個特定的歷史時期中，（包含於能量場中）最突出的一種知識，會催生出相應的文明。這是文明進步中鮮為人知、卻更為重要的因素之一。世界傾向於關注突出的文明，而不去干涉下一個新興文明的源頭。**

～

　　隨著城市帶來了創造力、發明和知識，它也在物質和能量層面上都產生了大量廢物。在城市裡，我們學習如何在高能量中與他人共同生活。這種高能量可以使需要清理的負能量阻塞變得疏鬆。不幸的是，這個過程的主要結果之一，是大城市不僅積累了大量較高知識的能量，還積累了大量負能量或「DOR」能量。

　　DOR是威廉·賴希創造的術語，代表死亡的奧根生命能。DOR能量的振動遠遠低於生命所需的頻率，不利於健康快樂。密集積累的DOR可能會造成危險，甚至危及生命，會使肉體和能量場最虛弱的部位爆發疾病。在許多大城市，這些DOR能量滲透得到處都是，還深深滲入到地下，會影響生活在這種地方的每一個人，所以有許多人要定期離開才能保持健康。例如，我在紐約市做了十五年的療癒和教學。為了連接好的地球能量用來療癒，必須向下穿透累積了約三十六點六公尺的負能量，這些負能量就像暗灰色─黑色的黏性物質。整個紐約的地基土壤和岩石中，都存在這種黏性物質；當然，也有一些地方的黏性物質沒有那麼暗、那麼厚。但總地來說，那是這座偉大城市所有活動的基礎。在黑暗的黏性物質下面，是正常乾淨的地球能量，沒有被污染能量所影響。DOR的量和深度似乎每年都在增加。這樣看來，離《魔鬼剋星2》❺裡的景象真的不遠了！

　　我還注意到，紐約的空氣污染在逐年劇增。每過一年，我都能看到紐約患者身上的負面影響在增加。每年，我都看到巨大的環境污染損害著人們的免疫系統。我觀察到最主要的影響是針對大腦。根據我對氣場的觀察，許多不同的腦細胞會產生極微量的各種物質，那是大腦健康和身體運轉所必須的。這些物質似乎是作為觸發器，以控制著人體器官系統的運轉。在紐約從業的這些年，我注意到，人們這些物質分泌的失衡情況穩步加重；而且似乎這些物質分泌的量和時間上只要發生微小變化，都會對人體正常功能造成很大破壞。即使我能讓大腦中受到干擾的生命能量恢

---

❺《魔鬼剋星2》（Ghostbusters II）：一九八九年伊萬·雷特曼（Ivan Reitman）導演的電影，內容是紐約市大學幾個教授成立的捉鬼隊打敗惡靈拯救城市。

復平衡，患者也會回到污染的生命能量場環境中，健康的大腦功能會再次受到干擾。每個人似乎都完全覺察不到發生了什麼。

然後我開始注意到在紐約市居住的老年人的整體狀況。他們多年暴露於環境污染當中，因而付出了代價。老年人的能量更低，能量場也沒有鄉村老人的平衡。我意識到人們暴露於DOR中的時間越長，就變得越不敏感，有點像溫水煮青蛙，青蛙沒有注意到水越來越熱，最終死去；相反地，如果你直接把他放進熱水裡，他會跳出來。

擇地而居

我們都有一處夢想中的居住地，「要是能住在那裡就好了！」許多人希望定居在兒時成長的地方，因為他們熱愛並牢記著童年風光。他們渴望兒時家鄉的動植物，那些感覺、視覺、聽覺、觸覺和嗅覺，因為童年時對自然環境更加敏感。在成長過程中，我們失去了與大自然的身心聯繫，而這些記憶體驗通常重現了這種聯繫，從而重建一個健康平衡的放鬆的能量場狀態，帶來療癒。

另一些童年更加動盪艱辛的人，會偏愛定居於氣候和景觀完全不同的地方。他們發現新環境、新視野更有利於康復。

我們對居住地的偏好，受到所謂「正常」的生命能量場配置的直接影響。來自海洋、森林或山脈等環境的一系列不同類型能量的特定組合，會令我們感到舒適，並據此選擇居住地。我們也習慣了某個範圍的能量和力量流經自己。對一個人來說是正常的能量，對另一個人來說則可能太低或太高。我們習慣了某種「敞開度」，以某種特定形式保持個人邊界。

我們也透過選擇居住地，來使自己感覺正常。你們會記起來，「正常」實際上是我們能量場中攜帶的一種特定的、習慣性的不平衡。我們喜愛的環境，通常是支持自身現狀的，我們不喜歡生活中有太多變化，不喜歡任何人或任何事打亂我們正常的能量水平。很多時候，我們會出於這種慣性來選擇生活環境。若能有意識地選擇，將有助於我們的整體生活。如果我們真的需要搬到一個新環境、為創造喜歡的生活做出改變，但是卻一直在拖延，那麼可以考慮搬到國內一處全新的地方。這對凱倫就很有效，你應該還記得，她手術後搬家到了美國的另一端。

古老的風水藝術

風水是設計和創造和諧環境的一門古老的中國藝術。風水建立在此種信念之上，亦即我們所做的、建造的或創造的每種事物都會產生及影響能量模式；同時認為，我們的命運和生活，與宇宙能量場和人體能量場之間的運作是交織在一起的。風水利用建築物和物體的位置擺放，操控和協調環境與個人的能量。例如，你的前門位置在哪裡、面朝著什麼，都是非常重要的。如果大門朝向一堵牆，牆會阻止地球能量的自然流入。如果你老是要繞過牆才能進門，也會消耗更多能量，擾亂你的自然流動。走近家的時候，你和家會有連接，如果每次都要面對一堵牆，就會阻礙連接中能量的自然流動。這會影響你與家的關係，可能會讓你在生活中感到虛弱、挫敗和受阻，因為你必須掙扎努力才能到達你的舒適之所。這可能會給你的生活帶來更多的掙扎。

根據風水學，我們要知道景觀、自家附近水體的位置及流向、星相、色彩、天氣、動物、形狀、設計等等的能量影響，這些都很重要。風水

利用許多不同的物件，幫我們在我們常待的地方建立一個可控的能量流。例如，風水學中會使用鏡子來反射能量，在一進門面對的牆上掛一面鏡子，就可以反射任何進入家中的負能量。風水學還會利用聲音來改變能量，或將正能量導入你的家庭，以獲得健康、幸福和繁榮。

風水可以幫助你為房屋或辦公室的建築選址，可以根據景觀、道路和鄰居的情況來幫你選擇地址，還能告訴你私人車道應該開在哪裡。

本書的參考文獻中列出了幾本關於風水的書❻。對於西方人來說，書中傳授的許多具體規則和方法可能難以理解。部分原因是世界觀中的文化差異，部分則因為風水是一種非常古老的傳統，所以在流傳下來的東西中，實際有效的東西可能與迷信完全混合在一起。但是，如果你想非常詳細地瞭解你的家庭或辦公室的環境對你的影響，就去找一本風水的書看看。

我建議你用本章提供的所有訊息來審視你的住處。你的國家也許有很多不同類型的居住地可選，如果你願意的話，搬到喜歡的地方，在那裡找一份工作。而如果你想住在城市，享受那裡的高能量，一定要定期去鄉間旅行。此外，可以根據第十章所講的梳理能量場的技術，定期淨化能量場。

問自己一些關於住在哪裡的好問題：

- 你會選擇哪種類型的景觀？
- 如果你沒有生活在想要的景觀中，你能做些什麼來偶爾在那樣的地方度過一些時間？
- 你的國家中哪個地區能提供你喜歡的（人與人之間的）邊界感類型，以及你喜歡的人口密度？
- 你喜歡打交道的那類人住在哪個地區？
- 你是否一直想搬到某個地方，卻沒有實現？
- 如果搬到你喜歡的地方，能滿足你哪些未滿足的需求？
- 你現在住的地方能滿足這個需求嗎？
- 這種需求是否真的重要？
- 你待在現在的地方，是在逃避不想面對的事情嗎？
- 如果是的話，找出來，這樣你就可以有意識地選擇留下或搬家。

環繞與滋養你能量場之空間和物體的能量

生活空間

你居住的空間能量對你氣場的影響很大。所有的空間都有能量。一處空間的能量由其形狀、顏色、建築材料以及空間創造者的能量決定。空間會積累使用者的能量，他們在空間中所做事情的能量，以及他們做事時攜帶的能量。所有這些能量，無論健康與否，都匯聚在一個空間之中。當一處空間被攜帶同樣能量的、同樣的人、使用於特定目的得越多，這個空間就會越充滿此一目的能量。

我想你一定注意到過，公車或火車站與大教堂或寺廟之間的能量有差異。例如，如果你去過紐約，可以把像港務局碼頭和中央車站這樣地方的能量，與聖帕特裡克大教堂❼、聖約翰神聖大

---

❻ 原作者在書末「參考文獻」中並未提供風水相關書籍，故譯者補充了兩本英文參考書置於參考文獻最末。因風水堪輿學是中國傳統玄學，有大量中文書籍可供中文讀者參考，在此不再列舉。

❼ 聖帕特裡克大教堂（St. Patrick's Cathedral）：亦譯為「聖巴德利爵主教座堂」或「聖派翠克大教堂」，是紐約市一座新哥德式的天主教教堂，位於第五大道邊，據稱是紐約最大的教堂，也是當年梵蒂岡大主教到美國講經佈道的地方。

教堂❽和以馬內利會堂❾的能量進行比較。車站的能量是粗糙、混亂、參差不齊的，並常常充滿陰暗汙濁的雲團，待久了會不舒服，甚至會有種危險的氣息，不僅僅是因為犯罪，還因為在那裡積累的有可能進入你氣場的大量負能量。另一方面，大教堂和會堂的能量則更乾淨、更高頻，此類空間中的能量具有更高的靈性，會對進入的人產生正面影響。

在宗教儀式中積累的能量，也包含了在那兒做禮拜的人們的信仰能量。擁有相似信仰的人在這樣的空間中會感到被支持，因為他們處於與自己信仰相似的能量場中。但是同樣的能量，可能會讓沒有這種信仰的人感到畏懼或窒息。

用於靜心冥想或與神簡單交流的空間，如貴格會❿的靜默室，具有非常高頻、奇妙、清淨的能量。我所見過最清淨的冥想空間，是蘇格蘭的靈性社區芬活（Findhorn）的聖所。芬活此一地區以其人與自然的依存而聞名。在這裡，社區每天都要舉行好幾次靜默冥想；多年來，也已經建立起一種奇妙的清淨能量場，與大自然的能量同步。

空間中溫度濕度的調節也會影響你的能量。強制熱風供暖系統會降低空間濕度，變得像沙漠空氣一樣乾燥，很難用健康的方式去增加濕度。乾燥的空氣會使能量場變得脆弱，容易受到入侵。熱水加熱壁板的方式是最好的，因為不會使空氣太乾燥。有時候煤氣爐會發生洩漏，在探測到洩漏以前，就能造成很大的損害。如果你有煤氣灶或煤爐，記得定期檢查或安裝氣體探測器。

鋁的振動速率遠低於維持人類生命所需，所以我不會在廚房或家裡使用鋁；房屋或拖車上的鋁板會降低其內部的生命能量振動頻率，人在裡面會被吸走能量。而木頭則與生命能量振動非常和諧，住在裡面是健康的。混凝土對能量場的作用是中性的。一些大型公寓樓的鋼架結構會干擾氣場的正常擴展。如果一間公寓的房間很大，天花板很高，鋼架對能量的影響可能不會太大。大窗戶透光良好，光線會為空氣充能，增進健康。

生活中的物品

物體也攜帶能量，包含其材質的能量、創造者（有意識或無意識地）置於物品中的能量以及曾有過該物體的全部持有者們置於其中的能量。如果這些物品是古董，會攜帶所有保存過它們的地方的能量。你房間裡的物品擺件，會帶來所有上述能量，加入房間的能量「交響樂」。

為了保持家中能量而在房間特定位置放水晶的做法非常有用，效果非凡。為此，我的一個朋友會在每個房間都按陣法擺放了幾顆大水晶。每次我去她家拜訪，都感覺那裡的能量很棒。

療癒師們在療癒室放置天然水晶，可以為療癒室帶來額外的療癒能量、阻擋DOR、保持接地並提升療癒室的魅力。他們每天將水晶放在陽光下直曬，或用四湯匙海鹽和約九百四十六毫升

---

❽ 聖約翰神聖大教堂（Cathedral of Saint John the Divine）：亦譯為「聖約翰神聖大教堂」或「聖約翰神明座堂」，是聖公會紐約教區的主教座堂，位於美國紐約曼哈頓晨邊高地的阿姆斯特丹大道，據稱是世界前五大基督教堂。

❾ 以馬內利會堂（Temple Emmanuel）：原文亦作「Temple Emanu-El」，是位於紐約市的一座猶太教改革派會堂，被認為是世界上最美麗的猶太會堂之一。「Emanu-El」在希伯來語中的意思是「上帝與我們同在」。

❿ 貴格會（Quaker）：又稱公誼會或者教友派（Religious Society of Friends），是基督教新教的一個派別。成立於十七世紀的英國，創始人為喬治·福克斯（George Fox），此教派因一名早期領袖「聽到上帝的話而發抖」而得名「貴格」（Quaker），意為「震顫者」。但也有說法稱在初期宗教聚會中常有教徒全身顫抖，因而得名。

的水浸泡二十分鐘左右。

不同類型的水晶振動頻率不同，即使礦物成份相同的水晶，每一顆的振動也不同。爲了確保水晶能滿足你的需要，對每一個水晶進行測試是很重要的。有個簡單的方法是，把水晶在你想放的地方擺幾天，如果你仍然喜歡它的能量，就可以把它留在那（只要你一直喜歡）；如果你不喜歡，就把水晶移到另一個地方再放幾天。如果這個地點也不合適，繼續上述過程。你最終可能會把水晶放在外面。重要的是你喜歡怎樣，便怎樣佈置。

藝術作品對能量場也有非凡的影響，儘管效應因人而異，但可以大略述說其影響。有些作品，比如梵谷的「星空」，能引發人們對人生旅途、生命中的痛苦和狂喜的深刻個人思考。美麗的印象主義場景，如莫內的「睡蓮」，則能爲能量場的第六層充能，帶來一種寧靜的體驗。林布蘭則帶領我們進入對光的渴望之中，增強了內心的核星之光。任何一件藝術作品的卓越之處，都會令我們的能量場更和諧，從而激勵我們做到最好。合適的畫框，其振動頻率與畫作是一致的。畫作自身具有一定的視覺完整性。不合適的畫框會遮蓋藝術家之意圖的視覺潛力，而合適的畫框最好能與畫作相得益彰，最低限度也要使畫作與其在無框時呈現的能量強度相等。理想情況下，合適的畫框甚至能增加畫作的神韻。十九世紀美國著名畫家托馬斯・科爾（Thomas Cole）說：「畫框是畫作的靈魂。」可以根據你想在這個空間從事什麼活動，決定懸掛什麼樣的藝術來創造合適的情緒氛圍。

環境聲音

幾百年以來，聲音被各種傳統和文化中的療癒師和醫師用來治病。自二十世紀六〇年代起，美國再次流行起「唱誦」的古老傳統。唱誦能改變氣場，使我們進入意識轉變狀態。許多當代療癒師使用調音（toning）來改變個案的能量場，改善他們的健康。

我觀察到，聲音對能量場的影響非常強烈而直接。我在紐約從事療癒的十五年當中，曾使用聲音達到不同的目的。我使用自己的聲音，直接調節到個案的肉體和能量場，並爲每個個案錄下這些特別針對他們身體和能量場的聲音，如此一來他們可以每天播放一、兩次磁帶，舒舒服服躺在床上聽，或者冥想時聽。隨著個案的好轉，我會更新調音的磁帶，換一組新的聲音。這樣，個案能夠在家裡進行自我療癒，更快地康復。我會使用不同的單音調與音調組合，從而達到不同的目的，如：鬆開能量堵塞、給身體某區域充能、清除氣場中特定的能量線、增強組織生長、止血、移動液體、驅除寄生蟲、用寄生蟲卵的共振頻率將其爆破、用微生物的共振頻率將其爆破、使脈輪旋轉和給脈輪充能等等。

透過將正確的聲音調入變形的脈輪中，脈輪就會呈現應有的形狀。在療癒時，我常常在使用超感知的同時對個案進行調音，效果非常強大。我的超感知視覺很準確，所以我能夠觀察脈輪對我發音變化的反應，從而找到合適的聲音。當我發出正確的音調時，脈輪就會挺立並旋轉；一旦脈輪在第一層能量場上恢復了正確的形狀和旋轉，只需要幾秒鐘，第二層脈輪就能恢復正常顏色，其效果之迅速令人驚奇。當我繼續對脈輪調音幾分鐘，脈輪就會變得穩定。

我使用的音調是許多頻率與泛音的組合。我們還沒有分析過這些音調都包含了哪些頻率，因爲我們目前沒有所需的精密設備。我已經在不同

圖9-1　脈輪音調

脈輪	顏色（第二層）	音調
7	白	G
6	靛藍	D
5	藍	A
4	綠	G
3	黃	F
2	橙	D
1	紅	G（低於中央C）

的人身上錄過很多次這種聲調，它們通常是相同的。我把以這種方式找到的每個脈輪的音調，列在了圖9-1中。

這種調音法的另一個有趣之處是，能立即影響患者在腦海中描繪特定顏色的能力。大多數人很容易觀想顏色，但如果個案有一個脈輪不能正常運轉，將不能接收與之相關的顏色，也無法在其腦海中描繪出這種顏色。例如，如果第三個脈輪未運轉，而其他脈輪正常，個案將能夠描繪出所有其他脈輪的相關顏色，但就是無法描述與第三輪相關的黃色。對第三輪調音將使之恢復形狀。一旦脈輪正確挺立並旋轉，並變成正確的顏色，個案就能描繪出與第三輪相應顏色。

聲音不僅影響使脈輪成形的第一層氣場，還影響了脈輪呈現彩虹色（紅、橙、黃、綠、藍、靛、白）的第二層能量場。透過調音技術，可以影響到能量場的各個層面。一次能影響多少層，取決於療癒師能夠同時產生多少泛音。就我個人來說，我注意到一旦試圖發出相應泛音去影響特定脈輪的較高層能量場，就會失去較低頻率的聲音，對較低層能量場的影響就隨之減少。為解決

這個問題，我會做兩次調音。在對脈輪調音一遍之後，我會用一組更高的音調，為每個脈輪更高層次的能量場再做一次。

芭芭拉·布藍能療癒學院提供兩種脈輪調音磁帶。第一種是如上所述的人聲脈輪音調。第二種是機械產生的脈輪音調。

有個新領域的研究表明，聲音與自然界中各種形式的創造有直接相關。這個領域是音流學（Cymatics）。瑞士巴塞爾（Basel）已故的漢斯·傑寧（Hans Jenning）博士在他的《音流學》（Cymatics，二○○一年）一書中以實驗表明，音與形直接相關。當他把細小的沙粒或石松粉放在金屬板上，然後透過金屬板發送穩定連續的聲音頻率時，沙粒或石松粉就會形成特定的圖案。聲音改變時，圖案也隨之改變。重複第一個聲音，又得到了原先對應的圖案。只要繼續發出同樣的聲音，就會保持同樣的圖案，而聲音一旦停止，圖案就無法保持，顆粒就會根據重力慢慢重新分佈。

蓋伊·曼納斯（Guy Manners）博士是一位骨病醫生，他在英國伍斯特郡（Worcestershire）的佈雷特福頓（Bretforton）有自己的診所。他與傑寧博士合作，繼續進行研究，試圖使用聲音創造3D形態。為此，他們開始一次使用多個頻率，不過兩個、三個和四個頻率的組合並不能生成3D圖像；但當他們同時嘗試使用五種聲音頻率時，金屬板上的小顆粒呈現出3D形狀。

曼納斯醫生用了二十年時間研究此一現象，發現了適合每個器官的音調組合。之後他製造出一種叫做「音流器」的儀器來產生這些聲音，並用於臨床實踐。目前，該儀器的應用已經遍佈全世界。我去佈雷頓霍爾診所拜訪過曼納斯醫生，觀察了這些機器的工作情況。這些機器顯然對重

建氣場有強大的影響，能使氣場回到正確、健康的形態。這種效果反過來會減少治癒所需的時間。

現在，你可以看到無論周圍的聲音是音樂、交通噪音、工廠噪音，還是原始大自然的聲音，都會直接影響人體氣場。我們才剛剛開始瞭解聲音對人類健康和幸福的廣泛影響，儘管並不完全理解，但重要的是認知到這種強大影響，並相應地規劃我們的聲音環境。

如果你住在大城市，可以採取一切可能的措施去控制噪音污染。你也許能在城市噪音中入睡，但那仍然影響著你的氣場。我建議，如果可能的話，安裝三層玻璃窗和厚厚的降噪窗簾。盡可能控制辦公室的噪音。如果你有私人辦公室，請做隔音處理，以免其他房間或外面的噪音進入。如果你在強噪音的大房間裡工作，將你附近的區域隔音，減弱那裡的噪音。如果可能的話，就塞住你的耳朵。

音樂在健康和療癒當中起著非常重要的作用。許多療癒師用音樂平靜氣場，或提升氣場振動，幫助個案進入療癒狀態。多種多樣的音樂帶來各種各樣的影響。有些音樂很舒緩，有些則為能量場充能。有些音樂直接增強（意識）轉換狀態，有些音樂則喚醒了理性頭腦。現在有很多「新時代」音樂，按順序播放可以為每個脈輪充能並打開脈輪。其中有一些是很棒的冥想音樂。在芭芭拉療癒學院的培訓中，我們持續使用音樂把學生帶到療癒的不同意識狀態中。例如，鼓樂對紮根、連接地球能量並打開第一和第二脈輪非常有效；流行搖滾音樂則可以打開我們的性欲，讓身體和氣場以活潑的快節奏運動，增強了能量流通；愛情歌曲可以打開第四輪，幫助我們彼此連接；合成器所製作之種類繁多的冥想音樂有利

於提升我們的靈性。如果音樂家瞭解如何演奏，任何樂器都能帶我們穿越人類體驗的各個層次。芭芭拉學院還經常使用豎琴音樂帶我們體驗核心本質。

經常聽音樂有助於我們保持健康。你選擇的音樂類型，直接取決於組成你能量場的能量類型、以及你在特定時刻的個人學習類型。讓自己自由選擇喜歡的音樂，並以你希望的任何方式使用它。音樂是充滿滋養並向你敞開著的世界，不要剝奪自己享受音樂的權利。如果你發現你對某種音樂有成見，也許你某天應該嘗試一下，體驗一下那對你的能量場有什麼影響。你的成見可能是因為在逃避什麼，或者你可能已經完成了那種音樂所代表的個人發展階段。

如果伴侶喜歡的音樂你卻很討厭，可以把音樂限制在一個特定房間裡播放，這樣你就可以選擇聽或不聽。也許你們需要兩個不同的音樂區域，這樣每個人都可以播放自己想聽的。也許你們中有人喜歡無聲的寧靜。尋找一天中你什麼時候想聽音樂，在家裡達成協定，以幫助每個人滿足需求。如有需要，可以在房間之間安裝門，或者讓你的伴侶戴耳機。

如果你的孩子喜歡大聲播放音樂，可以嘗試用隔音設備把音樂聲限制在他們房間裡，或者讓他們也使用耳機。最好是保護自己不受這些音樂或噪音的影響，而不是試圖改變他們。他們可能需要這些音樂來過渡到成年期。

在人類發育過程中，進入青春期後，氣場中會出現以前沒有經歷過的、至少是此生沒有體驗過的能量。新的、更高頻率的智力和靈性能量開始流經整個能量場。在心輪和與性相關的脈輪中都會有新的能量。將這些新能量整合到能量場中，是一場真正的挑戰。我們不僅更加脫離父

母，還在學習以從未有過的新方式與他人建立連接。我們也許今天還是希望受父母照顧的孩子，而第二天卻成為拒絕父母、與某個我們幾乎不認識的人早戀的少年，在此過程中我們很容易受到氣場演進的影響。十幾歲的時候，我們用搖滾樂幫自己走過此一過渡期；這種音樂在我們與父母之間建起一堵聲音牆，幫助我們與父母分離。搖滾樂可以激起青春期氣場中釋放和發展的能量，給我們的生存意志（第一輪）、性欲（第二輪）充能，幫助我們脫離對父母的依賴，連接同齡人（第三輪）。當然，浪漫的音樂可以打開心輪，帶著愛將我們與有同樣經歷的人連接在一起，將我們從父母的支配中解放出來，開始依賴同齡人群體。為了滿足我們作為成年人的許多需求，我們必須培養連接同齡人以及與之合作的基本技能。如果這些技能在青春期之前沒有建立起來，那麼在成年之前，就要做最後的努力。不管現在我們作為父母有多不能忍受噪音，那也一度是我們走向外部世界的標誌。

用色彩為你的空間充能

剛才所述關於聲音的所有內容，也同樣適用於色彩。兩者都由振動波產生，因此都具有波結構和振動頻率。聲音與有色光是明顯不同的。聲音是一種縱向壓縮波，需要媒介物質如空氣或牆壁等來傳播。縱向，是指其沿著與波運動相同的路徑傳播。外太空或真空中不存在我們所聽到的聲音，因為聲音的傳遞需要介質。而另一方面，有色光是一種電磁波，其振動方向垂直於它的運動路徑，可以穿越外太空或真空。聲音跟色彩二者最終都是存在於物質世界以外的、更高頻率的顯現。都是神聖的顯現。

色彩對健康至關重要。我們的氣場中需要所有的顏色。如果我們很通透，就會受到所需要的顏色的吸引。圖9-2列出了不同的顏色以及對人們的一般影響。例如，紅色可以激發我們的情緒，而藍色可以冷卻和平靜情緒。當你為裝飾居家、辦公室或療癒室選擇色彩時，這張圖表就可以派上用場。一旦明確了每個居住空間的用途，就可以選擇一種顏色去支持該用途。

由於每種疾病都與某些脈輪的功能失調有關，而失調的脈輪需要所缺乏的顏色來滋養，因此顏色可以用於治療不同的疾病。例如，甲狀腺功能不活躍的人需要藍色。如果甲狀腺過度活躍，是藍色太多，可能需要可以綜合平衡能量場的綠色。多發性硬化症患者需要紅色和橙色，因為第一和第二脈輪受影響最大。所有的癌症患者都需要金色，因為所有癌症患者的第七層、也就是金色層都有撕裂。癌症患者還需要與癌症所在身體部位對應脈輪的顏色，例如，肝癌或胰腺癌患者需要黃色和蜜桃色，即第三輪分別在第二和第四層能量場對應的顏色。

我聽說把過度活躍的孩子的房間刷成藍色，有助於他們平靜下來。一些精神病院把牆壁刷成藍色，幫助患者平靜。我猜測有一天，醫院會被粉刷為特定顏色，以幫助患者保持在療癒的心智狀態中。草綠色和玫瑰色將幫助患者為氣場第二和第四層的心輪充能並使之平衡。心輪是所有療癒的中心，因為所有療癒能量必須透過心輪中心到達接收者的身體。我們也可以用彩色玻璃做大面板，背後放置全光譜鹵素照明燈，並根據需要從一個房間移動到另一個房間進行療癒。每個大面板可以由一個脈輪的顏色組成，這樣氣場就可以吸收顏色。同時還能播放脈輪音頻，使任何失調的脈輪都能以其健康的錐形形態挺立並順時針旋轉來接收顏色。

圖9-2　各種顏色的常規效果

紅色	增強與地球的連接，加強基本的生命力衝動，比如生活在物質世界的意志。充能、保護、屏蔽。對第一輪區域的所有器官都有益處。
紅褐色	結合激情和意志。
玫瑰色	帶來對他人強烈主動的愛，幫助你去愛。非常適合治療心肺疾病。
粉色	給人帶來溫柔、柔順的愛。
蜜桃色	帶來一種溫柔、柔順、擴展的輕靈感。
橙色	增強性欲能量，增強免疫系統。對第二輪區域的所有器官都有好處。增加你的野心。
黃色	讓人思維更加清晰，適當感。對第三輪區域的所有器官都有好處。清理頭腦。
綠色	帶來平衡和滿足感：我很好，你很好，世界也很好。對所有連接到第四輪的器官都有好處，比如心臟和肺。
藍色	帶來和平、真相和寧靜的秩序。幫助你說出真相，增加敏感性，加強內在導師。對第五輪區域的所有器官都有好處，比如甲狀腺。用於在靈性外科手術中燒灼傷口。
深藍色	帶來強烈的使命感。
靛藍色	打開靈性感知，帶來狂喜感。幫助你連接到更深層次靈性生活的神秘。對任何第六輪附近的器官有益。
紫色	幫助你整合並邁進靈性，帶來皇室感。幫助增強領導力和尊重感。
薰衣草紫	給生活帶來輕鬆愉快的態度。清理淨化入侵的微生物，帶來輕快的感覺。
白色	幫助你連接到純潔並擴展能量場。帶來靈性擴展，以及在靈性層面與他人的連接。產生向外的能量流動。減少疼痛。對大腦有好處。
金色	加強更高心智，理解完美模式，帶來強大的力量感。幫助你與神以及內在的靈性力量連接。加強身體的任何部位。
銀色	極強的清除微生物作用，在清除殘片時，於薰衣草紫光之後使用。幫助你更快地行動和更好地溝通。靈性外科手術中燒灼傷口。
白金色	能清除和淨化入侵的微生物，甚至比銀光更強。
棕色	加強與地球的豐富聯繫、接地。
黑色	可以幫助你向內並保持歸於中心。帶來完全的平和。如果利用得好，將幫助你進入深層的內在創造力量。將帶你進入虛空，進入未顯化的、等待著誕生而進入顯化的生命源頭。帶你進入恩典。有利於幫你處理死亡。有利於療癒骨骼。

當然，圖9-2中給出的顏色列表也有例外。任何顏色都可能與痛苦的個人經歷聯繫起來。這時，顏色將與體驗相關，並對你產生不同的影響。我們會喜歡某些顏色，討厭其他顏色。對顏色的好惡，也表達了我們自身的能量場狀況。如果我們第一和第二脈輪中的紅色和橙色能量不足，意味著我們抑制了肉體生存的意志能量以及感官享受，或許我們想保持這種方式。此時，為了情感和身體健康，能量場可能需要補充紅色。但與此同時，我們可能會出於個人經歷而避免增加這些顏色，我們將拒絕穿紅色和橙色，因為它們會增加這些能量。當能量場中的這些能量增加時，也會激發生活方面與之相關的各種情感問題。

生活在有「意味」的氣味中

我們很少以中立的方式去感知事物，各種景象和聲音會使我們高興、悲傷或生氣，而某些氣味也能使某些人欣喜若狂。在感知的情緒面和思想記憶之間，存在一種雙向聯繫：適當的香味能讓人聯想起過去的食物和葡萄酒；各種焚香的氣味讓我們回想起相關靈性儀式中有過的高度靈性體驗；香水的味道喚起我們對使用它的、我們愛過之人的美好回憶；天然體香帶來性愛的記憶。當我們進入這些正面的情緒狀態時，氣場就會呈現出這些正面狀態，療癒就發生了。這就是芳香療法的力量。

嗅覺，是人類進化過程中最先發展起來的感官之一。嗅覺系統記錄嗅覺，並反饋到大腦邊緣系統附近的中腦區域。因此，嗅覺系統向來與邊緣系統相關，而邊緣系統則與人類感情充沛的反應直接相關，我們可以稱之為「動物本能」。進食、防禦和性行為，這些衝動式行為是個人以及

所有人類物種和動物王國的生存核心。

例如，狗利用恐懼的氣味來幫助牠們生存。你知道恐懼的味道嗎？有些人知道。當狗嗅到恐懼的氣味時，會有幾種反應，取決於是誰在恐懼。如果是狗的群體在恐懼，牠會變得警覺和謹慎，以尋找危險來源；如果是狗集中精力對付的敵人在恐懼，牠就會利用這種恐懼，很可能發動攻擊。你對恐懼的氣味有反應嗎？會有怎樣的反應？

我們周圍的香氣會令生活截然不同。我打賭你知道所愛之人的香味，我還打賭那種香味會立刻影響你的情緒。香水的使用和人類本身一樣古老。在聖殿裡焚香，是為了幫助會眾的頭腦進入一種神聖狀態。男人和女人用香水吸引和挑逗他們想遇見的人。花朵以芬芳吸引鳥和蜜蜂。如果你想在家裡設置一個特殊的氛圍，除了燈光和其他效果以外，就可以使用香水。你喜歡什麼香味？它們帶給你哪些不同的情緒？你會在做不同的事情時使用不同的香味嗎？如果沒有過，你可以試一試。你會驚訝於嗅覺的力量。

由於芳香的作用直接並能很迅速地影響生理反應，如果使用得當，可以創造快速的療癒效果。芳香療法用於療癒已經有許多世紀，是由古埃及人發明，在印度和中國被廣泛使用。美洲土著醫者自古以來就使用芳香療法。現在芳療在美國越來越受歡迎。你可以購買芳香精油和芳香植物精華，用於任何你能想到的用途。芳香劑可以使人平靜或振作，能放鬆肌肉或使人充滿活力，還能使人變得興奮或者冷靜。有一些香味可以使你進入存在的不同狀態，還有一些不同的芳香化合物，能用於充能和平衡每個脈輪。如果製作得當，都會很有用。

多少世紀以來，人們就知道在皮膚上塗抹油

會有助於療癒能量的進入。但根據我的超感知視覺，不止是如此，也不僅僅是上面提到的邊緣系統反應。在我看來，於療癒中使用的一些芳香劑是真正的氣場能量精華本質，能夠直接進入氣場，提供其所需能量，就像順勢療法的藥物一樣。只要一接觸到「鎮靜滋養物」，肌肉就能放鬆，而在這麼短的時間內，皮膚或肌肉當然還沒有把它全部吸收掉，可見其生效之快。我可以看到芳香劑的有色能量進入了能量場。事實上，當你伸手去拿精華瓶子的瞬間，能量流的通道就開啓了。

所以我建議你要自己去探索這個領域，不僅爲了療癒，也爲了在你的家裡、辦公室或療癒室營造合適的氛圍。一定要使用從天然物質中提取的天然香劑，不要使用人工合成材料──它們沒有效用。

創造「能量─智能」的空間

要保持生活空間的能量乾淨，需要做幾件事。一是要確保有充足的陽光，陽光會爲房間補充生命能量，不讓死亡奧根能量堆積。如果有低頻能量開始在房間積累，可以燃燒茅香（sweetgrass）或鼠尾草來清理。或者將一瓶蓋純穀物酒精與四分之一杯（約六十毫升）瀉鹽混合燃燒。建議你在房間裡多放些植物，讓植物和人之間保持持續的新鮮能量交換。只要一有機會就把窗戶打開，讓新鮮空氣進來。

房間的乾淨有序也能保持能量的清潔。「有秩序」對於在一個空間中保持良好的正能量非常重要。爲每樣東西都找個地方，以便於維持秩序。混亂會給人的系統造成心靈拖累，消耗能量。無序是內心混亂的表現，那會向你訴說你未完成的內在事務。如果你傾向於收集不太使用或

不太喜歡的東西，最好覺察原因，因爲那肯定會影響你生活的許多其他方面。秩序是一種神聖原則。秩序的功能，是讓我們保持一個生活和工作的空間，創造出一處安全的空間，使我們內在的創造力可以迸發出來。

有一個患者因爲臀部（髖部）疼痛來找我。她無法清理公寓裡所有的舊東西，其中許多是已故母親留給她的。我給她盡可能多的療癒，但我不斷得到指導，說她需要清理公寓來治癒臀部。臀部疼痛與她無法放下和母親的殘餘問題有關。她對這件事懷有不切實際的內疚。當她終於放下虛幻的內疚，清理了公寓，她的臀部才開始好轉。看起來眞的讓人驚奇。她每扔出一箱東西，她的臀部就會好轉一點。

房屋中使用的許多建築材料對人類是有毒的。螢光燈會衝擊你的氣場，導致氣場的不連貫；而螢光燈產生的死亡奧根能量也會讓你生病。可以關掉螢光燈，在開關上貼上膠帶，並買一些使用白熾燈的落地燈或桌面檯燈。爐子和煤氣用具會不斷向空氣中釋放污染物。每當人們對公寓進行消毒滅菌，他們就吸入了一些毒素。即使是用於公共場所（比如公共交通工具上的廁所）消毒的化學物質，吸入後也對健康不利。即使空氣中的毒素很容易檢測到，我們仍然希望身體在呼吸的時候不會有反應。我們粗暴地忽視之，就像這是別人的問題一樣。

現在，我們地球的城市不僅存在大量空氣污染，還存在大量的電磁能量，滲透到每個人的生活空間。這種東西很難被自然探測到。羅伯特·貝克爾博士的著作《人體電》（*The Body Electric*，一九九八年）描述了他的研究，表明輻射對人體的影響。貝克爾博士的研究表明，居住在高壓電線附近的人，患白血病和其他形式的

癌症等自身免疫性疾病的幾率更高。

我們正逐步意識到，必須要開展大量工作來阻止生活中的廢物和污染。我們的家是開始這種工作的最佳場所，去回收你能回收的吧。這麼做真的沒有那麼難。一切也一年比一年更有條理。事實上，在新興的回收行業中，就業形勢相當不錯。

對於個人空間的污染，你可以採取以下措施：

- 遠離高壓電線居住。
- 在家裡使用一個好的加濕器，可以把水蒸發到空氣中。不要使用超聲波加濕器，因為那會把細小的顆粒拋到空氣中，而那上面攜帶著病菌。
- 裝一個負離子發生器。
- 使用家用空氣清淨機過濾空氣。
- 使用一個高質量的三級水過濾器過濾自來水。可以過濾整個房子的水。現在大多數家庭用品商店都有。
- 為防止冬季缺光，安裝額外的全光譜燈，最好是鹵素燈。或者買一個兩千五百勒克斯 ⓫ 照度的特殊燈箱。每天使用一小時。
- 取下或關掉螢光燈。
- 如果你有煤氣用具，可購買一個煤氣檢漏器。

創造一個療癒空間

生病的時候，照顧好你當前的環境需求是非常重要的。記住，你是在療癒室，不是病房。周圍的事物越是能提醒你真正是誰，養病的時光就會越快樂。確保房間中充滿了生命、快樂和喜悅，且要涵蓋你身體需求的每一個細節，不僅是物質環境，還包括房間裡的光線、音樂、食物和你周圍最喜歡的物品。以下是療癒室中的物品清單：

- 某些可以表達自己各個面向的東西。
- 大量光照，但不刺眼。
- 彩色玻璃畫，掛在窗戶上。
- 將水晶掛在窗戶上，讓陽光穿透而產生彩虹。
- 你最喜歡的圖片或牆飾。
- 植物和花朵。
- 你最喜歡的明亮色彩的衣服。
- 你最喜歡的物品。
- 你最喜歡的音樂，要方便播放。
- 在飲食限制範圍內，你喜歡吃的東西。
- 孤單時可以觸摸或抱著的柔軟物品。
- 令你愉悅的香味。
- 你朋友們的照片。
- 新鮮空氣。

確保生活空間的能量能表達你的真實所是。生活空間的能量組成，對你的健康和幸福非常重要。選擇家具和居住空間時，要記住，它們都會影響能量構成。形狀的大小對氣場也很重要。我不喜歡低矮的天花板，因為能感覺到氣場會穿過這樣的天花板，這使我感到擁擠。同樣的原因，我喜歡大房間。可使用前面所有訊息幫助你回答

⓫ 勒克斯（Lux）：法定符號lx。是照度（Illuminance）的單位。被光均勻照射的物體，在一平方公尺面積上所得的光通量是一流明時，其照度是一勒克斯。

下面關於居住空間的問題。

問自己一些關於生活空間的好問題：

- 生活空間對你來說舒適溫馨嗎？
- 你喜歡它的光線照明嗎？
- 周圍的顏色適合你嗎？
- 你需要植物嗎？
- 你的空間是否表達了你的所有方面？需要添加什麼來包含所有方面？
- 你的空間如何表達你的健康？
- 你的空間是怎樣表達你的疾病的？
- 衣櫥是怎樣表達你的內心世界的？
- 衣櫥是否清楚表達了你是誰，或者是否表現了你需要被關注、關心和愛的那一部分？
- 衣櫥是否被按照你喜歡的方式整理擺放，它上面是否有什麼東西困擾你多年，卻沒有被改正或改變的？
- 你是否擁有一些你不需要或不想要、卻又捨不得扔的東西？這影響了你生活的哪些其他方面？
- 還有什麼是你不能放手的？這執著背後的恐懼是什麼？
- 你的生活空間如何影響你的人際關係？
- 你的生活空間能量表達了你是誰嗎？

不管你是否擁有自己的生意，這也同樣適用於你的工作空間。

問自己一些關於工作空間的好問題：

- 你工作空間的能量是什麼樣的？
- 你的桌子／工具／設備感覺和看起來如何？
- 你的工作區域感覺和看起來如何？
- 工作區域有序嗎？
- 工作空間如何表達你的真實所是？它是否能很好地服務於你？
- 你還需要什麼來幫助你工作？
- 你工作空間的能量表達了你的真實所是嗎？

10

肉體──靈魂的居所

從靈魂的角度來看，肉體是完成任務的載具。當我們做出心理調整，將肉體看作是在物質現實中完成一項任務的載具時，以一種新方式來照顧肉體就顯得尤為重要。我們不僅要保持肉體健康，還得保持其乾淨和清潔，以便生活在與自然的最高平衡當中，並生活在對超感知的最高敏感性中。我們曾經認為的健康可能不再那麼健康了。例如，吃大量的肉、糖和咖啡這一類的興奮劑，會鈍化我們的感覺。我們的衣著穿戴會增強或減緩體內的能量流動。為保持能量場不受污染，衛生變得非常重要。關注這些方面，不僅能改善你的健康，還能提高你對自身能量場以及周圍所有能量場的敏感性。

肉體的個人衛生

記住，皮膚是身體最大的排泄器官，所以保持皮膚的正常工作很重要。一定要使用酸鹼度平衡的、天然無毒的香皂或皮膚清潔劑。皮膚有天然的酸性保護層，有助於防止感染。鹼性太強的肥皂會破壞皮膚保護層，使人容易受到侵害。當老細胞死亡並被新細胞取代時，皮膚的表層會自然脫落，洗澡用的刷子就有助於去除這些老細胞。如果你使用保濕霜或潤膚露，一定要確保是天然的、酸鹼平衡的。化妝品也是一樣。不要使用會留下大量殘留物的洗髮精或洗髮液。要使用天然無毒的產品。

一定要每天刷牙兩次，用牙線潔牙一次。使用天然牙膏，或者是鹽和小蘇打的比例為一比八的混合物。

每兩周換一次牙刷，或者為牙刷消毒。市場上也有去除牙菌斑的牙齒清潔設備，你可以買你牙醫推薦的款式。從我個人的情況來看，這些方式都很有效。

如果你病得太重，不能自己做這些事情，或者你以前沒有用過天然產品，可以找人來幫助你。

梳洗能量場

像肉體一樣，你的能量場也需要清理梳洗。如你所知，當氣場運轉不正常時，會累積灰暗凝滯的能量。這種情況發生在你執著於負面感受、承受巨大壓力、筋疲力盡、或是暴露在別人沉重的負面能量時。黑色雲霧團塊會聚集在第二層，濃厚的黏液狀物質則聚集在第四層。你可透過不同方式感覺到，從而知道能量場中積累了這些灰雲和黏液。它們聚集的部位可能會出現疼痛，比如輕微的肌肉痛或頭痛。你也可能會感到遲鈍、疲憊、易怒或噁心。你甚至會感覺體重增加，像是中毒了或被污染了，可能會覺得像得了感冒或流感。所有的徵兆，都提醒你盡快清理能量場，

以預防生病。以下有幾種方法可以清除能量場中的灰雲和黏液。

泡澡

我所知最好的清理能量場的方法之一，就是用海鹽和小蘇打泡澡，即在一浴盆水中放入海鹽跟小蘇打，可放置各約四百五十克之多。這是非常強有力的方子，所以會有消耗你能量的傾向；但是如果你的體內吸收了大量負能量，或是你從一場疾病中積累了大量的低頻能量，就可以試一下這種強力清理。確保水不要太熱，不能像平常用清水泡澡一樣地熱。如果你有低血壓，要儘量小心，因為有些人會暈倒在浴缸裡，不要去冒這個險。如果你感到頭暈，就從浴缸裡出來，換涼一點的水試試。在浴缸裡泡二十分鐘，然後躺在陽光下直射十到二十分鐘，為你的能量場充能。記得使用防曬乳。洗完澡後，你會驚訝於自己竟然會這麼乾淨和輕快。

其他泡澡方法也能淨化能量場。查看當地的健康食品店，看看有哪些產品，可以嘗試看看，有些能讓人精神振作，有些幫助入睡，還有些能幫助你在運動後從痠痛的肌肉中去除乳酸。

泡澡時有音樂和燭光相伴向來是愉悅的。如果這麼做，你可以進入深層的療癒狀態，並在沐浴時做一些觀想。

煙熏

也可以透過煙熏來淨化你的能量場，例如使用你能從當地的健康食品店買到的鼠尾草、茅香、雪松（cedar）或任何它們的組合。讓煙擴散、穿過你的能量場，就會從能量場中祛除DOR。一定要在戶外或門窗打開的情況下煙熏。一些薰香也能清潔能量場。實驗一下，用你最喜歡的方式即可。

水晶

將乾淨、清透的水晶握在手中，找到你能量場中的低頻能量，將之導入水晶。用你的意願去做這件事；如果你是有經驗的冥想者，能在能量場中找到低頻能量的話，就應該能夠做到這一點。只有當頭腦能夠完全不受其他事情的干擾時，這樣做才會有用；當頭腦和意願轉到其他事時，清理就會停止，負面能量則會重新回到能量場。

做完清理後記得要把水晶清理乾淨。有幾種淨化水晶的方法：最簡單的方法就是放在室外，讓陽光直射一天左右。如果你住在海邊，可以把水晶埋在鹹水下的沙子裡一個下午或一天；在埋的時候要留心一些，畢竟這樣可能會搞丟水晶。也可以讓水晶在含四分之一茶匙（一點二五毫升）海鹽和約四百七十毫升泉水的溶液中浸泡一夜。我發現上述的方法都很有效。我還聽說，有些人只需把水晶放在乾燥的海鹽裡一天左右。我也曾觀察到馬塞爾・沃格爾（Marcel Vogel）用第三眼噴出的能量和一隻充滿能量的手將水晶清理乾淨。但這當然需要練習。

氣場刷

另一種梳洗能量場的好方法是使用簡單的氣場刷（auric brush），就像梳頭髮一樣，不過你現在要梳理的是氣場。做「氣場刷」需要一個夥伴。一個人站著，雙腳與肩同寬，雙臂垂於身側，閉上雙眼；另一個人從身體的前部開始，手指張開，儘量把手伸向對方頭頂上方。想像你的手指變長了約十五公分。現在，將伸長的雙手手指作為刷子，連續不斷地從頭頂向下劃、直劃

到地面。當你到達地面時，呈鐘狀擴展氣場底部（bell out）。要注意一點，你那想像的長手指實際上是穿過身體的，向下劃的這一長段不要停止，不要中斷；如果中途停了下來，就要從頭開始，以防止能量堆積。然後繞著身體走、一步步走，以同樣方式梳理身體，要緊挨著剛剛最後一次梳理過的位置。如此覆蓋全身，直到轉回起點，確保全部都梳理了一遍，沒有遺漏。接下來角色互換，就輪到你被氣場刷清掃了。這會有一種奇妙的安定和接地的效果。盡情享受吧。

衣服和珠寶

你是否有過望著滿滿的衣櫃，卻發現沒有什麼可穿的情況？有可能是那些衣服裡沒有你需要的顏色。你的能量場會對所穿的顏色有反應。通常的情況下，你會想穿你缺少的顏色，或者是與當天相和諧的顏色。例如，如果需要更多肉體能量，那天你可能需要穿紅色。然而，憤怒會使能量場變成暗紅色。如果你感到生氣，但又不想在工作中表現出來，則最好不要穿紅衣服去上班，那會為憤怒情緒充能。另一方面，紅色可以幫助你阻擋負面能量，保護你的能量場，還能幫助你避免吸收負能量。自己或周圍人的衣著色彩，都會影響到你的情緒。一般情況下，圖9-2所列的顏色在著裝上也同樣有效。

如果你生病了，需要穿睡衣，就沒有太多顏色可以選擇；你或許仍需要有人把你最喜歡的衣服從衣櫥裡拿出來，讓你能看到它們，「吸收」它們的顏色。你可以試著買不同顏色的睡衣，或者根據圖表選擇你需要的顏色，讓朋友買約一公尺左右該顏色的棉布料，掛在你的床上。彩色燈泡或大的綠色聚光燈效果也非常好。鮮花也可以為周圍的環境增添色彩。

有位從事療癒的朋友告訴我，她的多發性硬化症患者在開始穿紅襪子為腿部充能以後，病情有所好轉；個案確定這和紅襪子有很大關係。

選擇穿天然纖維衣物，它們對能量場有強大的正面作用，能增強和維持能量場；棉布、絲綢和羊毛的最好，混合面料也不錯，但要確保後者中天然纖維比人造纖維的含量多。最好避免使用石油副產品製成的面料，尤其是可能過敏的人；如丙烯酸纖維、聚酯和尼龍，這些合成纖維會干擾人體能量場的自然能量流。尼龍長襪會嚴重干擾腿部上下的能量流動，在我看來這與許多現代女性疾病有關，我建議你只在必要的時候才穿。可以的話，請穿真絲襪。

如果佩戴珠寶或水晶，要確保它們是處於你能量場的健康頻率範圍內。做一個測試：用手緊緊握住珠寶或水晶，感受它們對你的手的作用，它們的能量是重還是輕？尖銳還是柔和？是刺入你的能量場，還是輕柔地撫慰能量場外部？是讓你振作起來還是平靜下去？是為你補充所需能量類型，還是由於其自身振動過低而吸收你的能量？把珠寶或水晶放在身體不同部位並感受你的能量，找到放置它們時最舒服的地方。你對珠寶或水晶的感覺舒服嗎？也許你的氣場需要一種特殊顏色。問問自己，你戴這塊水晶是為了什麼？能起到作用嗎？詢問你的靈性指導，需要如何對待這塊水晶。對所有的水晶和珠寶重複這個過程。

如果你佩戴了他人的物品，而此人的能量與你的不兼容，那麼你有可能會生病。為了防止這種情況出現，如果你獲贈或繼承了一件舊首飾，先把它浸泡在鹽水中一個星期。鹽水可使用約六十毫升的海鹽和約一公升的泉水配製。如果可以，把浸泡著物品的容器放在陽光下曬一曬。

飲食中的生命能量

　　所有食物都充滿了生命能量。不同食物攜帶了不同的能量組合，這代表著，進食就是在吸收其中的能量。如果飲食所含能量是你的氣場所需的，將有益於身體和健康；如果所含能量不是你所需，就會干擾健康。

　　我們需要更多研究來弄清食物中的生命能量是如何影響我們的。我知道有兩個主要研究食物中生命能量的人，一位是著名的創立長壽學（macrobiotics）的久司道夫（Michio Kushi）❶，另一位是海茲爾‧巴索斯（Hazel Parcells）博士。巴索斯是美國新墨西哥州阿爾伯克基（Albuquerque）的自然療法醫師，她研究了在「有機食品」和「使用農藥的食物」之間生命能量的對比。

　　長壽學把食物依其能量分為兩個基本類別：一類含有陰性能量，即女性能量；另一類含有陽性能量，即男性能量。所有的食物都可以在一條直線上標出陰性或陽性的程度，中間是中性的。長壽學認為，根據食物所攜帶的能量，我們需要某些食物類型的組合；而組合成分則根據我們是誰、所處的季節以及居住地而不同。長壽學目前在美國很受歡迎。我看到了很多人因之好轉，而其他人效果沒那麼好，因為他們的身體無法適應，畢竟這是一種終身飲食習慣的劇變，或者這種飲食並非當時他們身體所需的。

　　海茲爾‧巴索斯博士是從業很久的療癒師，在寫這本書時她已經一百零三歲了，仍然在從事著她的「藝術」。在這個領域，她率先開始測試食物的生命能，以確定它們是否具有「生命支持」或「生命增強」的能量率（能量率是指脈動的頻率）。她設計了一種用靈擺測量食物生命能量率的方法，並建議如果食物測量結果不能達到「生命支持」或「生命增強」的標準，就不要吃。因為如果吃了這種食物，反而會從我們的系統中帶走能量。

　　根據巴索爾的研究，發現有兩個主要因素會降低食物中的生命能量率。首先，是農藥和酸雨等造成的污染。為了保證食物的健康，食物需要保持至少與人體能量場一樣高的頻率。新鮮、天然的食物一向比被殺蟲劑污染的食物能量更高。有機食品中含有人類健康所需的生命能量振動模式。有機食品之所以是健康的，不僅是因為維持了農作物正常的能量模式，還因為保持了足夠高的強度和振動頻率，能夠維持生命。此外，有機食物還含有更多天然營養素，如維生素和礦物質。

　　帕特裡克‧弗拉納根（Patrick Flanagan）和蓋爾‧克裡斯托‧弗拉納根（Gael Crystal Flanagan）博士夫婦來自美國亞利桑那州的弗拉格斯塔夫（Flagstaff，又譯作旗杆市），多年來，他們透過高倍率的暗場顯微鏡來觀察營養物質對血液的影響。他們發現，有機生鮮水果和蔬菜以及其汁液，能快速、正面地影響血液。生鮮果蔬可以提供微量礦物質和鮮活的酶，而這些是強大的血液催化劑。有機果蔬的細胞液具有很高的 zeta 電位或負電荷。zeta 電位是一種力，維持著滋養人體數十億循環細胞的離散性。我們的血液細胞靠 zeta 電位維持循環，如果 zeta 電位變低，毒素就不能懸浮起來並被清除，營養物質也不能懸浮起來被運輸到各處細胞，整個系統都會堵塞。

❶久司道夫（一九二六年至二〇一四年）：二戰以後將長壽學引入美國，推廣並宣傳長壽飲食，稱其可以治癒癌症。

弗拉納根夫婦發現，有毒物質和污染物會破壞食物中的zeta電位，使其難以滿足人體的營養需求。在牛奶、乳製品、薯片、加工食品和肉類中的飽和脂肪和動物脂肪，容易導致血液凝結和黏稠，會干擾血液的流動性和血液向細胞輸送營養物質的能力，同時也阻礙身體排除毒素。

某些帶正電的離子，如鋁離子，對生物膠體系統平衡極具破壞性。這就是我們不應該使用鋁制炊具的原因，要小心避免含鋁產品，如抗酸劑、烘焙泡打粉、除臭香體劑等。

農藥不僅降低了農產品的振動頻率，使其低於維持生命的振動頻率，還破壞了農產品的能量場模式，從而改變其性質。食品中的農藥越多，食品的能量場就越會被扭曲和削弱。巴索斯有許多方法可以消除「全食物」❷如蔬菜、水果和雞蛋中所殘留之有毒物質對能量場的負面影響。有個方法操作起來可以說是易如反掌，但卻能夠恢復農產品生命能量場的模式和強度。此法適用於蔬菜、水果、全穀物和全生蛋，但不適用於任何不再擁有完整能量場的食品，如肉類、家禽、加工食品、碾磨穀物或乳製品。

在水槽裡裝滿涼水，加滿一瓶蓋的高樂士（Clorox）清潔劑（這必須是不含任何添加劑，也就是不是升級版或有特殊香味的普通高樂士）。把我們購買的所有農產品和雞蛋都放在水槽裡，浸泡二十分鐘。二十分鐘以後，用冷水沖洗所有東西，就完成了。像往常一樣存在冰箱裡即可。

巴索斯博士指出，食物失去能量的第二種主要方式是腐壞。當食物變質時，會漸漸失去能量，振動頻率低於生命頻率。吃這種食物只會降低能量場的振動頻率，而能量場將不得不從其他來源（如消化器官）吸取能量以彌補頻率的下降，或將攝入的食物作為廢物排泄掉。所以最好還是不要吃變質的食物，儘量確保食物是新鮮的。過度烹飪也會減少食物中的生命能量，所以把蔬菜簡單蒸一下，會比完全煮熟要好得多。

還有其他影響食物能量的因素。例如，在恐懼中被屠宰的動物，其輝光氣場中帶有恐懼的能量屬性。恐懼的氣場呈現灰白色，並帶有尖銳突出，會被食用者吸收；食用後，食用者就必須從自身能量場中清除恐懼能量。在我看來，這就是為什麼猶太拉比❸在屠宰牲畜以獲得猶太潔食肉❹之前，要舉行儀式的原因之一。

為使肉中的能量保持乾淨並與地球能量同步，美洲土著人只吃他們所需的肉，並且是帶著尊敬和感激去這麼做的。他們會在儀式上請求允許從即將被獵殺的動物那裡獲得營養，如此一來，他們就能全息式地保持與動物第四層能量場的聯繫，而動物則被他們視為與人類平等的地球居民。他們在儀式中認可了這一點：有一天他們自身的人類身體也會被消耗，用於滋養其他形式的生命，從而維持食物鏈生命的大循環。這是一種安住於神的意志之神聖模式中的方法。

合成維生素和礦物質不含有人體能量場所需的、正常能量場應該包含的天然維生素和礦物

---

❷全食物（whole foods）：亦稱「全食」，即天然、新鮮、未加工的完整食物。後文中提到的「全穀物」（whole grain）則指含有完整穀粒（穀皮、胚乳和胚芽）的穀類食物，「全生蛋」（whole raw egg）則指帶殼的新鮮雞蛋。

❸拉比（Rabbi）：多為猶太人中的學者，是老師和智者的象徵，是許多猶太教儀式的主持者。

❹猶太潔食肉（Kosher meat）：猶太潔食（Kosher foods）中Kosher一詞源於希伯來語，意為「適合」，是符合猶太教飲食規定的食材。相關規定除了限制可食動物的種類，其屠宰及烹調方式亦受影響。與伊斯蘭教的清真食物相似，但更嚴苛。

質。因此，服用合成維生素和礦物質不一定能滿足你能量場的需求。

製造藥物時並未考慮到能量場，反而是有許多藥物會對能量場造成強烈的負面影響，例如降低或改變維持健康所需的正常振動水平。另一方面，順勢療法藥物卻是種能量醫藥，可以直接透過能量場作用於肉體。其勢能❺越高，所影響的能量場層面更高。

飲食習慣與能量場

餓的時候，一定要吃東西。能量場得不到所需的所有類型的能量，或者沒有可吸收的食物時，能量場就會枯竭。饑餓持續的時間越長，能量場就越枯竭。枯竭的部分，會位於缺乏特定能量和能量原本就薄弱的區域。如前文所述，治療背部疾病的困難之一就是防止再次受傷，而再損傷通常發生在患者饑餓時。我會要求背部有問題的患者帶一小袋新鮮堅果和葡萄乾去上班。每次他們錯過吃飯時間，都可以吃些東西維持血糖平衡，如此就不會再弄傷自己。血糖平衡與否不僅會影響背部有問題患者的肌肉力量，也會影響他們覺察自己的身體，影響到他們對哪些事情可以做、哪些事情不可以做的判斷。

另一方面，暴飲暴食會導致能量場的振動減弱，使人進入抑鬱狀態。暴飲暴食的能量看起來又黑又黏，充滿了毒素。

需要喝水的時候不喝，能量場就會開始收縮。時間一長，能量場就會變得脆弱。如果持續下去就會脫水，氣場會開始碎裂。

吃飯的時候，要把注意力放在食物上，讓食物看起來有吸引力。也要為吃飯留有足夠的時間，細嚼慢嚥。吃飯時不要進行壓力很大的會面，這點極其重要。因為壓力會直接影響第三輪，使其關閉和收緊，而第三輪是能為消化器官帶來生命能量的。謹記，食物一旦進入你的身體，便會滋養你的細胞，就變成了你的一部分。

在開始吃東西之前，把手放在食物上方，做一點冥想，給予食物能量並與之同步。想像食物滋養著你，感謝它，然後，當你進食的時候，跟隨食物透過消化系統進入細胞。這會幫助你欣賞並感激食物的。

健康食物的常規指導

每個人都需要適合自己的特定飲食結構。這種飲食會隨著季節和時間而改變。如果有任何消化上的問題，如腸脹氣，請檢查一下自己是否可能對什麼過敏，或者有沒有什麼消化器官的功能不正常。疲勞、頭暈、思維不清晰，甚至脊柱錯位都可能與食物過敏有關。在美國，中年人飯後脹氣很常見，通常與身體無法消化碳水化合物和多醣有關。許多疾病，如克羅恩病❻、潰瘍性結腸炎、憩室炎、腹腔疾病、囊性纖維化和慢性腹瀉等，都可以透過低碳水化合物或特定碳水化合物飲食來治癒或緩解。

如果你的身體健康，也許你的飲食就很適合自己。我不願推薦任何具體的飲食，因為每個人的需求因人而異。不過，下列有一些健康飲食的常規性指導。

---

❺ 勢能（potency）：在順勢療法中，通常用水或酒精對原始藥劑反覆稀釋並強烈振盪，最後得到的藥劑往往甚至不含有原始物質的一個分子。但順勢療法認為，稀釋次數越多，所得藥劑的勢能越高。

❻ 克羅恩病（Crohn's disease）：一種原因不明的腸道炎症性疾病，臨床表現為腹痛、腹瀉、腸梗阻，伴有發熱、營養障礙等腸外表現，此病常反覆發作，不易根治。

只吃有機食品

　　有機食品的能量場更強，而且振動頻率高到足以維持和增強生命。如果你買不到有機食品，可以使用巴索斯博士的淨化方法來恢復食品原來的能量模式。此外，要選擇未經加工的食品。如果你購買包裝食品，一定要閱讀標籤，檢查在加工過程中添加了什麼。只喝新鮮的、玻璃瓶裝的礦泉水，或是使用良好的飲用水過濾系統。

吃什麼

　　你的飲食結構中，應該主要包括全穀物、沙拉和當季的新鮮有機蔬菜。這意味著，冬季要吃更多的根類蔬菜，使你與冬季地球的能量同步。你也可以吃新鮮的魚、有機瘦肉如火雞或雞胸肉等，以及其他一些如羊羔肉的肉類，根據身體需要即可。同時確保在沙拉中使用冷榨不飽和油。有些研究表明，某些油脂（如魚肝油和亞麻油）可以降低血液中的膽固醇，也富含維生素A。你可能會想把這樣的油脂添加到飲食中。

　　盡可能蒸或烘烤食物，或者生吃。

　　選擇新鮮的全穀物，而不是麵包和義大利麵。全穀物比麵粉能更長久地保存生命能量。將穀物、玉米和豆類混合食用，以從中獲取完整的蛋白質，是很好的方法。許多人食用大豆會消化不良，所以乾豆需要慢慢煮好，更容易消化。如果你吃豆子會脹氣，意味著你還沒有完全消化食物，那麼就把它們從你的飲食中剔除，直到消化系統更加強大為止。也可以嘗試更好消化的豆腐。

　　只買新鮮的堅果放在冰箱裡。如果堅果腐壞了，會很難消化，此時最好不要吃。記住，堅果富含油脂，所以要確保你的身體可以接受，但不要過量食用。

不吃什麼

　　不要吃任何含有防腐劑或其他化學添加劑的食物，因為這些食物的振動頻率不能支持生命。盡量保持低脂肪、低膽固醇、低糖、低鹽和低乳製品的飲食，以及低酸性食物（例如番茄）；而對咖啡和巧克力等含有興奮劑之食物的攝取量也要低。乳製品和小麥有時會在人體系統內產生黏液。我建議你把乳製品的攝取量限制在很少或是不吃。現在市場上有很多脫脂、低乳糖的乳製品，可以試試。許多人還會對茄子和青椒等茄屬植物產生負面反應。

　　不要吃底棲魚，如鰨目魚、比目魚，或被污染過的魚。每年，世界海洋不同地區的多種魚類會受到各種方式的污染。要瞭解相關訊息，知道什麼食物是乾淨可食的，可以詢問當地健康食品店的工作人員，或者向美國FDA食品及藥物管理局確認（在台灣，可向衛生福利部食品藥物管理署確認）。

閱讀食品標籤

　　只要閱讀包裝食品的標籤，就會知道你買的是什麼。尤其是在健康食品店裡，有些聲稱是蛋白質製成零食的東西，其實大多數都不是。這是拒絕我們攝入甜食的一種「新時代」方式。然而這些東西大部分都是新時代的垃圾食品。

關注卡路里攝入量

　　你可以從市面上眾多關於不同食物中的卡路里（熱量）、膽固醇和不同類型脂肪含量的小書中選購一本，以用來指導你選擇食物。也有一些不錯的書會提供一些飲食搭配，可以平衡特定比例的蛋白質、水果、蔬菜、碳水化合物和脂肪，書裡甚至會給出具體的膳食計劃和食譜。閱讀所

購買食物的標籤來確定蛋白質、碳水化合物、脂肪和膽固醇的含量。如果某些食物的標籤上沒有提供你需要知道的，你也許就不用買了。為了促銷，在許多標籤上會有誤導性很大的資訊。

食物的搭配組合

某些特定食物的組合，會更容易消化；難以消化的食物則會留在體內，向體內傾倒毒素。因為消化道中的黏液是由一長串未消化的蛋白質組成的，所以如果能根據消化過程，按照簡單的指南來搭配混合食物，身體將更容易消化食物。穀物和蔬菜搭配起來就很好。一般來說，我們可以說澱粉和蔬菜的搭配很好，蛋白質和蔬菜也是如此，比如肉類和蔬菜、果仁和蔬菜等；而油脂和綠葉蔬菜，或油脂和酸性或亞酸性水果的搭配也易於消化。但是油脂與香蕉或椰棗這類甜性水果就不是好的搭配；記住，油脂會減緩消化。很難同時消化的食物有蛋白質加澱粉（例如肉類和馬鈴薯）、油脂加澱粉，或者水果加澱粉。食用瓜類時可以先單獨吃，等幾個小時後再吃其他東西。水果都是很好的零食，最好單獨吃，果汁也一樣。如果你想要早上喝果汁，請一起床就喝吧，喝完約半小時到一個小時後再吃早飯。

飲用生命之水

水對健康來說非常重要。水是一種載體，運送所有營養物質（包括氧氣）到細胞中。沒有水，我們甚至不能呼吸。人類的大腦有百分之九十以上是水，而身體至少有百分之七十是水，甚至骨頭中都有百分之六十是水。由於人體主要由水組成，飲用水的類型對健康影響深遠。地球上有幾個地方有「特殊的水」，住在當地的人可以活到一百歲或以上。弗拉納根夫婦發現，這種特殊的水中充滿了天然的膠體礦物質群，它們受靜電作用或zeta電位影響而懸浮著，這改變了水的表面張力，使之成為一種更有效的溶劑和潤濕劑。是水的溶解性使水能夠在生命系統中發揮作用。這種特殊水中的某些礦物質實際上更改變了水的結構，使其與新鮮水果和蔬菜細胞中的水非常相似。

城市供水系統會使用鋁鹽來沉澱或凝結有機膠體。城市自來水中有時會發現游離鋁離子。這些鋁離子中和了水中的zeta電位，會削弱血液向細胞輸送營養物質以及排出細胞毒素的能力，使飲用水變得非常不健康。因此，飲用新鮮的礦泉水、蒸餾水或透過反滲透系統過濾的水是相當重要的。

維生素和礦物質

最好只服用天然維生素和礦物質，因為它們攜帶天然的地球能量。許多人服用某些維生素後會產生強烈的負面反應，因為他們對製造維生素的黏合劑很敏感。如果你的飲食結構很好，可能就不需要補充維生素。在正常的日程安排中，要注意自己身體的壓力變化。有時候你需要補充維生素，有時候不需要。如果你吃的是貧瘠土壤中長出的食物，就可能需要補充維生素來彌補食物中的不足。如果你在醫療保健領域工作，並且與患者有大量的個人接觸，就需要在飲食中補充維生素和礦物質。確保自己攝取天然的多種礦物質／維生素產品，並確保攝入額外的鈣、鉀、鎂和維生素C。你可以服用液體鈣，這種鈣能在胃裡、而不是在小腸裡消化。不要在沒有維生素A和維生素E的情況下服用維生素C。如今市場上的藻類是礦物質和維生素的良好來源。

弗拉納根夫婦發現，在所有天然生鮮蔬菜

中，鎂的含量是鈣的兩倍多，而鉀的含量則至少是鈉的五倍。鈉／鉀平衡透過電荷平衡控制血液的流動，鎂／鈣平衡影響著荷爾蒙（激素）的分泌，而荷爾蒙則控制著這些離子在骨骼和軟組織中的流進流出。這些荷爾蒙可以直接影響血液平衡。弗拉納根夫婦認為，額外攝入的鎂有助於鈣從軟組織轉移到骨骼中。當鈣離子濃度超過鎂離子時，就會釋放出荷爾蒙，將鈣從骨骼中轉移到軟組織，但是軟組織中的鈣離子過多時會破壞細胞。多年來，我持續能在個案身上觀察到這一點，很高興能被科學證實，所以在此提及。

有足夠的時間來吸收營養並產生效用非常重要。因此，不要一次服用所有的維生素，而是分開服用，讓血液水平在一天中都保持在健康的水準。

制定你的專屬飲食

如果你患有嚴重的疾病，在你療癒計劃中的重要部分就必須含括飲食規劃。哪種飲食適合你，取決於你生了什麼病以及選擇了哪種治療方式。有些醫生和療癒師在飲食治療方面沒有經過深入的培訓，如果你的醫生就是如此，你可以找專門研究飲食的專家加入你的療癒團隊。要確保他瞭解食物中的能量、食物平衡以及食物的物質營養。請與你的醫生、療癒師和其他醫療保健專業人員開誠佈公地合作。有些保健專業人員可能會根據你的恢復程度，每週或每月改變飲食搭配。你所吃的食物不僅要根據你的身體狀況以特定方式滋養你，也要易於身體消化。可能會比較重要的是，要控制蛋白質、脂肪和碳水化合物的

攝取量，以及鹽、糖和刺激物質的攝取量。你可能需要把所有東西都煮熟，如此即能幫助消化。記住，無論如何規劃飲食，你仍然應該自行選擇喜歡吃的食物。

如今，長壽學已經眾所周知。如前所述，我發現對許多遵循長壽學的人來說，長壽法飲食非常有幫助，而其他人則沒有獲益。在長壽學中，食物平衡的一些基本原則非常重要。我曾見過長壽法飲食很有效地清理了能量場。如果你正在接受放射治療，可以考慮一下長壽法。根據久司道夫及其夫人艾夫琳久司（Aveline Kushi）的說法，在治療輻射病方面，長壽飲食是非常有效的。久司道夫在《長壽飲食》（Macrobiotic Diet，一九九三年）一書中寫道：

一九四五年長崎遭受原子彈轟炸時，醫學博士秋月辰一郎（Tatsuichiro Akizuki）時任長崎聖弗朗西斯醫院（St. Francis Hospital）的內科主任。這家醫院距離爆炸中心約一點六公里，大多數患者在最初的爆炸後倖存下來，但很快就因放射性物質而出現了輻射病症狀。秋月醫生為工作人員和患者實行嚴格的長壽法飲食，包括食用糙米、味噌湯醬油湯、裙帶菜等海菜、北海道南瓜和海鹽，並禁止食用糖和甜食。結果，他救了醫院裡所有人，而城市裡的許多倖存者都死於輻射病。

其他治療性飲食，如「普瑞提金飲食」（Pritikin diet）[7]和安·威格莫爾（Ann Wigmore）博士[8]的飲食法，也已經幫助了許多患者。我曾

[7] 普瑞提金飲食：一種低脂肪、高纖維的飲食結構，南森·普瑞提金（Nathan Pritikin）一九七九年出版的暢銷書《飲食和鍛練的普瑞提金計劃》（Pritikin Program for Diet and Exercise）中，描述了此飲食方法。
[8] 安·威格莫爾（一九〇九年至一九九四年）：立陶宛裔的美國整體健康醫生和生食倡導者，認為植物比動物擁有更多生命能，小麥草可以排毒，而食品添加劑則對人類有害。

見證過，許多人從生物化學家爲他們制定的高蛋白飲食中受益。「健宜飲食」（The Fit for Life diet，FFL）❾主張早上吃大量水果，可以幫助很多人減肥，感覺更輕快、更健康，更有活力。但是其他有念珠菌感染（眞菌感染）的人，其症狀卻會因爲飲食中的高果糖而惡化。有關這些飲食的書籍請參閱參考書目。勇於探索，並留意觀察飲食對你的效果如何。

有些醫療保健專業人士建議採用特殊的禁食、淨化飲食或特別通便法（如灌腸、大腸水療或肝臟沖洗等）來清理系統。如果小心使用，並考慮身體的耐受性，這些方法都是有效的。如果你想禁食，就要先瞭解哪種禁食方式最適合你。不要在不瞭解的情況下禁食，否則可能會傷害自己。

灌腸和大腸水療能快速清除體內的毒素，但同時也會沖走天然消化液，這些消化液就需要在事後補充；如果灌腸和大腸水療的次數過多，身體會變虛弱。不要自己給自己灌腸，如果要灌腸，可以請醫療保健專業人員全權負責。要插入體內的灌腸器最好是從未使用過的，如果無法確保，就單獨購買一個供自己專用。我見過有一些患者因爲灌腸而獲益良多，而另一些則因灌腸過多而變得虛弱。如果你對咖啡過敏，就不要嘗試咖啡灌腸，用純淨水代替，因爲咖啡可能會使你的身體痙攣。如果對咖啡不會過敏，那麼咖啡灌腸可能會讓你感到如獲新生，並從中獲得快感。

一旦你知道了什麼是最適合自己吃的，就可以利用上面所提之健康食物的常規指導來選擇適合你的食物。

鍛練所有「身體」的能量練習

研究表明，如果你有鍛練身體的習慣，不僅可以減緩自己的衰老速度，還可以「返老還童」。開始運動吧，什麼時候開始都不會晚。在《時代雜誌》上曾刊登過一張八十歲老奶奶的照片，她學習空手道大約兩年就成爲了黑帶。

美國心臟協會建議每週進行至少三次、每次至少二十分鐘的有氧運動。如果你願意的話，可以每週運動五次。所謂的**有氧運動**，指的是主要鍛練大肌肉群，使最大心率值（心臟跳動的絕對能力）保持在百分之六十到六十五，並持續十五分鐘或更長時間的任何活動。當然，你可不希望以這樣的心率運動，因爲那會使心臟高度緊張，甚至可能會到達致命的程度。你可以用二二〇減去你的年齡來計算個人最大心率，適用於有氧運動或跳舞、散步、騎自行車、游泳、划船、跳繩和越野滑雪。有氧運動能幫助循環系統保持強壯，但通常不會練出肌肉，也不會有明顯的減肥效果。只有在運動了至少二十分鐘以後，才會開始減肥；因此，你必須堅持更長時間的運動。如果要練肌肉的話，就需要用其他方式，你可以在當地的健身俱樂部瞭解情況。

最好的減肥方法是運動，同時可依據本文上述關於食物的部分來保證良好飲食。研究表明，運動加飲食比嚴格限制食物攝取量來減肥要好得多。

如果你有個好的瑜伽教練，那麼瑜伽練習對你的身體以及所有氣場層面都大有裨益。瑜伽有助於你建立強大的身心連接，並爲你的系統帶來大量流暢的能量；有些瑜伽姿勢是設計用來平衡

---

❾ 健宜飲食：主要由美國作家夫婦：哈維・戴蒙（Harvey Diamond）和瑪麗蓮・戴蒙（Marilyn Diamond）共同撰寫的一套暢銷系列叢書《健康生活飲食法》（*Fit for Life*，一九八五年）所描述的飲食主張。

和為經絡充能的。不過為了心臟健康，瑜伽還需要搭配有氧運動。

有規律的游泳、舞蹈和有氧運動可以為能量場第一層妥善地充能，前提條件是，身體各部位都能得到足夠的關注。像諾德士（Nautilus，健身器品牌）之類的運動器械，可以增加能量場第一層肌肉的力量，在某種程度上也可以增加器官力量，但不如更劇烈運動的效果好。

氣場一到三層的能量體與物質世界相關，而太極和氣功可以平衡、充能和加強第一到第三層氣場。如果根據個人需要正確地練習太極，可以強化身體各個部分，帶來健康。太極和氣功對增加能量、身心連接和接地感（與地球的連接）都是極好的；假如教練的水平足夠，此種溫和的武術就會是最好的身心訓練方式。太極和氣功可以加強更多的層次，這取決於身心界面（mind-body interface）的專注程度。這些活動再結合冥想，則可以進一步強化氣場的更高層。所有的練習都需要特定的呼吸技巧，以平衡並為氣場充能。

練習：能量交換

下列的能量交換練習對能量場第四層大有裨益。這些練習需要一位搭檔。放一些你喜歡的音樂，和搭檔面對面站著。首先與搭檔一起舉起雙手，彼此雙手靠近但不要相碰。然後跟著音樂移動，保持雙方手掌同步。經過練習之後，你會注意到這麼做變得很容易。此時，試著閉上眼睛。繼續跟隨音樂移動。你可能會驚訝，與另一個人的能量同步是多麼的輕而易舉。一旦你們同步了，再睜開眼睛。

現在把一部分注意力集中到自己身上。你是怎麼做到的？是如何使用能量場做到這一點的？在你的能量場中尋找特定感覺，你就能知道如何重建這種溝通狀態。和你的夥伴一起享受這個練習吧。這種狀態會有什麼變化？在哪些方面又是不變的？持續練習，只要你喜歡，多久都可以。你也可以在做同樣的練習時不放音樂。你覺得這樣如何？一旦你習慣了這個溝通狀態，就可以應用到其他的情況中。如果有人尋求幫助，試一試。如果你快要和人爭執起來了，也可以試著這樣做。

呼吸與鍛練

經由控制呼吸，我們可以調節和引導透過身體和氣場的能量流。好的運動都會包括呼吸調節。

療癒師會透過強烈的深呼吸來增加他們用於療癒的能量和力量。

在我們的文化中，很多人不會深呼吸，只會用上胸腔呼吸，這就會使能量場無法達到應有的強度。孩子們會自動進行橫膈膜深呼吸，但是隨著我們情感感受的阻塞，呼吸也隨之變淺：屏住呼吸或抑制呼吸是停止感覺和麻痹自己的最好方法。肺與自由有關。抑制呼吸或讓胸部塌陷，我們就會感到悲傷。在我們的文化中，淺呼吸與被困在一個自己無法控制的世界裡、且感到非常不安和不滿足的感覺有關。

用橫膈膜充分而深入地呼吸，可以幫助我們感受到重獲自由的力量，也可以釋放我們身處核子時代[10]所持有的恐懼。

有個簡單的呼吸練習是：站立，兩腿與肩同

---

[10] 核子時代（nuclear age）：亦稱為「原子時代」（Atomic Age），該詞流行於二十世紀五〇年代初的原子能樂觀主義，後多用於指涉二戰後或直到當代的時期。此書成書於二十世紀九〇年代，正處於此時期。

寬，然後雙膝彎曲，讓膝蓋越過你的雙腳；或者在椅子上坐直，只支撐腰部。放鬆。用右手食指按住左鼻孔，右鼻孔深吸氣，屏住呼吸；再用右手拇指堵住右鼻孔、左鼻孔呼氣，然後用左鼻孔吸氣，屏住呼吸；再用右手食指堵住左鼻孔，鬆開右鼻孔，呼氣。重複這個呼吸，同時拉下橫隔膜，使小腹向外鼓、超過你的胸，讓整個胸部充滿空氣。現在你可以為每次呼吸的進與出添加一個簡單的咒文：自由、力量、健康。當你習慣了深呼吸的感覺，可以隨時透過兩個鼻孔來深呼吸。希望深呼吸能成為你的健康習慣之一。

在武術中，力量的方向永遠是能量流動的方向。朝向對手的突然爆發的能量向來伴隨著巨大的呼氣和響亮的呼喝。

武術中的兩個人透過能量場互動時，會充能並加強氣場第四層，即人際關係層。然而，我所能想到提高能量場第四層的最好運動，就是跳舞。舞蹈一向是在「關係」中完成的——不是和舞伴，就是伴隨音樂本身！

能量場的第五、六和七層的能量身體與靈性世界相關。要充能、平衡和加強能量場的這些層面，可以做一些特殊的練習，如昆達里尼瑜伽和奎亞瑜伽／行瑜伽（Kriya yoga），它們結合了瑜伽體式和「火呼吸」。你在學習瑜伽時，最好有一名好老師來指導你。

火呼吸是一種使用橫隔膜作為「泵」的快速喘氣方式，能為氣場帶來非常強大的充能，而且速度很快。火呼吸中的最後一次吸氣要深，並屏住氣，然後慢慢放鬆。透過在不同的瑜伽體式上做火呼吸，練習者首先會為能量場充能，然後將能量精確地引導到需要的地方。

即使生病了，我們也需要運動。如第四章所述，我的患者之一因為脊椎受傷臥床多年，只能用助行器或在被攙扶之下走很短的距離。她厭倦了這種狀態，於是雇了一個遛狗的人來「遛」她。起初，她只能行走很短的距離，現在已經可以在住家附近轉好幾圈了。運動大大改善了她的健康狀況，不再需要輪椅。

不管你的情況如何，一定要力所能及地做運動，這是非常重要的。如果你病得太重，運動不了多少，就少做一點。醫學博士卡爾·西蒙頓（O. Carl Simonton）在他的書《康復之旅》（*The Healing Journey*，二○○二年）中，推薦了一系列在床上進行的運動。我強烈推薦這些運動。你可以選擇適合你的運動類型，如果可以的話，找懂運動的人為你設計一些適合你的運動。有些類型的太極和氣功是專為療癒設計的，可以用來打通每一條經絡。若是有可能，請一位優秀的太極老師到你家，專門帶你一起練習。一點點散步就能對你好處多多。如果天氣暖和，就到戶外曬曬太陽，呼吸一下新鮮空氣，如此在你恢復後，就能走得更遠。長此以往，你就能夠進行半小時到一小時的快步行走。

睡眠和休息

當你疲倦的時候，氣場會收縮、遲鈍和褪色，此時在正常狀態下美麗明亮、向四面八方放射的第六層光線，則會鬆弛和垂落。你不休息的時間越長，氣場就看起來越破舊。疲憊時休息得越及時，氣場就能越快地恢復到正常的飽滿度、光彩、光澤以及形狀。

有些人需要九到十個小時的良好休息，而有人則需要八個小時甚至更少。一般來說，隨著年齡的增長，我們需要的休息時間會減少。有些人需要一次休息得足夠，而另一些人則需要頻繁的、短時的休息。有些人是夜貓子，有些則是早

起的鳥兒。

　　何時需要休息、需要休息多久也因人而異。最好去傾聽身體想要什麼，並試著遵從它。我在十五年左右的療癒從業生涯中，一直努力地解決這個問題。我發現自己在下午一點半到兩點四十五分之間會非常疲勞，很難爲人療癒。我意識到這樣不行，所以改變了時間表。由於我喜歡早起，所以我很早就開始工作，並在早上八點到下午一點之間進行四次療癒，然後在一點到一點半之間午餐，一點半到兩點四十五分之間睡覺，在下午三點到五或六點之間再進行療癒工作。到了下午一點半時，只要幾分鐘我就能睡著，每次我都會看到自己進入白光之中。而就像設了鬧鐘一樣，我會在兩點四十五分醒來，準備好迎接新的一天！這就像是讓一天變成了兩天，如此的時間安排對我真的很有效。

　　除了根據身體節奏、累了就休息以外，要如何睡覺並沒有什麼規定。你可以試驗一下，看看哪些對你有效，並堅持一段時間。你會驚訝地發現自己能多出多少精力。不要讓作息時間表太僵化，因爲那是會改變的。跟隨你自身令你的氣場保持明亮和充能的自然流動感吧。

如何利用你的時間

　　每天和每週如何安排時間，對你的身體、情感、心智和靈性健康都非常重要。記住，氣場的每一層都對應著你生活中的特定方面。保持能量場健康和活力的唯一方法，就是給予每個方面時間和關注。你可能無法在生活的各個方面都投入同樣的時間，但是，要確保每週至少花幾個小時在各方各面。在活動時間的安排中要包括：獨處、陪伴侶、陪家人和朋友、工作和社會生活，以及你的休息。如果你老是把時間花在其中一件事上而損害了其他，就把被你遺忘的事情列入日程表。如果你是個工作狂，一定要像安排工作一樣，把陪伴侶以及獨處的時間安排出來。你要留有足夠的時間去發展生命的每個方面，從而發展氣場的每一個方面。讓我們再溫習一遍：爲了讓肉體和第一層保持良好的狀態，要花時間運動和鍛鍊，還要吃得好，而保持第二層健康的方法就是愛自己。

　　要花時間關愛自己，做自己想做的事。你需要留給自己的時間，每天至少要有一個小時，或每週至少要有一天，用來做你想做的事。這意味著，在那一天你要照顧自己，而不是照顧別人。去玩你最喜歡的遊戲或聽音樂。你也可以選擇和喜歡的人在一起，或者獨處。用這些時間來做你以前沒有時間做的事情。

　　爲了保持第三層的健康，花點時間運用你的心智，去讀書、解決問題、創造新想法；要使第四層健康，則可以保持良好的工作關係和友誼；而對於能量場的較高三層，可以透過適合你的靈性練習來保持健康，比如冥想、祈禱、與神聖意志合作以及深度冥想。

　　生病時，你也仍然可以保持生活中這七個方面的活動；當然，會與你可能認爲的正常狀況有所不同。事實上，生病時的你會有更多時間投入靈性層面。這對康復幫助很大。生病時，你的活動時間安排中最大的變化，將會是工作和人際關係。你曾用於工作或照顧家人的時間，現在都用於照顧自己──在一開始還不習慣的時候，你可能會覺得很奇怪，尤其是你大半輩子都在工作，而工作是讓你自我感覺良好的主要方式之一，這就可能會特別困難。

　　你可能曾經以工作來定義自己。但突然之間，你生活的那一部分不再活躍。一開始，這會

帶給你危機感；你一定要爲這些感覺留出時間和空間，可以是自行在冥想中處理，也可以和朋友們一起討論，告訴他們你感到了怎麼樣的危機，他們才能幫助你。記住，不管工作有多重要，也沒有你自己重要。當你學會在養病期間放下那樣的自我定義，你會發現更深層的自我領域，這些領域是你在以前忙碌生活中所排擠、並且很久沒有體會到過的。你的首要工作是照顧好自己。堅持一段時間，你可能會發現你很喜歡如此！無論你的工作技能是什麼，現在都能派上用場，因爲無論工作中學到了什麼東西，都可以應用到你的新項目，也就是療癒自己當中。例如，如果你是一名經理，你可以使用組織技能來組織療癒團隊和療癒計劃。另一方面，放手讓別人去做，也可能對你會有好處。

生病期間，你會發現生活節奏改變了。健康時，生活節奏以你認爲自然的方式流動。例如，你可能每天在固定時間醒來，然後在另一時間點（比如中午）犯睏；你可能睡得很早，或者你可能是個夜貓子；你可能會在固定時間感到餓，吃你認爲自然健康的飲食；你可能更喜歡在一天的某個時間運動，而不是在其他時間。

當這一切改變的時候，不要驚慌，也不要強迫自己保持或恢復原有的節奏，那樣並不健康，因爲你正進入另一種健康節奏週期。你的胃口會改變，睡眠時間也會改變。在以前你覺得很睏卻不得不工作的時段，現在的你就可以用來睡覺。當別人打瞌睡的時候，你可能更有精力，或者反之。現在的健康節奏是你的身體所選擇的。現在是時候跟隨身體的新節奏了。最終，你也會習以爲常的，你只是需要稍微調整。生活節奏可能永遠不會恢復到生病以前你所認爲的健康和正常。但是沒關係，因爲你可能會更喜歡新的節奏。

問自己一些關於照顧肉體和能量場的好問題：

- 我需要改善個人衛生習慣嗎？
- 現在對我來說最好的運動是什麼？
- 現在對我來說最好的飲食是什麼？
- 現在什麼衣服和珠寶最適合我？
- 考慮到我的情緒和健康狀況，我現在需要穿什麼顏色的衣服？
- 我的飲食適合我嗎？
- 我是否考慮了我所選擇食物中的生命能量？
- 我的時間安排對我來說是最好的嗎？

11

放棄完美主義，用愛療癒自己

你是自己最主要的療癒師。最強大的自我療癒途徑之一，就是和自己建立正面的情感關係。我們很多人都需要在此方面多加努力。我們就是無法接受本來的自己。比如說，內疚感（罪疚感）其實就是拒絕接受當下的自我狀態，亦即不接受現在的自己。也就是說，如果我們為自己做了或沒做什麼而感到內疚，要嘛是在拖延而不去糾正這個狀況，我們仍在處理；或者是選擇用內疚感來懲罰自己，因為我們的行為未能表達自己的完整性。比起為了堅持完整性而進行必要行動，選擇內疚反而容易得多。我們對必須要做的無論任何事，都會感到恐懼。對某件事心懷內疚比直面恐懼要容易得多。內疚掩飾了恐懼，但會導致自我拒絕。要自我拒絕還是面對恐懼？我們選擇前者。

最普遍存在的健康問題是自我憎恨。我明白這可能聽起來很離譜，尤其是對從未感到自我憎恨或從未處於否認中的人來說。但是無論是誰，一旦你更深入瞭解對方，你會發現他內在極深的自我憎恨核心。

與其稱為自我憎恨，我們可以換一個名稱：**低自尊**。每個人內在，都有對自尊的持續追求，因而遮蔽了「自我憎恨」。我們極少停止對自尊的追求，每個人都盡力在某些方面讓自己變得特別，以證明自我價值。也許不是有意為之，但這會體現在過於努力或不夠努力的行為上。有些人非常努力地去證明自己，有些人則完全不在乎。我們身處惡性循環。我們努力、或完全放棄，按照幼年時設定的一些標準去證明自己；然而當我們實現那些標準所定出的目標時，我們又棄之不顧，開始追尋新的目標。

我們將自我價值建立在對自己的期望之上，強求一種不可能的「完美自我」。當我們無法達成那種完美時，又開始評判並拒絕自己。我們要求自己追求無休無止的「成就」，但當我們獲得了一項成就，便無視它、貶低它，然後立刻轉向另一個要跨越的障礙。我們沒有時間讓成就沉澱，或祝賀自己透過努力奮鬥而實現了什麼或成為了什麼，也沒有把自己的成就或對他人的贈予作為禮物送給自己。問問療癒師，比較一下他們療癒自己與療癒別人的次數。或者問問藝術家，他們是否可以仔細聆聽、盡情享受自己的音樂而不做任何批判。

難怪有些人完全不努力去達成什麼。他們看到了整個遊戲的愚蠢，因此拒絕參與。不幸的是，他們扼殺了自己的創造力、靈魂、生命能量，有些時候甚至扼殺了自己的身體。

這種努力或者完全不努力的狀況主要有兩個層面的原因。一個是心理層面的原因，一個是更深層次的靈性原因。

自我憎恨的原因 ── 心理層面

在心理層面，自我憎恨的原因是始於幼年的自我背叛。我們在小時候，因為無法做到一些「應該能做到」的事，所以我們會討厭自己；這些「應該能做到」的事可能是我們主動要做的，也可能是父母、老師或其他權威要求我們去做的。記住，我們當時候只是孩子，我們對於「能做到什麼」幾乎完全沒有概念。

我們知道的是，我們像所有孩子一樣，生來就對周圍一切懷有無條件的愛。我們希望周圍所有人幸福快樂，也期待從周圍人獲得無條件的愛。不幸的是，事與願違。實際情況如下。

當我們看到生命中的人們（幾乎每個人都比我們高大）都在表達負面情緒時，這嚇壞了我們。許多大人在他們生氣或我們表達負面情緒的時候，會壓制我們；即使是在我們有正當理由來表達面對不良遭遇時的正常反應（負面情緒）時，大人們還是會壓制我們。作為孩子，這種壓制會讓我們感覺生命受到威脅，所以我們會壓抑自己對人生狀況的正當反應。

我們除了會壓抑正常的負面反應，也難以面對家庭成員之間並不一向是彼此相愛、而且還會表達恐懼和仇恨的事實。所以我們做了對於孩子來說合乎邏輯的事：我們努力讓傷害消失，讓一切都好起來。於是，在這個過程中，我們否認自己的情緒並背叛了自己。

當然，用這種方式照顧所有人是不可能的。但我們一意孤行。我們越是嘗試把事情「抹平」、否認自己和別人的負面情緒，就越無法忠於自己、越是背離我們最初的無條件愛的狀態。我們越努力讓事情變得「正確」，就越感到無力，像個騙子──背叛真實的自己。潛意識裡，我們是在努力獲得所期望的愛。於是，我們越努

力去獲得愛卻又得不到，就越堅信我們不值得被愛，也就越無法愛自己。（參考第一章裡所介紹「面具自我」的產生）

這個惡性循環中的另一部分使事情變得更糟。在我們作為小孩子時，當我們的確取得了一些成績並就「如何更進一步」得到表揚或幫助時，我們的內在會覺得不對勁，因為我們仍然沒有得到所期望的「愛」。我們得到的是表揚，不是愛；表揚和愛完全不同。所以我們更加努力。每經歷一次這樣的惡性循環──成功、然後被表揚，結果都會讓我們更加確信：有哪裡不對勁。

不僅如此，當我們表現很「好」並得到獎勵時，即使這就是愛和認可，那也是給偽裝的「好孩子」，不是給內心真實的孩子的。真實的孩子披上了一件偽裝的外衣。既然偽裝孩子獲得了認可，反而更加證明內在真實的孩子不值得被愛。

每一次我們做了「好孩子」，而心理層面我們卻收到訊息，認為「真實的自己」不值得被愛。我們需要的是愛，我們得不到的也是愛。這個過程中，我們永遠學不會愛自己。甚至，我們忘記了真正的自己。我們真正的需求是：作為「真實的內在小孩」、而非「偽裝者」去得到認可和愛，否則永遠得不到滿足。這種痛苦的循環在我們成年後依舊持續。

自我憎恨的原因 ── 靈性層面

自我憎恨的另一個原因和心理層面類似，只不過出現在靈性生活中。如果你正在閱讀本書，就說明你已經有意識地踏上了某種靈性道路。在靈性道路上的人，有時更難以接納自己，因為大部分的努力都在於認知自己、瞭解自己和改善自己；因此，可能會比展開靈性追求以前更意識到自身的不完美，意識到自己如何創造了生活中的

負面體驗。無論如何，發現內在的不完美並接納它，並不是件容易的事。

靈性修持的另一方面，也會導致人們難以接納物質生活的不完美。當我們修持靈性時，會不斷從意識的一個層面移動到另一個層面。處於較高層面時，感覺充滿光和大愛；但當我們落回物質層面，並試圖整合修持中的體驗時，有時會更難以接受自己人性裡的不完美。要生存在物質的、有限的現實中，同時卻了知偉大實相的無限，是非常困難的。最難的是，能夠感知恐懼，同時在更高層面上知曉無需恐懼，並感受心智中的困惑，並在更高存在層面上知曉我們是明晰、是光。

靈性教導的本身也會讓人難以接納和愛自己。有時候，這些教導似乎自相矛盾：一方面教導我們要脫離人性桎梏，另一方面卻要信任自己的人類處境；一方面告訴我們物質世界是神性的顯現，事實上那就是神性本身，而另一方面又觸目皆是混亂、憤怒和仇恨；一方面教導我們要變得更加靈性，就必須將物質靈性化，另一方面，做到這一點的唯一方法卻是接納物質世界本來的樣子。最困難的是，接納物質世界二元化的基本性質，然後又要努力超越二元，進入與之一體的狀態。

做到這一切，需要自愛，需要接納宇宙的本來面目，接納我們生活的現狀，知道我們是永遠受到指引和保護的，一切的發生冥冥中自有深意。當這種廣泛的接納融入顯意識頭腦、融入顯意識生活時，你會發現靈性成長是多麼的迅速。

從靈性角度看來，療癒過程似乎是更加困難，因為那看起來不合邏輯。靈性指引告訴我們，我們是光的靈性存有，然而我們卻感覺被困在滿是疼痛和疾病的肉體中。我們被教導要有愛

地如實接納疼痛和疾病，接納我們創造了疼痛和疾病的事實，甚至要接納我們一步步如何創造出了疼痛和疾病。這意味著我們要從否認中走出來，去承認疼痛和疾病的存在以及其存在自有原因，去愛並接納創造了疼痛和疾病的我們，同時接納創造疼痛和疾病的我們的所有思想與行為。如果我們真的這樣做了，這意味著還要接納將來可能會創造出的疾病。

雖然剛開始會有這樣的感覺，但請注意：**接納並不是向疾病或疾病過程屈服。而是無論如何，都深刻地信任、愛和接納生活和自己。**這意味著我們要真正瞭解更深的自我，與它溝通、認同它，並發現其神聖。在此過程中，我們會發現，健康的身體是深層自我的一種表現。我們會發現，疾病所在之處，正是深層神聖自我得不到充分表現之處，是我們混淆真實自我和偽裝自我、並任由偽裝自我做主的地方，也是我們允許自我憎恨不斷惡性循環的地方。

打破自我憎恨的惡性循環

打破自我憎恨之惡性循環的唯一方法，就是找到內心的偽裝，並停止改變自己來取悅別人。開始觀察自己，覺察自己進行了多少偽裝，以及是如何根據**自以為的他人對你的要求**而操縱、背叛與拒絕自己的，還有最終是如何與真實自我失去連接。我打賭這與你兒時的方式相似。

為了找到你自我憎恨的惡性循環，
問自己下列的問題：

• 我是如何出賣自己，並做一些我以為權威人士想要我做的事的？

• 在出賣自己時，我是如何拒絕自己的？

• 在此過程中，我在哪些方面產生了自我憎恨？

• 我會在別人否定我以前，先自我拒絕嗎？
• 在哪些情況下，我會更加不喜歡或拒絕自己？
 （比如，在競賽中失利？）
• 如果我比賽失利了，我會對自己做些什麼？

　　列一張清單。在紙的一邊寫出你覺得自己不好的方面，另一邊則寫出在這些方面你對自己的感覺。這種自我檢驗會使你更能意識到自我評判和對自己的負面感受。這已經是這場戰役很大的一部分了。一旦找到它們，你就有了深入問題核心的鑰匙。下一步是允許那些感受。我會用氣場來解釋這一切是為何以及如何運作的。

「針對自己的負面情緒」會如何影響氣場第二層

　　我們與自己的情感關係位於氣場的第二層。這一層攜帶著針對自己的正面及負面情緒，正是因為對自己的負面情緒而帶來了諸多問題。與第二層負面情感相關的能量和意識，其性質與生命相悖。更糟糕的是，我們會阻滯這些能量意識，不允許負面情緒流動，這會使得振動頻率降到低於支撐生命和健康的水平，造成第二層能量的停滯。這種停滯會影響第一層，從而阻礙生命能量流入肉體。

　　我們阻滯這些情緒的方式，就是將一部分的能量意識轉移到心智思維層面耗散掉。在那裡，負面能量意識會表現為自我評判，這種評判反過來又進一步地壓抑情緒。

　　從能量意識轉移的角度，再重述一下這個過程：我們將本該以負面情緒表達出來的負面能量，轉移到能量場的第三層；在第三層，負面情緒會轉化為自我評判，然後自我評判又反過來進一步壓抑第二層的負面情緒。這種負面循環會壓迫能量場第二層，使第二層的頻率降至維持健康生命水平以下，從而造成個體情緒的抑鬱。

　　此類人的第二層氣場看起來非常狹窄。本該沿第一層能量線流動的明亮雲狀能量，現在顯得灰暗渾濁。有些第二層明亮的人可能根本無法理解這種狀態，他們在這類人周圍會感覺非常不舒服。其他一些第二層能量場明亮的人，則可能會來幫助這類人脫離此狀況。

　　清理能量場第二層相對比較容易。技術上來講，就是將能量意識轉回到第二層，然後為其充能、使之流動起來。移動的能量將帶來情緒體驗，引導當事人更加深入自我，以到達問題的源頭，最終抵達自我本質和核心。要達到這種效果，療癒師會對第二層能量場進行清理，並鼓勵個案表達自己的情緒。

　　一旦你瞭解了這個過程，也可以自己做。首先，要覺察到自我評判的存在，並且知道那是在掩蓋痛苦。但僅僅理解是不夠的，必須放鬆下來去感受。讓能量意識回到第二層，去感受。感受是必要的，因為透過感受，能量流才會回到停滯的第二層。然後能量的流動就能清除阻滯，並以健康的方式為能量場充能。

　　可以進行練習，以改變來自能量場第三層的評判（如「我不夠好，因為……」或者「早知道，我應該做……」）、使其轉化為第二層的情緒（如「我很受傷」甚至「我恨自己」）。不管是什麼情緒，讓它流動起來。這真的很有用。第二層停滯的能量雲會立刻開始移動，並清晰起來。透過清理及移動，第二層會得到充能。很快地，「我恨自己」會變成「我很受傷」，再變成「我愛自己」「我很抱歉這樣對待自己」等等。情緒的表達會幫助能量場恢復到正常的流動、充滿自愛能量意識的光亮狀態。

有位我稱呼爲傑弗裡的商人，直到他開始表達痛苦情緒時，才打破了他完美主義的惡性循環。他從出生以來，就被家人逼著要擁有成功的事業和財富。身爲成年人的他，覺得自己做得永遠都不夠，無論取得了什麼樣的成就，他就是無法對自己滿意。他越是成功，隨之而來的快樂卻越少。他覺得內心十分空虛。

傑弗裡氣場的第三層嚴重固化，同時第二層也有停滯，且前者在壓迫後者。他感受不到情緒，且極少表達出來。是空虛使他找我尋求療癒的。當他沉入內心的空虛，他的第二層開始充能並且移動起來。他先表達了自我評判，接著是自我仇恨的情緒，這時他的第二層從亮琥珀黃變成了亮紅色。他表達自己的同時，我觀察並作用於他的能量場，引導他保持狀態。很快地，他那自我憎恨的情緒融化爲痛苦。

此時，他人生中第一次開始感受到內在小孩的痛苦，他的內在小孩持續承受著「試圖變得完美」的壓力。有時他會進入自我評判，以阻止痛苦；此時，第二層的能量流動就會停止，以讓位給第三層的思維活動——這種活動主要集中在背部，此處脈輪活動是意志的表達，也就是要阻止痛苦的意志。我向他描述了整個能量場的情況，幫助他引導意識和能量流回到身體前方，回到能量場的第二層。當他這麼做的時候，一股能量意識流會自動自然地在身體前方升起，使情緒再度釋放。在他學會如何引導身體中的能量流動後，返回情緒感受就變得容易了。

隨著傑弗裡能不斷地表達出他的情緒起伏，他當前自我拒絕所帶來的情緒逐漸消退，取而代之的是他過去自我拒絕所帶來的痛苦。傑弗裡意識到自兒時起，他就攜帶著自我拒絕。他那麼努力地按照父母的意願生活，無視自己是否真的願

意，直至今日仍是如此。他感受到了自己的僞裝，做任何事都只爲得到父母的愛。他意識到，自己是在依照世俗關於「好」的定義來決定做什麼；至今，他在事業上依然如此。

就這樣，他到達了惡性循環的源頭。在兒時的觀念中，他必須努力變得完美以獲得父母的愛。那一刹那，他對人生有了全新的理解。一開始他非常沮喪，似乎一直以來他爲成功所做的一切都是出於錯誤的原因：換取愛。

再一次，他想透過更多自我評判來遠離痛苦。我鼓勵他堅持感受痛苦，他就逐漸深入到了自己內在小孩的現實中。內在小孩對於愛的渴求是非常真實的。他全心全意去愛自己的內在小孩，感受並認出了內在小孩的本質以及自己的核心本質。他終於回家了。

傑弗裡的生活自此改變。從那以後，他開始以另一種方式看待自己以及每一個人。他不再像以前那樣逃避自己的情緒，也不再對自己抱有評判。他會在自己追求完美的時刻覺察自我，放鬆，然後詢問自己的內在小孩想要的是什麼。他會放棄一些不錯的交易，以免過度勞累。

能量在傑弗裡的第二層持續流動。慢慢地，他的第二層恢復到正常的明亮流動的彩色狀態。他的第三層也變得更亮、更柔韌，前後也更加平衡。他的第一層變得更強大，更有能量，因此他的身體也變得更年輕、充滿活力。這些變化延伸到能量場的第四層，傑弗裡與他人的關係也有了更深刻的含義。

因爲透過這種情緒表達，我們認知到自我評判是如何欺凌內在小孩的。內在小孩需要自由表達對自己的各種情緒，才能健康地生活在我們之內，但我們不允許內在小孩自由表達。我們如此對待自己，也同樣地對待別人；而一旦我們停止

這麼對待自己，也會停止這麼對待別人的。當我們接納了自身的局限、內在小孩的需求和不完美，我們就接納了他人身上同樣的存在。

當我們開始接納自己的本來面目，並且逐漸認知我們的內在小孩，就會發現，自己一直在假設內在小孩需要長大。內在小孩的某些方面可能是需要成長，但更主要的是，內在小孩的靈性需求要被徹底釋放；更準確地說，它需要在我們內心充分地生活。內在小孩以對生命的好奇和喜悅豐富著我們的人格，為我們帶來成人行為完全不能比擬的簡單快樂。內在小孩掌握通往真實自我的鑰匙，因為它就是真實自我的一部分——內在小孩通向我們的核心本性。如果你能與內在小孩相處得更多，就會找到真實的自己，包含了你過往所有前世體驗的各個部分。

認識你的內在小孩

認識內在小孩的方式之一是「玩耍」。事實上，玩耍還是挖掘需求的好方法，尤其是挖掘我們自兒時就遺忘的需求。玩耍會自動將那些需求帶出來。一旦這些需求被啟動，其中的一些就會演變為真正的成人需求。玩耍的另一個好處，是認知你的需求都是正當的，以及你存在的珍貴和獨特。玩耍還是表達對自己正面情緒的好方法，會為氣場第二層充能，並使之流動。

我建議每天找一整段的時間，可能一個小時左右，去做你想做的任何事，把不想做的都放一邊。像安排商務會談一樣安排這段時間。無論你想要做的事情多麼幼稚，去滿足自己的欲望。比如說，按照你的想法打扮自己，不管那看起來多滑稽；吃你想吃的東西，去你想去的地方，放你想聽的音樂。如果你發現不喜歡，當刻就停止，但注意這得要出於你自己覺得沒意思了才停止，

而不是因為有什麼聲音告訴你「你沒有在做正確的事」。觀察看看，自己可以多麼迅速地根據當下的喜好做出改變。順其自然，享受自我。記住，當你是孩子的時候，就是這樣做的。你會對結果感到吃驚的。

當你逐漸適應了定期玩耍，你會發現內在小孩的需求和成人需求之間有一種聯繫：孩子的玩耍向來展現了作為人類的深層渴望。隨著心智的成熟，這些渴望會以成人的方式展現，始於孩子的行為會發展為成人行為，或者仍以孩子的行為存在。接納它們存在的任何形式，不要對你的玩耍行為設置任何要求。

在我女兒西莉亞還小的時候，我們常常一起玩耍。我最喜歡的一件事就是晚上哄她睡覺。我會用一隻手偶扮演淘氣鴨子，每次小鴨子都不想讓西莉亞上床睡覺，牠會和西莉亞一起躺在被子下面靜靜待幾分鐘，然後突然把被子掀了開來！或者小鴨子會不停的問西莉亞「睡了嗎？睡了嗎？」這特別好玩！

我們還常常一起畫畫。西莉亞往往會畫月亮和星星。有一次，我不知道該畫什麼，於是畫了一幅輝光氣場圖，接著又畫了一張，不一會兒就畫了一大堆。很多年以後，一位專業的藝術家基於這些圖進行了再創作，作為我另一本書《光之手》的部分插圖（即該書圖 11-1 和圖 11-2）。

「玩耍」啟動並且釋放孩子的幻想；在成年人心智中，幻想則成了創造性的觀想。

當我剛出版《光之手》時，我療癒課程的學生之一、來自科羅拉州的多裡安，送給了我一隻漂亮的白熊，那就是後來眾所周知的佛陀熊（Buddha Bear）。每個人都認為，如果我要在全世界巡迴授課，我肯定需要一隻熊。他們是對的。自此之後，佛陀熊對我的內在小孩產生了極

大的幫助。最初，我甚至帶著它一起出行。

在最近的溝通中，黑元建議，一旦我們開始給予內在小孩足夠的空間去存在，也同樣需要給予它空間去成長，以使它最終與我們的整體存在融合。

自愛練習

直接練習自愛也很有益處。以下是一些很棒的方法，可以幫助我們練習去愛自己。如果發現第一種方法很難產生愛的感覺，就試試下一種。試一試每個方法，找到你喜歡的。可以每天花一些時間主動愛自己。你可以每天早晚各安排十五分鐘進行這些練習；另一種形式是在每個小時中抽出一分鐘來練習。

這些練習可能不像看起來的簡單。通常一旦我們將注意力集中在自己身上，就會開始分析、讀取、權衡、評判、以及對自己宣洩內心的各種惡意。這不是自愛。如果你發現自己處於負面狀態，就溫和地停止，然後返回正面。愛自己不是一件自私的事。你可以想像自己是一個杯子，當杯子先充滿了愛，滿溢的愛才會流向周圍的人。你必須先愛自己才能有能力愛別人。記住，你對自己的一切負面行為，也會施加給別人（可能是無意識地）；同樣地，你對自己的正面行為，一樣也會施予別人。

用愛填滿身體和自我

先從身體的某一部分開始練習，這樣可能會更容易些。找到需要治療、或是你不喜歡、不接受或者覺得羞恥的身體部位。把意識集中在該部位，然後把愛導入其中。注入能量，溫和地與它對話。如果你身體的任何部位感到疼痛，給那裡更多的愛。不要嘗試逃避（這是面對疼痛我們最習慣的舉動），帶著覺知進入身體的疼痛部位，用覺知和仁愛充滿那個部位。

現在對全身重複這個過程。專注在自己身上，並向自己傳遞愛，就像你愛別人那樣。如果你喜歡用顏色，首先用綠色，然後玫瑰色，最後是金色和白色。用這些色彩充滿整個身體。

用容易做到的事啟發愛的感覺

把注意力集中在一個最容易引發你愛意的物體或人身上，比如玫瑰、動物或者孩子。進入一種釋放愛的狀態，去愛它。比如，如果你選擇玫瑰，那麼看著它，讚美它的美麗，感受它的質地，品味它的芬芳，感受你與它的連接並感受你對它無限的愛與欣賞。

當你已經激發出足夠強烈的愛意後，將這些愛轉向自己。像對玫瑰那樣，對自己釋放愛意。直接注視你的身軀，不要使用鏡子。讚美你的身體，先從你最鐘意的部位開始，逐一審視身體的每個部位。觸碰它，感受它的質感，感受軀體下的那個你。輕撫它，聞聞身體不同部位的味道，深深感受身體給予你的愉悅。珍愛你的身體，溫和地與它對話。每日重複這個練習，直到練習變得容易。會變得容易的。

下面這個練習有些困難，但是非常有效。分階段去做，你會成為「關愛自己」這門藝術的大師。剛開始的練習可以短一些，然後逐漸延長至十分鐘。

愛鏡子裡的那個人

坐在一面鏡子前，直視鏡中你的雙眼然後去愛自己。在這個過程中，不要評判或者傷害自己。你知道，大多數人在鏡中會立刻看到自認為的全部缺點並進行評判。如果你發現自己這樣

做，立刻將自我評判換成針對自己的有愛想法和行為。記住，溫和地對自己講話。凝視你的雙眼，看著你的靈魂、你的渴望、愛和生命中的掙扎。去發現你的眼眸有多美麗，發現頭髮和面龐的優點，去觀察它們是如何表達你的靈魂。尋找內在小孩，觀察它的快樂、好奇以及愛。現在，仔細尋找鏡中人的其他面向——觀察這個人喜歡做什麼，看到那些美好的過往如何造就了今天的你，看到這一路以來你所守護的知識。此生來到地球是為了什麼？鏡中人內心深處的渴望是什麼？你能如何幫助這個人滿足渴望？去愛這個人，愛你的全部。

當你能順利做到這些，就準備好進入第四個練習了。

去愛鏡中人以及身體

站在一人高度的鏡子前，全身赤裸。愛並全然接納自我和肉體的每個部分。像之前一樣，專注於身體的每個部位，將意識覺知投入其中。或者想像一個微縮的自己，進入身體，然後待在那裡。撫觸你專注和注視的那部分身體，去愛它。愛那部位裡的那個人。當負面的自我評判念頭出現時，大聲說出這些評判並感受你的情緒反應。每當你有評判時，你就是這樣對待自己的。現在，用對那一身體部位的正面表述取代負面評判。然後用仁愛去充滿那個部位，用愛包裹整個軀體。首先，允許負面想法大聲表達出來，以便完整覺察到它，並體會它產生的感受，然後用正面表述來取代。

記住，先專注於身體的那個部位，然後再專注於那個部位的那個人。在此練習中，確認你是如何對待身體的每個部位，以及相應那部分的自己。你是充滿友善和感激嗎？還是像暴君一樣對待身體和你自己：要求完美且出色，無視身體發出的訊息？你會發現，有些身體部位和部分自我是一直被你拒絕排斥的，也許一天內就會發生多次。覺察這一點，並對這些身體部位和自我給予額外的愛，療癒此負面過程。將所有對身體及自我的負面評價，替換為正面陳述。

愛身體中生病或畸形的部位

在掃描了身體的每一部分之後，將注意力帶回疾病或受損的部位；給這些部位更多愛的關注，原原本本地接納它們，用你無條件的愛與核心本質去充滿它們。將該身體部位帶回「你」的國度。關鍵在於，找出該部位在你人生中的作用，如此你才能去愛你認為背叛了自己的那部分身體。我向你保證，那一身體部位為你帶來了功課；或者，它呈現了某些你無法呈現的形式，或承擔了某些你無力承擔的責任。它幫助你得以倖存下來，幫助你忍受一些若非有它、就無法忍受的人生體驗。比如，腫瘤有時攜帶了「填充人生中空腔或空洞」的能量意識；當人們覺得空虛時，腫瘤會前來填充。無力的雙腿能幫助人們坐下來，當人們不能為自己站住腳時。後背與頸部的錯位，則幫助人們控制憤怒，抑制在暴怒中會竄上脊椎的大量紅色能量；這類問題會導致人們臥床幾周，因為此時他們需要平靜、安靜和休息。

一旦你接納了你曾疏遠的身體部分，並與之合為一體，你就可以給予它正面觀想，明確且詳細地告訴它，它將如何好轉。如果你有腫瘤，而腫瘤也已經達到「填充」你的目的，告訴那個腫瘤，你不再需要它來填充了；告訴它，它可以消融，與身體其他部位融合在一起；並且告訴腫瘤周圍的組織，接納腫瘤融入整體。或者，如果你

有難以癒合的骨折，觀想它正自然地癒合並痊癒；如果你有長期錯位的問題，觀想自己的肌肉放鬆並變得強韌，從而支撐骨頭保持在原位，同時清理與身體症狀相關的恐懼或負面感受。

有一位名叫鮑勃的患者，老是拒絕接受自己的頸部。他的脖子很大、有雙下巴。鮑勃的這種拒絕持續了許多年，他的頸部多次受傷，還得了甲亢。他的頸部不停地錯位，導致他疼痛難忍，有時甚至會引起精神錯亂。鮑勃首先進行鏡子練習，後來他每晚睡前會躺下來做自愛練習。

當鮑勃開始療癒頸部時，他會集中注意力去關愛頸部的每個部位，包括他的雙下巴。每晚上床後，他會將手指放在頸部虛弱或疼痛的地方，帶著愛與之對話，讓能量從手指流入頸部。在疏通頸部阻塞的能量以後，他發覺那裡有很多恐懼和抱怨的聲音。在他的能量場第二層，堆積了他不允許自己對別人表達的一切；而在他疏通阻塞以後，他會把不敢對別人說的話反覆表達給自己。透過這種方式，他試圖去找到一種他可以接受的方式，把需要說的說出來、同時不會引起自己的恐懼（這些恐懼也堵塞在頸部的同樣位置）。然而這沒有用，只會使他的頸部阻塞得更嚴重。

從氣場角度來看，他持續將第四層（「我—你」交互層）中想向別人表達事物的能量轉移到第二層、向自己表達。結果是堵塞了第二層。

在療癒過程中，鮑勃需要將能量帶回第四層，大聲講出他一向不允許自己表達的，以將能量釋放。透過這種方式，他釋放了卡在喉嚨中的聲音。當然，這為他帶來了恐懼，然後透過感受恐懼從而釋放恐懼。有些恐懼始於他幼兒時被禁止和父母頂嘴的經歷。

在這一切之下，是他對於無法滿足自己需求

的無能為力。喉輪和真實表達有關；在鮑勃的案例中，就是要講出他個人的真實需求。他意識到在兒時，能滿足自己需求的唯一方式就是乞求再乞求，然後在漫長等待之後，某些需求才得到了滿足。他意識到，他的甲狀腺腫大與填補他頸部長期得不到滿足的饑餓「空洞」有關。當療癒過程進行了幾個月之後，他開始能真實表達需求，堵在他喉嚨的能量清除了，頸部也更加強韌。

後來，他發現一件過去從未注意到、但非常有趣的事。有幾次，他發現在特定情況下自己會忽然對某些人暴怒。當怒氣沿著脊柱上竄時，為了阻止情緒，他會用力擠壓頸部肌肉，就像要把頸部擠出去似的。然後他意識到，「頸部錯位」實際上是在幫助他控制憤怒，幫助他不傷害別人；換句話說，他選擇傷害自己，而不是傷害惹怒他的那個人。當他意識到錯位的頸部為他所做的一切，他開始更加感激頸部。他也掌握了更好的控制憤怒的方法，也就是觀察自己是如何製造或讓自己陷入激起憤怒的境地。他通常會在不表達自我需求、不關愛自己的時候激發自己的憤怒。在每種情形中，如果他認真對待自己的需求，就不會陷入憤怒的爆發。他爆發憤怒的時機，向來是在別人不尊重他需求的時候。當他開始尊重自己的需求時，別人不尊重他需求的情況就不會發生，或者，他並不會因此憤怒。

每晚，鮑勃會輕觸身體並告訴阻塞要消除，告訴甲狀腺要收縮到正常大小、頸部要變得強韌。頸部肌肉真的越來越強壯了。很快地，他可以做到好幾年都無法做到的頸部練習了。頸部也不再錯位。在他吃了幾個月的左旋甲狀腺素藥物後，他的甲狀腺功能恢復正常。而他的頸部在之後的很多年再也沒有受過傷。

當你做鏡子練習時，會激發很多情緒。允許

情緒展現吧。以下方法可以幫助情緒流動。

允許情緒流動

　　如果你從未練習過，那麼「允許自己感受情緒」可能是自我療癒中最難的事情之一。記住，第二層的能量意識體驗是與自我相關的感受；如果你希望能量場第二層平衡、乾淨、充能以及健康，就必須允許自我相關的情緒流動。人們在生病期間，情緒會從憂傷，到快樂，到平靜，到憤怒，到害怕，到更深的恐懼，到軟弱，到內疚，到厭惡，到索取，到自憐，到孤獨，到妒忌和愛等等。所有這些情緒都和第二層的能量有關，越能讓這些情緒流出，能量場就能清理得越乾淨。部分療癒工作其實就是讓情緒流露，因為這些情緒已經被壓抑得太久了。這對傑弗裡和鮑勃有用，對你也一樣有用。

　　我幫助過許多患者，還沒有發現什麼人不適合這種方法。我們都如此善於逃避自身攜帶的不愉快情緒，以至於很多人沒能意識到，阻塞的情緒是如何阻礙了我們的創造力、如何導致我們的恐懼成真。另一方面，直面並感受情緒能釋放我們、幫助我們創造渴望的生活。

　　現在就是釋放情緒的機會。接納它們的本來所是。它們只是情緒，允許它們流出並清理你。不要害怕表達負面情緒。學習過正面觀想的病人，有時會認為不應該有負面情緒，甚至害怕負面情緒和負面想法會變成負面觀想，使病情更糟。而就是因為這種恐懼，他們有時候才會進入對自我負面的新一層否認當中。他們可能決定只接受一部分情緒，當他們表達了此部分的情緒時，就會開始否認剩下的負面情緒。

　　在遵循了一些準則的前提下，我向未發現表達負面想法或負面情緒會帶來傷害。準則的第一點是，不能習慣性地表達負面；一旦負面的表達成為習慣，就不再有宣洩效果。另一點，整個過程要在有意識的、正面療癒的意願下進行；如果你讓所有負面想法進入顯意識中，並在**正面的、療癒自我的意願**中讓負面情緒流動，你就不會被困在具傷害性的負面中。此處的關鍵點是清晰的意願。以釋放情緒為目的來表達負面情緒，放開它們、並超越它們，會有助於療癒。如果你否認負面情緒，它們仍會影響你，令你不適。粉飾太平不會讓它們消失。

　　將負面情緒置換為正面成長的最好方式，就是把釋放負面情緒與正面觀想相結合。首先要清理能量場中的負面，然後觀想正面的亮光，以注入清理後的能量場空間。

　　我們想要的東西，通常正是我們所逃避之恐懼的反面。換句話說，在我們所恐懼的和我們想創造的事物之間，有直接的反向聯繫。以下詩句將這一點描述得非常清晰，這是由伊娃·布洛赫·皮拉卡斯（Eva Broch Pierrakos）在「道途指導講座」（Pathwork Guide Lecture）第一百九十課中受傳訊到的美麗詩篇。

穿越大門

穿越感受軟弱之門，你會發現力量。
穿越感受痛苦之門，你會發現幸福與愉悅。
穿越感受恐懼之門，你會發現安全。
穿越感受孤獨之門，
你會發現滿足、愛和陪伴的能力。
穿越感受仇恨之門，你會發現愛的能力。
穿越感受無望之門，
你會發現真實與合理的希望。
穿越接納童年缺失之門，
你會發現當下的圓滿。

療癒冥想

　　爲了幫助你療癒得更好，接下來將介紹一些療癒氣場第二層的冥想方法。這些方法非常簡單易行，並且能夠非常有效地清理、平衡和充能氣場。

色彩呼吸冥想

　　由於能量場第二層包含了所有顏色，因此爲第二層充能的最簡單方法就是「色彩呼吸」。你可以使用任何喜歡的顏色。我建議你嘗試以下色彩：紅、橙、黃、綠、藍、靛、紫、淡紫和玫瑰紅。你可能還希望加入白色、銀色、金色和黑色。找一件該種顏色的實物樣品，比如一片布、一張紙、一塊塑料或者一塊玻璃。你甚至可以用陽光照射含鉛玻璃水晶，以獲得彩虹色彩。

　　進行色彩冥想時，要確保嚴謹遵守說明。不要只是想著色彩，否則你將創造出黃色這種顏色。思考會啓動能量場的第三層，並將能量引到這一層。若僅僅透過思考，你只能創造「黃色」。想要把能量引入第二層，你必須去「感受」顏色，必須「成爲」顏色，必須是顏色本身。想要成爲一種顏色，你必須進入那個顏色的感受狀態——

1. 把該顏色握在手中，感受它，看著它。
2. 吸入該顏色。讓你整個身體充滿那個顏色。
3. 成爲該顏色。
4. 呼出該顏色。
5. 再次吸入那個顏色。這一次，讓你的整個氣場充滿那種顏色。想像你就是那顏色。
6. 感受成爲該顏色是什麼感覺。
7. 呼出該顏色。
8. 將上述步驟重複幾次。

9. 吸入下一個顏色。再一次，讓你的身體和氣場充滿此一顏色。
10. 每種顏色重複幾次，然後換下一個顏色。

　　進行色彩呼吸時，你會發現不同顏色對於情緒的效果也不同。每種顏色對應於一個原則或一種品質。如果你生命中需要那種特質，就冥想其所對應的顏色並將帶入自身，以幫助你在生活中培養那種品質。圖11-1列舉了一些顏色，以及這些顏色所滋養的脈輪和身體部位。

脈輪色彩冥想

　　在第二章中，我簡要地描述了氣場和脈輪。請記住，脈輪的作用，是爲其所在的身體部位代謝能量。如果你身體某些部位能量較低和虛弱，最好穿所對應顏色的衣物，或做一些色彩呼吸冥想。（參考圖9-2，以確認你需要哪個顏色。想做脈輪色彩冥想的話，請使用圖2-5來確定各脈輪的位置。）

圖11-1　氣場第二層脈輪的色彩及所滋養的身體部位

脈輪	顏色	所滋養的身體部位
第一脈輪	紅色	身體下半部分、腎上腺、尾椎骨。
第二脈輪	橙色	下半骨盆、性器官、免疫系統。
第三脈輪	黃色	太陽神經叢區、腸胃、脾、肝、胰腺、腎。
第四脈輪	綠色	心臟、循環系統。
第五脈輪	藍色	喉嚨、肺、耳朵。
第六脈輪	靛色	眼睛、頭、下腦。
第七脈輪	白色	上腦、眼睛。

從第一個脈輪開始。把注意力放在第一輪所在的身體部位。在該部位的前後想像對應的脈輪色彩。將色彩想像成直徑約十五點二四公分的圓盤。如果你對色彩圓盤進行3D空間想像，可將其想像成一個漏斗，尖頂頂部延伸觸及脊椎，並以順時針方向在身體上轉動圓盤或漏斗①。

吸氣時，將圓盤或漏斗的色彩吸入你的身體；呼氣時，色彩繼續進入身體。參考圖11-1，想像色彩進入你身體那一部位的特定器官。然後移動到下一個脈輪。每個脈輪重複幾次。

務必覆蓋所有脈輪，從第一脈輪開始，逐一向上對每個脈輪進行冥想。對於身體的不適部位，可增加冥想時間。

特定疾病的自我療癒冥想

在兩本特別棒的書中載有針對特定疾病的冥想方法。第一本書是傑拉爾德‧愛普斯坦（Gerald Epstein）醫生的《療癒觀想》（*Healing Visualizations*，一九八九年）。你可以按圖索驥地在書中查找你的具體問題，並做相應觀想，作者甚至有提到每種觀想要多久做一次。另一本我推薦的書是露易絲‧賀的《創造生命的奇蹟》；針對你可能遇到的每種問題，這本書列舉了一些簡單的、可以重複的咒文唱誦。這些咒文對應了與你疾病相關的可能信念體系。比如甲狀腺問題，相關的負面想法是：「什麼時候才會輪到我自己？」，改變這一狀況的正面觀想是：「一切時間盡為我所用。」

揭開內在療癒師的面紗

幻想或神話都是非常強大的療癒手段，可以把我們從日常現實帶入到象徵性的世界中，擴展人生旅程的邊界。當我們面對嚴重疾病或家庭遽變時，會需要這種幫助。在這類神話中，我們可以連接神的力量，超越平凡，去成就英雄偉業。以下就是一則諸如此類的隱喻故事，能幫助我們汲取無邊的療癒力量，甚至可能為我們現實生活中無解的問題提供答案。

在本章中，我們已經見到了被殘暴對待、受傷的內在小孩。我們已經陪它玩耍，並給予它空間去表現生命。現在，是時候開始直接療癒這個小孩了。所有肉體上的創傷和疾病傷害也都是於內在小孩之上的。在我們逐步深入這些創傷後，直到遇見了內在療癒師，原本的驚濤駭浪才可能逐漸平息。與內在小孩同在的，是我們的內在療癒師，他／她有能力處理人生的一切遭遇。內在療癒師了知我們無始以來的全部經歷，了知我們此生的使命，並以高瞻遠矚的智慧處理我們的所有問題。以下是與內在療癒師相遇的觀想。它是你個人療癒的神話或幻想。

---

① 順時針是指：從體外觀察脈輪，假設脈輪上有一個時鐘，錶針走的方向即順時針。這一方法適用於前後脈輪。另一個定義順時針的方式是彎曲右手手指，將右手大拇指指向脈輪。彎曲的四指即表示脈輪旋轉的方向。身體前後兩側的脈輪都用右手來判斷。

黑元傳訊：
揭開內在療癒師的面紗

久遠之前，遠在時間被認知之前，在神性的心中有一道光。這道光爆發為無數星光。眾星之名，皆以神之語所書。其中一顆，就是你。身為眾星之一，你成長、發展，在天堂中與群星唱和。

在化身為人之前，你懂得光、愛與智慧。因尚未投生，你沒有肉體，故而享受著極大自由。你完全了知自己的生存本質，有著無限自由，宇宙任你穿梭。你聚焦到哪裡，就移動至哪裡。跟隨意願，你開始創造事物。如果你有了一個心願，就會自動創造它。

你創造了山石土地、蔥蘢樹木、日月星辰、風雲霧靄。你逍遙隨性，從一種形體變換成另一種形體。你體驗身為雲、為日、為月、為魚、為貓。你隨心而動。隨著你從一種形式到另一形式，創造越來越多的形體，你慢慢認同於形體，陰影隨之而生。你沉醉在創造的興奮中，記憶慢慢消退，終於，你忘記了自己。你醉心於創造，甚至未曾注意自己開始認同形體。

陰影日漸加深，因遺忘真我本質帶來了痛苦。真我是創造者，超越一切形體。你因此創造了陰影與痛苦。你忘記了你是誰。你將自己分裂為二：遺忘真我的局部之你，以及記得一切的整體之你。

每個人、每個細胞內，都保有那神聖火花，也就是自我的本質。在「你是誰」的真正本質之內，是你的內在療癒師，他／她擁有全宇宙的創造力。你內在的療癒師，依神之語命名。那才是真正的你。

現在，將意識覺知帶到你那全然獨特的內在本質、力量和光芒中。你是神之語的顯化。將覺知帶到你存在的全部本質——那就是你內在的療癒師。你一生都感受得到它。遠在你出生之前，這種力量的金色光線就已經編織穿插於你的生命中。年幼時你即知這意味著什麼，正如現在你也知道。感受那一本質，感受那力量，流經你。那便是你的獨特性、你的美麗、你的愛，你兒時所體驗到的生命之甜蜜。

你的力量就隱藏在真我的甜蜜中，在你一直小心呵護、秘密隱藏的甜蜜渴望中。你正像陽光下徐徐綻放的花朵。感受你神性的力量和本性，獨一無二。現在，將之融合落實到你的身體。那部分的你仍舊自由，那部分的你仍可率意穿梭於空間、時間和其他實相中。當下，感受你就處在那種自由中。

當你穿梭時空，抵達不同實相時，你聽到一聲遙遠的哭泣。那哭泣聲漸漸可聞，這時你說，「這是怎麼回事？」你聽到了哭聲中呼救的渴望。然後你發現了它，那是太空中一顆美麗的藍白色行星。你被那呼救所吸引，逐漸靠近美麗的星球。你靠近它問道：「我當如何幫助你？我當如何回應這哭訴、這呼喚？我當如何幫助療癒這個星球上的痛苦？」

然後，你有了一個偉大的創意。你決定創造一具物質形體，在地球上顯化，並用以承載那份痛苦。你決定透過物質形體去療癒痛苦。

你化身於一具小小的肉體中。約九個月以後，你以人類形體出生在這個世界上。你越執著於這個肉體，你對自己源初本性的記憶就越模糊。

當你還是孩子時，甚至在那以前，你就開始承擔那份痛苦。在體驗痛苦的過程中，你徹底忘

記了自己是誰。痛苦消失時，你會憶起；而痛苦重現時，你又會忘記。你選擇要去療癒的那份痛苦，在你體內成長。

去回顧你的童年，搜尋多年來你不停承受的最深重的痛苦。經由它，你將找到最深切的渴望。你最想成為什麼？自兒時你最渴望、但如今你卻時不時認為絕無可能實現的，是什麼？你想穿梭於浩瀚星海？你想療癒地球上的所有人？你想繪畫或者創作美妙的音樂？你想讓每個人感到安全？你最最想要的是什麼？如果你可以成為任何人，或擁有任何你所希冀的，假如美夢成真，那個夢是什麼？這未滿的心願和你最深重的痛苦之間有何關聯？

回顧你的人生。當你攜帶那份痛苦一步步走來，就出現了一條線——在生命螺旋中不斷重複的循環。在這條線中，兒時最深的痛苦在你不同的生命體驗中一次又一次重現。如果你審視所有經歷，你會發現一條主線。當你找到這條主線時，允許自己感受那份痛苦，允許你的身體體驗那份痛苦。你身體的哪個部位受到了影響？你身體的哪裡感到緊繃？

現在，徹底檢查你的身體，探查那份痛苦在你精神、靈魂、心智、心理以及身體層面有哪些影響。那條主線以全息的方式穿過你存在的每一部分，經過身體時，它所碰到某些特定的位置，最終會產生肉體疼痛的體驗。找到這些位置。如果你對氣場敏感，在氣場中找到這些痛感位置。

當你找到那份痛苦時，無論它最深刻地顯現在哪一層面上，可能是一種恐懼，可能是人際關係問題，可能是肉體失調，也可能是職業問題……，問自己：「此特定問題，與我希望成為怎樣的人、過怎樣的生活、在哪裡生活等等的深刻渴望之間，有何關聯？」

你的首要工作，是療癒體內的那份痛苦。正是要透過你身體和生活中的痛苦，才能學習到你所需的相應個人技能，從而實現你的渴望。無論這渴望是什麼。

找到身體疼痛的位置，將雙手放在上面。那個你已承受一生的痛苦，那個陷於深深遺忘當中、最黑暗的信念系統，那最主要、最深刻的痛苦，或在心間，或在小腹，或在咽喉。把手放在那裡，體驗在那裡之相信分裂的意識。它就是陰影。它認為自己是孤立的、與萬物分離的，身處無望的孤立中。找到有始以來就存在的那份痛苦，讓那陰影開始消融。

進入陰影中。陪同自己進入自我內在等待療癒的地下囚牢。不要以人類視角否認那一真實痛苦的人類體驗。那不是一處新痛。自有記憶起，它就一直在那。那不是一種能輕易平息的痛苦，因它根深柢固。花些時間，體會那份疼痛。

當你準備好了，將意識覺知轉移到你內在的療癒師，你的智慧、渴望和光芒就在此。你攜帶著它們來到這裡，療癒你體內那份痛苦。

回到疼痛，感受那份痛苦。然後移動到你的渴望，感受這渴望。再回到痛苦，然後再感受渴望。不斷在痛苦和渴望之間切換，直到你找到二者的關聯，直到你可以回答這個問題：「我人生中這份痛苦有何意義？它嘗試告訴我什麼？它傳達了什麼訊息？」

當你從人類視野、透過雙手感受那份痛苦時，詢問你內在的療癒師，你需要做什麼？這份痛苦的最深原因是什麼？請求幫助，治癒這份痛苦。呼喚內心的療癒師幫助你，治癒這份你不曾、但現在能被療癒的痛苦。真誠呼喚，必有回應。非常明確地詢問你能做什麼。原因是什麼？信念系統是什麼？你每天具體需要做什麼？

允許你內在的療癒師透過你的雙手去療癒你的身體。成為療癒自己的管道，讓光流經你。

在獲得了盡可能多的訊息後，進入你所知的最高靈性實相，你的高我或指導靈。從最高靈性實相之處，獲取關於「你是誰」的記憶。你將發現，你內在的痛苦，恰恰是吸引你來到地球想去療癒的那份痛苦，那時你尚未化身於地球，還是奇妙的靈性存有。那才是真正的你。

連接為了療癒內在痛苦而化身於地球的那部分自我，這份痛苦是你自出生以來就持續承受的。你化身而來，要療癒的正是這份痛苦，也正是你自己選擇了承受這份痛苦，並因此選擇了以**最精確的能量、智慧和愛的組合來化身，以療癒那份痛苦**。

那就是你來到這裡所要療癒的。而且，你完全具備療癒的能力，你已全副武裝。在出生之前，那個受到來自地球的遙遠哭泣和渴望吸引而來的奇妙靈性存有，就是你內在的療癒師。你比任何人都懂得如何治癒那份痛苦。那就是你內在的療癒師。成為你內在的療癒師，去療癒你已承受一生之痛苦的主線吧。觸摸你身體上感到痛苦的那些部位。

當你在療癒時，將意識輪流放在「內在療癒師」和「內心痛苦」這兩個角色上。在不斷來回切換中，你會逐漸認識到內在療癒師和待療癒的痛苦之間有何聯繫。你從地球提取這份痛苦，就是為了轉化它。給自己充足時間來完成整個過程。你正在把內在痛苦、內心最深刻的渴望以及能療癒你的內在療癒師這三者整合起來。

讓你內在的療癒師挖掘出那份痛苦，讓你回歸整體。將你的意識在深深承受痛苦的人和擁有宇宙能量的療癒師之間來回切換，將他們逐漸靠攏，直至完全融合。持續這一過程，直到你完全融合了二者。當你感覺滿意、整合完成並穩定後，我希望你可以保持靜默至少一個小時。靜默、打坐冥想，或者起身到樹林中散步。

～

隨著時間的推移，以上這些對你來說都將變得容易。在你練習自愛並允許情緒流動以後，可以觀察生活有了哪些改變。透過回答以下問題，快速檢測如今你在自我照顧方面的表現，然後就可以開始在生活中的那些領域滋養自己。如果健康狀況不允許你現在這樣做，請在康復後讓人幫你制定相應計劃。

評估你的自愛情況，請問自己：

- 在哪些方面你被愛滋養著，在哪些方面你缺乏愛？
- 你在生活中的哪些方面是如何地不給自己所需且值得的愛？
- 在健康方面，你是如何忽視自己的？
- 你不斷在退縮或拖延自己本可以擁有、或本想去做的事是什麼？
- 哪些是你生活中真正想要、但仍無法創造的？
- 哪種技能是你持續想學的？
- 現在或在你康復以後，你想如何去學習（這項技能）？

12
透過自我覺知來療癒

與心智思維過程相關的能量，處於氣場第三層。請記住，我們在創造整個人生的過程裡，核星中的創造性能量會穿過哈拉層，向下經過各層氣場，一路到達物質層面。在每一層，都會有存在於相應層的人類生活面向注入到創造性能量當中；在第三層，是個體心智注入到核星產生的創造性能量當中。經由個體心智，我們才有了自我覺知。

黑元說，我們心智的主要任務是聚焦意識覺知。有了聚焦的意識覺知，才能透過感知來區分和整合收到的訊息，我們才能得以清晰並理解自己，以及理解我們所處的任何情形，如此也才能適於自我及所處情形。區分、整合、清晰以及適當的存在，對創造過程來說必不可少。沒有這些，我們的創造將會偏離意願或無法完成，並因此產生不適、為難或痛苦。

在氣場第三層，療癒意味著提升意識覺知，覺知我們如何創造了生活中的苦、樂、病與痛。在這一層，我們需要理性認知自我及各身體。當我們切實認清自我現實，會看到我們為自己設置真實的限制，也能看清自己真正的能力。我們確實會從妄想中創造不切實際的期望，因為我們不創造失望。

要認清自我現實，氣場第三層必須健康。健康的第三層明亮，呈檸檬黃色，清晰，結構良好，柔韌而有彈性。當第三層健康時，思考會成為一種終身過程。我們可以整合來自第三層以下和以上的訊息，且這種整合不會支配思考過程。換句話說，平衡的思考會允許來自低層能量場的肉體感官以及自我感覺訊息的輸入，也允許來自第四層人際關係層的訊息輸入，以幫助我們理解自身，並透過與他人連接，為思考注入愛。

當能量從更高靈性層面自由地流入具有神聖心智、愛和意志的第三層時，我們的思想將被注入創造性原則、靈感和不斷演進的目標模式。這使我們的思想具有整體性，我們得以理解並跟隨平衡系統給出的訊息，來反轉任何疾病過程，創造幸福和快樂。

淨化你的恐懼和自我評判，你就能擺脫它們，在不受干擾的情況下選擇醫療保健團隊。如果你害怕自己可能患癌症，你可能不會去做檢查；或另一方面，你可能會想快點處理它，而沒能花時間選擇治療團隊，並最終可能選擇最方便快捷、而不是最好的方式。比如若你在肥胖方面有著自我評判，你可能會不好意思求助，或否認自己需要幫助。暴飲暴食並不意味著你是「壞」的，這是一種情緒上的防衛。超重的病因很多，不僅僅是暴飲暴食。

但我們究竟有多理性？我們都有的最大問題之一，就是「合理化」的傾向。我們自認為行動

是理性的。但事實上，我們只是透過理性在編造藉口，粉飾自己不健康的、未遵從平衡系統的行為。從氣場的角度來看，實際上，我們的情緒或意志，因為無意識的恐懼而過度影響了我們的理性。

任何第三層的不平衡，或第三層對其他層所有訊息的整合不平衡的話，都將導致非理性。

如果第三層僵硬、缺乏彈性，會由檸檬黃色變為琥珀色，會不允許其他層面上的訊息健康流入，第三層會因此變得孤立。這種過於僵硬的結果是思想狹隘，與更廣闊的活力面向截然斷開。這會創造出一些能量流，對應於生命的僵化分類定義。這類思想，讓頭腦成為生命的主要體驗者。在這種過度合理化之下，頭腦實際上會變得極為非理性，會分化、複雜化任何事物，並將自己視為主宰。

另一方面，第三層可能變成極淺的黃色，很脆弱，過於柔性，太容易被其他層、尤其是情感層所影響。如此一來，會難以區分什麼是當下被誇大的感覺，什麼是長期現實；也會導致一種幻想，個體會幻想自己和生活比當下的現實要好得多或壞得多。他們混淆了當下與可能的未來（此一未來原本需要以長期觀想、自我提升和許多功課才能創造出來的）。

當然，事實上情況因人而異，第三層也會被其他層影響得過多或過少。對於我們來說，重要的是找出自己為何、以及是如何變得非理性的，還有為什麼要合理化、其內容和影響是什麼，以及背後的動機又是什麼。

小醉猴「為何不的理由」

幾年前，我參加某個關於「組織規劃」的短期課程。演講者告訴我們，在商業行為中，你要嘛得到想要的結果，要嘛得到一個關於「為何不的理由」（reasons why not），只有這兩種情況。「為何不的理由」是我們在生活中廣泛應用的一種拒絕技巧，用藉口、託辭、原因、辯護或講故事來提供理由，解釋我們為何沒有達到目標。「為何不的理由」永遠不會給我們想要的結果。我們的思維頭腦非常善於提供藉口理由，並使我們確信，這些「為何不的理由」幾乎與我們想要的結果一樣美好！

「為何不的理由」使我們處於否認當中。我們因此逃避自身內在的某些事物，逃避我們所恐懼的。不然的話，我們根本不需要「為何不的理由」；相反地，無論是什麼事，我們都可以簡單地說：「我沒有意願做這件事。」

東方神秘學把老是在找理由的那部分自我稱為「小醉猴」。當我們需要找理由不做某事時，都會聽從頭腦中的小醉猴，尤其是當我們決定節食、正式開始運動或展開新活動時（如學習一門新學科）。無論我們承諾過什麼，我們匱乏的內在小孩依然是「我想幹嘛就幹嘛」。這時，我們會無意識地呼喚小醉猴為我們提供好理由，去合理化我們的欲望。

小醉猴很樂意提供一切理由，解釋為什麼多吃一塊巧克力「真的」沒什麼。我們仍然聲稱在節食。我們不承認事實上已經沒有在節食了。或者，我們「中場休息」一會，吃點零食，然後繼續「節食」。雖然我們認為自己已經節食好幾天，實際上可能只堅持了幾個小時！吸煙者經常會再來一支煙，卻說自己已經戒了。我曾聽到有人稱：「我已經戒煙了，我現在每天只抽一包。」小醉猴為「否認」服務，他很樂意告訴你少鍛練一天真的沒什麼影響。

當然，很多人會在打破計劃一次之後，又

「缺席」更多天──小醉猴會非常小心地不去提及此事。事實上，如果我們乾脆幾個月都忘記了，他也不會來打擾。如果我們自己想起或是有人提醒我們時，小醉猴就會跳出來，列舉無數種為何不去做的理由。一些常見理由如下：

「我沒時間。」

「我太忙了。」

「我不知道怎麼做。」

「你停下來，我就停下來。」

「你看，你還沒停，所以我也不打算停了。」

「是他／她讓我做／不要做的。」

「我太虛弱了。」

「我不在意。」

「這已經無關緊要了。」

「我太笨了。」

「我不夠好。」

「我當時不知道。」

「我當時真的不知道還有規定、限速或宵禁。」

我們通常選擇一些自己最喜歡的「為何不的理由」，並一股腦兒地用在任何事情上。

「為何不的理由」會全息式地作用於我們生活的方方面面。當我們在某一方面為自己找到一個理由，這個理由就會自動應用到生活的各個方面，這是習慣性的。例如，在自我照顧這方面，我們可能「沒時間」來運動或下廚做飯，所以「不得不」吃些垃圾食品。在生活的其他領域，我們可能「沒時間」回覆郵件、回電話、核對支票帳簿、完成工作項目……等等。

我們以多種理由否認自己需要照顧自己的健康，也會呈現出各種說辭。假如，我們已經有一段時間不舒服，但仍都置之不理。我們的理由可能如下：

「反正我沒什麼問題。」

「如果我忽略，它就會消失」。

「醫生會傷害我。」

「我能療癒自己。」

但是隨後，我們不會真正著手定期進行自我療癒的，因為「沒時間」。

逃避和否認使我們遠離自身的恐懼，且拖延著不去面對內心的猛虎。很不幸地，這也切斷了我們與平衡系統的連接，並很可能導致疾病。要重新連接平衡系統，我們必須面對恐懼。我們必須轉身，直面內心的猛虎。

練習：尋找阻礙我們跟隨平衡系統的恐懼

在花了一段時間學習認知頭腦中的小醉猴、認知到是他在幫你逃避恐懼以後，揭開這恐懼吧。這將有助於你學習分辨哪些是小醉猴的訊息，哪些是平衡系統傳達的訊息，學習分辨它們的不同。記住，否認是療癒的第一階段。要進入下一療癒階段，就必須從否認中走出來。以下是一種很好的方法。

在第十章我們逐項瞭解了日常自我照顧的各個方面，並列舉了照顧肉體和氣場的自我提問清單。可以再複習一遍這些清單，並標出你感覺最困難的方面。現在，製作一個像圖12-1一樣有五列的表單：在第一列，請填寫來自你平衡系統的訊息，或你在自我照顧中有困難的領域；然後問自己，為什麼無法如此照顧自己。第二列，請填寫你的期望結果，如果你按所填方式照顧自己的話，會有什麼結果；例如，如果經常用牙線清潔牙齒，牙齒和牙齦會更健康。第三列，填寫每

圖12-1　透過「理由」發現恐懼的表格

平衡系統的訊息	期望的結果	為何不的理由	其他受影響領域	所逃避的恐懼
醫療保健舉例：				
羅傑：腰背疼痛。	不再疼痛；休息。	「我太忙了，沒時間獲取幫助。」	無法完成各領域的工作。	害怕失敗和成功；害怕批評。
艾米莉：乳房腫塊、乳房疼痛；需要抽時間體檢。	腫塊消失；不再疼痛。	「我不應該遇到這種事。我不相信醫生。」	整體不適；在各方面感到不誠實；模糊的罪惡感。	害怕癌症和癌症治療過程；害怕死亡。
其他生活領域舉例：				
帕特：沒有休閒時間。	玩樂；愉悅。	「太忙」。	親密關係。	害怕被排斥。
喬治：藝術繪畫方面創意受阻。	美麗的畫作；作品得到認可。	「我不夠好。我太懶了。」	貶低其他任何事情是「做得不夠好」或即使做得很好也「並不真的重要」。	害怕感受自我；害怕批評；害怕作品中可能出現的更深層自我。

一項上述列舉的困難領域中，小醉猴給出的「為何不的理由」；例如，對於不清潔牙齒來說，晚上的理由可能是「太累了」，而早上的理由則是「沒時間」。第四列，填寫全息真相；如果審視生活中的其他方面，會發現你習慣性地將最喜愛的理由應用在一切事情上作為藉口。如此一來，就成為全息式的了。

我可以理解你可能因為必須帶孩子或要工作，所以沒時間做某些事。但是，這個問題是關於你根據自身需求，去選擇要平衡自己的生活的。很顯然，我們都需要做出選擇，以滿足我們自身的所有需求。但我打賭，你在帶孩子或工作當中，也會同樣使用「沒時間」作為藉口來避免做某些事。也許，你用照顧孩子作藉口，不去照顧自己；或者，你以工作為藉口，不在其他方面給自己所需的快樂。在這種情況下，工作或孩子只不過是另一個小醉猴的理由，用於逃避內在某些事。

填寫第四列時，需要審視你的生活。你在其他哪些方面還在使用這些藉口？在生活各方面覺察自己，每當你使用藉口逃避去面對或做某些事的時候，例如和伴侶及孩子在一起。還有哪些方

面，是你「沒時間」或「太累了」不去做的？陪孩子玩？做愛？注意你是怎麼樣在生活各領域中使用同樣的藉口。在第四列，填寫你最常使用同一藉口的所有其他生活領域。

在你觀察自己於生活其他領域中使用藉口時，問自己「我在害怕什麼？」讓問題沉入內在，靜坐片刻，與感受同在。持續深入感受，直到你感覺到恐懼。你恐懼要去面對的是什麼？填寫到第五列。審視生活中被此恐懼影響的其他領域。你所逃避的恐懼，某種程度上影響了你生活的所有方面。受影響最強的，就是那些未滿足的、以及帶來麻煩的領域。發掘這些領域與你恐懼之間的聯繫，讓自己沉浸在面對這些的感受中。

圖 12-1 中的舉例展示了表單的操作方法。

羅傑是一名建築工，他有一處舊傷一直沒有機會治療，從而患上了慢性背痛。每次他背疼，他就忽略，並希望疼痛自行消失。他知道其實只要躺下休息一陣子，疼痛就會消失。他的藉口是太忙了，他必須工作，他可是家裡唯一的頂樑柱，他為此感到驕傲。

他不斷忽略背部的疼痛訊息，背痛也變得更加嚴重。最終有一天，他在提了一個很重的手提箱後的第二天就動彈不得，必須在床上躺兩周。身體給了他兩周時間躺在那，感受自己。在休息期間，他接觸到了以前未覺察的感受。他感受到巨大的恐懼，如果不能起來工作，家人就會離開他。他害怕會因為懶惰和臥床而受批評。他知道恐懼是非理性的，因為他是真的生病不能動，但恐懼還是出現了。然後他回想起，父母老是批評

他哥哥懶惰；他回憶起，自己在兒時所做的決定：永遠不要像哥哥那樣，而是要成為一名鐵血硬漢！因此，為了面對兒時的恐懼並療癒背部，他必須停止做硬漢。

臥床的兩周使羅傑承認，他沒必要做什麼鐵血硬漢。他要承認的第一件事，就是他的背部需要照顧。他花時間研究如何療癒，找到了一些很基礎的背部護理拉伸和運動，並且堅持練習。他還找了療癒師。在好幾個月的時間裡，他提東西都非常小心。無論何時要活動身體，他都會躺下並冰敷背部十分鐘。餓的時候他就去吃東西，因為他知道低血糖會增加再次受傷的風險。

此療癒影響了羅傑生命中的其他領域，包括他和他哥哥的關係。他可以放下對哥哥所謂懶惰的評判，兄弟關係變得更好。

下一則案例是一位叫做艾米莉的女士，她是一名擁有大量客戶的理療師。艾米莉患有乳腺腫塊，但一直不去做乳腺X射線檢查❶，因為癌症「不可能發生在我身上，因為我是走靈性道路的。」她說她不相信醫生。當然，她在恐懼自己萬一真的得了乳腺癌。由於這種逃避，她持續感到恐懼和不適。她還懷有隱約的不誠實和罪惡感，因為她是醫療保健專業人員。她把對自己不誠實的罪惡感以「不相信醫生」的形式投射給了醫生。

當她最終檢查以後，結果發現並非是癌症，那些恐懼、不適、不誠實和罪惡感就都消失得無影無蹤。這個經歷對艾米莉造成的影響是，讓她更有生命能量，自我感覺也變得更好，尤其在工作上。她開始審視生活中對自己不誠實的其他方

---

❶乳腺X射線檢查（mammogram）：亦稱為「乳房攝影」，是利用低劑量（約為 0.7 毫西弗）的X光檢查（主要是女性）人類乳房，能偵測各種乳房腫瘤、囊腫等病灶，有助於早期發現乳癌，並降低其死亡率。此外，超音波掃查與核磁共振也是乳腺檢查的輔助手段。

面。她暫停了一向超負荷的個案治療，因為為別人治療其實是她的藉口，表明她在幫助別人，在追求靈性，因此癌症就不會找上她。實際上，她以過度工作為藉口，不好好照顧自己。她發現，乳房囊腫是沒有滋養內在小孩的象徵。當她開始照顧滋養自己時，她決定實行低脂飲食。之後囊腫開始縮小。（注意，乳房是哺育「孩子」。當她去滋養了自己的內在小孩，乳房疾病就消失了。）

所以從更廣闊的角度看來，艾米莉的乳房腫塊是她沒有能力和意願照顧自己的結果；而沉迷工作，也只是不照顧自己的藉口，從中產生的恐懼、不適、罪惡感都只不過是情感層面上所付出代價的一部分。另一部分是，她的職業並不適合自己。未能滋養內在小孩，使她無法更深入地認清自己。當她更關注內在小孩以後，她換了工作。她仍然在醫療保健行業，但個案數量減少，並因此能透過教學幫助更多人。

練習：清理隱藏在理由背後的否認

圖12-1的練習適用於你生活中有困難的各個方面，無論是工作、人際關係或休閒時間，其原理相同。第一列，列出你的困難領域。第二列，描述你的期望，給出你「為何不的理由」，然後找到其他被影響的領域和逃避的恐懼。一旦找到恐懼，就面對它，透過感受恐懼來清除它，這樣你就不再需要否認。

有位名叫帕特的女士沒有任何娛樂休閒時間，她的理由是「太忙了」。她的其他領域也受此影響——她很少有親密關係而且很孤獨。她的潛在恐懼是：害怕被排斥、害怕親密關係。小時候，她的家長不許她和鄰居孩子們玩。帕特感到被排斥，因為從沒有和這些孩子交上朋友。現在也同樣如此。不過一旦她瞭解了埋藏在否認下面的恐懼是什麼，她就可以透過有目的、有規律地建立關係來面對這種恐懼。一開始，這對她來說非常可怕，她可能會在學習過程中多次感到被拒絕、被排斥；但是熟能生巧，她生活的一個全新領域將會打開。她會找到喜歡的人，也會找到自己樂意與人分享的興趣點。她將從他人身上學到很多。她也會從人際關係中獲得巨大的快樂，並為之留出足夠的時間。最終，她甚至能創造一份親密關係。

在另一個例子中，喬治想畫畫，但他阻止自己這麼做，理由是自己不夠好或太懶。他的生活中還有不少方面受到影響。他認為什麼事都比不上繪畫更重要，因此，他完成的其他事情（即使做得很好）都不能真正令他滿意，因為他覺得那些事缺乏價值。喬治認為自己在其他工作領域太懶惰了。而隱藏在這一切背後的，是他對失敗和批評的恐懼，更重要的則是他對在繪畫創作中所展現之更深層自我的恐懼。

在這種創造性行為中，想要獲得成功，就必須允許能量自由流動；而讓能量得以自由流動的唯一方法，即是允許一切展現出來，包括允許所有阻塞在氣場中的負面意識流動。這就是為什麼許多藝術家和作家會被認為性情古怪、行為異常。他們並不活在隨俗從眾的面具自我中；因為那樣就無法創造。在電影《莫扎特傳》（Amadeus）❷中，作曲家薩列裡對莫扎特粗野的

---

❷《莫扎特傳》：又譯《阿瑪迪斯》，是美國導演米洛斯‧福曼（Miloš Forman）於一九八四年執導的電影，編劇是英國劇作家彼得‧謝弗爵士（Sir Peter Levin Shaffer），改編自謝弗於一九七九年的同名舞台劇。描述音樂神童沃爾夫岡‧阿瑪迪斯‧莫扎特傳奇的一生。劇中的薩列裡（Salieri）是莫扎特同時代的一名宮廷音樂家。

行為感到震驚，無法相信是他創作了那些美麗的音樂。然而薩列裡不明白的是，莫扎特保持創造力流動的方式，就是他的粗野行為。這是莫扎特表達負面的方式。

現在，我們有了讓能量自由流動的更好方式，也就是表達療法。許多過去的藝術家沒有這些方法。在表達療法中，負面意識的表達只需要幾分鐘，不需要真正付諸行動。人們可以對著枕頭大喊大叫，用拳頭敲打枕頭，或者一邊砍木頭一邊吼出他們想做的任何「暴行」。

很多時候，有創造力之人毫無防衛的表達，會被社會認為是粗野或危險的行為。但大多數情況下，他們的行為完全無害，只是打破了控制人們及保持權力的社會規則。打破常規會令人恐懼，因為那啟動了你的轉化蛻變過程以及面具的消融，並導致內在痛苦被揭開。許多人不明白的是，療癒「被揭露的痛苦」會帶來個人光芒和力量。疼痛必須先被揭露，然後才能得到療癒，這就和挑破膿包來清除感染一樣。不幸的是，大多數人並不知道這一點，因此認為「面具消融」的行為是危險的。

喬治正開始接觸到自己的否認，並開始表達在否認之下所掩蓋著的恐懼和憤怒。一旦他開始表達恐懼和憤怒，就能開始繪畫。隨著繼續允許內在的創造力，不僅他的藝術會發展，每個階段也都會帶來更多的恐懼和憤怒。當他從自身系統中清理掉恐懼和憤怒後，就會帶來更多的創造力，從而創作更多的畫。

喬治甚至會害怕成功。正因如此，他畫得越多，他就越需要清理，以保持創造力的流動。他甚至可能會害怕大獲成功以後要如何使用那些強大的力量。每當世間的力量增加，就意味著流經能量場的能量在增加；而能量場中流經的能量／力量越強，就越能釋放能量場中更深入和緊固的負面能量。處理好力量的唯一方法，就是不斷清理隨著能量場中流經力量的增強、所釋放出之能量場（和潛意識）中更深層的負面能量意識。

只要喬治堅持清理，這個循環就會持續，他的創造力將永不枯竭。當然，隨著時間的推移，清理負面的過程會越來越容易、越來越快，而且會呈現新的形式，因為一旦某種形式成為了習慣性，就達不到宣洩的作用了。如果喬治的一些憤怒是針對母親的，表達這種憤怒最終將成為習慣。要是如此，他很可能會利用這種表達作為一種防衛，逃避更深層的東西。這時他需要改變表達方式，並深入對他來說甚至更可怕、更陌生的新心靈領域。

療癒師具有許多治療師或推拿按摩師不具備的技術，能夠幫喬治清理能量場。療癒師會移除喬治在表達療法中未出現的阻塞，為他有需要的部位充能，並重建扭曲的部分。否認和防衛會產生能量場扭曲和阻塞，療癒師也教他如何探測這種扭曲及阻塞，以使能量場恢復正常清晰的運作。這樣，療癒過程也將加速。

每當喬治經歷一個新的繪畫創作週期，都會釋放出其他生活方面（如工作和人際關係方面）的創造力。他會發現畫廊的工作更加有趣，也會驚喜地發現，他維持更深層親密關係的能力也在增長。他的許多否認，以及他和世界之間曾有的恐懼和憤怒，都一去不返。

如果你從來沒有體驗過釋放負面能量，我建議你在療癒師或身體心理治療師的陪同下嘗試嘗試。這種釋放對於這一階段的清理工作有非常明顯的效果。一旦你掌握了釋放負面情緒、以及釋放能量場中的負面能量意識的技巧，你就能在需要時獨立釋放，無須治療師的幫助。要確保關上

圖12-2　澄清自我評判及其影響的表格

自我評判	你想達到的	正面感覺	父母的聲音	所逃避的恐懼	其他受影響領域
舉例：					
羅伯塔：我太胖。	對肉體更自在；更外向；減少防衛；性感；親密感。	感到美麗；感覺強大；自我感覺良好；想要性。	「你以為你是誰？」「別自大了。別人會知道你想要性。」	恐懼被關注；恐懼能量；恐懼性欲。	壓抑性的感覺和生活各處的創造力；在性方面得不到滋養。
泰瑞：我永遠找不到伴侶。	結婚、有孩子和房子。	感到富足、高興、強大。	「對方將會背叛我並帶走一切。」	恐懼親密；恐懼分享；恐懼背叛。	在生活其他領域沒有男／女親密關係

窗戶，雖然這種釋放並不會傷害任何人，但會讓能量不斷流動。如果處理得當，釋放的能量會很快轉化為大量的愛。

練習：澄清自我評判及其影響

現在，讓我們進一步看清在哪些方面你不愛自己、有自我評判。這次我們將製作一個六列的表格，如圖12-2所示。把所有你在第十一章鏡子前做自愛練習時出現的自我評判列出來，填入第一列。在第二列，請填寫如果這些自我評判不正確，你會做什麼或成為什麼樣的人。現在想像你正在做這些事情，這會讓你感覺很好的，請把這些好的感覺填入第三列。

堅持練習，深入你的感受。這時，你的「正面感覺」會減退，最終會感到恐懼。一開始你可能無法理解，但堅持下去，你就會理解的。在內心深處，你會發現內化父母的聲音、其他兒時權威的聲音或內在小孩的聲音，在向你發出負面警告。這些聲音反映了你對現實的負面結論，這些結論稱為負面印象或負面信念。它們警告你，如果你繼續沉醉於滿足個人願望所感到的快樂，可能會發生可怕的後果。

記住，這些聲音來自於你的面具自我，最初目的是想為你好，保護你的安全。這裡所說的「安全」，是你對父母或他人告誡於你之「如何確保安全」的兒童式理解。可能與真正現實毫無關聯。

如果你仍然感覺不到恐懼，堅持下去。這些聲音最終會恐嚇你，因為它們不斷提醒你生活是多麼危險；它們會告訴你為了安全，你必須做什

麼。「第二十二條軍規」❸是：你不可能做到他們讓你做的每一件事。所以你並不安全！當你發現恐懼時，將之填在第五列。

正如我們在第一章中討論的，內化父母的聲音確實以一種不同的方式保護了你的安全：透過讓你免於感覺傷痛，從而得到安全。但是不幸的是，那也會讓你遠離了創造能量！如果你聽從和遵循內在的負面聲音，創造力就會被封鎖在面具自我中。如果你不遵循這些警告，將會釋放你內在長久以來、也許是從嬰兒時起就未體驗過的能量。你可能會變得像上文提到的藝術家一樣，你會揭開傷口、不得不處理更深層的憤怒和痛苦──但那會解放你的生命！

除此之外，你行事時可能不再顧及別人的面具，可能會嚇到他們，惹他們生氣。我並不是要鼓吹你將負面情緒付諸行動，或者向別人發洩。我的意思是，宣告你的獨立，停止因別人的想法而束縛自己的行為，這樣可能更對。如果工作不適合你，可以辭職，甚至如果婚姻不能滋養你，你甚至可以選擇離婚。

圖12-2中還有一些舉例，展示了某些自我評判的負面影響，以及放棄評判以後的效果。羅伯塔的自我評判是「我太胖」。這一評判讓她的自我感覺更糟，所以吃得也更多了。當她試圖節食時，另一個聲音出現了：「你不能強迫我。」這是她打開了自己的叛逆開關。當她在療癒中面對這個問題時，發現在她少年時父母就曾試圖讓她節食。但從她的角度看來，他們試圖讓她做很多事情。吃東西是她宣告自由的一種方式。問題是，隨著年齡增長，她不能分辨是自己想做，還是父母想讓她做。

在花時間瞭解內在小孩之後，羅伯塔開始能夠區分做事是出於自己願意，還是出於叛逆。她決定，自己是真的想減肥，因為相信自己會因此更自在、更外向、更少防衛。

羅伯塔開始節食了。隨著體重減輕，她開始覺得自己漂亮、強大、美好、性感。然後，療癒危機到來了。來自面具自我的、內化父母的聲音，對她吼出更多評判：「你以為你是誰？」「你太自大了。」以及「別人會知道你想要性。」她開始害怕，並出於恐懼又開始吃東西。隨著體重再度增加，那些聲音也漸低了。她在療癒中研究了體重復增的問題，認知到了自己的恐懼。她重新開始節食，並在療程中繼續面對恐懼。恐懼之下是更深層的恐懼：恐懼會被關注，恐懼自身能量以及如何利用這些能量，還有恐懼性欲（這些恐懼在第五列）。更深層的恐懼影響了生活的其他方面，這些方面壓抑著情感、性欲和創造力。當她面對了恐懼，就能夠接受自己與他人相處時的敏感性，因此不那麼害怕成為被關注的焦點。她在性方面發現了更多樂趣，體重也減輕不少。也許最引人注目的效果是創造力的迸發──她成為一位多產的畫家。

第二個例子中泰瑞的情況在男性和女性中都很常見，所以這個例子是為兩性雙方準備的。這些人通常單身已久，或已離婚。第一個自我評判是自己永遠不會有配偶。他們害怕合適的人永遠不會出現，自己沒這個命，對此也無能為力；但

---

❸《第22條軍規》（Catch-22）：發表於一九六一年的長篇小說，是美國作家約瑟夫・海勒（Joseph Heller）的代表作。此處引用的「第22條軍規」亦譯為「坑人二十二」。小說中其內容為：「瘋子可以免於飛行，但同時又規定必須由本人提出申請，而如果本人一旦提出申請，便證明你並未變瘋。」後來這一詞用於指代一種不可行之邏輯上的悖論。

他們渴望擁有孩子和家庭的美滿生活，以為那樣他們就會感到滿足、幸福和力量。不管遇到了多少人，「最佳人選」永遠不會來。一旦開始進入親密關係，所有內在父母的聲音都在發出與背叛和失去相關的警告。也正是在這種時候，這些人會發現對方有問題，並得出結論說對方不是自己要找的那個伴侶。如果這些人去治療，他們會發現自己對親密的深層恐懼。他們那「我永遠不會有伴侶」的自我評判，實際上是在否定他們對親密關係的深深恐懼。在面對這種恐懼之前，他們在生活中與任何人的親近程度都不足以創造出親密關係。

練習：發現「自我評判」底下的真實原因

現在你看到了，你用自我評判來逃避恐懼；很狡猾，對嗎？那比你想的還要狡猾！評判，其實就是前面提到的「為何不的理由」。現在，使用圖12-2，重新將第一列和第四列標記為「為何不的理由」，把第二列標記為「期望結果」。下一次你有自我評判的時候，要覺察到，它們只是披著負面偽裝的「為何不的理由」。

如果你對看醫生或向療癒師尋求幫助有自我評判，那麼這些可能就是你不去治療、解決問題的理由。披著自我評判的一些常見理由有：

「我只是個疑病症患者。」
「我不過是一點疼都忍不了。」
「我是個膽小鬼。」
「我不會再用無關緊要的小問題來打擾醫生了。」

以上理由掩蓋了你的恐懼，然而這種恐懼其實能讓你面對身體的真實情況並著手解決。

在這些練習的幫助下，你將在你的理性過程中擺脫恐懼的負面影響，並進入清晰狀態。一旦你脫離否認，去看了醫生或療癒師，得到了診斷或疾病描述，你就需要再次經歷這個過程。記住，一旦有人告訴你身體有問題，不管他們用哪種表達，這個過程都是會變得更加困難的。如果你的身體感覺很糟糕、思維混亂，或沒有太多精力，情況將會變得越加困難。可以找一個親近的人幫助你。

請務必使用圖12-1和圖12-2來幫助自己選擇醫療保健專業團隊。這些圖表可使實用訊息變得價值非凡。一旦你得到所需訊息，就能找出「為何不的理由」，也就能知道該做什麼，以及如何恰當地處理疾病。

理性理解所患疾病和療癒之路

在第八章中，我們討論過瞭解肉體和氣場情況以及瞭解不同治療方法的重要性；在你生病之前，這樣做很好。但如果讀到這篇文章的時候，你已經生病了，就需要去瞭解你所患疾病的機制，瞭解你選擇去經歷的療癒過程。所有一切都將幫助你專注於療癒過程，並臣服於療癒過程。

例如，如果你的背部受傷了，知道要臥床休息兩周，你就能臣服於這個計劃。你將能更妥善地利用時間去深入內在，以治癒背痛之下更深層的問題。否則每隔幾天，當你的背部感覺好一點，你可能會認為自己好了，於是就停止休息。然而，這卻是使背部再次受傷的「好方法」。

當然，重要的是得知道，每個人的療癒過程都有自己的節奏。醫生或療癒師只能給你一些常規性指導，幫助你瞭解將會發生什麼。你將以自己的節奏經歷自身體驗。你所獲得的任何關於療癒過程的描述、療程多久等訊息，都無法對你將來的實際情況做出承諾。那些只是常規情況。重

要的是，不要過於精確、僵化地期待你會體驗到什麼，否則當事實不能如願時，你可能會沮喪。更確切來說，是你能夠總體地瞭解大概的療癒過程，以便據此調整自己的生活。

找到適合你的醫療保健專業人員

記住，生病前就瞭解如何獲得疾病及其療癒方法的相關訊息，往往會更好一些。如果你不想花時間去做這件事，至少和你所知的、瞭解這些訊息的熟人保持聯繫，以防某天有需要。我建議你找個家庭醫生，每年做一次體檢，這樣你同時也能考察對方。可以找一找你所在地區的醫院。也可以稍微研究一下其他療法，比如針灸、順勢療法、深層組織療癒、身體心理治療和自然療法等等，這些都在做些什麼、在自己的社區裡有沒有。可以收集一下所有可供你選擇的醫療保健專業人員訊息，這有點像買保險或學習急救。附錄B列出了各種可能選項，以及他們所在的地區，還列出了他們的工作內容。

如果你生病了，除了去看醫生，我還建議你獲取營養方面的建議，做一些身體方面的治療，比如雙手療癒，以及一些處理疾病心理問題的治療。因此，療癒團隊中至少有四個樂意接受團隊合作的專業人員，會比較好。

各個學科描述疾病的方式不同。為了幫助自己更廣泛地瞭解疾病過程，我建議至少要在四個主要學科領域中閱讀疾病的相關資料。本書的參考文獻列出了不同學科的推薦閱讀素材，從不同角度描述疾病。

當你知道了應該詢問誰、到哪去找他們，以及他們如何看待疾病時，你就可以與醫療保健專業團隊一起，來創建你的療癒計劃。下列是在理想情況之下，你可以尋求專業幫助的五個主要領域。我明白，你不一定能涵蓋所有五個領域，但要盡可能涵蓋。

療癒計劃中提供專業幫助的五個主要領域

一、醫生（醫學、自然療法、整骨療法、順勢療法）：獲得診斷，以及預期療效和推薦的治療方法。

二、療癒師：獲得關於你身體和氣場的疾病描述，以及預期療效和治療方案。

三、營養師：營養分析和飲食計劃。

四、其他保健專業人員（如羅夫結構整合治療師或針灸師）：獲得相應診斷。

五、心理治療師：處理與你所患疾病有關的情緒問題。

為此，你可能需要「面試」很多候選人。這可能是個問題，因為大多數醫療保健專業人員沒有時間進行這樣的面試；而且，你也可能因病得太重而無法面試。那麼你或幫你的人可能就需要諮詢諮詢他們的員工。不要害怕這麼做，記住，是你雇傭他們提供服務。這也是要求你盡可能地瞭解他們所提供的服務。再強調一次，最好在生病之前，就把這些人納入你的日常保健系統。如果你以前沒做過，現在可以盡可能去做。不要害怕尋求幫助。在這方面，你的朋友們可能是一大助力。在與醫生打交道方面，他們可能經驗豐富，但從未向你提及，所以問問他們。他們不一定總能幫到你，畢竟每個人情況不同，你的朋友偏愛的醫生風格可能跟你的不一樣。

下面我列出了一些患者通常不會問的問題；然而，如果我們雇傭別人為我們做任何其他工作，卻不會顧忌向他們提問這些問題。畢竟療癒在美國還是相對較新的領域，所以人們經常問我這些問題；這些問題有助於個案和我之間能更清

晰地溝通，也有助於我向他們解釋清楚能做些什麼。我遇到過的一些醫生和醫療保健專業人員也願意回答這樣的問題。如果個案願意繼續詢問，會有更多療癒師同意回答的。這些問題並不是要冒犯別人，相反地，這表現出你想要得到最好的照顧。此點應該受到尊重。

有助於判斷你的醫療保健人員專業經驗的問題：

- 他們接受過什麼培訓？
- 他們的技能是什麼？
- 他們能給你提供什麼？
- 有哪些治療你所患疾病的最新、最好的方法？
- 他們從事醫療保健／療癒工作有多久了？
- 他們看過多少患有你這種疾病的患者？
- 治療結果如何？
- 他們對你所患疾病有什麼樣的治療結果預期？
- 他們能／會向你提供什麼樣的訊息？

現在的醫療領域非常複雜，你很可能想要一個醫生，是在你需要就治的醫療領域工作過一段時間的。醫療保健專業人員的工作經驗和他們跟進最新發展及新型治療方法，在很多疾病中確實很重要。請記住，醫療保健專業人員所引用的統計數據通常是全國性的，並非是你就診的醫生或醫院的真實情況。可以問醫療保健專業人員一些具體的問題，比如接待過患有你這種病的患者人數，以及這些患者的治療效果。這些問題，可以幫助你切實地瞭解對你來說最重要的訊息，也就是醫療保健專業人員在相關健康領域的實際經驗。有些醫療保健專業人員認為只需提供最少的訊息就夠了，有些人則會等到他們覺得個案準備好了才會講出來，而有些人則會直言一切。注意你所面試之人的說話方式，確保你喜歡那種風格，以免在深入合作以後，當他們告知你一些嚴重的訊息時，你卻在情感上無法接受他們採取的方式。

所有醫療保健專業人員都有自己的關係網，可以透過以下提問來找出答案。

關於醫療保健專業人員擁有的支持系統，要瞭解的有：

- 他們有權使用其他哪些人脈或設施？
- 他們的支持團體是什麼？
- 如果你需要就診，會去哪家醫院？其聲譽如何？
- 這家醫院有什麼設施？
- 這個醫院能治療你所患的疾病嗎？（不同的醫院擅長治療不同的疾病，尤其是在罕見病或疑難病症方面。）
- 他們治療你這種特定疾病有多久了？他們熟悉這種疾病嗎？
- 醫院工作人員裡，有沒有人理解你的觀點並支持你的療癒方式？
- 你一定要去專門的實驗室做化驗嗎？在哪裡？

化療有很多種，而當地醫院提供的方案也不一定最合適你。為了得到最好的治療，就算長途跋涉到遙遠的醫院也是值得的。如果你碰巧需要心臟移植，醫院如何就非常重要了。自從第一例心臟移植手術成功以來，許多醫院都增設設施，以提供心臟移植手術。然而成功率差別很大。確保你得到的數據，是「該醫院」的移植後存活率，以及在「該醫院」就治的患者統計數據，而不是全國的平均水平。我理解，一旦你生病了，這一切似乎都會變得遙不可及，但從長遠來看，這將大有助益。你也可以找人來幫你。如果你解釋不清，就把這本書給他們看。

一旦療癒團隊組織起來，而你也對他們從自

身學科角度看待疾病過程的方式有了更多瞭解，下一步就是建立療癒計劃。你需要以下訊息來選擇一種治療方式。

問自己一些關於治療方式的好問題：

- 治療方式有哪些步驟？
- 治療效果如何？
- 最近的治療設施在哪裡？
- 副作用有哪些？
- 雙手療癒能將副作用減輕多少？
- 這些項目的花費是多少？
- 你的保險能賠付多少？（問問你的保險公司）
- 要完成這些項目，你必須做什麼？
- 治療時會有什麼感覺？
- 需要多長時間？
- 治療後的恢復期是多久？
- 療癒能將恢復期縮短多少？
- 你需要在家休息多長時間？需要什麼樣的幫助？需要多少幫助？
- 你需要臥床休息多長時間？
- 你如何透過採用淨化性飲食、草藥、順勢療法藥物、維生素和雙手療癒來幫助你清除體內殘留的藥物？

一旦有了這些訊息，選擇綜合治療方案就不會那麼困難。記住，治療計劃的成功，在很大程度上取決於你是否堅持遵守計劃，以及做好自己的部分。

與醫療保健專業人員一起制定你的療癒計劃

在選擇好療癒團隊之後，盡你所能地制定最詳盡的計劃，描述在療癒過程的各個階段中需要些什麼。計劃中應該包括飲食、食物補充劑（如維生素和礦物質）、鍛練、冥想、藥物或草藥，以及特定治療。你的個人轉化過程，將會支持這一層面的治療。記住，你將經歷第七章中所描述的各個療癒階段。

如果你找到了願意與你合作的療癒師和醫生，請回顧一下第六章關於「療癒師－醫生團隊」的內容。鼓勵療癒師和醫生找到共同語言，以便討論你的病情，從而共同合作，創造出對你最有效的療癒方案。

自我療癒觀想

你所要做的除了接受治療以外，還有很大一部分會是療癒觀想，正如本書裡各處所提到的那些；它們涉及你存在的各個層面，如何清理能量場，如何處理身體上生病的特定部位，以及如何開啟創造過程。還有其他的療癒觀想，可見本書的參考文獻。

觀想過程中，你需要持續想像希望事情能變得多好，以及那感覺起來有多棒。但值得注意的是，此觀想過程會引發負面反應，如圖12-1和圖12-2所描述的。當負面聲音出現時，重要的是允許它們表達出來；不要壓制負面聲音而使其重新回到否認狀態。你不斷地在努力給負面聲音空間，讓它們說話，但不要讓它們占上風。當你聽到這些負面聲音時，就認清了它們，這會使它們失去力量。當然，有時候它們可能會占上風，但是不要害怕，長遠來看，它們會輸的。你自我療癒的意願會幫助你重新振作，持續向前，走入真實自我──這將治癒你。在負面聲音似乎風頭更勁的日子裡，只需要臣服，不用做什麼，只是祈禱。放手。休息。你將走向平靜。明天會更好。

一旦你認知到負面聲音是什麼，就用正面聲音去取代它。每當負面聲音和負面感覺出現時，

你就返回並停留在你希望生活變得多麼美好的畫面中,如此一來你就會創造了你想要的。堅持下去,你最終會克服和清除所有負面聲音和其背後的恐懼,並用正面畫面和創造性能量取而代之。從本質上來說,可以把觀想看作是一種引導創造性能量的方法。在清除否認和負面情緒的過程中,會釋放創造性能量。你在創造另一種習慣行為,但這一次,是正面習慣。人類思維有趣的地方是:如果某件事重複得足夠頻繁,大腦就會信以為真。而這就是為什麼你一開始會相信習慣性負面聲音的原因。現在,你只需要用正面聲音取代它們。這真的有用!因此,觀想過程也是在面對恐懼,在體會你的感覺,只不過是以另一種積極的方式進行。

第 5 篇

療癒與關係

「當我回首往事，

老是為沒能去做的事、而非為做了不該做的事感到遺憾。」

馬爾科姆・福布斯（Malcolm Forbes）❶

---

❶馬爾科姆・福布斯（一九一七年至一九九〇年）：亦譯為「邁爾康・福布斯」，著名的《富比士》雜誌創始人。

【導言】
「關係」對健康的重要性

隨著我繼續致力於健康和人體能量場的工作，並從事相關教學，我越來越意識到「關係」對於我們的健康有多麼重要。事實上，「關係」是我們健康的核心。萬物相關，萬物互連；沒有任何一個事物是孤立的，也沒有任何一件事可以孤立地完成。甚至我們的思想，也並非是孤立的。我們一切所感、所思、所做，都處於與彼此、地球和宇宙的關係中。如科學界眾所周知的，每個事件的發生，都與其他所有事件有關係。所有事件都是相關的。我們和所有其他事物以及所有事件，都全息式地、在關係中互相連接著。所以，我們的健康和幸福也向來與一切有關。

當我開始探索人們在療癒中的關聯性時，我發現，我們所患的每一種疾病，往往與「關係」有關。於是在尊重關係的基礎上療癒自己，成為了我工作的核心主題。接著的三個章節，專門描述了「關係」如何影響我們的健康，以及在「關係」和人體能量場的背景下，療癒如何神奇而令人滿意地改變我們的生活和身體。

13
創造健康的關係

隨著我們對自我覺察的越發清晰，我們開始將此自我認知應用於所創造的關係中。我們發現，應用於自身的「為何不的理由」同樣也被我們用於關係之中。我們已探討過，如何清理「為何不的理由」，從而得到生活中的期望結果。現在，我們要學習在關係中做到同樣的事。有一個簡單的工具可以做到，就是使用「契約」的概念。

我們在關係中創造的隱性契約

我們與他人的所有關係，都可以看成是一種契約。契約創造邊界，邊界則規定我們可接受的關係行為模式，並維持這些模式。一段關係的契約，由人們之間未言明的、通常是無意識的協議所構成。契約設定了關係中的人與人之間如何互動，包括會說什麼、不說什麼、做什麼、不做什麼。有兩人之間的契約，也有一群人的內部契約，或是兩個群體之間的契約。後兩者以社會規範的形式來表現。

此處，我們主要聚焦於兩人之間的契約。然而，其相關內容也適用於個人與群體以及任意大小群體之間的契約，並同樣適用於你個人與地球、以及人類與地球的關係，這方面我會在本章最後略作闡述。

健康正面的關係是互助的，朋友之間會清晰地建立誠實、支持和關懷的契約。在這種關係中，我們會有充分的自由、創造和自我表達空間，還會互相照顧和彼此關心。這些正面契約會促進關係中每個人的成長。另一方面，互相依賴的關係則由負面、不健康的契約所創造，會限制、困住、利用、控制甚至脅迫其中的人。這些契約阻礙了關係中每個人的創造力、個人表達和個人自由，並且干擾了每個人自然的個人成長。

我們既創造正面契約，也創造負面契約。大多時候，我們意識不到這些契約，它們自動運作著。我們生活中順利且滿足的領域，是基於雙向正面信念，我們創造了與他人的正面契約。例如，想要輕鬆地與他人合作完成一項任務，就要有正面契約作為基礎。這份正面契約陳述了清晰思考、工作的意願以及成員間的通力合作，才能最妥善地完成任務。該契約是基於一種正面信念，即相信這個世界支持這種正面的相互關係。

在我們有問題的領域裡，我們創造與他人的負面契約。如果我們看待現實的視野是有限的，就會採取某些態度、立場和生活方式，反過來印證我們有限的視角。這麼做，我們就構建了負面心理契約，以確保他人對待我們的方式能反映出我們看待現實的受限觀念。之所以會有負面契約的主要原因，是為了避開某些我們不想要的感覺和體驗。負面契約凍結了生命能量，同時也凍結

了我們內在大量的創造性能量。

在負面契約之下，不僅有我們對人生體驗的恐懼，還有我們對「世事如何」的負面信念。通常，這一信念是無意識、源於童年創傷的。比如，經常受到父親嚴重懲罰或虐待的女孩，長大後可能會認為男人都很殘酷。她對男性的早期經驗，也就是她對父親的認知，教會了她這一點。成年之後，她會老是迴避男性，或出於負面期待而產生與男性相處的問題。她會創造負面契約，或讓男人遠離她，或與殘酷的男人建立關係。這些關係將印證她的「男人都很殘酷」的信念。

契約一旦建立，就會處於並保持運作狀態。每當我們履行了一份負面契約，就會強化該契約所支持的、對生活和現實的負面態度。每經歷一次負面體驗的循環，負面信念就會進一步增強並限制我們。同時，與之對應的氣場結構也會更加扭曲。另一種表述是，一份負面契約會強化一種負面思想形式或負面信念。

與負面信念相關的能量意識，會顯示為能量場第七層的停滯與扭曲，而這些扭曲則會緩慢地向能量場的其他層面轉移。在關係層（即第四層），這些扭曲則會顯示為個體氣場中的停滯或阻塞，或是多人之間的負面氣場互動。如此，表現出負面信念系統的第七層扭曲，即轉移到了第四層，並表現為第四層氣場互動中與他人的負面契約。負面契約在關係互動中表現出來得越多，氣場第四層的扭曲就越嚴重。這些扭曲會繼續向更低層面轉移，直至抵達物質身體；最終，將表現為肉體的不適或疾病。

既然正面契約和負面契約都以全息方式運作，我們便會習慣性地與許多人建立同一類型的契約。任何的療癒過程，都需要發現和消融所有負面契約。隨著雙手療癒或個人工作清除了氣場

中的負面形式或負面模式，心理層面上對生活的負面立場、負面信念以及所展現的行動或行為模式，也都會消融並被正面的立場、信念、行為所取代。

探索負面契約

首先，我們來探討負面契約的產生，審視其形式，並研究如何消融負面契約。之後，我們將學習如何與親密伴侶、朋友和醫療保健專業人員建立正面契約。

有種典型的負面契約是來自於兒時親子之間，特別是在家境困難的家庭裡。以蓋瑞為例，他的母親必須工作，每天回來後都累得筋疲力竭，滿腦子只有賺錢的事，無法滿足兒子的需求。所以蓋瑞就想盡辦法得到母親的關注。當他發現一個有效的方法，就會再次使用，並很可能在「有效期」內不停使用。他發現，在母親感覺不好時幫助她或關心她，會得到她的注意。他無意識地將這種注意力與愛混淆了。因此，他得到了「他必須照顧母親才能得到母愛」的訊息。這當然與事實相反。不知不覺中，蓋瑞得出的結論是：如果他不照顧母親，就得不到母親的愛。因此，他認為愛是有代價的。這種動態重複多次以後，就會成為習慣，並延續到成年，而呈現出病態、過度的照顧行為。蓋瑞的任何一段與女性的關係，無論是夫妻關係、生意夥伴關係或是與女員工的關係，結果一向是他給對方誇張、病態的照顧。內心深處，他堅信只有這樣才能獲得愛。當然，他並未意識到原因。他只知道，每進入一段關係，他都會承擔過多責任並感覺被榨乾。之後他開始迴避關係，因為這種關係不值得他付出這麼多。這將他帶入了貧乏、絕望、怨恨和退縮的惡性循環。有時，他甚至會選擇孤立自己。

圖13-1　蓋瑞的負面契約

人物姓名：<u>母親</u>

如果我 做／不做	他（她） 會／不會	無意識 信念	直接代價	支持的 負面信念	其他受影響的 生活方面	實際代價
如果我確實照顧母親……。	她會愛我。	為了能夠讓母親愛我，我必須照顧她。	我照顧母親，但我沒有得到她的愛。	「關係」耗費我的精力且並不滿足我的需要。	為了愛，我付出其他形式的代價，如金錢、禮物、個人時間。	這種負擔讓我厭倦。我要避免「關係」，那代價太大了。

圖13-1的表格，有助於說明蓋瑞的習慣性負面契約是如何一步步建起來的。請記住，在此負面契約中的照顧是一種過度照顧，是成年人不需要的、把成年人當作兒童的那種照顧。第一列的標記「如果我做／不做」，是蓋瑞無意識中認為要得到所需就必須採取的行為。在此案例中，他認為必須照顧母親，或任何一名與他有關的女性。這種照顧的形式是全方位的，好像對方是小孩一樣。他要為對方負責，也為對方的生活負責，好像對方無法負起責任一樣。因此在第一列我們寫著：**如果我確實照顧母親**。

第二列的標記是「他（她）會／不會」，是蓋瑞認為他跟隨無意識信念所能得到的結果。在本案例中，他認為他會得到母親的愛，或其他女性的愛。所以我們寫著：**她會愛我**。

第三列的標記是「無意識信念」，是蓋瑞的「為了得到想要的必須去做什麼」的無意識信念：**為了能夠讓母親愛我，我必須照顧她**。

第四列的標籤是「直接代價」，是蓋瑞因其錯誤信念而付出的短期代價。他不僅需要照顧母親和他生命中的女性，甚至以這種方式他也得不到對方的愛：**我照顧母親，但我沒有得到她的愛**。

第五列的標記是「支持的負面信念」，是指被經驗證實之更廣泛的負面無意識信念。對蓋瑞來說，這些信念是：**「關係」耗費我的精力且並不滿足我的需要**。

第六列的標記是「其他受影響的生活方面」，是指更廣泛的負面無意識信念在生活其他方面的全息影響：**為了愛，我付出其他形式的代價，如金錢、禮物、個人時間**。

最後一列的標記是「實際代價」，是這些無意識信念在個人心理層面上產生的結果，對蓋瑞的生活產生了長遠影響。所有的付出都買不到他從一開始就期待的愛。他或許會得到關注和讚揚，但永遠得不到愛。這導致了他的失望、幻滅和對關係的憎惡。他因而得到結論：**這種負擔讓我厭倦。我要避免「關係」，那代價太大了**。

在此階段，蓋瑞感到很不快樂。他的感受很可能在不堪重負、憎恨和選擇孤立之間波動，很有可能會長年陷入過度照顧與孤立的惡性循環。

為了擺脫惡性循環，蓋瑞必須挑戰他的負面信念，必須面對他恐懼的結果。他必須轉變由無意識信念所導致的行為。如果他持續這樣的照顧，當時間夠長時，他可能會發怒，不再做如此的一個好人，並停止過度照顧他生活中的女性，無論是母親、妻子、商業夥伴、員工、姐妹或朋友。這很有可能涉及不止一位女性，因為他已經

圖13-2　消除蓋瑞的負面契約後的正面影響

人物姓名：母親

如果我 做／不做	他（她） 會／不會	真實結果	支持的 正面信念	受影響的 其他生活方面	對我的 正面影響	對他人的 正面影響
如果我不照顧母親……。	她不會愛我。	母親依然愛我，我不需要購買她的愛！	我是可愛的；愛不需要代價。	我不再從任何地方購買愛。	我給予並接收到更多的愛，還創造了令人滿意的關係。	母親更獨立。她得到了愛而非服務。

與他熟悉的大部分女性建立了這種關係模式。但他可以從其中一位開始改變。一旦成功，他將能轉變負面信念以及受負面信念影響之生活中的各方面行為。他將對所呈現的結果感到驚喜。

現在，我們運用圖13-2來消除蓋瑞舊有的負面契約，並創造與母親和其他女性的健康關係。第一列標記「如果我做／不做」，是蓋瑞不會採取的反轉行動。在這個案例中為：**如果我不照顧母親**。

第二列標記為「他（她）會／不會」，是指行為反轉後他恐懼的結果。在這個案例中他的恐懼是：**她不會愛我**。

蓋瑞的母親起初可能會抱怨。她可能變得更有需求，想要恢復以前的狀態。蓋瑞會恐懼母親離開或生病。他會在一段時間裡感覺自己不好。通常這些都不是真的，因為他的過度照顧並不是母親所需。當然，如果某人生病了，健康的照顧與不健康的照顧這二者的標準就不同了，並且更難區分（我們會在下一小節「創造健康的親友關係」中討論）。長遠來看，此一行動定會生效。結果會是，即使蓋瑞不再以不健康的方式照顧母親，母親依然愛他。第三列標記是打破負面契約的「真實結果」，顯示了實際結果會有多麼美好！在這個案例中是：**母親依然愛我，我不需要**

購買她的愛。

一開始，蓋瑞可能並不相信這是真的，需要驗證一段時間。他會在健康的照顧與不健康的照顧方式之間反覆。當他學到了兩者的不同，就會打開新的世界。他會發現，隨著逐步梳理解決生活問題，母親仍然愛著他。既然他不再按照舊有的、不健康的方式照顧母親，母親也依然愛他，他的生活經驗現在支持新的正面信念。這個信念標記於第四列「支持的正面信念」之下。他懂得了：**我是可愛的，愛不需要代價**。

蓋瑞明白了，無論做什麼，都無法讓別人愛你。愛會在能愛的人之間自然流動。愛是生命的禮物。現在愛開始釋放了，像滾雪球一般，愛席捲了他生活中的其他方面。在這些方面，他也是可愛的，愛不能、也無需購買。這標記在第五列「生活中受影響的其他方面」。蓋瑞得出了結論：**我不再從任何地方購買愛**。

蓋瑞停止了從生命中任何一處購買愛，因為他知道自己值得愛。他也不再孤立自己，現在他可以自由地建立關係，因為關係於他而言已不再是負擔，他將會在關係中得到所需。相對於身處過度照顧母親、自我憎恨和自我孤立的惡性循環中，他現在可以自由地給予愛。在他和生活中的女性之間，有美麗的愛在流動。第六列「對我的

圖13-3　澄清你負面契約的圖表

人物的姓名：＿＿＿＿＿＿＿＿＿＿

如果我做 / 不做	他（她）會 / 不會	無意識信念	直接代價	支持的負面信念	其他受影響的生活方面	實際代價

正面影響」便顯示了蓋瑞擺脫負擔後的結果：**我給予並接收到更多的愛，還創造了令人滿意的關係。**

這對蓋瑞生活中的所有女性產生了直接、美妙的正面影響。他不再以不健康的方式去照顧她們，從而可以自由地愛她們。這將促使她們重拾自己的力量且照顧自己。她們同樣也能得到愛，而不是得到照顧來作為愛的替代品。他生活中的女性現在有權選擇，是要解除她們一方的契約並保持關係，還是打破關係。第七列是「對他人的正面影響」，在此案例中，她母親很有可能做到的是：發現她內在真正的愛，**一個獨立自強的母親。她得到了愛而非服務。**他生活中的其他女性也是如此。

哇，真划算！這對每一個人都有好處！當然，這對由父親照顧和養大的女孩也同樣適用。

創造健康的親友關係

你需要改變許多親密關係中的互動。在療癒過程中，你會發現自己的友誼關係在變，有些改變可能會較大。如果你學會如何分辨這些契約是什麼，會更加順利地消融或打破契約並製造新契約。你越是有意識地去覺知這個過程，再次製造負面契約的可能性就越小。

你是否注意到，為了與某些人相處，你需要扮演某個角色或是採用某種特定模式？這是負面契約的第一個跡象。而與另一些人相處時，你可以完全自由地做自己，你無須隱藏什麼或讓對方相信什麼；你也知道，他們會誠實表達對某個情形的看法，即使你不喜歡。這是正面契約的跡象之一。

練習：發現負面契約

像我們使用過的圖13-1一樣，我們需要利用圖13-3來設計一個表，以檢查我們的關係。這個表可以展示你的負面契約。你可以用以檢測你所處的任何關係，無論是長期關係，還是新近關係。我建議你從一段特別困難的關係開始，選擇你感到不適的關係類型，找出某些你自己不喜歡的行為方式。也許當某人在場時，你甚至意識不到這些行為，但當他 / 她離開後，你才會不安或感覺不好。你也許不知道問題在哪裡，但你知道肯定有問題。將某人在場時的你的行為，與令你感覺舒適的人在場時你的表現相比較，你的行為有何不同？而那樣的行為就是你下意識認為必須要做的，為了要從某人之處得到你所需要的。在第一列寫下你的虛假行為，標記為「如果我做 / 不做。」

爲了找出你爲何有這些行動，就必須找出你潛在的情緒——通常是恐懼。如果不按照你的負面信念去行動，你會害怕某人會做或不做什麼？爲了找到這個恐懼，想像一個與你覺得麻煩的人相處的典型場景，想像你的行爲與自認爲必須要做的行爲相反。在你的想像中，觀察對方的反應。在第二列「他（她）會／不會」列出任何你想像中他（她）的所作所爲。

現在你明白了，如果你停止虛假行爲，你會恐懼對方去做第二列中的那些事；因此，你的虛假行爲是爲了控制對方的行爲。你的虛假行爲表明了，爲了讓別人按你的想法行事，你必須做什麼。第三列是你的「無意識信念」，反映了如果你們雙方都保持負面契約，會產生什麼直接結果。填入：**如果我做／不做（你的虛假行爲），那麼他（她）會／不會（想像的他／她對你的行爲）。**

舉例來說，設想有一個人，你不敢反駁、否定或挑戰他／她。你可以寫上：**如果我不挑戰（某人），他／她會支持我。**或者：**如果我挑戰（某人），他／她不會支持我，或他／她可能會公然駁斥我。**

另一個案例是，如果你生病了，但你羞於或害怕請求伴侶滿足你的需求。你一直照顧別人，現在角色要轉換了，而你的伴侶只希望你快點恢復，回歸正常。但你有著非常實際的需求：**如果我不要求（需求），他／她會對我好。**或者：**如果我要求（需求），他／她會生氣。**

下一列是你爲這個結果所付出的代價。做出虛假行爲、而非自然而然做自己的影響是什麼？你是如何不去表達自我？你是怎麼不做自己的？將你的結論填入第四列「直接代價」。

在第一個案例中，我們得到：**如果我不挑戰**（某人），**我就是沒有表達出我的眞實，或無法按我的信念行動。我沒有表達眞實自我。我沒有創造出源於「活出眞實自我」的能量。如果我不挑戰（某人），我不會反過來受挑戰，我也無法給自己機會，找出內在哪裡需要變化。**在第二個案例中，我們得到：**如果生病時我不要求滿足所需，我會病得更重。**

因爲生活中的匱乏，你開始以錯誤方式看待和感知自我。你開始認爲你比眞實自我更渺小。你的虛假行爲限制了你的表達，而你認定受限的自我才是眞實自我。當你這麼做時，你對自己的想法是什麼？這些行爲如何堵塞你的創造力、你的生命經驗，以及你的人生使命？

如果你與上述第一個案例有關，你會認爲自己是個儒夫，一個不能表達創造力的儒夫。因爲你害怕自己的表達會挑戰了某些人，使對方公然攻擊你。若你不去表達你的創造力，就無法創造你的人生夢想。如果你與上述第二個案例有關，你會因生病而討厭自己。你可能會覺得自己是每個人的負擔，開始相信世界只支持那個虛假受限的你。其中基本的負面信念（也就是認爲這個世界樂於擁有上述限制的負面信念）是什麼？在第五列，列出每當你做出虛假行爲時，會提供它能量之「支持的負面信念」或思想形式。

在第一個案例中，被支持的基本負面信念可能會是：**表達眞實自我和創造力是危險的，會招致公然的攻擊駁斥。**在第二個案例中，被支持的基本負面信念則類似：**當我有需求或生病時，人們會生氣。我絕不能生病。有需求是危險的。**

你的負面信念會在生活的各個方面妨礙你。將所有「生活中受影響的其他領域」填在第六列。

如果你與第一個案例有關，你會在生活中各

圖13-4　消除你的負面契約後的正面影響

人物的姓名：_____

如果我 做／不做	他（她） 會／不會	真實結果	支持的 正面信念	受影響的 其他生活方面	對我的 正面影響	對他人的 正面影響

個方面、以各種形式逃避挑戰，你會避免自我挑戰。每當你的創造性能量受到挑戰時，你就會阻礙創造力。如果與第二個案例有關，你很可能在生活中許多、甚至所有方面都無法提出你的需求。

你所付出的代價不僅僅是第四列中的直接短期代價，真正的代價是：負面契約或負面信念會在生活的所有領域限制你，使你的生活無法向前進。將「實際代價」列在第七列。

如果你與第一個案例有關，實際代價會是缺乏挑戰的生活，以及由此帶來的停滯、乏味和欠缺感。如果是關於第二個案例，實際代價會是生活中的需求得不到滿足和被剝奪感。你甚至都不知道真實的需求是什麼。你也無法理解他人的需求。

練習：消除負面契約

另一方面，如果你打破了負面契約，你很有可能會不喜歡朋友的反應或者直接結果。但長遠來看，這是非常值得的。用圖13-4做另一張表格，以顯示打破負面契約後的結果（這會像圖13-2中蓋瑞的案例）。

第一列是「如果我做／不做」，填上它。第二列是「他（她）會／不會」，恐懼的代價，是

你認為要付出、並希望避免付出的代價，填好它。

在第一個案例中，我們得到：**如果我挑戰（某人），他（她）不會支持我或他（她）會（可能公然地）駁斥我。**在第二個案例中，我們得到：**如果我要求（需求），他（她）會生氣。**

現在是償還的時候了。你可不想把任何債務帶入你新的存在方式中。看到代價轉化後的結果，你會感到驚訝的。試著做出真實行為，而不是虛偽虛假的行為，看看會發生什麼。你的真實行為可能會與你的虛假行為相反，但也不一定。你可能發現一個更好的！第三列標記為「真實結果」，指發生的真正結果。填好它。

在第一個案例中，你真實的行為可能與虛假行為相反：你挑戰了你害怕去反對的人。關於某件事，你陳述了可能與他（她）完全相反的觀點。你無需以鬥爭的方式去做，以不帶負能量的狀態直接陳述你的觀點即可。這個人可能會做許多不同的事，他（她）可能會反過來挑戰你，你們也可能會展開一場生動的討論，並在互相傾聽以及試圖以多種方式解釋你想交流的事件當中獲益良多。你會發現，實際情況並不如你內在小孩相信的那樣非黑即白。如果對方確實公然駁斥了你，那麼你也可以挑戰這一點。如果你繼續真

實表達自己並且保持頭腦意識開放，你將學到很多，並感覺到自己的力量。一旦這麼做，你給自己的挑戰就能釋放你的創造力。你會在互動中有所收穫的。因此，「真實結果」是：**我可以挑戰（某人）並且安全，甚至從中學習！**

在第一個案例中，你所恐懼的代價不僅僅是你害怕去挑戰的人反過來挑戰你，你也可能會面對公然的駁斥。你將面臨挑戰，去區分真正實相和你負面信念系統對實相的投射。

按照第二個案例，當你生病時提出自己的需求，你會驚喜地發現，對方的反應與你設想的完全不同。他（她）會對你非常關懷，可能需要提醒他（她），你需要什麼，他（她）也會立即考慮到，你也有其他需要滿足的需求。如果你生病的時間很長，他（她）可能會充滿怨恨；但如果你繼續溝通，你們都會找到解決辦法。你會開始以一種不同的方式理解和瞭解自己的需求；你會發現，那都是合理的人類需求。因此我們第二個案例的「真實結果」是：**當我提出要求，我的需求被滿足。**

第四列是透過你的新行為而「支持的正面信念」，填好它。檢驗一下我們的兩個案例，看看那會是什麼。對於第一個案例，所支持的正面信念是：**世界是真實真相之地。真實是安全的，它能構築力量並開啟創造力。**我們的第二個案例，所支持的正面信念為：**我的需求是自然的人類需求，我能夠瞭解它們，尋求幫助並滿足需求。在這個世界上，有需求是自然的，並可以得到滿足。**

在第五列，列出正面信念「影響的其他生活方面」。這些正面信念受到你新行為的支持，並挑戰了恐懼。你會發現，你生活中的所有方面都受到了影響。在第一個案例中，如果你開始向從未挑戰過的人發出挑戰，你很可能會用前所未有的方式去挑戰你生活的方方面面以及相關的人。你會挑戰自我，以活在真實自我當中，並在你生活各個方面更有創造性。在第二個案例中，你不僅開始追求需求的滿足，還會追求想要什麼。你將有能力區分二者。你也很可能會在生活中所有方面這樣做。

第六列中「對我的正面影響」將非常廣泛。如果你與第一個案例有關，接受更多挑戰的話，你會在生活中更自信、更自由和更有創造力，你的自尊也將大大提升。在第二個案例中，隨著你更瞭解自己的真實需求以及如何滿足需求，你會在生活中發現更多成長和成就。你也將認知到自己想要什麼，並有能力去追求它。

在最後一列，列出「對他人的正面影響」。由於你行為的改變，他人得到了什麼益處？在最後一列，填寫對他人的益處。在第一個案例中，第一個從你的行為改變中受益的人，除了自己以外，可能是你所挑戰之人。如果他們願意的話，這一挑戰會幫助他們成長，因為他們能從中獲得更多自我領悟。從你力量的增長和創造力的提升當中，你的直系親屬也將受益，因為你不但提供挑戰，讓他們提升自己，同時也為他們樹立了榜樣。當然，你很可能也會挑戰他們的習慣模式！

在第二個案例中，你請求來幫你實現需求的人，會立即得到一個表達自身愛和給予的機會。他（她）受到的挑戰是，發現自身去愛和給予的能力，並發掘內在愛的更深層面。在照顧病人的「給予和接受」當中，他（她）也能學會更好地交流。如果他（她）還無法認清和滿足自身需求，也將開始學習去做。因為你是一個滿足需求的榜樣，他（她）也將學到如何要求自己想要的。

打破負面契約的益處

以這種方式打破的負面契約越多，你得到的自由、創造力和力量就越多——你還會更有安全感。一旦你釋放自己，進入一個嶄新的存在方式，就會激發正面信念系統。這會全息式地擴展到你的生活中。你會十分驚訝於打破負面契約的巨大正面影響，那不僅影響你自己，也影響負面契約所關聯之人。打破負面契約會釋放大量創造性能量，現在可用於你生活中其他領域，會極大地促進你的個人療癒過程，也同樣會釋放你朋友生命中的創造性能量。

有些朋友可能會固守舊約。但因為你不再保留著舊約，所以這段友誼可能會隨契約的解除而消失，而你的舊友會找到另一個願意維持舊約的人。順其自然吧。舊友會在準備好的時候，再次去面對生活中的這些變化。這其中沒有評判，每個人都需要自由地決定是否改變，並以自己的節奏成長。同樣情況，也會發生在愛情親密關係中。當然，失去一段親密關係會更艱難，但在人們迅速改變時這確實會發生。

在失去友情和親密關係的情況下，如果內心升起悲傷，請記得，一切形式的關係中都有愛和學習。在友情和親密關係中留下的，是愛；消失的僅僅是負面。痛苦和扭曲，會消失在時間流逝和你不斷的學習裡。而經由失去關係所創造出的愛會留下來，永不磨滅。當你的舊友經歷了他們生命中的必要改變之後，你們可能會意外重逢，重燃友誼之火。愛，仍然存在。

如果你病了，並處於療癒過程中，你將會轉化與朋友和親密伴侶的許多舊有負面契約。你會發現，認同雙方契約改變的人，同樣會透過你的療癒而成長。隨著你不斷前進並轉化了七個層次（第八章所述），你會把相關者帶入對整個過程的更高視野。在你經歷人生中深刻變化之際，你周圍的人也會經歷變化。他們的人生將改變。

與醫療保健專業人員創造療癒關係

與醫療保健專業人員建立正面契約，是非常重要的。這種正面契約是為了明確你的需求，以找到正確、有資格的人實現你的需求，並精心地營造一個值得你信任的安全環境。在這個環境中，你能夠做自己的功課，並臣服於療癒過程，臣服於所選擇專業人員的智慧與幫助。這件事越謹慎越好，因為療癒過程的某些時候，**你需要信任、放手並依靠信心和希望生活**。確保你吸引了正確的人，並且創造了合適的地點與環境。

在與醫療保健專業人員建立關係之前，我的建議是，按照前面章節做個人關係方面的功課。這項功課將為你提供訊息，瞭解你與醫療保健人員之間無意識自動建立的負面契約的結構。你會發現，接下來的材料會更容易一些。利用本章和第十二章提供的訊息，並運用一些重要的問題作為指南，與療癒師、醫生和任何其他你所需的醫療保健人員建立正面的療癒關係。目標是盡可能創造最佳的「患者—療癒師—醫生」團隊。如果你想有一名營養師、心理治療師或任何其他醫療保健人員加入治療，也可以使用這些指南。

如果你病得太重，而無法自己實施此項工作，就找個人幫助你。另一方面，如果你在照顧某人，例如病重而無法實施此項工作的家庭成員，利用你所瞭解的患者訊息來尋找醫療保健人員。這將是極大的幫助。

像第十二章一樣，用圖12-1的表格去回答這些問題。

找出信念系統和需求的自我審視要點：

• 我渴望的結果是什麼？

• 我的「為何不的理由」是什麼，為什麼以前沒有實現這個渴望的結果？

• 我曾逃避、但必須面對的恐懼是什麼？

• 這個恐懼是基於什麼負面信念系統的？

你與他人所建立的任何負面契約，在你的部分向來是建立在你的負面信念系統之上。你會發現，你所列出的負面信念系統是你熟悉的，且在生活中很多方面會使用到。在本章探索關係負面契約的練習中，你可能已經見過這個負面信念，你也可能會覺得書中的兩個案例與自己有關。這兩則案例，非常適合用於關係療癒。第一個案例說，挑戰反對你的人是危險的，是基於以下的負面信念：宇宙不支持真相或發掘真相，或者更個人化一點來說：**表達我的真相和創造力是危險的。**

如果在與醫療保健人員的互動中，你內在有此負面信念運作，你將很難堅持你相信的。如果你不認同醫療保健人員對你個人以及你療癒過程的態度或立場，你很可能也不會挑戰他們。對於他們的治療方案，你可能會壓抑自己，不提出疑問。你很可能會壓抑表達與自我療癒相關的創意。不幸的是，這些顧慮、疑問和創意都可能是你療癒的關鍵。

如果你希望在療癒過程的每一步都保持著「增加自我覺知，並找尋自己真實真相」的態度，就需要願意如此工作的人們來幫助你，而不是直接告訴你「必須如何」的那種人。必須找到能開誠佈公與你討論療癒方案的人。充分利用任何醫療保健人員告知你的訊息，你需要知道你有哪些選擇，以及這些選擇的後果。許多醫生都願意以開放的心態這樣做。

如果你能清楚地知道，正面信念系統所表達的是「這個宇宙支持真相、支持發掘真相、支持在解決問題中表達創造力」，那麼分辨出合適你的方案及質疑不合適你的方案會更加容易。在需要做決定之前，你越聚焦於此正面實相，做決定時就會越清晰。

上述第二個案例可能會與你有關，在這個例子中，被支持的基本負面信念類似於：**當我有需求或者生病時，有人會生氣。我絕不能生病。有需求是危險的。**

顯然，這會極大地干擾你的療癒過程，干擾你與醫療保健人員的關係。他們在百忙中還要費力找出你的各種需求。即便他們時間充足，可能還是做不到。是你先要明白，你有實際的作為成年人的需求，並且你在病中的需求比平時更重要。尋求幫助來實現這些需求，是完全合情合理的。如果你知道自己有不敢滿足需求的傾向，你必須集中精力聚焦於此正面信念：這個世界上每個人都有自然的人類需求，需求也可以被實現。因此，你可以請求醫療保健人員來滿足你的需求。即使感到尷尬，最好還是請他們幫忙。如果他們無法，或他們感到這樣做不合適，你也不要放棄。你可以堅持請求，直到發現合適的人來滿足需求。

提出你的需求，且對某些重病的激進治療方案提出質疑，是非常、非常困難的，這需要你清晰明瞭自己的起心動念。例如，沒人想要化療，也沒人想要放療，但是，你對化療的抗拒是出於「承諾提出自己的需求並堅持選擇合適自己的療癒方式」，還是出於「逃避不愉快的治療、並因此處於否認狀態」？這是很多人會面對的問題。這並不容易。在這種時候，知道你的行為起源於

哪個信念系統，就能派上用場。

如果你不想提出質疑，你或許應該開始嘗試。不過另一方面，如果你質疑每件事、每個人，你很可能會持有另一種負面信念，亦即認爲所有人都不值得信任。假若如此，「質疑」就很可能不利於你的療癒。關鍵問題是，你的質疑是出於愛還是恐懼？如果不是愛，請再試一次。

在我稱爲「患者與醫療保健人員之間的遊戲」當中，有許多變數。許多患者期待醫生或療癒師非同一般，希望他們完美無缺，對患者健康全權負責。比如說，支持「無法請求滿足需求」的負面信念系統也有其反面，即認爲醫生或療癒師應該是全知全能、無微不至的。每個人都在某種程度上想要回到子宮中，因爲在那裡，所有需求皆是不言自明，自動得到滿足。但現實世界並非如此。每個人都有局限，我們都是人類。

要意識到，醫療保健人員的知識必然是有限的。醫學知識是有限的。儘管醫學科學已經非常發達，但我們所知的仍是滄海一粟。畢竟，曾經以及正在構建醫學科學的人們，也只不過是在特定知識框架裡盡可能學習的人類。療癒也是一樣。療癒是一條與醫學有交界的知識之路，療癒方式也很多。無論是醫學還是療癒，都無法取代患者本人的責任，因爲他／她才是降生到這具肉體中的人。不管過去將來，你都要爲自己的身體負責。

作爲一名療癒教師，在跟隨我學習的人當中，我遇見過多次這種情況。有些學生認爲，既然我有能力閱讀能量場並透視身體，就意味著我能在課堂上隨時隨地自動解讀他們的一切健康情況。有些人因爲自己的年度體檢中出現了某些問題，就會生我的氣，因爲我沒有預先提醒他們。他們一旦度過了最初的震撼，便會發現自己實際

上是在逃避瞭解自己身體的運作。這種逃避，通常是基於對「人類是一種脆弱物質的生命形式」此人類境況的恐懼。

儘管如此，長遠來看，我們越能維持自然的「以身體爲中心」的意識，就越能聽從平衡系統的訊息，保持日常健康。這一點相當鼓舞人心。有了平衡系統，我們就能對「肉體」這一棲息地中的風吹草動盡可能保持警覺。因此影響力最大的人（我們自己）能第一個獲知預警。我們一直存在於身體內！

如此一來，就會帶來巨大的不同。例如，在之前章節裡有一則案例是療癒背痛，我發現，有必要讓患者隨身攜帶健康零食，以保持良好的血糖水平，這樣他就不會再次弄傷背部。這對患者的效果非常好，他會更加覺知每一時刻的身體狀況；而隨著他覺察自我需求、響應這些需求，他就治好了背痛。另一名我同期療癒的女性患者，則拒絕這樣做；她不想保持對身體的高度覺知，在需要吃東西維持血糖水平的時候，她也沒有吃。於是她不斷地再次受傷。在她能以這種實用方式解決問題之前，她需要處理關於自我負責的深層問題。

一旦你完成本章的功課，找到了你與他人建立的負面契約類型，就能發現如何與醫療保健人員建立同類型的負面契約。考慮這個案例，然後問自己下面四個附加問題：

- 過去我建立了什麼樣的負面契約，而我可能會不知不覺把這個契約應用在與醫療保健人員的關係中？
- 現在，我希望自己的行爲基於什麼樣的正面信念系統？（你會希望任何你所選擇合作的人都支持這一信念系統。）

- 為了得到想要的結果，我對療癒師、醫師或醫療保健人員的需求是什麼？
- 我能夠隨時使用、來表達此正面信念的簡單咒文是什麼？（比如，你可以使用一個單詞的咒文，諸如**健康、創造、和平、真實、請求、挑戰、豐盛、愉悅或愛**。你可以隨時使用這個咒文。精確地說，可以每小時回想幾遍，或者每天起床或入睡前回想幾遍。也可以在正式冥想時使用。冥想打坐時保持脊柱校準垂直。或者只是躺在床上，並專注於對你意義重大的一、兩個簡單詞語。）

既然你知道了你需要什麼，就將其應用於第十二章中你所選擇的各種醫療保健人員。與每個人創建一份想像契約，清楚你想從每個人身上得到什麼。隨著你收集到更多的訊息，這一過程將會持續。你與療癒師之間的契約，肯定與醫生之間的不同。在你創造契約之前，重溫第五章、第六章。記住，在你生病前這樣做得越多，你生病時，事情就會越容易。將以上的行動當成維持你健康的預防性保健措施，如此當你生病時，與提供幫助的人建立療癒關係會更加容易。如果你為了清楚此過程而需要幫助，不要遲疑，去詢問能夠理解你做法的人。

由於絕大多數的醫療保健人員都不會有與患者預先面談的機制，你很有可能會等到你首次與醫生約見或與療癒師首次面談時，才能表達自己的想法，那麼就確保在約見一開始便這麼做。療癒一次後再談就太晚了，你會處於意識轉變的狀態，很可能不適宜說太多話。

確保與醫療保健專業人員建立正面契約的要點：
- 他（她）是否願意提供你所需的、且足夠詳細

以滿足你需求的訊息？（確保其描述治療方案的各個選項。）
- 他（她）是否對所能提供的幫助及自身局限足夠明確和誠實？
- 他（她）的工作是基於什麼信念系統？這個信念系統是否與你希望支持的相似？（這可能難以回答。要是如此可以先跳過它──最終它會反映出來的。）
- 你們對期待的結果是否意見一致？
- 此人希望從你這裡得到什麼？療癒過程中你的責任是什麼？

一旦建立了你的療癒團隊，要確保有人制定一個計劃表，列出你要做的諸多事項和其中所需幫助，比如去面談，或者讓某人為你採購從而維持你的飲食。讓朋友們幫忙你去創造你的療癒空間。還要確保你有獨處的時間，以便你更好地瞭解自我。

與地球創造療癒關係

個人療癒與地球療癒之間，有一種全息式的關係。我們很多人都關注到目前地球上的大量傷痛，想知道我們到底如何聯手創造了它，以及作為個人又該如何援手療癒它。如本章開頭所述，人類個體之間關係的所有內容，都可以應用於我們與地球的關係。我們的負面契約，會共同顯示在我們對待地球的方式中。從個人層面來看，任何個人關係中運作的負面契約，都全息式地運作於個人與地球的關係中。

如同我們建立與他人關係一樣，我們與地球的關係也建立在氣場第四層。從氣場角度來看，地球是活生生的、有知覺的生命體，我們則是它身體的一部分。這個觀點在M-3模型中是合理

的。既然所有物質都起源於心智或意識，那麼意識就創造了地球的物質身體。物質地球，就如我們的肉體一樣，產生於創造它的意識。如同我們的意識透過氣場連接到我們的肉體，地球也透過地球氣場與地球意識連接。透過研究地球磁氣圈，以及研究地磁磁場的一部分（範艾倫輻射帶❷），我們瞭解了一部分的地球氣場。你們很多人見過色彩絢爛的北極光，看上去與人體氣場非常相似。

既然人體是地球的一部分，我們就全息式地連接著地球。地球生養了我們，是我們的母親。美洲土著尊重這種連接，並為我們對地球的依賴保持謙卑的敬意。

很多現代文明的人類已經忘記我們對地球的依賴，忘記了我們與地球上所有生命的相互聯繫，表現得就像地球的所有者。確實，我們甚至相信自己真的擁有地球的某一塊。我想鱷魚鄧迪❸在電影中說得很直白：「就像狗身上的兩隻跳蚤爭論誰擁有這隻狗一樣。」我們對待地球的許多錯誤方式，來自於我們的個人傷痛。我們的負面信念會不斷反覆創造這些傷痛，我們共同將自己維持在痛苦中，並共同虐待著地球。

既然我們已經從全息理論學習到，我們的一切所為會影響一切所是，我們就必須（也許是從細微處）為今日地球上發生的一切負責。畢竟，較大系統內的小系統是直接連接到大系統、並會立即影響到大系統的。這種想法對我們大多數人來說是大哉問。撇開地球問題不說，我們自己的生活問題已經應接不暇。現今人類整體所面臨問題之浩繁，使許多人避讓退卻。

為處理該問題，有人曾問黑元：「我能為世界和平做些什麼？」我接收到的傳訊答案不僅明確了我們如何聯手創造了問題，同樣也給出了我們個人能做的部分，以免被問題壓倒而退卻。

黑元所說的核心是：如同你自己持有負面信念系統從而創造生活痛苦一樣，你也同樣協助將該負面信念系統維持在人類的集體無意識中，從而造成人類的痛苦。

以下是黑元傳訊的答案，以及如何一步步找到適合你服務的領域。

黑元傳訊：
我個人能為世界和平做什麼？

這是一個很好的問題，我希望有更多人會這麼問。更多的人開始承擔身為世界公民的責任，這一點變得越來越重要。邁向此目標的第一步，是以更寬廣的視野來看待自己，並從更廣闊的認知上出發去決定和行動。

從我們的視野來看，由於你是地球及地球所有存在的共同創造者，你造就了這一切。你創造了自己人生中的所有體驗，凡有痛苦處，痛苦之所以存在只因你創造了它。這不是說你很壞，只是說明，你還沒有學會來這裡要學的功課，因此你創造了一個情景，這個情景不僅源於無知，也會提供你恰好所需的工具，指出你要留意的方向，以便你吸收學習。

❷範艾倫輻射帶（Van Allen belts）：在地球附近的近層宇宙空間中、包圍著地球的大量帶電粒子所聚集而成的輪胎狀輻射層，由美國物理學家詹姆斯・範・艾倫（James Van Allen）發現並以他的名字命名。
❸《鱷魚鄧迪》（Crocodile Dundee）：美國系列動作喜劇電影，第一部播出於一九八六年，主角是鱷魚獵人鄧迪。

203

我們可以採納自己的視野，並將之應用於世界形勢。首先，問自己一些問題，正如在任何個人事務中你會問的。對我個人而言，這個世界形勢意味著什麼？更大的世界（作為自我的鏡子）想要告訴我需要學習什麼的訊息有哪些？我參與而促成的痛苦的性質是什麼？就此需要做什麼，以及我個人能做的是什麼？我個人如何影響了大局形勢？

現在，你可能會說，「我沒有這麼做。」你甚至可能會責怪他人（「這要怪政客們」），或者你會怪其他國家和民族。但參與選舉或拒絕投票的人，是你。對異己者心懷偏見的，是你。無論是熟人還是陌生人，你在偏見上「一視同仁」。你對別人做出的概括和假設，也常常自動且無意識地用於自身，這導致了你內在劇烈的個人痛苦。當你聽到自己在負面地談論他人的時候，問問自己，如果你同樣地談論自己，會對自己有什麼影響。

人類靈魂的渴望不受限於疆界、語言或宗教信條，但有了這些劃分，使靈魂找到了合適的教室（或遊樂場）以便學習。正是這種多樣化，讓地球成為輪迴的絕佳之選。國家的創立是為了給你們的生活帶來差異與興奮，從未想過國家會成為戰場。確實，一個生命可以在地球千差萬別的環境中生活一世又一世而從不厭倦。

那麼，發生了什麼呢？吸引你來地球學習的原因，也導致了問題產生。從根本上，是你對分離實相的信念，將你一次次喚回地球；而這種信念也同樣導致了你的恐懼。因此，你來到這裡是為了消除恐懼，但有待消除的恐懼又為你帶來更多恐懼。所以問問自己：「在個人生命和世界層面，我恐懼的究竟是什麼？」看看兩方面的恐懼是怎麼樣地相似。你可知，大部分人也恰恰擁有同樣的恐懼，並由之產生行動嗎？這些共同的恐懼，是世界衝突的來源。

你們都恐懼失去、疾病、死亡和無自由，都恐懼被人奪走生活中創立的有價值之物。但我告訴你，能這麼做的人只有你自己。

你因恐懼而剝奪自身自由到何種程度，便也會剝奪他人自由到同種程度；你給自身製造疾病到何種程度，你也會允許他人保持完全同等程度的疾病，並袖手旁觀；你所造成物質、情感、精神和靈性方面的貧瘠到何種程度，便也會容忍他人同等程度的貧瘠，甚至希望有人作伴。施之於己，亦施之於人。

因此，創造世界和平的第一站，是在家裡。去創造家庭、公司和社區的和諧，然後擴展到另一國家。你會讓你的孩子餓著嗎？那為什麼要讓隔壁鄰居、非洲人或印度人挨餓？在你劃定界線之處，就是你自我限制之處：限制自我定義、愛和力量。

我建議，每個人可以將百分之十的時間和精力投入一項帶來世界和平的私人項目，可以是教育、政治活動、交流或與你密切相關之事項的捐款。做這些事，只從此觀念出發：你參與促成了現在的情況，並因此，你願意作為「你所是」之療癒師，以共同創造者的力量去療癒它。如此，你不是出於「你應該」，而是出於「你想要」來為世界和平付出。你不是出於恐懼和愧疚，而是從一名創造者讓工作井然有序的角度出發。永遠、永遠不要從「我對世界和平無能為力」的角度出發去做事。這不是、也永遠不會是真的。你共同創造了你的所有個人體驗，包括世界形勢。如果你不喜歡已經創造的，就從你不完美的創造中學到該學的，並以更適合的方式再次創造。

如果你恐懼貧窮，你出於恐懼的行為（試圖

阻止個人貧窮)會在世界層面促成貧窮。你的恐懼幫助維持了貧窮的大眾信念，此信念所導致的強烈反應是：每個人都拚命地想要更多並據爲己有。這種貪婪導致了經濟競爭，繼而引起了世界資源的貧乏。這又導致更多的貧窮，並在物質世界中維持著貧窮。

我的朋友，請想一想：你最痛恨和恐懼的事，正是你創造的。因此，不僅要深入研究你個人貧窮的信念以及它對你的意義，你還要用十分之一的時間去洞察世界的貧窮。解決世界問題和解決個人問題的方式如出一轍。

貪婪，是建立在對「不足」的恐懼之上。貪婪實際上是對貧窮的恐懼。這反而創造了貧窮，並導致地球資源的破壞，威脅到你們的生存。最終，你對貧窮的恐懼掩蓋了你的生存恐懼，而貪婪最終建立在搖搖欲墜的根基之上——你更深層的生存恐懼。

現在，我們能說說這種貪婪嗎？「貪婪」一詞可能是你永遠不希望用來形容自己的。讓我們把它稍微軟化：如果向內看，你會發現很多「想要」的。列一個你「想要」的清單。你會發現，其中很多是用來滿足你的安全感，但那是永遠不可能滿足的。現在問自己，「基於正面信念系統，從更高意識出發，我想創造其中的哪些？基於負面信念系統，我想創造其中的哪些以圖製造安全感？」以這種方式來劃分「想要事物」的清單。然後聚焦於正面清單並問自己，「我想要的每件事如何在服務自身的同時，亦服務於世界？」完成以後，針對用以平息恐懼的清單提問，「我試圖平息何種恐懼？如何平息？如果我依據這些去行動，我的行爲會如何影響世界？」如前資料所述，基本上你是遵從恐懼在行動，並透過如此行動肯定了世界上的恐懼。在你這樣做

時，保持覺察，你會發現有些是錯誤清單上的條目。

這個練習將有助於你更加地理解，在創造個人生命體驗和世界形勢方面，你負有多少責任。你的責任重大！實際上你有巨大的影響力！

所以，親愛的你，請覺察你的信念系統對個人關係以及世界形勢這兩方面的直接影響。由於這種強有力的直接影響，你可以改變個人關係以及世界形勢，方法是透過發覺個人負面信念系統，並轉化這些信念，向世界投射愛、關懷和信任。願你在和平與愛中常駐。

～

黑元給的家庭作業

1. 列出你在個人層面上的恐懼，並列出你在世界層面上的恐懼。找出它們的相似之處。
2. 列出你想要的，並分爲兩類。一類是源於負面信念系統的、爲平息恐懼的（負面「想要」），一類是源於正面信念的（正面「想要」）。
3. 找出產生你負面想要的恐懼。找出產生你正面想要的更高層意識。
4. 從這些正面和負面欲求，你在個人層面創造了什麼？世界層面和個人層面情況有哪些相似？這就是你對世界所創造之正面和負面情況。
5. 你願意在全球服務的哪一領域（根據源於恐懼的負面創造），爲世界和平付出你百分之十的時間和精力呢？

清理平息恐懼的「想要」所產生的結果

比如因恐懼饑餓而暴飲暴食的人，他可能吃得過多，甚至會囤積食物。像這樣的人，會促使人類在集體無意識層面保持對饑餓的恐懼。當他

處理了自身問題，他可能會選擇幫助餵養地球上的饑餓之人。

我的朋友馬克就是如此。我認識他時，他體重超重。雖然我對他的背景一無所知，但我知道，他對自己的體重及引發的健康問題憂心忡忡，尤其是心臟的過度負擔。爲此，他曾嘗試各種節食，也減掉了一些體重，但卻迅速反彈。要解決問題，他必須直接面對體重背後的深層問題。爲了停止過度飲食，他向療癒師尋求幫助，與我分享了療癒過程，且允許我寫出來。

馬克發現，他內在的第一層恐懼是對饑餓的恐懼。他無法忍受饑餓的內在感受。他很驚訝，不知道這一恐懼從何而來。很明顯地，這並不是他生活的真實情況。他尋找此恐懼的來源，發現在他出生的二十世紀三〇年代是美國經濟大蕭條時期，當時他父母有嚴重的經濟問題。儘管他們老是擔心吃了上頓沒下頓，家裡人卻沒有挨餓過。他找到了恐懼饑餓的根源。儘管餓肚子的情況從未發生，但他的早期家庭傳承了對饑餓的恐懼。當時身爲孩子的他，幼小心靈無法區分幻想和現實，因此認爲名爲「饑餓」的未知物是令人恐懼的。他幼兒時期的解決方式是絕不挨餓。方法是有效的，但他也增加了體重。

在馬克的療癒過程中，他開始透過食用健康食品、並戒掉一天內不停的吃吃吃，來鍛練對恐懼饑餓的忍耐力。這種飲食上的改進，立即增強了他的能量和自我覺察。此過程的不同之處在於，他的動機不僅像早期節食是爲了減重，而是變成了對內在世界的探索。

對饑餓的恐懼過於強烈的時候，他會吃點零食。就這樣，他溫和地對待自己。隨著持續探索對饑餓的感受，他發現自己能區分饑餓感和內在空無感，並發現自己甚至喜歡上了內在空無的感覺，因爲這給予他足夠的內在空間。這種感覺很平和，就是無形的生命。時不時的，一些無形的新東西會從他內在產生。很多次，他體驗到了靈性的狂喜。

之後，另一些東西從這種內在空無中產生了。有一天，他在內在寂靜中靜坐冥想時，升起了對饑餓致死的恐懼。隨後，這恐懼全面爆發。很快地，他發現自己正處於饑餓致死的過程當中——時間是另一個世紀，他在前世的另一個身體中。他驚恐地從冥想中跳回來。他在後來的療癒會談中告訴了療癒師，於是他們一起回溯，進入那段已經湧入顯意識的前世。療癒師清理了那段體驗在氣場留下的碎片。他體驗到自己生活在大饑荒時代，據他的體驗，他因濫用權力／力量而成了引發饑荒的幫兇。在這場饑荒中，他和許多其他人都家破人亡。

當然，在此案例中，我們無法證明這件事確實在他身上發生過。不過，已經有許多嚴謹的研究支持了他的體驗，比如弗吉尼亞大學的伊恩·史蒂文森（Ian Stevenson）❹，他透過年幼的孩子去證實前世訊息。無論如何，我們此處的重點是，清除馬克氣場中這個經歷後所產生的療癒效果：他先是脫離了對饑餓和餓死的恐懼，之後也

---

❹伊恩·史蒂文森（一九一八年至二〇〇七年）：加拿大出生的美國精神病醫生，美國弗吉尼亞大學醫學院精神病學教授。於一九八二年協助成立了科學探索學會（Society for Scientific Exploration）。發表過與輪迴有關的大約三百篇論文，撰寫過十四本書，其中包括《二十案例示輪迴》（Twenty Cases Suggestive of Reincarnation，一九六六年）。他的主要工作是長達兩千多頁的《輪迴與生物學：對胎記和出生缺陷的病因學貢獻》（Reincarnation and Biology: Birth defects and other anomalies，一九九七年），報告了兩百例胎記和先天缺陷似乎在某種程度上與孩子記憶中前世死去的創傷有關。

明顯改變了他的生活。

馬克說道：

當清理了能量場以後，我終於瞭解到，我的恐懼來源於某些已經發生、而不是即將發生的事。我隨後有一種不可阻擋的欲望去杜絕它再次發生。我看到了過去犯下的錯誤，並且希望再試一次。

我開始將飲食當成是愉悅的、滋養身體的方式，使我能自由地做自己，做我在地球應該做的事，即，解決正在地球上發生著的眞實饑餓。

馬克不再相信他對饑餓的恐懼。他開始教學，教導對內在空無的冥想，以作爲自我探索的途徑。他堅信，內在空無的體驗是人類生活中美妙和必要的一部分，那通向更多自我瞭解以及萬物互連。他減掉了快二十三公斤，現任職於一家解決世界饑餓問題的組織。

14
關係中的三種氣場交互類型

超感知所提供的最有趣特權之一，就是能看到人際關係中氣場的互動。在氣場第四層，我們與他人的一切互動，都顯示為即時、活動、持續變化的彩色流光或生物等離子體。在我深入觀察這些氣場互動之前，從未想到生物等離子體的互動能揭示關係中的大量訊息。生物等離子體表明了我們以許多方式互相連接著，而這些在心理學和社會學理論裡從未涉及；它們所顯示的、所有生命體之間的相互依存，遠遠超出我們以往的理解。

無論我們認為自己有多獨立、多能自力更生，事實上從來都不是如此。這是許多人正在重新學習的一課。在原始部落時期，我們知道人們彼此有多麼依賴。但在二十世紀初，現代世界提供我們一種虛假的自由感。現在，有了地球衛星觀測和現代通信技術，我們對相互依存的含義有了更多瞭解。我們看到，個體行為結合成一股強大的力量，正在改變地球的面貌。我們看到，一個國家的行為會立即影響其他各國；在世界銀行體系、股票市場、武器和對地球的污染中，我們都看到了這一點。連普通美國人現在都會受晚間新聞影響而關注國際問題，這表明了我們開始感受到全球的全息式連接。

我們的一切所思、所說、所做都透過生命能量場對其他所有人產生全息式的影響，而我們大部分人卻都意識不到這一陳述有多深刻。然而，有許多人已經開始意識到了。許多人以一種簡單原始的方式感受到它。我們會有一種直覺，覺得可怕的事情正在發生，於是打開電視機想進一步瞭解——這就是我們許多人在一九八九年十月十七日所做的事，當時電視新聞印證了我們的直覺：歷史上第二嚴重的地震剛剛襲擊了舊金山。在地球某地發生大災難時，許多人都會有這種「有些事情不對」的直覺。有時，我們也會有一種輕鬆自由的感覺，說明有一些美妙的事情正在發生。例如，當柏林圍牆倒塌時，我們感受到與爭取和捍衛自由的柏林人的連結。

我們之所以會感受到這種連結，不僅是因為從電視上看到，而是因為全世界的人都透過氣場第四層連接在一起。我們與那些內心深懷自由的人產生共鳴。打開第四層的意識覺知，就能真正地達到對他人的「感同身受」。這意味著，感受到他人的臨在，感受到他人更深層的感覺、希望、歡樂、恐懼和渴望的實相，好像我們就是他們一樣。第四層的個人界限與物質世界的非常不同，我們將探討這一點。

在氣場第四層，能量意識所呈現的形式，取決於它「認為自己是什麼」的信念，而這種信念，則取決於自身振動頻率以及能量內容。當我們第四層能量相似時，我們會感覺彼此好像是同

一個人，因為能感覺到他人同樣的感受。我們會問：「是我還是你？」

然而，當我們第四層能量不同時，會感覺彼此不是同一個人。也就是說，我們不是別人，因為我們有自己的感覺，與他人不同的感覺。在第四層，我們在「與他人融合或一體」和「與他人分離」之間來回移動，使自己變得更個體化。

在第四層生活的過程中，我們相聚並交流融合，而這一交融又使我們分離為個體。也唯有透過個體化，我們才能瞭解獨一無二的內在神性，而越是瞭解內在神性，我們就越能在交融中聚合。在這自我覺知增長的循環過程中，「愛」得以創造。

當我們試圖從物質世界來理解第四層實相時，此過程非常令人迷惑。因為在物質世界，個體之間以皮膚為明確界限。第四層實相的現實和物質世界非常不同。從第二章開始，我就從科學角度描述了這種差異。現在我要從靈性角度來描述。要理解為什麼第四層的生活過程與物質世界如此迥異，就要探究這一層面所運作的創造過程。

第四層是如此創造的：來自我們存在核心的創造力量，向下投射到達物質世界的途中，透過氣場較高層面而進入第四層。此時，它分裂為二，且二者相關。此時，發生了二元分裂。在第四層，我們第一次成為二元性的。氣場第四層是物質世界和靈性世界之間的橋樑。我們透過與他人的關係，體驗這一橋樑。沒有這座關係的橋樑，物質和靈性看似是分裂和分離的。

在對應靈性的第五、六、七層當中，我們體驗不到二元性。二元性的主要功能，是探索差異化和界定邊界。隨著「創造」逐層進入第四層以下的層面，然後進入物質世界，界限會越來越清晰。每下降一個層面，二元性都更加明確。因此，正是在第四層的「感覺與他人相同」及「感覺與他人不同」的反覆體驗中，二元性首次開始呈現。

第四層下面緊接著的是心智層。在此層，我們透過思維的清晰性思考我們是誰：「我思，故我在 ❶。我和你的想法不同，所以，我是我，你是你。」在氣場第二層，二元性又以另一種方式表達。「我對自己有情感感覺，所以我是。我對自己的感覺和我對你的感覺不同，因此我們不同。我們不是一個人。」在第一層，二元性則闡明為：「我可以透過感官感知到我自己。我感覺到我的肉體。我感覺到你的肉體。我們的身體不同，因此我和你不同。」在物質層面，皮膚定義了我們的外形。我們照鏡子：「哦，是的，那是我！」

但是，我們可能會問，如果我們原本是一體，那麼分化和個體化為什麼這麼重要？在二元中，我們透過「我─你」的關係來個體化我們的意識覺知。**只有降到二元性，我們才能喚醒個體化的意識覺知。**透過二元性，我們製造了一面鏡子來好好審視自己。沒有二元性，我們無法識別自己的個體性。這一事實的重要性，我再怎麼強調也不為過。

居住於賽普勒斯的斯蒂斯亞諾斯·阿塔史利斯（Stylianos Atteshlis）❷ 是世界著名的療癒師，他在基裡亞科斯·馬凱茲（Kyriacos

---

❶「我思，故我在」（英語：I think, therefor I am；拉丁語：Cogito, ergo sum）：是法國哲學家笛卡爾的哲學命題，又稱為「笛卡爾的cogito」。

❷ 斯蒂斯亞諾斯·阿塔史利斯（一九一二年至一九九五年）：賽普勒斯療癒師、神秘主義者、作家。多年從事靈性教學，又名「達斯卡洛斯」（Daskalos，是希臘語中的「老師」一詞）。

Markides）❸的《斯特羅沃斯的魔術師》（*The Magus of Strovolos*，一九八五年）一書中被稱爲「達斯卡洛斯」（Daskalos）。在阿塔史利斯的神學教義裡，他透過從天使下降爲人類這一角度，解釋了二元性。他說，只有透過進入二元性和自由意志的人體體驗，意識覺知才會存在。他說，我們都是大天使（天使長），透過「人的觀念」進入二元性，以喚醒我們內在的神性，並獲得意識進化的覺知。他說大天使和天使並非如我們一樣的個體，他們沒有個體自我意識，也沒有個體性。他們的自由意志就是神聖意志，沒有自由意志。換句話說，對於非個體化的存在來說，不存在「選擇」這個觀念。另一方面，在地球上完成輪迴後進入更高靈性世界的人類，是具有巨大靈性力量的、個體化的存在。

個體化的過程，始於化身投胎。化身就是透過二元性的第四層，然後更深地降入物質世界二元性中的過程。這是一個非常漫長的創造過程，在物質層面上會持續成百上千年。然後此過程會進入無限延續之更高頻率的生命體驗中。

因此，儘管許多人抱怨二元性和人際關係的困難，**但關係卻是靈性成長和靈性發展的核心。**第四層是我們靈性和物質性的橋樑，是天堂和地球的橋樑，是由關係構成的橋樑。透過關係，我們變得完整。在過去，有人認爲在深山中冥想非常有靈性，但事實不再如此。當我們靜坐山中認識到了神，就必須把所學帶回給人類，用於實踐。在關係中，我們還能做到有愛、忠誠、誠實嗎？在關係中做到這些，要比在山裡困難得多。

我們許多人在第四層的橋樑上迷失，因爲不知道如何創造滿足需求的關係，這種關係既有給予也有接受。我們的所學在關係中受到考驗。透過使關係越加地滿足自身和他人需求，我們從個人自我（氣場一到三層）出發，透過人際自我（第四層能量場），建立了一座到達超越性統一自我（氣場第五到七層）的橋樑。在第四層，透過認知自己和他人內在的神，我們會更加瞭解自我和他人，並且最終更加認知神。

我們與人（個人或無論多大的人群）、動物、植物、礦物和地球之間互動的能量關係，都在氣場第四層；第四層是我們對一切有知覺眾生創造和表達愛的層次，是愛的橋樑。每當兩個人互動時，氣場第四層就會發生大量的氣場交互活動。

第四層超感知力開啓後，你將看到一整個相互連通的世界。在氣場第四層，有三種主要的「場交互」模式。第一種，是人們氣場之間頻率的諧波感應。第二種類型是最明顯的，是場與場之間流動的彩色流狀能量，或叫做生物等離子流（bioplasmic streamer）。第三種類型，是個體脈輪之間相互連接的光帶（能量帶）。

以上每種類型的氣場交互，有正面的，也有負面的。正面的交互能夠充能和滋養我們的氣場。正面交互越多，生活就越充實和快樂。另一方面，負面交互會損害氣場，並導致疾病。

透過場脈動的諧波感應進行交流

我們透過氣場系統進行交流的主要方式，是對彼此的場脈動速率產生影響。一個人的場脈動速率能引起另一個人場脈動速率的變化。就像音叉一樣，較強的氣場，通常會影響另一個。這就是爲什麼人們遠道而來，只爲坐在大師的氣場

---

❸基裡亞科斯·馬凱茲（一九四二年至今）：美國緬因大學的社會學教授，有多本關於基督教神秘主義的著作。

中。大師通常是畢生致力於冥想並增加其氣場頻率、大小和力量的人。當門徒身處大師的場域內，他們的氣場振動頻率就會得到提升。他們會感覺很棒。當然，這也將啟動門徒的個人功課，因為場域中的能量一旦增加，將會釋放必須處理的能量堵塞。

諧波感應是關係當中的重要因素之一。如果你的氣場強、比你配偶的能量多，而且能量脈動速率更快，你的氣場將引發配偶的氣場以更快的速率脈動。如果你的氣場速率較慢，但更強（也就是更有能量），則你的能量場會減緩你配偶的脈動。人們喜歡將場脈動速率維持在一定範圍內。夫妻通常在幾乎相同的範圍內。或者，有人會選擇相同範圍以外的配偶，以幫助自身加快或減慢振動。

脈動速率相差太大的人，通常難以溝通。能量場耦合才能產生親密感。換句話說，要進行交流，就需要能夠於同一頻率範圍內振動，或者，能夠透過諧波進行氣場同步。

不在同一頻率範圍，或不能進行諧波同步的話，溝通會異常困難，無法相互理解，感覺就像對著牆說話，而你的脈動將對他人沒有任何影響。或者，感覺好像你的話語消失在雲朵中，你的脈動被他們的能量場吸收，卻未產生任何變化；或者被偏轉到空中，就像鏡子一樣，你的脈動被反射出去，毫無效果。或者你的話就像從他們頭頂上飛過──你的脈動頻率太高，他們的氣場無法脈動得那麼快。要進行訊息交換，一個場必須能對另一個場產生影響。當然，很多時候，你有可能是故意不允許自己的場受到其他場的影響。你可以「變成」一面鏡子、一堵磚牆、一朵雲，或者故意變得稠密，以阻止交流。我們互相排斥時，向來會這麼做。

當兩個人確實在交流時，場與場之間會發生美麗的相互影響。一個場的脈動引起另一個場的變化，然後反過來，去引發前一個場新的變化。這個過程以正向反饋的循環進行著，在兩個場中都創造出新的顏色、新的頻率，使參與的雙方都感受到極大愉悅。在這種交流中，雙方都能學到很多東西。

在關係中，當我們不喜歡的振動透過諧波感應進入自身氣場時，我們會立刻感覺不舒服。有時，兩個人的氣場會互相碰撞，產生一種高音調的尖嘯干擾，就像麥克風離揚聲器太近時會發出的音調。這種能量場的交互非常不愉快，而且會讓我們很難處理。它們有意識地表現為排斥、厭惡、恐懼甚至作嘔感。我們就是不喜歡這個人。這種情況會持續下去，直到有人改變。當他們改變，氣場也相應改變。

透過生物等離子流相關聯

每當兩人互動時，之間會產生大量的生物等離子流。互相喜歡的人之間，會有大量能量交換。在這些生物等離子流之中的能量意識，對應著人與人交流的類型。等離子流的顏色和形狀，表現了二人互動的性質。在舒適、愉快的交流中，等離子流是順暢的，顏色柔和明亮，在能量交換中舞蹈著。一個人氣場的等離子流到達並觸及另一個人的氣場時，會為對方的氣場填充色彩、感覺和能量。在常規關係互動中，雙方有許多不同種類的能量意識流在進行交換。等離子流可以是彩虹中的任意色彩、任意形狀，其通常的色彩效果亦遵循與圖9-2相同的原則。顏色越明亮、乾淨，能量意識就越正面、強大和清晰。這種交流方式當中，每個人都給予和收穫了很多，雙方的需求都能得到滿足。

第四層的心輪是玫瑰色，如果在互動中有很多愛，會有大量甜蜜的玫瑰能量似柔波般流動。當兩個人相愛時，第四層心輪會變得非常活躍，將更多玫瑰能量導入氣場（彩頁圖14-1）。很快地，雙方氣場中的玫瑰能量滿溢。戀愛中的情侶會在周圍創造出美麗的玫瑰能量雲，任何身處或靠近玫瑰雲的人，都會感覺很好。恩愛鴛鴦惹人羨，靠近他們，我們的第四層心輪就會更敞開，並拉入更多玫瑰光，而我們的氣場也開始產生玫瑰雲。如果其中還有激情，玫瑰光中會有很多橙色，令人振奮。波動會更快，波峰也更高。

觀察假裝不互動的人們會很有趣。他們可能誰也不看誰，或看似不知道對方的存在，但二人之間有大量彩色的等離子流，每個人的氣場都產生明亮的閃爍作為回應。這種情況有時發生在一見鍾情的兩個人之間，或兩個（也許秘密地）深深相愛之人假裝互相不認識的時候。他們可能承認、也可能不承認有公開互動，但逃不過超感知觀察者的火眼金睛！

當人們不喜歡對方時，通常會力圖不去交換能量流；不過有時做不到不交換，因而會產生摩擦。然後，就像電火花突然釋放的高壓隙一樣，能量將互相猛擊，有時強烈得好似一道閃電。在惡劣的交流中，關係能量流呈現尖銳、鋸齒狀和深色，像矛或箭一樣穿透對方氣場。例如，憤怒是尖銳、穿透性、侵入性和暗紅色的，而嫉妒是深灰綠色、黏糊糊的。如果一個人試圖秘密地從他人那裡得到什麼，能量流就會是黏稠、觸鬚狀的。這種能量流會抓住對方的場，像吸盤一樣吸食能量。或者，能量流也可能是脆而鋒利的，鉤到對方能量裡，不顧一切地掛在上面。記住，所有形式都有可能，因為在第四層，能量意識呈現的是其信念所認為的形式。

負面互動感覺上就像是用矛、箭或匕首，撕開了能量場；或像黏糊糊的觸鬚，去吸食、竊取或抽乾能量；或像寄生的鉤子，將能量場向下拖。之所以會感覺如此，因為事實就是如此。

家人或親密關係者在病中的生物等離子流

當人們生病時，生物等離子流中會發生一些常見的互動。患者在能量需求方面存在著雙重問題：他們需要額外能量來對抗疾病，然而，他們連正常數量的能量都無法代謝，因為脈輪很可能是運轉不良的。「能量場較弱」本來就是他們生病的原因。請記住，能量會從高壓流向低壓；當有人生病時，健康的人通常會傳遞大量健康的生物等離子體給患者。這種傳遞是自動的。

除此之外，當患者需要什麼時，就會向健康者的氣場發出一道生物等離子流的懇求，這些離子流會吸取所需的能量。不管患者是否直接要求，都會發生這種情況。這個過程是正常、自然和無意識的，是家庭生活中互相予取的一部分。家庭生活中的能量交換對於患者很有好處，因為會增強患者對抗疾病的力量。所有的家庭成員，包括孩子和寵物，都能透過這種方式向患者提供能量。這就是家庭內部全息連接的好處之一。在家庭中，每個成員都擁有這種全息連接。在有能量支持的情況下，人們往往康復得更快。

在療癒過程中，患者首先要能夠從他人處獲得能量，然後學會依靠自己，最後重新開始為家庭提供能量。其中還有許多變化。我將引用兩種極端情況。

在疾病顯現到肉體之前，患者可能已經吸取了多年的能量。患者在恢復期的適當時候，將學會如何自己代謝所需的全部能量。這是療癒過程中很自然的一部分，因為脈輪得到修復後，便可

以正常運轉，也就能為身體提供所需的生命能量。

相反的例子是，如果某個家庭成員持續為其他成員提供大量能量，她自己也可能需要接受大量能量。一開始，這對她和她家人來說都很困難，因為角色反轉了。她可能無法接收，且需要練習。此時家人可透過有愛地照顧她，以幫助她學習如何接受。為此，家人們有時甚至不得不強勢一點。另一方面，雖然此時她才是最需要能量的人，但家庭成員可能仍然習慣性地從她那裡獲取能量。如果你在自己家中發現這種情況，要小心保護患者；這個時候從她身上獲取能量，可能會對她的健康產生負面影響。

如果家中有長期的慢性病患者，家人很可能會直接在自己的氣場層面感受到疾病造成的心力交瘁。他們不僅為自己，還要為所愛之人代謝能量。他們很可能不知道自身發生了什麼，但他們會疲倦和不滿，有時不想照顧所愛的人。患者家中的每一位成員或伴侶，都有必要暫時脫離一下，補充能量；否則，怨恨及因怨恨而產生的內疚會不斷堆積，導致抑鬱、筋疲力竭、體力不支和生病。

每位家庭成員都需要尋找合適的方式，去增加自己的能量。比較好的方式有冥想、令人愉快的業餘愛好、運動、個人創造活動、有益的朋友和其他消遣。每天二十四小時守在生病的家人身邊，無論對自己還是對患者，都是最糟的選擇——最終大家都成了病人。健康的人需要與其他健康的人們交流，交換創造性的能量。富有創造力的人向來會與同樣有創造力的夥伴在一起，因為他們之間會產生並交換大量高頻、創造性的能量。這種交換會釋放每個人的創造力。

大眾工作中的生物等離子流

教學或表演是一種對學生或觀眾的能量意識的餵養，能幫助他們提升理解的層面。講台或舞台上的人們，與學生或觀眾之間有大量生物等離子流的流動。一位療癒教師需要能夠提攜整個房間的能量，如此學生的集體能量意識才能得到提升和啟蒙，以進入更高理解的體驗。老師必須能夠掌控其教授內容所對應的能量。

例如，當我在帶領第四層療癒練習時，我必須保持自己的氣場處於第四層，否則學生將無法學會。如果在傳授第四層療癒時，卻把自己的能量維持在第三層級（理性心智層），學生也會複製這種狀態。他們將在第三層面進行療癒，而無法保持在第四層。俗話說的「不能做實事，就去教學為生」並不屬實。老師不僅自己要會做，而且還必須在傳達給別人的同時也能做到，這一點更難。

所有關係中，當一個人想要從他人身上獲取某種東西時，會出現同一種生物等離子流。如果請求是要求式的，相關離子流將會吸取能量。如果只是簡單請求，且順其自然，則離子流不會吸取能量。例如，在課堂教學中，如果有學生想與老師交談，並下定決心即使老師很忙也仍要交談，則學生會拋出一股能量流，去抓住老師的能量場。有時，甚至在學生進入教室之前，能量流就產生了。或者學生從教室後面發出能量流，然後沿著能量流的路徑，走到教室前面來；老師可能正和別人深入交談，但當學生鉤住老師的能量場時，老師會感覺到學生想要交談的意圖。

公眾人物都曾體驗過來自大眾或粉絲的能量流，這時許多人同時發出的能量流所產生的心靈拉力會很難處理。發出能量流的人越多，拉力就越大。由於第四層能量場不依賴於空間，因此這

種連接可能、且確實遍佈了全球。要在所有這些連接、預期、要求、或某種請求當中保持有愛，是一項重大責任，且需要練習。當公眾人物疲憊時，就很難始終保持充滿愛的正能量回應。這正是公眾人物極度需要隱私的原因之一。他們需要獨處，感受自我，補充能量。

生物等離子流及枯竭

以上所有關於大眾工作中生物等離子流的內容，同樣適用於更為私人的助人性行業和療癒職業。這些工作的專業性就在於：要在低能量、低頻率生物等離子流之請求的不斷拉扯下，保持健康和平衡的氣場。這一點，使助人和療癒工作尤其困難。從業者必須堅定地照顧自我，必須每天有固定時間為自己的能量場充能，刷新自己，否則就會能量枯竭。這就是為什麼在這類行業中，能量枯竭的問題如此普遍。大多數人並沒有意識到，相比起其他行業的人，從事助人行業者需要更多的自我照顧。

生物等離子流及物體

當我們連接無生命的物體時，也會有生物等離子流。記住，我們所做的任何行動，都是先有氣場中可見的思想和感覺，然後才成為行動的。換言之，先有能量行動，然後才成為物質行動。如果行動是關係性的，會首先表現在氣場第四層的能量流中。當我們決定打電話的那一刻，就會向電話發出一股能量意識流，然後我們拿起電話。這種現象在日常生活中隨處可見。每當我們如此與某物體連接時，我們的一些生物等離子能量意識會留在這個物體中。某一物體被我們使用越多，它吸收的能量就越多，和我們的聯繫也就越緊密。

我們透過生物等離子流，將能量意識放置在物體中；而我們對物體的感受，決定了所放置能量意識的類型。對於某個物體，如果我們喜歡它、愛它，就會為它填滿了愛；而如果我們不喜歡它，我們就會用不喜歡的能量填充它。如果接電話時心情不好，一些負面情緒會留在電話裡；而如果接電話時心情很好，正面情緒就會留在電話裡。我們不斷給物體填充我們的能量，物體中就積累了越來越多我們所填充的能量類型。然後，物體會向接觸它的任何人發出該種能量。

療癒師利用這個原理，向某一物品，如一塊布料或水晶填充療癒能量，並送給個案。布料或水晶會將療癒師的能量傳遞給個案，個案就能從物品中吸收能量。甚至，療癒師可以繼續遠程對物體進行充能，然後，物品就可以繼續為個案提供療癒能量。

從本質上來說，有能量的護身符正是基於此原理。薩滿巫師或魔法師學習過如何透過清晰、有效的專注，將自身能量意識傳遞到物體；可以在物體中填充任何類型的能量意識，而這種能量意識是由感情和思想構成的。由於那不是純粹的思想，所以我並未使用「思想形式」這一常規詞語；更確切地，我稱之為「心智思想形式」（psycho-noetic thought form），「心」（psycho）指的是感受，而「智」（noetic）則是指頭腦或思想。每種心智思想所呈現的形式，對應於構成它的感受和思想。

儀式曾經、且仍然發揮著這個作用。儀式會設定一種規律性重複的形式、練習或次序，不僅包括設定的動作，還包括設定的語言，以及在重複動作和語言時專注的特定對象。在儀式中，重要的是按照意願而產生特定的感受，並用感受的力量填充思想形式。換言之，儀式是一種出於特

定目的、按照意願去創造特定類型之能量意識或心智思想形式的生物等離子流。儀式是有意識的創造行為。每重複一次儀式，行使者都會將更多能量意識添加到原有的心智思想形式中，以供使用。這個心智形式是第一次舉行儀式時創造出來的。世代相傳的儀式，成為連接因年代積累而異常強大之思想形式的方式之一。每次執行儀式，人們會全息式地接入心智思想形式的力量來使用它們。反過來，在儀式中創造的思想形式，也強化了擁有力量的物體。

創造性視覺觀想的工作原理是相同的。透過專注於你想創造的事物，首先會在心理世界中創造出它，最終會自動一步步落入物質顯化。生命中的每時每刻，我們都在這樣做，只是通常未意識到這一點。我們越能意識到此一過程，就越能有意識地選擇我們所創造的。

連接我們的能量帶

在關係中，另一種氣場互動方式，是透過脈輪之間彼此連接的能量帶。能量帶由氣場光線組成，連接著對應的脈輪。也就是說，人們彼此的第一脈輪透過能量帶連接著對方的第一脈輪，第二連接二，第三連接第三，以此類推。

我作為療癒師，首先注意到的是第三輪之間的能量帶。似乎在我們的文化中，第三輪之間的能量帶往往是最受傷害的；幾乎所有我處理過的案例，都有第三輪能量帶的損傷。因此，第三輪能量帶首先引起了我的注意。起初，我不知道能量帶的重要性，因為以前從未聽說過。我只是發現在許多案例中，我都需要挖出個案深嵌在第三輪中的能量帶。在另一些案例中，有些能量帶還會懸在空中。慢慢地，我意識到這些能量帶連接著與個案有關的人。

指導靈教我如何解開、修復能量帶，以及在大多情況下，去加強兩人之間的聯繫。指導靈還指導我將個案的能量帶穿過脈輪，經過更深的維度，植入核星。黑元說，

～

你正把「在這個宇宙中，這個人是誰」（第三輪前部的心理功能）的能量帶深深根植進入他的存在核心，從而解除不健康的糾纏依賴。

～

隨著時間的推移，我開始從個案處收到一些反饋，他們表示改變能量帶對其人際關係產生了深刻影響，不僅是關係中個案本人發生改變，另一個人也會改變。就在那時，我開始意識到能量帶對關係的影響力，以及直接療癒能量帶對關係和生活的巨大影響。久而久之，我觀察到所有脈輪都有能量帶連接，並對它們進行療癒。

能量帶在第四層及第四層以上層面連接，這些層面存在於3D物質世界以外。實際上，有些能量帶的連接始於肉體出生之前。即使相關的人死去，能量帶也仍然存在——這些人已經離開肉體，進入星光界或靈性世界，但能量帶繼續連接著。能量帶一旦產生，便永不終止，永不消失，超越了物質世界。在肉體死亡後，第四層以及更高層氣場並沒有太大改變，能量帶只是不再連接到肉體而已。因此，肉體死亡後能量帶仍然連接著，這並不奇怪。

黑元說，主要有五種類型的能量帶：

～

- 靈魂帶，演進中的靈魂連接來自原初神性以及靈性世界中自身單子的能量帶。
- 前世帶，來自地球或其他地方的前世經驗中建立的能量帶。

- 基因帶，連接原生父母的能量帶。
- 在與父母關係中生長的關係帶。
- 在與其他人關係中生長的關係帶。

～

靈魂帶，使我們始終連接著神與家，我們也因之連接到守護天使或個人指導靈。

前世帶，則幫助我們記起與前世相關者的連接。很多時候，我們會遇到一些感覺「似曾相識」的人。我們感覺與他們有連接，這感覺難以描述卻又十分真切。我們會發現，「我們」喜歡同樣的東西，有同樣的渴望；過了一段時間，又發現「我們」會共同合作，來實現這一渴望。「我們」可能會對前世的共同體驗有簡單一瞥，或者可能會浮現出一段完整記憶。

但針對前世現象，我也有一個提醒：前世記憶可能極為棘手。一旦你發現自己用前世作為負面行為的藉口時，要小心，你可能會誤入歧途。如果你因自己對他人有負面情緒而責備對方，或者，如果你前世比現在的某人更有地位（例如，如果前世你是老闆而現在不是，或者你前世是老師，而現在的老師曾是你的學生），或如果你允許自己的一些非社會行為，如婚外性行為，你就曲解和濫用了前世聯繫，而造成更多業力。通常，不管你現在的問題是什麼，這些問題在過去同樣存在，但通常不如過去嚴重，因為你從後來的人生中學到了一些東西。

前世能量帶所連接的，不僅是地球上的前世，還有其他地方。我們不僅做過地球人類，我們還以其他形式、在宇宙其他地方體驗過生命。我們當中一些人於當下感覺到了那些連接，是因為我們開始允許這種可能性進入自己的意識。許多人仰望星空，認出那裡是家鄉。

基因帶

至於基因帶，在母親**未懷孕**之前，就連接到母親和孩子的心輪深處了！我曾見過，未投胎孩子的能量場漂浮在備孕媽媽的能量場之外。建立第一條能量帶的努力來自於要投胎的人。如果母親害怕懷孕，她可能不允許心輪深處打開，讓投胎者可以建立連接。除非她打開內心，否則她不會懷孕。這是女性不孕的原因之一。透過祈禱和冥想，可以面對恐懼；她的恐懼會因而浮現出來，以便進行處理，從而打開心輪深處。心輪的開啟將激活胸腺。然後，假設其他內分泌腺（尤其是卵巢和垂體）與心輪平衡，就表明她已經準備好受孕。

透過更高分辨率的深度觀察，我發現母親的心輪與卵子，以及父親心輪與精子之間，也有能量帶。當卵子和精子結合在一起時，這些能量帶會分別連接父母雙方和受孕產生的孩子。以這種方式，父母也透過孩子連接到對方。

一旦建立了連接母親心輪的基因帶，連接其他脈輪的基因帶也會產生。因此，你的所有脈輪都連接著父母，父母的所有脈輪也都連接自己的孩子們。以這種方式，你連接了自己的同胞兄弟姐妹，也連接著祖父母、姑姑、叔叔和表堂兄弟姐妹。基因帶連接所有血親，透過巨大的生命基因樹，直追溯到遠古時代，形成一張巨大的能量帶光網，連接著所有人類生命，最早可追溯至地球上的第一批人類。此一偉大的生命之網存在於3D空間之外，並且獨立於3D空間。由此，你和曾經在地球上生活的所有人都緊密連接著。事實上，假如進化論是正確的，你和地球上曾經或現存的所有生命，都以這種方式緊密連接著。而也正是透過這些原生能量帶，我們進行著氣場層面上的基因遺傳。

我還注意到，先天性出生缺陷、某些疾病的遺傳傾向以及不良影響，都與基因帶的連接問題有關。例如，第四輪基因帶的連接問題，可能會導致孩子出生時兩心室之間有一個洞。

關係帶

親子之間的關係帶，存在於所有脈輪之間。不管孩子是否和原生父母在一起，能量帶都保持連接。如果孩子被收養，就會在他（她）和新父母之間長出新的關係帶，而基因帶和第一條關係帶會繼續存在。第一條關係帶在子宮中，於分娩或稍後時段內創建起來的。親生父母透過這些能量帶，繼續影響孩子的成長。

根據脈輪的心理功能，關係帶代表關係的不同方面：

- 第一輪能量帶，也連接著地球深處，代表了在與地球和其他人的關係裡、於肉體中生存的穩定意願。
- 第二輪能量帶，代表在感官和性關係中享受生命繁殖力。
- 第三輪能量帶，代表在關係中照顧自我和照顧他人的清晰性與適當性。
- 第四輪能量帶，代表在關係中的愛，以及愛和意願的平衡之奧秘。
- 第五輪能量帶，代表在關係中對更高意志的信任，還代表著透過聲音、文字、音樂和符號在真誠交流中的給予和接收。
- 第六輪能量帶，代表在思想的交流和相互作用中，看到更高觀念的狂喜，同時體驗與交換方的無條件的愛；代表著認出你所愛的人是光和愛的美麗存在時的快樂；代表著從靈性角度來愛的能力，如同基督和佛祖等許多宗教人物。
- 第七輪能量帶，也連接著更高的靈性世界，代表著在與神、宇宙和他人關係中，駐於上帝神聖心智當中的力量；代表著理解某種關係之完美模式的能力；代表著在關係中整合物質和靈性世界的能力。

這些能量帶的狀態代表了我們與父母每一方的關係性質。隨著孩子的生長發育成熟，能量帶也逐漸成熟。隨著在關係中一次次的學習，能量帶會越來越有力量和彈性。能量帶的性質，反映了孩子創造的關係的性質。能量帶反映了一段關係有多穩固、多健康。孩子所發展出的模式，會在其一生中不斷重複，那決定了孩子和他人發展關係的能力。孩子會使用與母親的原始關係模型來建立與其他女性的關係，使用與父親的關係模型建立與男性的關係。這就是我們和親密伴侶的關係，容易重複父母關係模式的原因之一。

所有脈輪左側的能量帶一向會連接到一名女性，而所有脈輪右側的能量帶則一向是連接到一名男性。因此，知道某個人脈輪的哪一側有問題（無論是父母、孩子還是同伴），療癒師可以立即判斷出，問題是否是起源於個案與其母親或父親的關係，然後才複製到另一個性別相同的人身上。

我們每發展一段新關係，都會創建出新的能量帶。能量帶隨關係的變化發展而變化。只有雙方允許，脈輪之間才會連通能量帶。無論是不健康的糾纏依賴，或是健康的相互依存，都是雙方的共識。關係越充實越牢固，能量帶就越粗越結實。一段關係中互動越多，產生的能量帶就越多。而創造的關係越多，創建的能量帶也越多。

能量帶的狀態代表了關係的性質以及連接的

狀態。有些關係是健康的，有些則不健康。在健康的依存關係中，能量帶鮮活、明亮、脈動和柔韌，維持了親密、信任和理解，同時為關係的雙方留出足夠自由和靈活的空間。

另一方面，在不健康的依賴關係中，能量帶黑暗、不健康、停滯、沉重、黏稠，或者僵硬、暗淡、脆弱。這些能量帶維持著依賴和僵化的關係，並排斥個體性。我們越是受不健康的能量帶而與某個人綁在一起，之間的互動就越是出於慣性，而非自發。

在不健康的關係中，我們誤用了連接的能量帶。如果我們用能量帶來束縛關係、防止改變，並保持緩慢遲鈍的互動，能量帶就會變得粗重、稠密和遲鈍，關係就可能會陷入壓抑的怨恨和憤怒之中。如果一個人暗地裡試圖從另一個人那裡索取些什麼（比如想要被照顧），但是又不承認的話，那麼第一個人就會發出一股黏糊糊的、觸鬚狀的能量流，以進入第二個人的第三輪裡去吸取能量。這樣的能量帶也可能會抓住或鉤住另一個人，以控制對方。如果我們使能量帶脆弱、僵硬、頑固，關係也會如此，能量帶也可能會枯竭耗盡、疲弱和削薄，就像它們所對應的關係。

當一段關係變得健康，能量帶也會更明亮，更有能量，更有韌性和彈性。在健康的關係中，能量帶呈現出美麗的色彩。

每個脈輪都會長出能量帶，代表關係中的特定方面，如上文所述。每當我們在這方面經歷了相應的關係體驗，新的能量帶就會生長。如果我們與某個人有七個脈輪相關的互動，雙方能量帶將連接所有七個脈輪。在長期親密關係中，我們在所有脈輪間創建多個能量帶連接彼此。正是透過這種方式，我們與一些人建立非常深厚的親密關係，不管相距多遠、多久，都保持心靈上的連接。例如，母親知道他們的孩子境況如何，不管他們在哪裡和多久未見。

人生創傷與關係帶

生活中最痛苦的經歷之一，就是失去所愛，無論是因為遺棄、離婚還是死亡。在這些經歷中，能量帶通常會嚴重損壞。我看到在這樣的創傷之後，身體前部所有脈輪被撕開，能量帶漂浮在空中。人們將之描述為被撕裂的感覺，或者好像失去了更好的那一半。很多人因此迷失，不知所措。

在艱難的離婚過程中，想要離去的一方通常會扯斷盡可能多的連接，留下另一方徒自困惑。同時，離去的一方也會在自己能量場中產生很多痛苦和損壞。斷開了連接以後，雙方都處於痛苦中，感到與自己生活的許多方面是斷連的，因為這些方面都與前伴侶有關。受損的能量帶不僅代表著舊的關係，還代表著二人曾一起進行的活動。許多經歷這種強力分離的人，會傾向於在失望之際步入替代關係，企圖用以治癒強行分離所造成的痛苦。不幸的是，他們很容易與同類型的人建立同樣的負面關係，因為關係帶尚未治癒。久婚夫妻在強力分手後有許多能量帶受損的話，我見過的是至少需要五年、甚至七年時間才能調整好新的生活。時間長短取決於分離造成了多少傷害，以及這個人的療癒能力有多強。當然，一名能看見和處理能量帶的療癒師能夠加快療癒過程。

對於此現象，人們還不理解的是，在任何分離中，某些能量帶必須溶解，而另一些卻會被保留。當伴侶一方離開時，剩下的那個人會發生什麼，取決於他／她對分離有多少準備，以及對舊關係中依賴性的放手程度。不健康的能量帶抗拒

變化，並試圖維持現狀，而健康的能量帶則允許轉變。不管發生什麼情況，健康的能量帶都保持著連接。一旦兩個人在愛中重聚，若愛依然存在，就代表著愛的能量帶也依然存在。

關係帶的問題

第一脈輪能量帶的問題

第一脈輪能量帶（同時連接地球深處），代表了在與地球和其他人的關係裡、於肉體中生存的穩定意願。

就我所見的，第一脈輪能量帶發育不良或損傷的主要原因有：

- 孩子不願投胎。
- 出生創傷，破壞了新生兒在出生時將能量帶連接到地球的能力。
- 早期身體問題，阻礙了孩子與地球之間不斷發展的關係，阻礙了能量帶進入地球的正常發育。
- 幼時的身體虐待，孩子感到生命受到威脅，於是把能量帶從地球斷開，隨時準備離開。
- 孩子效仿沒有連接地球的父母。
- 意外的尾骨損傷，進而造成第一脈輪內部損傷和能量帶損傷。

第一脈輪損傷會導致在物質世界中生存和生活的意願問題，導致個案紮根地球的問題，以及在「身體導向」的生活中連接他人的能力問題。身體導向的生活指的是例如運動、健身，以及享受自然世界和地球生活等方面。這種損傷的主要結果是不能接地、不能吸收稠密的地球能量，繼而導致整體能量場薄弱，不能維持一具健壯的肉體。結果，肉體變得虛弱。

當人們缺乏與地球的連接時，將導致對物質世界生活的大量恐懼，例如恐懼身處肉體當中，因為他們感覺自己孤身處於敵對的物質世界當中。他們感覺自己就像肉體牢籠中的囚徒，深受恐懼和痛苦的折磨。這種狀態下，他們感到自己彷彿是罪大惡極而受到懲罰。他們努力找出罪惡的原因，並認為，如果能夠改正錯誤，自己就將從痛苦中解脫。他們從來感受不到安全感。

他們也許會發現，冥想、儘量將能量意識從頭頂脫離，可以成為一種安全的避難所，如果能一直這樣就好了。不幸的是，這種冥想對他們來說最為有害而無益，因為那只會削弱與地球能量帶的連接。長遠來看，這種冥想使他們更加無法面對物質世界。

第一脈輪能量帶損傷導致的常見疾病：實際上，第一脈輪能量帶的虛弱會使能量場和肉體虛弱，以至於到後來，所有疾病都直接或間接地與之相關。起初，第一脈輪能量帶的虛弱可能會呈現為身體乏力。然後是腎上腺。接著，可能會發展為癌症、愛滋病，或自身免疫性疾病，如類風濕關節炎。通常，疾病的後期表現與其他脈輪和能量帶的狀態有很大關係。

療癒案例及效果：我對第一脈輪能量帶做過的最常見療癒，是療癒尾骨破裂或導致與地球斷連的早期創傷。我在療癒從業經歷中，經常會重整個案的第一脈輪，然後重建其與地球連接的能量帶，效果是免疫系統的復甦、肉體的增強以及可利用體能的翻倍。有個特殊的案例是一名女性患有 EB 病毒（人類皰疹病毒四型）感染，且無法痊癒。她的第一、第二和第三脈輪運轉不正常。療癒師一直在處理第三脈輪，雖然這在一定

程度上幫助了她，但她經常復發。直到我修復了第二輪、以及主要是修復了第一輪，然後把能量帶連接地球，她才恢復並保持了健康。

第二脈輪能量帶的問題

第二脈輪能量帶，代表在感官和性關係中享受生命繁殖力。我們的關係在感官和性方面越清晰，我們所創建的能量帶就越健康。夫妻兩性越和諧，能量帶就越健康、牢固、美麗。任何能量帶的扭曲，都會被視為生活中相應領域的失調。或者，如果有感官和性方面的問題，有性關係的兩人的第二脈輪能量帶將有相應顯示。

每次與他人進行性接觸時，就會創建一些新的能量帶，並在餘生都與對方保持連接。有時這會使性伴侶眾多的人感到困惑，特別是如果關係不健康的話。這些能量帶可以被淨化和清理，保留連接中的正面，並且療癒其負面。能量帶不可能完全消融。

就我所見的，第二脈輪能量帶發育不良或損傷的主要原因有：

- 孩子出生時攜帶的前世感官和性問題。
- 孩子所處環境對感官或性普遍的忽視或退化。
- 父母或其他親近的成年人直接拒絕孩子的感官或性的表達。
- 兒時性虐待。
- 受到同性或異性性侵
- 兒童侵入式治療。
- 性伴侶虐待。

第二脈輪能量帶損傷導致的常見疾病，我見過的第二脈輪能量帶損傷導致的問題有：

- 性虐待導致的性壓抑。
- 性變態（源於各種類型的性虐待）。
- 性高潮無能。
- 不孕。
- 針對特定對象的性無能。
- 前列腺癌。
- 陰道感染。
- 陰道癌。
- 卵巢感染。
- 盆腔炎疾病。
- 被一名同性反覆性侵所導致的同性戀。

這並不是說同性戀是一種疾病。據黑元說：

～

每個人都是為了一項任務而化身於地球的。這項任務，會完美搭配所有的物質參數，包括身體。許多個體可能不選擇具有傳統異性性取向的軀體，因為這不是此個體今生想體驗的。靈性世界對一個人如何表達性欲沒有評判，而是說，目標是以愛、真誠、智慧和勇氣來表達自己的性趣。

我們可以考慮兩種類型的同性戀：一種是自由選擇的，為了創造所需的生活體驗，另一種是由於業力創傷所致的。（這裡需要提醒你的是，業力不是懲罰，而是過去行為的反彈影響。我們所有的行動都是「因」，並會產生「果／影響」，並最終返回到我們自身。有時「果」的返回需要花上好幾輩子的時間。）在某種程度上，兩種同性戀是相同的，都創造了人生任務所需的環境。第二種情況下，創傷需要療癒，但這並不意味著療癒的效果是變回異性戀，而是說，療癒的目標是個體的完整性。

～

我必須說明的是，在氣場中，能量帶損傷並不是導致這些問題的唯一原因。我只是列舉一些自己工作中遇到的案例，而在這些案例中問題的主因是能量帶的損傷。

療癒案例及效果：在多個案例中，我重新平衡了氣場中連接內分泌系統的能量通道，以治療不孕。有時，過去關係所產生的不健康或嵌入的能量帶，會阻礙與當前性關係一方健康能量帶的形成。在這種情況下，我必須在連接新的能量帶之前，先清理和清除舊能量帶。一旦當前性關係的能量帶得以修復，就能夠懷孕。在夫妻雙方都配合的時候，我成功治療過多次這類不孕。

另一方面，如果雙方不配合，而療癒又需要雙方參與，只連接能量帶就沒有效果。例如，一名女性因不孕前來療癒，她與內分泌平衡相關的能量場結構非常扭曲和不連貫。我幫她療癒了三次，問題都已清理，她也準備好懷孕了。

在最後一次會面結束時，她的丈夫來接她。他在療癒室待了幾分鐘，我發現他們的第二脈輪能量帶沒有連接。我開始嘗試連接能量帶，然後發現他氣場中還有很多更深層問題，尤其是生殖器周圍。他的第一和第二脈輪深處有損傷。我看得出他的精子非常虛弱，不能很好地穿透卵子。不幸的是，丈夫對我們的工作非常懷疑甚至還有點敵意，一點也不想合作。由於他不想療癒，我也無能為力。我知道當他們進行醫療測試時，就會發現精子弱且數量少。

後來，我透過一位朋友，聽說他們試過人工授精，但是也沒有效果，畢竟丈夫的氣場和身體有問題。我一直對這樣的互動感到難過。也許我不該沉默，也許我們本可以跨越懷疑。但我想尊重他的意見和選擇。

第三脈輪能量帶的問題

第三脈輪能量帶，代表在關係中照顧自我和照顧他人的清晰性與適當性。照看孩子，意味著照顧其日常所需：洗漱、穿衣、餵飯、講睡前故事和哄睡覺。有些父母深深愛著孩子，卻不知道如何在生活上照顧孩子；也有的父母則相反，和孩子之間沒有很深的愛的連接，但很會照顧小孩。

在關係創傷中，能量帶會受到嚴重損壞。通常來說，創傷是來自缺乏與父母的接觸和照顧，或父母的過度控制。在以上任一種情況下，孩子的反應是撕扯自己和雙親中控制者的第三脈輪之間的能量帶。如果創傷是來自缺乏照顧，從孩子第三脈輪扯出來的能量帶末端通常會漂浮在空中，就好像孩子想找別人來連接能量帶似的。如果創傷是來自過度控制，能量帶通常會嵌入孩子自己的第三脈輪中；我猜測這是一種保護方式，不讓任何人試圖用此方式控制自己。隨著孩子長大，同樣的創傷很有可能發生在其他關係中。

通常隨著時間的推移，這些能量帶纏結並嵌入第三輪，導致其功能紊亂。長期看來，過程如下：

1. 首先是過度控制，父母伸出過度控制的能量帶，進入孩子身體。
2. 然後孩子試圖逃脫，扯掉能量帶。
3. 之後孩子自我纏結，孩子的能量帶纏結在自己的第三脈輪中。
4. 繼而，孩子不能很妥善地與他人連接，因為能量帶太不健康，無法連接他人。

活在如此過程中的人，生活中無法與父母連接，也很難與他人建立連接。他們從來沒有感覺到父母認可或理解真實的自己，他們可能會憎恨

父母，也無法承認父母也是正在經歷人生的人類而已。

透過雙手療癒，可以拉出、解開和清理這些能量帶，並以健康的方式重新連接。事實上，訓練有素的療癒師很容易做到這一點。如果個案準備好建立健康的關係，能量帶將保持健康。另一方面，個案也可以透過負面關係再次損傷能量帶，但他們一般不會這樣做，畢竟健康能量帶帶來的健康關係，可能是他們今生從未體驗過的。

第三脈輪能量帶損傷導致的常見疾病：我見過的、因第三脈輪能量帶損傷導致的最常見疾病，是第三脈輪區域附近的器官疾病。第三脈輪左側能量帶斷裂或嵌入的問題源於與母親的關係問題，導致諸如低血糖、糖尿病、胰腺癌、消化不良或潰瘍。

第三脈輪右側能量帶的斷裂或嵌入問題源於與父親的關係，導致諸如行為遲緩、肝功能低下、傳染性肝病或肝癌。

療癒案例及效果：在一次工作坊演示中，我療癒過一位名叫卡蕾的學生。卡蕾是來自波士頓地區的女孩，高眺苗條，年輕美麗。她在課堂上一整年都很安靜，所以我決定幫她走出困境。我可以看到她第三脈輪中深深嵌入的能量帶，能量帶的一端連接著她第三脈輪內部頂端，而原本應該連接她母親的另一端，則嵌入她自己的第三脈輪。在療癒中，我清理了她第三脈輪左側連接到她母親第三脈輪左側的能量帶。當我取出她第三脈輪中纏繞的那一團能量帶末端時，她深深地呼吸並相應舒展了身體，因為她終於在那個部位感到了一絲空間。

接下來我清理了能量帶。完成這一步以後，

我把一些代表依賴的遊離能量帶末端深深連接到她第三脈輪中，穿過哈拉層面，深深地紮根到核星中。換句話說，我把她的能量帶深深紮根進入她的存在核心。由於這些能量帶代表照顧，意味著她對自己和他人的照顧都將發自核心。

接下來，我把其餘能量帶重新連接到卡蕾母親的第三脈輪左側。她的母親沒有在療癒現場，所以我使用了遠程療癒的方式。這使卡蕾感覺到與母親的連接有了不同。

對於這類療癒的反饋是驚人的。我療癒過的大多數人的反饋都差不多，亦即關係會發生顯著轉變。人們通常會以為，療癒以後他們對父母會有明顯不同的態度，然而讓他們驚奇的是，變化的不僅僅是自己，父母也有很大改變。

不僅是卡蕾與母親的關係發生了變化，她母親對卡蕾的方式也發生了變化。在卡蕾下一次見到母親時，母親歡迎了她，並以她從未奢求過的方式認可她。在多年的疏離以後，卡蕾感到，母親終於以她的本來面目、而不是希望她成為的樣子來看待她。她們的關係從那時起就持續發展和成長。

關係中的混淆，有時是源於能量帶的扭曲。個案認為的原因，很多時候與氣場顯示的相反。個案可能多年認為問題出在與父親的關係上，但結果卻是母親。許多女性似乎與男性相處有問題，她們似乎無法在與男性的關係中得到所需。但當我觀察她們氣場時，第三脈輪撕裂、纏結的能量帶位於左邊，表明問題是源於與母親的關係。

例如，我的個案喬伊斯在很小的時候就知道，無法從媽媽那裡滿足需求。這是一種極其痛苦可怕的經歷，因為從孩子的角度來看，母親是生命的給予者和維持者。換句話說，對孩子

來說，這會有生命危險。喬伊斯為了逃避這種威脅，拔出了與母親連接的第三脈輪能量帶，她把對母親的需求轉移到父親身上。從氣場角度來看，她把所有需求都集中到連接父親的第三脈輪能量帶。喬伊斯從爸爸那裡得到了照顧。爸爸做得很好，但他畢竟不是媽媽。

在之後的生活中，同樣的關係模式重複著。喬伊斯已經是個成熟女人了，卻試圖從男伴那裡得到母愛的呵護。這是不可能的。所以她認為與男性的關係有問題，確實如此，所以她在自己的課上處理這個問題。她「合情合理」地選擇了一名男性療癒師，幫助她處理與男性的關係，學習從男伴那裡滿足她的需求。目前她和女性沒有太多問題，因為反正對女性也期望不高。她不指望從女性那裡得到任何東西，甚至是療癒或治療。

如果這種情況繼續下去，喬伊斯將永遠不會好轉，即使從外部看起來會好很多。她仍將停留在成為「好女孩」的過渡階段，並成為「更好的女孩」。她對男性療癒師十分敬畏、大加讚揚，並對他有求必應。不幸的是，有時男性療癒師會在無知中享受此種狀態，從而無法對事實有更高的審視。

聰明的療癒師很清楚，女性個案要療癒與女性的關係問題，就需要女性心理治療師，或是學過處理心理問題的女性療癒師，如此問題才能解決。個案需要敞開自己，去面對生存恐懼。這些恐懼是自她與母親斷開連接後，不停在逃避的。透過此過程，她將開始明白，在她生活中的女性有很多東西可以給予她，並且她對男伴的諸多期待其實並不合理。如此才會療癒她與男伴的關係。療癒師可以解開、修復並重新連接個案與母親之間撕裂的能量帶。這將極大地改善關係，讓關係從凍結已久的點上重新展開和發展。

我對一名新手學員格蕾絲做過一次療癒，這次療癒也顯示了清理關係帶的強大效果。在她的案例中，我先處理了第一脈輪能量帶，然後是第三脈輪能量帶。六個月後又處理了她的心輪能量帶。此案例表明療癒過程是漸進的。

格蕾絲身材輕盈，滿頭金髮，恬靜溫柔。她在一家建築公司擔任財務經理和會計。療癒持續了大約四十五分鐘。

首先，我處理了第一脈輪，打開第一脈輪能量帶，並連接到地球深處。然後根據超感知的指示，重建了她左腿的以太體（格蕾絲後來說那是她較弱的腿）。然後我清理了沿著左腿向上的足太陽膀胱經。接下來，我清理並重建了第二脈輪。

然後我用大部分時間療癒她的第三脈輪。第三脈輪能量帶受到嚴重損壞，我解開並清理了它們。有些能量帶過於向內，以至於進入並纏繞在中央垂直能量流上。指導靈拿出舊能量帶，並連接上新的能量帶。這是我以前從未見過的，我只見過指導靈清理和修復能量帶。指導靈將一個看起來像羽毛球的假體放入第三輪，並說那會在三個月內溶解。

六個月後，我在電話中回訪格蕾絲，詢問療癒效果。以下是她說的話：

自從被你療癒了能量帶後，我和父母的關係發生了變化。療癒後我的第一脈輪非常敞開，我覺得自己比以前更能接地。當我回家以後，媽媽擁抱了我，眼裡充滿了愛，這是我以前從未見過的。她對我的愛發生了深刻的變化。以前，她從未表達過愛。而現在，整個週末她都想和我在一起。她在外面種花，我坐在草地邊，她就不停問我關於療癒的問題。她對

我更加敞開，也對我的真實所是更加敞開。

我在父親那裡也有同樣的感受。從他身上，我感受到一種真摯的愛。他不是一個能公開表達自己的人——這一點發生了改變。整個夏天我都有這種感覺，因為我不再那麼防衛。我沒有觸發父母，他們也沒有觸發我。然後我意識到我們之間的親密當中，有多少是互相觸發的模式。但是整個夏天，因為有了與父母之間新能量帶的連接，這些觸發模式似乎不再。

脈輪穩定地維持了五個月。現在是十二月份，脈輪又開始「不穩定」。我有許多文書工作，壓力很大，也不經常運動。

格蕾絲還說，自從她的第三脈輪再次不穩定，她和父母的關係變得更「休眠」。雖然不像療癒前那樣壞，但對愛的外在表達更少了。

於是我在電話交談時又一次觀察了她的狀態。她第一脈輪開放程度不如療癒剛結束時的狀態，但比以前強大多了。第三脈輪則有點不穩定，原因是中心有一個暗紅色的能量堵塞。我描述了幾種她可以治癒的方法。我還看到，她與父母關係更加深入了，她要清理、修復與父母心輪之間的能量帶，這非常重要。她照做了，於是，她與父母的關係再次進入更深層的親密中。

第四脈輪能量帶的問題

第四脈輪能量帶，代表關係中的愛以及愛和意志的平衡之奧秘。心輪之間的能量帶，就是我們提到的「心弦」。大部分我處理過的案例，都有心弦或第四脈輪能量帶的問題。第四脈輪能量帶，會在不健康的愛情關係中受損。不健康的模式始於童年，並在成年生活中重演。無論問題如何，每次創傷重現，問題都會被放大。

第四脈輪能量帶損傷導致的常見疾病：就我在個案和學生中所見，心輪能量帶損傷的最常見原因，是在親密愛情關係中受傷害。

由此導致的疾病是心痛、心悸、心房顫動，以及心臟組織損傷，並可能發展為心臟病發作。

療癒案例及效果：一九九一年夏天，我詢問一名參加初級工作坊的人，我能不能幫她療癒以示範高級療癒術。她同意了。早些時候，我注意到連接她心輪和已故父親心輪的能量帶嚴重損壞。大多數能量帶深深纏繞在她心輪深處，一些則漂浮在空中。我還看到她心輪中有前世遺留的一些心智能量意識形式。由於種種原因，她的心輪一直在晃動，而不是均勻地順時針旋轉。

我問她，在這個案例研究中，她想叫什麼名字，她選擇了以斯帖❹，因為她與《聖經》中的以斯帖有關。「以斯帖」住在美國中西部，是一名律師和自由撰稿人。

一九七六年，當她還在上法學院時，被診斷為患有心臟二尖瓣缺損。醫生說情況非常輕微，除非病情干擾她的日常生活，否則就不需要服藥。幾年前，她開始進行一項強力健身計劃。在其中的一個項目中，問題出現了。

以斯帖解釋說：

我的心快跳出來了，我無法讓它停下來。

---

❹以斯帖（Esther）：是《舊約聖經》（《希伯來聖經》）中西元前五世紀古代波斯的王后，曾挽救波斯境內猶太人的性命。

持續了超過三十分鐘。我被診斷出患有心房顫動。我去找了一位心臟病專家，他說：「不，你不是二尖瓣缺損，你是心房顫動。」他說我有一種不常見的房顫類型，是體位性的，光是向左翻身就會觸發。我有兩個症狀：一個是心率加快，另一個則是有時心臟節律會漏拍。所以醫生開了拉諾辛這種藥物，因為房顫容易產生栓塞，然後引起中風。因此，為了預防中風，吃藥會比較安全。

我用大部分時間療癒以斯帖的心輪。首先，我清理了阻滯的能量，然後解開了損傷的能量帶，將它們拉出、解開、清理、清除、充能並加強，然後把它們正確地接到她父親的心輪。完成這些以後，一些前世結構開始在第四層顯現，同樣也在心輪中顯現。我從她心臟左側拔出一個長矛狀尖銳物體。以超感知觀察，她似乎在前世衝突中受到背叛和殺害。她心中還有兩個非常重而緻密的盾牌，是在遠古女神時代的一次宗教儀式中放置的。在遠古時代，做女祭司就意味著一生奉獻給女神，並發誓不與任何男人建立任何關係。盾牌上刻著某種古老的文字。這樣的盾牌被放在心中，是為了防止女祭司愛上某個男人。移除盾牌以後，我又移除了一套類似中世紀時代的盔甲。

能量場中這一類前世物體，是未解決的心智能量意識，會影響今生的生活。長矛會讓她有期待心靈被背叛的傾向，而盾牌會干擾她與男性交往的能力。盔甲則與聖女貞德和殉難有著強烈的心靈連接。

一旦移除這些物體，大量的光從以斯帖的胸中湧現。以前我從未任何人的胸部能放射出如此美麗、耀眼的光。痊癒後，以斯帖問是否可以停止服藥。出於幾個原因，我說不行，「首先，我沒有權力讓你停藥，這必須由醫生決定。而且，我並沒有打算跟蹤治療，因為這只是一次性的演示療癒。」事實證明，以斯帖自己停止了用藥。

五個月後，我回訪了以斯帖，瞭解她在療癒過程中的經歷，並確認後續效果。

以斯帖：當你清除盾牌時，我記得最清楚的是，感覺越來越輕。我以前沒有意識到沉重感，但盾牌去掉以後，我記得有種變輕的感覺。……與聖女貞德的連接對我很有意義，因為我有殉難的傾向。我傾向於為一些原因而犧牲自己……我所有的朋友都知道，我是一個非常盡心盡力的人，在很多事情上都積極主動。這方面我需要時不時的撤回一些，因為我傾向於過度參與。我對此很依賴，有時會過度投入，甚至損傷能量狀態。我是和平活動家也是位律師，我在民事權利案件中積極從業。我接手的大多數案件都是弱勢者案件。我的客戶有不少是感到受歧視的女性，比如工作性騷擾、就業歧視、種族或性別歧視……，安妮塔·希爾（Anita Hill）❺跟我的很多個案很像……我是女權主義者……。

那次療癒對我來說，就是讓百分之九十五的心臟問題消失了！仍然有一點還在，不是房顫，而是心跳偶爾會漏拍。當發生這種情況

❺ 安妮塔·希爾：美國律師和學者。一九九一年，她因指控美國最高法院提名人克拉倫斯·托馬斯（Clarence Thomas）（她在美國教育部和平等就業機會委員會的主管）而遭受性騷擾，成為著名人物。

時，我學會了把右手放在心輪上，然後順時針旋轉，這樣就能調節能量場。你看到心輪在晃動，我就想像這個不穩定的心輪，並讓它平靜下來，回到正常的順時針方向。這種情況不常見，但也偶爾發生。但我只是這樣處理。

在接下來的十天到兩周內，我逐漸減少了用藥。我想原來是每天服用大約一粒半藥丸的，被我減少到每天一粒，然後每天半粒。之後我每隔一天服用半粒。最終在大約兩周內，我完全不再服藥。

在被重新診斷成房顫後的幾個月裡，即使有在服用拉諾辛，我在床上向左翻身時都會引起心跳過速。最讓我興奮的事情是，在這次療癒後，我可以向左翻身而不會心跳過速了。起初，心臟似乎不知道該怎麼做，然後它就安定了下來，恢復成一顆正常的心臟。直到今天也是如此。我可以向左翻身；這時會有三到四秒的時間、非常短暫，心臟似乎記得它曾經的狀態。但是，它不再那樣了。我不知道該怎麼形容。是非常有趣的感覺。

芭芭拉：所以在翻身的那一刻，你和你的心臟在一起。聽起來就像你把意識覺知帶到了心臟。好像你自動帶給它一種新的模式。

以斯帖：是的，我在那兒，我和我的心臟同在。我覺得我讓它「安心」，使它不必再歇斯底里。這很有效。

但對我來說最令人興奮的是，某一天早上醒來，發現我是左側臥的，我顯然是在睡眠中翻了身，而我的心臟並沒有像以前那樣出現異常。以前，左翻身產生的問題會立刻喚醒我，如果我不翻回去，就會不停折磨著我。但現在我顯然能夠在睡夢中翻身，以左側臥的姿勢睡覺，完全沒有不良後果，早上醒來感覺煥然一新。

芭芭拉：太棒了！

以斯帖：那真的、真的很令人興奮。但我有些沮喪的是，我以為在這次神奇療癒以後，我應該徹底康復的。我希望症狀完全消失。有一段時間我感覺受挫，因為症狀只消失了百分之九十五……。因為當它就這麼發生、像偉大的奇蹟一樣，我真心覺得你就是薩滿。你是療癒的人，你清理然後拿走了所有的東西。我感覺變得輕多了。我記得第二天，我用靈擺測量我的心輪，它有整個胸腔那麼寬。心輪非常大，開放那麼大的感覺非常美妙……。但後來，還殘留了一點，像幽靈一樣時不時發作。我丈夫說我對自己太苛刻，也許這還是殉難情結。

但現在，我真的從中學到了很多，關於情感自我和肉體之間的關係。能量場對我來說是一項真正的溝通工具。這是最大收穫……。我終於意識到，這一切對我來說是一次真正的學習經歷。首先，我要負責療癒自己，並教自己每時每刻都承擔起自我責任。我要對自己的能量場負責，有時我對自己的能量場照顧不夠，讓自己過度緊張或過度疲勞，這時我的心臟會再度不適。我的心想告訴我：「嘿，你又在殉難了。你太投入了。你太緊張了。你太沉迷了。慢下來。」

我記得你在工作坊上談到過這些，提到身體告訴我們什麼，疾病告訴我們什麼，就好像我還需要一些症狀，以起到恆溫器或警鐘作用。是這樣嗎？

芭芭拉：你說得很好。是的，就是這樣，這也許就是為什麼還有殘留症狀的原因，因為你需要它來保護自己。

以斯帖：是的。

芭芭拉：終有一天，這一切也會煙消雲散。因爲當你的身體以更微妙的方式告訴你該停止的時候，你可能會自動停止，就像是簡簡單單地感覺到「是時候放下了」。

以斯帖：現在我仍然需要一個警告系統，提醒我何時能量分散了。然後感覺要停止的時候，重新聚焦，將能量場歸於中心，並療癒我的心輪，我現在也有了療癒工具。

我正在努力，希望提前預見我能量的消散。如果我能預料到事情的發生，而不是後知後覺，我想這些症狀就不需要了，會完全消失。

芭芭拉：好樣的。你和你父親的關係有什麼變化嗎？

以斯帖：哦，那非常有趣。四月時我第一次加入了一個解決家庭關係中幼年問題的互助療癒小組，療癒就是在這期間做的。但最重要的療癒工作，卻是在我療癒回來之後做的，當時我在一些事情上衝撞了父親。我和母親的關係一直不好，並爲此掙扎多年。我持續在處理和媽媽的關係，但老是把父親問題放在一邊。他對我來說太嚇人或會使我太過憤怒，直到療癒之後我才能開始面對。我以前從來沒有勇氣當面和他生氣。一些我經常在責備母親的東西，卻發現是來自於父親。所以我把他的還給他，然後我更能同情地看待母親，她嫁給這樣一個酗酒、好色、自私、任性的男人，這麼多

年裡她是多麼的掙扎。因此，我能夠把其中的一部分還給他，面對他，同時，寬恕他的可能性也更高了。所以，是的，我和父親的關係確實改變了！

第五脈輪能量帶的問題

第五脈輪能量帶，代表在關係中對更高意志的全權信任，還代表在透過聲音、文字、音樂和符號進行之真誠交流中的給予與接收。交流以及與更高意志互動是非常有趣的。當喉嚨脈輪打開並且運轉良好時，我們就能表達自己當前這一刻的真實真相。此真相自動會與更高意志對齊。最初，是話語，話語就是神 ❻。話語會顯化。我們所說的，會顯化於物質世界。當我們的關係帶健康時，彼此說出的真相會給關係帶來正面顯化，這與關係的更高意志是一致的。我們就可以透過關係來達到目標。

當我們的第五脈輪能量帶無法運轉時，我們會不知道如何表達關係中更高意志的真相，很難完成關係中的目的，關係就會變得痛苦。

一切關係的目標都是爲了學習。每種關係的更高意志，向來與關係中要學的東西有關。有些關係可能只是爲了完成業力。因果業力只不過是前世未學會的功課，從一世被帶到了另一世。它們是尚未完成的體驗。在前世，每個人設定要完成一項功課，如果未完成，就會帶入下一次人生。我們制定了人生計劃，計劃中會包含我們用來學習的重要關係類型。我們也會選擇自己的父

---

❻最初，是話語，話語就是神（In the beginning was the word，and the word was God）：類似於《聖經·約翰福音》第一章第一節開篇第一句話「In the beginning was the Word，and the Word was with God，and the Word was God」關於《聖經》此句的中文翻譯，《聖經和合本》譯爲「太初有道，道與神同在，道就是神。」《聖經思高本》譯爲「在起初已有聖言，聖言與天主同在，聖言就是天主。」

母和家人。問題是，我們也會提前選擇我們的「伴侶」嗎？我們有靈魂伴侶嗎？

黑元說：

～

在宇宙的偉大智慧中，有許許多多想要完成特定功課、智慧和業力的個體，這些人與你的需求兼容時，你就可能會遇到他們。宇宙不會如此低效，只為你提供唯一可能。無論如何，你將遇到的人，你會認出來的，對方就是你人生中特定時段的那個人、那個伴侶。在我們看來，在某種程度上，地球上的每個個體都是你們的靈魂伴侶，事實上還包括此刻未化身的靈魂。然而，如果你帶著一個主要目標、主要任務化身進入特定人生，此時若有另一個人的人生使命與你完全符合，你們就會傾向於是特定伴侶——從這個意義上說，沒錯，你們是靈魂伴侶。因此，你們會從以下面向的完美契合認出自己的靈魂伴侶，包括：能量振動、能量交換、連接感和更高理念的契合，以及你們是誰、在當下以及特定時段你們「去向哪裡」的契合。功課完成，業力也完結，關係可能就不再活躍。但關係從來不會中止，因為連接永遠存在。或者，你們可能會選擇一起學習新的功課，並相伴一生。這完全取決於你們，因為從我們的角度來看，無論如何都沒有所謂的分離。

另一種看待方式，是你們曾經在一起多少次。如果前世相伴過，你會認出對方就是你自己。前世相聚次數越多，越容易將對方認作你自己。也許你們在一起的次數會在某些特定的時刻讓你相信，你們確實是雙生靈魂。一旦連接，永遠連接。並且你們連接的次數越多，你們在經驗、智慧以及意識與個體的整合度上就越相似。

關係的延續，超越了物質世界。關係也會存在於在世和去世的人之間，和物質世界的關係非常相似。我們與神的關係也是如此。你看，人類的浪漫愛情關係，是最接近神聖的體驗之一，因為你在他人的個體性中體驗到神聖。這是一首序曲，告訴我們與神相處會多美妙。人類的愛情關係，只是你在關係中與神合一之前，要經歷之許多融合的第一步。你永遠不會失去在彼此相認中的愛欲、美妙和驚奇。

～

第五脈輪能量帶損傷的原因，可能源於：關係中與真實真相和更高意志相關的不良互動；前世的背叛或被背叛經歷；童年時與真相相關的不良互動，如父母或其他權威不相信孩子說的真話；還有不負責任的父母。例如，父親的角色之一就是保護孩子免受傷害，但是如果父親不保護孩子，甚至打罵孩子發洩自身情緒，他就背叛了親子關係中的更高意志；孩子便不再信任與其他男性權威的關係。

第五脈輪能量帶損傷導致的常見疾病：我見過最多的是甲狀腺功能低下、甲狀腺腫、頸部錯位、肺病。

療癒案例及效果：洛麗是一位五十歲出頭的女性，她在治療後的多年找到了我。她在以往的治療中，已經清理了許多問題。她目前的主要症狀是甲狀腺功能低下。她仍然有一個核心問題：對關係的不信任。我會用較長篇幅描述此個案的過去，才能更清楚地顯示，一個人是如何一步步清除許多童年所形成的脈輪能量帶問題。雖然洛麗的某些經歷比一般人更激烈，但她脈輪能量帶的問題卻不比大多數有問題的所謂「正常人」更

糟糕。換句話說，大部分人的許多脈輪都有能量帶連接方面的問題。如果不知道能量帶的存在，而因此無法直接療癒它們的話，通常需要很長時間才能好轉。雖然洛麗一生中大部分時間都不知道關係帶的存在，但我會從能量帶的角度來描述問題。

洛麗成長於保守的美國中西部農場。她性格安靜，朋友不多。她喜愛學習，在學校成績優異。她和母親關係不親密，因為母親更偏愛哥哥和妹妹。洛麗更愛父親，願意為他做任何事情，甚至是成為父親的「兒子」。這本應該是哥哥的角色，但哥哥卻拒絕扮演。她不太玩洋娃娃，更喜歡製作東西，並在很多事情上幫助父親。洛麗非常嫉妒小妹妹，因為妹妹得到了所有家人的萬般寵愛，而她自己則長年累月被迫幫父母幹活。

這些早年經歷，使她和父母之間的脈輪能量帶產生許多扭曲。

她第一脈輪能量帶接地得很好，因為她和家人在農場裡做了很多農活。

而第二脈輪能量帶左側受損，即與母親相連的一側，因為母親在她自己的生活中否定感官和性愉悅等方面，所以洛麗無法與這些方面取得連接。也由於洛麗在保守文化中成長，她從小在性方面受到嚴格制約，認為性是一種要忍受的義務。

洛麗在有關照顧的第三脈輪能量帶中，與父親連接的一側發育良好，但與母親連接的一側能量帶被扯了下來。她父親關心照顧她，但在她與母親的關係中，情況反了過來，洛麗要照顧母親。她試圖從父親那裡獲得母愛。

洛麗第四脈輪能量帶左側有些內嵌進入了心臟左側，因為她也斷開了與母親的心輪連接。她感到內疚，因為她和母親爭寵，搶奪父親。

慢慢地，洛麗的第五脈輪能量帶兩側都產生了纏結，因為她對自我身份認同和真實需求都非常迷惑。在家裡沒有可以請教和滿足需求的榜樣，沒有人真正知道該怎麼做。大多數個人需求也因經濟困難而受壓制。

她的第六脈輪能量帶發育良好。這個家庭在觀念上很自由。事實上，家中雖然極少有智力上的討論，但是父母都非常尊重知識。代表創意的能量帶強大而健康，儘管數量不多。

洛麗的第七脈輪能量帶也很良好。她與母親的靈性是連接的。她母親擁有「一粒芥菜種的信心」❼。她在和父親釣魚時，也領悟到了寧靜的益處。釣魚實際上是父親冥想和感受神的方法。洛麗學到了母親的信心和父親的冥想實踐。因此，她可以從第七脈輪建立強韌的連接。

由於她對童年經歷的反應，以及據此發展的關係帶的情況，她很自然地專注於能量帶最健康的那些領域。她慢慢撤出家庭生活，專心學校學習，因為學校帶來認同感。這是少年洛麗得以尋求認同和尊重的主要領域。這對她起了作用，她成績優異，並上了大學。一切都很好，直到開始戀愛。事實上，只要她能幫助男生做作業，就一切正常。但她無法扮演女性照顧者或情人的角色，因為她沒有母親的榜樣來學習。

洛麗經歷了兩次婚姻，每段關係都無法滿足

---

❼「一粒芥菜種的信心」：原句出自《聖經・馬太福音》第十七章，門徒詢問為何自己不能驅逐病人體內的鬼，耶穌說：「是因你們的信心小。我實在告訴你們，你們若有信心像一粒芥菜種，就是對這座山說，『你從這邊挪到那邊。』它也必挪去。並且你們沒有一件不能作的事了。」因為芥菜種雖小，但生命力旺盛，比喻雖看似微小卻有很大力量的信念力。

她的需要，也無法確認一段關係是否是對的，或能在生活中支持她。多年來，她與兩任丈夫在溝通自己需求方面都有困難。

首先，她嫁給一個比自己大很多的人。她很年輕，而且，希望有人照顧她。正如她當時向朋友們描述的，「他供我衣食無憂。」她幾乎不認識這個人，只是因為怕孤獨而嫁給他。結婚一周後，她坐在只有一居室的公寓中，望著窗外，就像一隻籠中鳥。幾個月後，她發現自己和丈夫幾乎沒有共同之處，他喜歡幾個小時坐在那裡擺弄他的業餘無線電。於是她專注於自己的事業，以找到自我價值。在接下來的五年裡，她有了自己的事業，在經濟上獨立了。雖然丈夫對她很好，但婚姻從未真正發展過，性生活幾乎為零。很少有朋友或娛樂，也沒有孩子。洛麗不想生孩子。她一點兒也不知道如何撫養孩子，她也不想。五年後，她與工作中的某個人發生了婚外情，以擺脫乏味的、不滿足的婚姻。

在第一次婚姻中，她完成的功課是發展和加強了第六脈輪能量帶，從而獲得經濟獨立。因為丈夫對她很好，她也開始探索性方面。因此，相應能量帶開始鬆動和癒合，尤其是代表「性是一種義務」的能量帶。即使當時對她來說性方面並沒有那麼有趣，但也不再是一種義務。

洛麗對婚外情非常內疚，決定結束第一段婚姻，並和第二個人繼續發展。但這段關係立刻發生了問題。此時她極度渴望滿足一些關係需求，但她不瞭解，不知道自己需要什麼。她也不能用有效方式和伴侶表達這些需求。她又和一個截然不同的人走到了一起。洛麗開始要求得到關注、照顧和性。第二任丈夫的父母從他小時候就酗酒。面對洛麗的需求，他的反應是辱罵。她越要求，她丈夫越害怕，就越是謾罵。他的辱罵逐年

加劇，洛麗也更苦惱。她不知道該怎麼辦，根本不知道是自己創造了這種情況，她在其中彷彿是受害者。她事業成功，家中卻很悲慘。

處在這種虐待的情況下，她的能量帶非常扭曲，第二、第三、第四、第五脈輪都更差了。痛苦最終迫使她尋求幫助。她開始治療，並在清理諸多問題方面取得很大進展。她學會如何劃定清晰的邊界，以阻止這種虐待。在創造邊界的過程中，她使用了第七脈輪的靈性連接，這種連接她丈夫也有，以幫助自己保持正軌。伴隨著安全感的產生，她對丈夫有了更多的愛，這療癒了她心輪的許多能量帶。在此過程中，她保持了第六脈輪能量帶的清晰，但她仍然無法療癒第二、第三、第五脈輪能量帶。她和丈夫在性方面很不匹配，他害怕性，並盡可能避免。洛麗所知獲得性的唯一方法就是要求，但這使她丈夫更加害怕。很快他們的性生活就停止了。

她無法學會照顧自己，丈夫也不能回應她的要求，他要嘛避開、要嘛拒絕她。她的第三脈輪左側開始撕裂，導致胰腺和整個消化系統的虛弱，還開始對食物過敏，不得不採用特定飲食防止力竭和脹氣。她的第五脈輪更差了，時常和丈夫吵架。丈夫仍然威脅要虐待她，但是變成了辱罵、殘酷和過度控制。

在這段時間裡，她也做了很多個人和夫妻相關的心理治療，以及按摩推拿。她也繼續穩定地紮根地球，並因此強化了第一、第四、第六和第七脈輪。

經過種種掙扎和反思，她終於決定結束這段婚姻，獨自療癒自己。因此，在第二次婚姻結束時，她的第一、第四、第六和第七脈輪的許多能量帶運作良好，但第二、第三、第四、第五脈輪能量帶卻變差了。

在獨身期間，她主要處理第二、第三、第四、第五脈輪。她給自己空間，發現自己的需求，並信任需求能夠得到滿足，開始以一種不強求的方式去請求。這開始強化了她從童年起的最大問題：第五脈輪。她也開始更妥善地照顧自己，而這強化了她的第三脈輪。她還開始在更自由的環境中探索性欲，並發現那個領域運作得很好，第二脈輪也開始得到修復。

兩年後，她結識了第三任丈夫。雙方立即感受到了心輪和性的連接。因為她已經在脈輪上投入了大量的工作，這一次她能把自己和更合適的伴侶結合在一起。這個男人性方面問題很少，而且十分體貼照顧人。她的第二脈輪現在正逐步恢復健康。她的丈夫花了好幾年時間，陪伴她度過前兩段婚姻中遺留下來的性痛苦。他甚至用她不知道的方式在照顧她。這對他來說很自然，他就是在這樣的家庭裡長大的。洛麗開始模仿他，與她原來的家庭建立聯繫，尤其是母親。與母親連接的第三脈輪能量帶也開始修復。隨著她清理和加強與母親的第三脈輪能量帶，她同時也修正了與父親的關係。在關係中，她開始與他人建立健康的第三脈輪關係帶。

當她來找我的時候，大部分問題都已經解決了。但她頸部、下巴和甲狀腺仍然存在很多問題。她仍然不信任關係，對丈夫不夠信任，以至於不允許自己承認對丈夫有任何依賴。她解決問題的辦法是獨立自主，從不真正依賴別人，從不真正臣服於關係中的更高意志或相信關係能幫助她度過難關。

隨著關係的越來越深入，她也受到越來越多這方面的挑戰。她的反應，依然是專心工作和過度勞累。因此，在多年過度勞累以後，位於第五脈輪（從童年起能量帶一直纏結）處的甲狀腺開始枯竭耗盡。這種對關係的不信任現在已開始妨礙她的工作。她發現很難把工作委派給員工，所以很多時候她只能親力親為。當她來找我的時候，她每週平均工作六十到八十小時，這樣的狀況已經持續了二十年。她的事業非常成功，仍然精力旺盛，但身體卻很疲乏。真正的問題是，她是否能夠臣服於自己所建立關係的更高意志，並學習將這段關係視為她與丈夫正在進行的共同創造。

隨著我對她第五脈輪的療癒和對能量帶的清理，她開始學會放手一點了。她每天下午五、六點鐘下班，和丈夫一起看電視，也開始參與更多的家庭生活、繪畫和其他能令她滿足的愛好中。她會花更多時間和丈夫在一起，甚至陪他出差。他也一樣。隨著她療癒自己，她意識到自己傾向於痛恨不滿足她要求的人或員工，她也意識到自己很難不帶著憤怒或責備地將職責傳達給員工，因為她默默認定員工做不到她想要的事情。所有這些都被纏進她的第五輪，以及她對任何關係中更高意志的不信任。

她的第五脈輪經過幾次療癒好轉以後，她的甲狀腺縮小了，功能也恢復了正常。她和擅長管理的人學習溝通技巧，學習如何讓員工對所做之事感覺良好並完成任務。她把這些當作模板，學習如何傳達她的需求，還和朋友練習溝通技巧。她嘗試用新方式表達想說的話。她意識到，她必須重審以前所有的關係，從每段關係中看到更高意志，找到自己在每段關係中的收穫，這樣她就可以在現在的關係中感到安全。一年來，她堅持在每天的冥想中這麼做。我在撰寫本書時，洛麗還在做這件事，並且取得巨大進步。她生活中的每件事都以新的方式融合在一起，她對所有關係都更加信任。

第六脈輪能量帶的問題

第六輪能量帶,代表在思想的交流和互動中看到更高觀念的狂喜,同時體驗與交換方的無條件的愛;代表著這樣一種樂趣:認出你所愛的人是光和愛的美麗存在;代表著從靈性角度來愛的能力,如基督和佛陀等許多宗教人物。

第六脈輪能量帶的損傷,可能來自前世被迫遵從自己並不相信的宗教。

第六脈輪能量帶受損導致的常見疾病: 第六脈輪能量帶損傷可導致頭痛、迷惑、定向障礙、大腦紊亂,如思覺失調症以及學習障礙。

療癒案例及效果: 一九九二年二月,在一個初級工作坊上,我有幸處理了一個第六脈輪能量帶的案例。我稱此個案為阿依達。在講課休息期間,她走到我面前,詢問她女兒和自己的閱讀障礙。我檢查了她的第六脈輪及其能量帶。果然,她的第六脈輪右側受損,本來應該從第六輪中心連接到胼胝體中心的能量帶斷開了。我向前回溯時間,發現一部分損傷發生在她很小的時候。而在她懷孕前幾年時,曾發燒到大約攝氏四十點六度,她切除了扁桃腺,當時兒時損傷重現。原本連接她第六脈輪和她父親第六脈輪的能量帶損壞了。我看到,她父親試圖透過第六脈輪能量帶將自己對生活的負面觀念強加給她,所以她把能量帶扯掉了。我問她是否願意參加療癒演示。她同意了。

首先,我幫助她接地,加強虛弱的第一、二脈輪。然後,我療癒運轉不正常的第三脈輪,清除了這些脈輪中阻塞的漩渦。之後,我清理垂直能量流,這條能量流沿脊髓一直貫穿頭部。在她的頭部和肩部,有一團停留已久的暗黑雲團,我將黑雲抬離她的頭肩。隨著黑雲離去,她開始感到更輕鬆、自由和放鬆。

由於經濟困難,她的父親對生活非常悲觀,並將此觀念轉達給阿依達。然而,作為一個孩子,阿依達當時就知道在解決任何問題之前,先瞭解問題的核心非常重要。這一點,正是她父親觀念中所缺少的。黑元說,童年阿依達切斷了從第六脈輪進入胼胝體的能量帶,因為她害怕自己會接受父親悲觀的生活態度。她從孩童式的邏輯出發,開始謹慎對待任何人的訊息,擔心會不會是悲觀的。因此她將第六脈輪能量帶從胼胝體斷開,從而產生了閱讀困難。

當我描述了阿依達的遭遇時,我解開了她的垂直能量流。

然後黑元向她解釋:

～

任何人在轉世時,都可以選擇「閱讀障礙」,以保持這樣一種認知:在對任何情況做出理智判斷之前,抓住問題的核心非常重要。就美國的學校教育體系而言,你們很難把心放在第一位。所以,你們選擇放棄、至少是暫時放棄你們認為會從失去「心」的角度接收訊息的那些能力。因為你們看到地球上的需要,所以在你們降臨成肉身的過程中,決定給予別人這個禮物,即教導他人先把心放在理性頭腦之前。既然對這份禮物(天賦)已經清楚,我們就要處理這些能量帶了。

～

在我療癒第六和第七脈輪時,黑元繼續說:

～

在脈輪能量帶當中,所有從脈輪後部發出的能量帶都與前世有關,對今生的影響並不活躍,

而前部的能量帶則會活躍地影響今生。

〜

我將能量帶從第六脈輪中心，連接到了胼胝體中心。然後我解開並清理第六脈輪前面的能量帶，詢問阿依達她是否願意重新與父親建立深層連接。她同意了。當我與她父親進行心靈感應時，我看到他因生活重擔而心情沉重，太多的事與願違也使他悲傷。

他（心靈感應中）說他現在好多了。我（遠程）療癒了他的三眼輪，減輕一些負面想法，並將頭腦與心連接。在那一刻，阿依達脈輪前部的一些能量被帶到了後方。然後黑元解釋：

〜

有些問題，你已經可以置之身後了。

〜

當重新連接阿依達和父親的第六脈輪時，一種新的關係開始形成。然後我療癒了她與父親連接的心輪能量帶。我可以看出，在兒時她對他非常生氣，不對他敞開內心。她說，「我就當父親已經死了。」

黑元說：

〜

隨著時間的推移，你將會明白，為什麼如實接受父親的愛，接受他曾經和現在的表達方式如此重要。你需要如實接受每個人表達自身本質的方式。在過去，你曾說過：「你的愛不是它應有的方式，所以我不接受。」這裡有一項供你學習的很深的功課：如何接受每個人的本質。這就是阻礙你與男人和伴侶的關係的原因，因為他們永遠無法做到你「夢想他們應該」的樣子。

〜

這時，阿依達阻止能量帶進入她的心，所以我問：「你能讓你父親走向你嗎？你父親想要走進你心裡，原原本本、帶著他滿身的人性弱點走進你心裡。那很好，讓他徑直地向你走來吧。你的內在小孩會說：『會痛的，會痛的。會很痛苦，因為他已經缺席太久了。』」

當能量帶深深地連接阿依達的心時，她的呼吸加深了。

「感覺煥然一新，是吧？」我說。

「真是生機勃勃！」阿依達大聲說。

在我工作的時候，黑元繼續說：

〜

將這深深連接到靈座，連接到你的人生功課。因為它直接關係到你的人生功課：接受其他個體的現實，發現其中的真相，並找到彼此溝通的橋樑。只有透過心，允許他人進入你的心，才能完成。這是你為自己設想的方式，同樣地，你也要允許他人為自己設想。這樣，從二元角度來看，個體真相可以帶著明顯不同或甚至是分歧而並列存在，而與此同時，從更高的靈性真相來看，它們並無不同。

〜

在哈拉層面，我完成了進入阿依達靈座的連接，然後切換到核星，三百六十度擴展她的核心本質到整個房間。我說，「感覺你的自我，與地球上的任何人都不同。感覺光穿透你的身體。它來自你的內部，來自核星。」

阿依達的光向周圍的人放射，而她也感到神采奕奕。每個人都能看到。

當我們結束時，黑元補充說：

233

> ～
> **這種特殊的模式是世代相傳的。這只是閱讀障礙症的其中一種，一共有三種。我將來會談論到它們的。**
> ～

我喜歡隔幾個月就進行回訪，並追蹤盡可能長的時間，看看療癒的長期效果。離阿依達的療癒五個月了，但由於本書需要出版，不允許更長時間的追蹤。以下是她提及的那次療癒對她與父親的關係以及閱讀障礙的影響。

阿依達：嗯，那次療癒對我和父親的關係有極大的影響。我們的關係中有了更多愛，更多支持。就好像我原諒了很多過去問題，和父親有了更多的連接。療癒後確實還有一些奇妙的經歷。

芭芭拉：他對你的態度有什麼改變嗎？

阿依達：是的。過去，我總覺得他不在意我，不管我。現在，只要我有任何哪怕一丁點需要，他都準備要幫助我。他非常支持我。過去我說些什麼，一周、一月、一年過去了，他永遠也聽不到我說的話。現在我只說一句話，幾小時內就完成了，我想：「天哪。這絕對是一種改變。」所以我感受到前所未有的被愛感覺，因為他以前老是不在我身邊。同時，我們之間的交流也越來越好。他會告訴我他的童年。他童年時經歷過很多次虐待，繼父和母親都虐待他。而他母親自己也遭受家暴，還酗酒。因此，觀察和理解了他的童年處境，我更能接受並原諒他對待我和兄弟姐妹的方式。因為他身上有太多的虐待、艱辛、暴怒和失控。

芭芭拉：很棒！

阿依達：關於閱讀障礙。我一方面感覺到一切依舊按部就班，但也注意到了更多在瓦解的部分。就好像閱讀障礙越來越要浮出水面了，我更能覺察到它，對自己的障礙也更有覺知。我確實也看到了自己在扭轉局面。確實會在一些陌生或熟悉的新單詞上卡關。過去，我對這種情況感到沮喪和憤怒，現在對自己有了更多的寬容。

芭芭拉：所以進展在於，當發生閱讀障礙時，你會有意識的覺知到它。那麼以前在閱讀障礙時，你會覺知到它嗎？

阿依達：不，我覺知不到。

芭芭拉：好，這非常有趣，因為通常來說，想要改變什麼，第一步就是在做這件想改變的事情時，對自己的行為有覺知。

阿依達：是的。我經歷了許多似乎都朝向轉化蛻變的事情。我有過一次靈視，看到自己成了一根老樹枝，胳膊和腿像一根根枯枝。這確實是一次靈視，因為我當時並沒有睡著。然後我能看見、感覺或認識到有光出現在我的內在，在更新、喚醒、重建這些枝條。然後下一個畫面又到了我身上，但這個「我」卻擁有一具充滿活力的身體。直到最近，我才明白這次靈視的含義。它預示著我的生活正在進行自我構建，所以我不再那麼是我孩子們的焦點了。我的女兒們將在七月份去上大學和暑期學校。我的丈夫在大學，我也在考慮回歸校園。我正被吸引到一個可能的新領域……也許在這個領域我會有能力去做很多的療癒。我的內在有相當大的確定性，我想做這件事——想要自己能樂意去做神／上帝的工作（God's work）。但是我也害怕臣服。我還報名參加一個交流障礙課程。可以給我一些指導嗎？這符合我的人生目標嗎？

芭芭拉：哦，好的。

黑元說：

～

顯然，交流障礙恰好符合我們一直在談論的話題。

～

第七脈輪能量帶的問題

第七脈輪能量帶，也連接著更高的靈性世界，代表著在與神、宇宙和他人關係中，駐於神的神聖心智之內的力量；還代表著理解一種關係之完美模式的能力；也代表著在關係中整合物質和靈性世界的力量。

第七脈輪能量帶受損導致的常見疾病：第七脈輪能量帶損傷可導致抑鬱、成長過程中肉體發育問題、頭痛，以及精神問題如思覺失調症。

療癒案例及效果：第七脈輪能量帶連接著轉世之間的、靈魂生活中的關係。第七脈輪能量帶連接到我們的靈性傳承。有時，這些傳承與被世俗宗教所接受的神或靈性存有有關，如基督、佛陀、守護天使和靈性導師。有時候，與第七脈輪能量帶連接的存在體對於我們這些西方世界長大的人來說，似乎太過離譜。

第七脈輪能量帶容易在出生前、受孕時或子宮內受損，大多與難以將化身靈魂的意識帶入肉體以及肉體顯化過程有關。第七脈輪能量帶損傷的結果，我們要嘛被卡在肉身中失去靈性連接，要嘛被卡在靈性世界，無法完全進入物質現實。

例如，智障兒童不能完全進入肉體，似乎對進入肉體有很大恐懼。我尚未有幸處理過智障的

案例，所以我不知道是否因為肉體先有受損，使他們無法進入，還是因為靈魂不願意進入，而導致肉體智力遲鈍。我猜測這兩者都有可能。原因很可能會因人而異，當然，也取決於人生使命。智障兒童是偉大的老師，有時他們是自願投胎成那樣，以幫助他們的家庭。我知道有一名療癒師經過數年的每日雙手療癒，將一名智障兒童恢復到了正常。

對於我們這些自稱「正常」的人來說，通常有一個主要原因使我們無法完全進入肉體，因此產生第七脈輪能量帶問題。這個原因是：我們用靈性連接來逃避化身，避免面對當前的地球人類生活。為此，我們將意識脫離頭頂，或者「從頭頂脫離」。這只是一種出於恐懼的防衛行為。

在療癒學員中，這種防衛很常見！一旦療癒了能量帶並面對了恐懼，這些學員會意識到既來之則安之，身為人類，靈性只能在人類身體中實現。他們會改變自己的生活，將物質靈性化，而不是逃避物質生活。

有一個有趣的第七脈輪能量帶問題，多見於自以為來自外星的人。他們覺得自己並非真正的人類，而是從高等文明（通常是太陽系以外）被迫來此的。他們思念真正的「故鄉」並很難融入和待在肉體中。超感知結果表明，這些人的第七脈輪能量帶的確與其他星系中高等文明的存有相連。這些人通常稱自己為「星之子」，聲稱從來沒有化身為人過。在這種情況下的療癒會有所不同。問題是，當他們拒絕與地球連接的同時，也拒絕了與其他地方的連接。他們扯斷了自己與其他星系的能量帶，卻試圖透過斷裂的能量帶脫離肉體而「回家」（這是行不通的）。結果是，與任何事物的連接都不穩定。

因此，他們抗拒地球生活。我發現，幫助他

們降入肉體並連接地球的最佳方式，就是修復撕裂的能量帶，加強與「家鄉」星系的聯繫。為此，他們必須連接到當初因愛和力量而自願化身地球的那部分自我，然後就能從這些能量帶中獲取滋養。一旦建立完全的連接，他們就能融入肉體，並認可自己為人類，甚至允許自己承認以前也曾化身地球（他們曾化身地球的可能性極大）。透過重新連接星際能量帶，他們就能獲得家鄉星系的滋養。

對一些讀者來說，這似乎很荒謬，但我想提醒你的是，我的座右銘就是：「不要問它是不是真的。只要問問它是否有用。」這真的有用！通常，隨這種療癒而來的一部分通靈內容，是教導個案將自己看待為全息式地從整個宇宙起源的，而不僅僅是來自於一顆行星或一個特定星系。既然我們都以全息方式與萬物相連，因此理論上，我們可以記起在地球以及其他星球上生活過的每一次生命，就好像我們就是如此生活過的那些個體一樣。

我療癒過幾個第七脈輪能量帶的案例，和療癒其他能量帶一樣，我將能量帶清理、解開和重新連接。

在我班上的一個例子中，有名學生的所有脈輪都與另一個星系中的行星存有連接著。在療癒當中，我從她的第七脈輪開始沿身體向下，修復並連接了她所有切斷的能量帶。她後來感覺好多了，比以前更能融入肉體。在撰寫本書時，她已經能更加紮根於身體，驚訝於自己有多麼享受這種感覺，在身體中感到更加安全，相當不錯。

另一次被我療癒第七脈輪能量帶的，是一名抑鬱症患者。在療癒開始之前，患者感受到與人類同胞的連接，但體驗到的生命是有限的、無意義的死路一條。他感受不到與神的聯繫。結果，他產生了抑鬱。在幾次療癒後，能量帶修復了，他開始感受到與萬物的連接，包括與神聖的連接。他的抑鬱消失了，開始在更深層次上享受生活。對於如何使用時間，他開始做出選擇；一段時間以後，他的生活有了重大變化。他改變了對工作的態度，以前他是從事會計工作的，現在他選擇成為專業療癒師，專門幫助人們瞭解生活的廣闊面向，幫助人們發現生活中想做什麼。

當我結束這一章並查看整理的訊息時，我驚訝地發現，所有前世和現世的關係，對於我們的健康和療癒以及個人成長來說，有多麼的重要。由於「每個人創造了自己的實相」這句話非常流行，於是在許多靈性團體中，處理這個問題時都傾向於孤立主義。似乎有些人在「我如何創造了自己的實相」這一課題上孤軍奮戰著。但事實上，整體而言，以氣場互動互連、前世關係以及基因帶等各種形式，個人實相與他人實相是緊密連接著的。我們是肉體及氣場連接數百萬年進化的產物。毫無疑問地，能量帶也在進化，因為我們相互關聯的能力也在進化。

我們知道我們創造了自己的實相，但誰又是正在創造的「我們」或「我」呢？在自我轉化和療癒當中，處理「創造自己的實相」這一觀念的最佳現實語境，也許就是：**導致我們生病的不是關係本身，而是我們對這些關係的能量和心理反應**。一切能量互動，都是在涉入者同意的情況下發生的，雖然這些互動通常是自動和無意識發生的。

我們對關係的負面互動導致了療癒的循環，在此過程中引起了更多的自我反思，並因此開啟個體化過程，正如我在本章一開始所說的，這種個體化正是能量場第四層人生體驗的主要目的。

因此，從廣義來看，透過轉世化身來促進自

我成長或個體化，是可行的。對人際關係的負面反應所引發的疾病，幫助我們從「我所不是」中認清「我是」誰。成功的人際關係是教會我們「我是誰」，即使有些關係很困難，並導致疾病。如果在一段關係中沒有認知自我從而獲得成長，這段關係就是不成功的。

這並不意味著人們應該維持痛苦的關係。此時，功課的一部分通常是要認知到自己值得並能夠創造出更好的境遇。

越瞭解自己並治癒相互依賴，我們就越能在幸福、順暢、流動的關係中瞭解自我。我們越是個體化，就越能交互依存（而非依賴）。

15

觀察人際關係中的氣場互動

當我們聚到一起，在交流中融合，然後再次分開時，愛就誕生了。這樣的效果是立竿見影的，我們會在生活中體驗到更多的快樂。當我們走到一起、發生衝突的時候，我們就創造了人生功課或療癒循環等等可能是負面的體驗。但最終，一旦我們學到了功課或療癒了創傷，我們就會回到正面。所有這些都表現在氣場的互動中。

我們透過在第十四章中討論過的三種主要方式來影響彼此的氣場。在這些方式中，有些互動是正面的，有些是負面的。在正面互動中，我們相處得很好。我們透過脈輪能量帶與人們建立正面關係，透過生物等離子流相互交換正面能量；我們提升彼此的振動，透過諧波感應互相帶來清晰和明亮；我們接納雙方本來面目，不為自己的目的操縱對方。在這些正面互動中，我們也不允許其他人虐待我們。我們保持歸於自己的中心，以及良好的溝通。

人際關係中的負面互動

我們也有一些習慣性的負面氣場交互方式，以及透過氣場的互相操縱。我們這麼做通常是出於恐懼和無知，且常常意識不到自己的這種行為。我們試圖透過諧波感應使其他人的氣場呈現與我們一樣的振動，因為我們對他們的振動頻率感到不適，還會用彼此間的生物等離子能量流相互推拉對方的氣場，或者完全停止等離子能量的流動。我們使用彼此之間的能量帶得到我們想要的，試圖使用能量帶來鉤住對方，或與對方糾纏在一起。所有這些氣場互動通常是無意識的，大多數人看不到，但是任何人都可以透過開發超感知力來覺察它。

在這些互動中，實際上只有四種能量流模式：推、拉、停止或允許能量流動。如果一個人拉取能量，另一個人可能也會去拉或完全停止能量流動；而如果一個人推，另一個人可能推回來，或停止不動。

典型的親密關係可能是：她想得到他的愛，她伸出「手」試圖從他那「拉取」愛。而他則想獨處一會，就會向她推出一股強大的能量，這樣她就會離開。或者，他可能只是讓自己的氣場停下來，不回應，所以她的任何舉動都沒有回應。

想想你是如何與他人互動的。例如，當有人向你推能量時，你會推回去嗎？你會把這些能量拉進自己嗎？你會停止？還是你屈服了，當能量推向你的時候允許它進入？我們大多數人要嘛停止能量流，要嘛會推回去。

我們在彼此的能量場互動中，創造了一系列相當標準化的方式。這些標準的能量互動模式，對應於我們第十三章中描述過的共同協議或契約，而我們會無意識和習慣性地遵守。這些模

式，有時有效，有時卻無效。有些人透過能量場與我們互動的方式是我們接受的，而另一些方式我們則不接受。我們所有的習慣性互動，其實是一個能量場的防衛系統，用來保護自己不受想像中危險世界的傷害。有時我們能夠「應對」別人的防衛系統，而有時我們則難以容忍之。

如果我們不學習如何以正面療癒的方式應對某人的負面能量行為，就會開啓負面反饋循環。每個人都可能加強防衛扭曲，直到想像力和投射完全接管。在這種情況下，會產生非常痛苦和破壞性的互動。這會發生在個人層面、兩人之間，也會發生於一群人當中，以及國家之間，且多數會導致戰爭。如果我們能學會在個人層面阻止負面互動，最終也會知道如何在國家層面上阻止它。

極度負面嚴酷的互動會嚴重破壞氣場，並需要人們事後進行自我修復。有些修復是自動發生的，就像身體自我修復的方式一樣。有些氣場傷口和心靈傷疤可能會停留在氣場中一輩子，甚至會帶入來世，具體情況取決於創傷的深度。創傷停留在氣場中之所以如此久，是因為人們通常會逃避對創傷的直接體驗，反而將創傷更深地壓抑到氣場中，再以能量阻塞去掩埋。這一類深層創傷來自於某一種極度嚴酷的互動，或是習慣性重複的負面互動。所有這些創傷都可以透過雙手療癒以及個人（轉化）過程來療癒。

根據我對氣場二十多年的觀察，所有深層創傷都源於此生或前世的負面關係互動，這些創傷隨後被帶入到下一世的生命體驗；或者，深層創傷是因某種物理創傷，比如自然災害或意外傷害而來。除此之外，我還能追蹤到大部分個案的意外傷害，都源於對某一次嚴酷互動的延遲響應。良好的互動是我們健康的基礎，而負面互動則會

造成疾病或傷害。

例如，我最近在一次工作坊課堂上，為一位年輕的德國女士做示範療癒。我注意到她的左膝在幾年前受了傷。我用內視觀察到她的膝蓋骨下方交叉的韌帶被拉裂了一點，導致膝蓋虛弱。當我療癒她的韌帶時，我回溯時間，觀看它受傷的原因。透過超感知，我看到她騎著自行車，撞到了一個靠近地面的物體上，然後頭朝前地從車把的右側飛跌了出去。然而，她之所以沒有注意這個物體，是因為剛與一名年輕男子爭吵而分心。第二天，在療癒結束後，她確認了我讀取到的訊息。

由於所有疾病都與負面關係有關，所以最重要的，就是我們要學會以健康、療癒的方式來與人互動。在這一章中，我將詳細闡述一些能量防衛系統的典型形式，以及我們採取的典型負面反應方式，這些反應最終導致了我們能量場和健康的問題。然後我將展示如何以正面的、能為每個人創造健康的方式來回應這些能量防衛系統。

解決負能量互動的框架

我會使用生物能量學研究中所運用的五種基本性格結構，作為組織素材的框架，用於描述我們或多或少習慣性使用的典型能量防衛模式。你會發現有些能量防衛模式和你很像，而另一些則不太像。你也可能會覺得每種模式都有自己的影子。

性格結構（character structure）是許多身體心理治療師用來描述某些人的身體和心理類型的術語。雖然我們的身體構造來自基因遺傳，但我們肉體的發育，則取決於童年環境。有相似童年經歷和親子關係的人，其體形也類似。而相似體形的人有著類似的基本心理動力。這些動力不僅

取決於親子關係類型，還取決於孩子第一次經歷生活創傷並開始阻塞自己感受的年齡。孩子們為了阻塞感受，會阻止氣場中的能量流動，並發展出一種會習慣性地在今後生活中出現的防衛系統。在子宮中經歷的創傷，其能量阻塞和防衛模式與在成長的口腔期、廁所訓練或潛伏期經歷所形成的模式截然不同。這是很自然的，因為個體和氣場在不同的人生階段是非常不同的。

在我看來，我們童年的環境和經歷，是由我們從前世甚至是其他層面生活中帶來的信念系統所決定的。人生事件，是我們出生之前所產生的已運作的因果結果。有些人稱之為「業力」，而認為「惡業」是對我們所作所為的懲罰。但業力並不是懲罰，而是因果法則的運作，只是我們過去的行為所導致的人生環境或事件。

這些事件對我們的影響，完全取決於我們對事件體驗當中所持有的印象以及信念系統。從一世到另一世，我們往往傾向於攜帶某些印象和信念系統，直到在體驗中清除和療癒它們。每次這種事發生在我們身上，就是我們學習療癒的機會。如果我們對某些特定環境持有負面的印象和信念系統，我們就會體驗到極大的痛苦。我們甚至將其理解為對我們所做所為的懲罰，因為我們不記得在此生中做過什麼大惡之舉，也許只好歸因於是很久以前做過的。

如果我們對某事沒有負面信念，事件的出現就不會帶來我們的自我評判和使人衰弱的痛苦。當然，痛苦是會有的，但不至於使人衰弱。

黑元說，我們之所以在地球上，是因為我們選擇如此。我們不是必須在這裡的。他說，只要我們選擇離開，我們就可以離開。對此沒有任何評判。

我們將某一事件視為懲罰的唯一原因，是我們的信念系統如此認為。舉個例子，我聽過很多人不允許自己擁有權力，因為過去他們曾濫用權力，所以被禁止了，現在他們在接受懲罰，因此沒有任何力量。確實很有可能，他們過去濫用了權力，而某些生活中的事件也確實作為濫用權力的後果回到了他們身上。但這些事件恰恰是為了讓他們學會如何正確使用力量。宇宙太過高效和平衡，並不使用懲罰，相反地，它精確地帶來我們需要的功課，以滿足我們的需求。

因此，性格結構是能量場扭曲的模式，也是我們的體形因負面印象和信念系統所產生的不平衡。這些負面印象和信念系統，可能已經在許多次轉世中延續流轉。換句話說，性格結構是負面信念和印象對心理、氣場以及肉體產生的結果，不是父母帶給我們的。童年環境和人際關係的作用是明確地展現我們所攜帶的負面印象和信念，以療癒它們。這就是為什麼我們選擇這樣的父母和環境的初衷。

生物能量學中使用的五種主要性格結構分別是：分裂型、口腔型、轉移型或錯亂型、受虐型和嚴苛型。這些術語和標準佛洛依德術語的含義並不相同，是亞歷山大·洛文（Alexander Lowen）❶博士基於標準術語演變而來的。亞歷山大曾與佛洛依德的學生威廉·賴希博士一起進行研究。這些創新者在研究了佛洛依德心理學之後，繼續研究佛洛依德心理學、物質身體和生物能量之間的關係。因此，術語就誕生了。在我的

---

❶ 亞歷山大·洛文（一九一〇年至二〇〇八年）：美國醫生和心理治療師，威廉·賴希的學生，與約翰·皮拉克斯一起開發了生物能分析法。

圖15-1　性格結構的防衛方面

	分裂型	口腔型	錯亂型	受虐型	嚴苛型
主要問題	生存恐懼。	哺養。	背叛。	侵犯，偷竊。	真實性；否定自我。
恐懼	作為個體生活在人類身體內。	對任何事物的匱乏感。	放手和信任。	被控制；失去自我。	不完美。
經歷	直接攻擊性。	缺乏哺養；拋棄。	被利用、被背叛。	被侵犯；受辱。	否認心理和靈性實相。
防衛行為	離開身體。	吸取生命。	控制他人。	要求的同時卻在抗拒。	行動出於「是否恰當」而非出於真實性。
防衛的結果	身體更弱。	不能代謝自身能量。	吸引攻擊和背叛。	依賴；無法區分自我和他人。	不能體驗自我；世界是虛假的。
與核心本質的關係	能體驗一體性本質；害怕個體化本質。	體驗個體本質為匱乏感。	害怕本質是邪惡的。	個體化的本質與他人並無不同。	不能體驗個體化本質：它不存在。
人類需求	個體化；臣服於身為人類。	滋養自己；瞭解本自俱足。	信任他人；犯錯並仍感到安全。	自由地感受和表達自己。	將自我帶入生命；感受真實自我。
靈性需求	體驗個體化的本質。	以「無限內在豐盛」來體驗個體化本質。	認識並尊重他人的核心本質及更高意志。	認識自我核心本質，以及內在神性。	在自我中體驗一體化和個體核心本質。
時間扭曲	體驗一體化時間；不能體驗線性時間或在物質世界處於當下。	時間永遠都不夠用。	匆忙進入未來。	體驗到時間似乎是停止的。	體驗到時間持續、嚴格、機械化的向前。

《光之手》一書中，討論了五種主要性格結構的氣場結構，以及在不同成長階段能量場的發展變化。在這裡，我將集中於用新方式看待每種性格結構，以及每種結構所使用的能量防衛系統。

　　性格結構有何意義？很多時候，研究性格結構的人，會開始根據性格特徵來定義自己。有人可能會說，「我是一個分裂者」或者「我是一個嚴苛者」。人們甚至對這些個人定義感到自豪。

所以我必須說的第一件事是，性格結構不能幫助你定義你是誰；反之，那是一個你「不是誰」的路線圖。很多時候，性格結構實際上是你害怕自己成為的樣子。「性格結構」向你展示了你是如何阻止「你是誰」之本質的表達，它描述了你扭曲真我的方式，向你表明了你如何背離真我。每個性格結構都有一種防衛模式，這一模式扭曲了你的真我，並以扭曲的方式表達你是誰。

這種表達式是即時的，且在能量層面上發生得太快，我們無法透過頭腦做決定來阻止。當我們處於一定程度的壓力時，就會根據習慣性防衛系統做出反應行為。記住，我們的性格防衛是從很小的時候就建立的，在我們年幼時，身處某些情況下而沒有其他方法保護自己時，防衛系統是非常有用的。防衛系統妥善地服務了所有人，也仍然保護著我們那脆弱的內在小孩，不被我們負面信念系統和印象所創造的、充滿敵意的世界所傷害；然而，防衛系統也參與創造了這個充滿敵意的世界，因為它的行為是假設負面信念是真的，並吸引了我們所相信的負面體驗。

性格結構防衛，源自於不安全的感覺，也是某種恐懼的結果。每種性格防衛都有一個與特定恐懼相關的基本問題，而能量防衛就是對這種特定恐懼的反應。能量防衛造成扭曲，扭曲又直接導致氣場和身體的薄弱。每種性格都透過防衛行為創造了一種生活方式，並創造了對應的生活體驗，這些體驗反過來又驗證了恐懼的正確性。每種性格防衛的生活方式，也同時建立了與時間的某種負面關係。每一種性格防衛都扭曲了與核心本質的關係，也都有特定的身體和靈性上的需求，這兩種需求都應得到滿足，從而受到療癒。

在圖15-1中列出了每種性格結構不同的防衛面。我們在討論每一種性格防衛時，也會討論每個面向。我們將探索如何在互動中讓每個人感到安全，從而帶來更持久的安全感，並療癒導致大量身心創傷的習慣性防衛扭曲。記住，對防衛的正面、療癒回應，目的是幫助雙方儘快返回現實和交流當中。有性格結構防衛的人，會要求你認同他們扭曲的世界觀。如果你照做，只會加強他們的防衛。同樣重要的是，不要讓別人透過他們的防衛來利用你，因為這會加強他們的防衛，並支持他們停留在對世界的扭曲幻想中。

你會發現所有典型氣場防衛模式正發生在你周圍、你本人和你的親密關係中，你可能會在不同情況下使用不同的防衛。你還會發現你和朋友們使用不同防衛的組合。你可以估計每種防衛所使用的百分比，例如，你使用百分之三十的分裂型、百分之十的口腔型、百分之五的錯亂型、百分之十五的受虐型以及百分之四十的嚴苛型。這意味著每種性格結構的主要問題，你都或多或少地帶著。

你也會在不同的人生階段，面對某一特定的性格結構主要問題。在這段時間，你就會最常使用某種防衛結構。而在一段時間後，你將處理另一個不同的性格結構問題。這完全正常。一般來說，我們一生之中使用的性格防衛類型基本不變，但我們使用的頻率會逐漸降低，也不那麼有力，而且它會軟化，如此就有更多真我被表達出來。重要的是要記住，這些防衛是男性和女性都會使用的。

分裂型性格的防衛系統

分裂型防衛的主要課題

使用分裂型防衛之人的主要課題是：關於生存的恐懼。分裂型性格可能在許多前世中，都有過肉體痛苦和創傷，並且通常因為特定靈性信仰而遭受折磨至死。分裂型性格者面對折磨的方式，是找到一些方法以逃離肉體。鑒於那些過去，他們現在相信，生活在肉體裡是一種危險而可怕的經歷。因為那些過往，他們對來地球一點興趣也沒有。他們不希望與其他人類有太多接觸，且會預料他人有直接的敵意，而這敵意就會成為他們時不時的體驗，不管他們原本如何。他

們已經被編程設定爲以此方式去體驗他人。例如，如果一位母親對一件與她孩子完全無關的事感到憤怒，且碰巧在嬰兒床上看到孩子，孩子就會體驗到母親的憤怒，就像危險的殺手之怒是直接針對他而來，他也會感到被攻擊。但在實際情況中，也許她只是對木匠要價過高而生氣。

另一方面，這些人所選擇的父母，在某種程度上反映了他們的信念：人類是危險的。有些父母確實會對孩子感到憤怒，有些人甚至會虐待孩子。然而最終幫助形成分裂型性格防衛的，是孩子體驗現實的方式，而不一定是當時的眞實情境，雖然二者通常非常相似。

在這兩種情況下，分裂型防衛的人都害怕別人，並且與他人相處非常困難。他們第三和第四脈輪的能量帶，也沒有以健康的方式連接父母，所以他們沒有與他人連接的榜樣模型。這樣的人害怕完全化身落地，也就是說，他們害怕將意識和能量堅定地帶入肉體。

分裂型性格對抗恐懼的防衛行爲

分裂型性格對抗恐懼的防衛方式，是離開肉體。他們找到一種方法：首先分裂，然後扭曲能量意識，以便讓大部分意識從頭頂脫離。他們通常會從頭頂一側或後腦勺撤離出來。因爲他們從很小、甚至出生之前就開始如此，因此在能量體中製造了習慣性的扭曲，使能量體歪斜，也未能建立起強壯的氣場外部邊界，第七層氣場的蛋殼就非常脆弱。

分裂型防衛行爲的負面結果

這些防衛行爲的結果，使分裂型性格的人覺得物質世界更加不安全。分裂型性格者的邊界非常薄弱，因此很容易被他人滲透；他們的肉體跟隨了能量場中的扭曲，因此脊椎可能會有某種程度的扭曲，從而導致脊椎的虛弱；他們氣場的較低層面可能不強壯或發育不良，導致肉體非常虛弱、敏感。因此，從長遠來看，他們的防衛行爲實際上讓事情更糟。防衛行爲所輔助創造的生活經驗，又向他們證明肉體生活的危險，因爲他們非常的敏感和脆弱。所以他們被困在了惡性循環之中。

使用分裂型防衛的人爲了避免化身投入令他們恐懼的物質世界，會盡可長時間地沉浸於較高靈性層面、處於瀰漫的一體性狀態中，而不去體驗個體性。就像我們之前說過的，物質世界的生活，是自我反映的鏡子，如此我們就能學習去認知到個體內在的神性。因此，分裂型防衛的人避免了在地球生活的個體化過程。然而，只有在個體化過程中，我們才能認知內在核心。所以，分裂型防衛的人知曉自己與萬物一體，但卻不知道內在個體化的神性，因爲他們在更高層面花費了大量時間，所以他們和較高層面的時間同步。在那裡，所有時間是同時的。因此，分裂型性格者不會經歷現在當下的時刻，也不認爲時間是線性的；相反地，他們以所有時間爲家，他們容易有這樣的體驗。圖15-2顯示了分裂型能量防衛的「撤離」現象。

如何判斷人們正在使用分裂型防衛

要判斷人們正在使用分裂型防衛很容易，因爲他們的眼睛是空洞的，他們沒有在自己的身體裡。你也能感受到他們被恐懼所包圍，還可能會發現他們身體姿勢的扭曲。

分裂型防衛者的人類需求及靈性需求

這樣的人需要在地球物質世界中感到安全，

還需要學習如何在人際關係中與人連接，並需要學會帶著過去與未來活在當下。在靈性層面，他們需要知道內在的神性，以及內在的神是每個人獨特的神聖本質。

你對分裂型防衛的負面反應是什麼？

讓我們來看看，當人們以這種方式防衛時，你的負面反應是什麼。

當你與離開你的分裂型性格者互動時，你會做些什麼？你會因為他們不注意你而生氣，並推出更多能量嗎？如果你生氣，他們會更害怕你，然後離得更遠。下次再接觸他們就更難了。圖15-3顯示了當你生氣和推（能量）的時候，你的能量場會發生什麼，以及分裂型性格對憤怒的反應。

你的反應是感到被拋棄並執著地抓住那個人嗎？你會進入「拉」的狀態嗎？如果你這麼做了，他們會走得更遠。那麼你要怎麼辦？更用力拉嗎？圖15-4顯示了當你抓取和拉的時候，分裂型性格的反應。

你會進入「停止」狀態，停止你的能量流嗎？當你停下來的時候，你會沉入你的內在深處嗎？這樣分裂型性格就會在外面，而你在裡面。當你這麼做的時候，你會想念對方嗎？還是在當下停止並等待？也許會不耐煩地要求他趕快回來？他們不會回來的。請參見圖15-5中的結果。

你會進入否認並允許的狀態嗎？你會允許事情自然發生，然後否認，並繼續交談，假裝對方已經聽到，而浪費自己的時間嗎？你的目的能達成嗎？我對此表示懷疑。參見圖15-6。

或者，你也離開當下，所以沒有一個人處於交流當中？圖15-7顯示兩人都走了。大家都在

神遊太虛！

很多時候，分裂型性格者會用傲慢的態度，讓你畏懼於他們比你更心靈、更進化或更靈性，來把你嚇走。那麼你會如何反應呢？你是否認可「靈性」和「心靈」意味著「更進化」，因此他們更好，然後你撤回聯繫？還是你會生氣，變得更強硬？還是你會保持原狀，不買他的帳？如果你過了這一關，也仍然需要改變你的能量場。如果你想要幫助分裂型的人感到安全、放下戒備，就要接地氣、開始交流，如此你才能完成雙方共同參與的任何事情。

如何以正面療癒方式回應分裂型防衛

彩頁圖15-8顯示了如何調節你的能量場，來與分裂型防衛者互動，並使他們感到安全。這種回應旨在讓你們都脫離恐懼和防衛，並儘快回到現實和交流當中。我們將使用三種主要能量場交互類型（諧波感應、生物等離子流和能量帶）的變化，以及四種能量流模式（推、拉、停止和允許）為我們的分裂型朋友創造安全的空間。

第一條規則，不要用任何生物等離子流去穿透脆弱的邊界。想像一下，這個人的氣場第七層就像一個破碎的蛋殼，此意味著，如果你發送任何等離子流，它們就會逕直穿透，而他或她將會在一瞬間撤離。要記住的第二件事，是分裂型性格者的能量意識，是運行在氣場高層的高頻率上的。因此，要接觸分裂型性格者的能量意識，你必須將振動提升到高頻，使之透過諧波感應來感受到你的頻率。

要做到此點，需要將注意力集中在你所知最高的靈性實相上。透過想像它、看到它、感受它、聽到它、聞到它、品嚐它，就能將你的意識帶到你更高靈性最完整的體驗中。如果你能做到

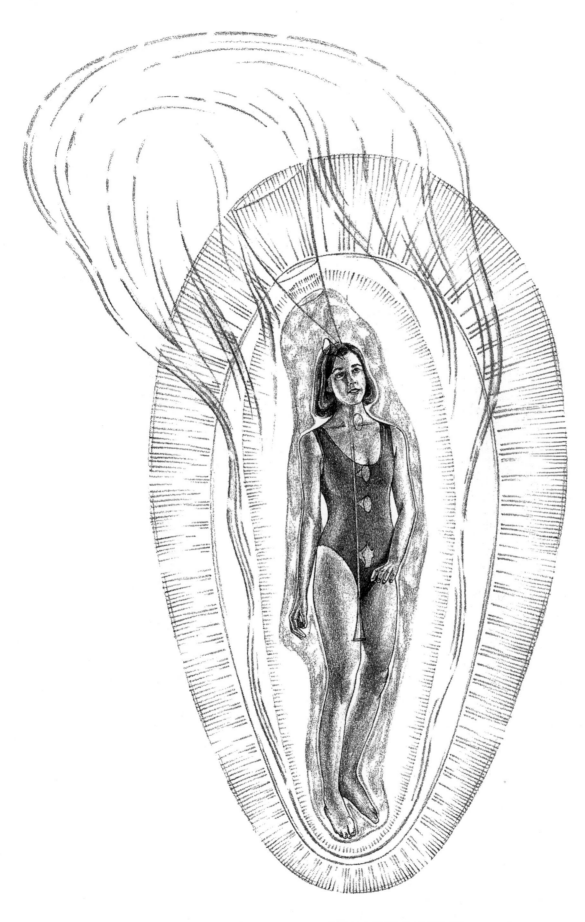

圖 15-2　分裂型性格的氣場防衛

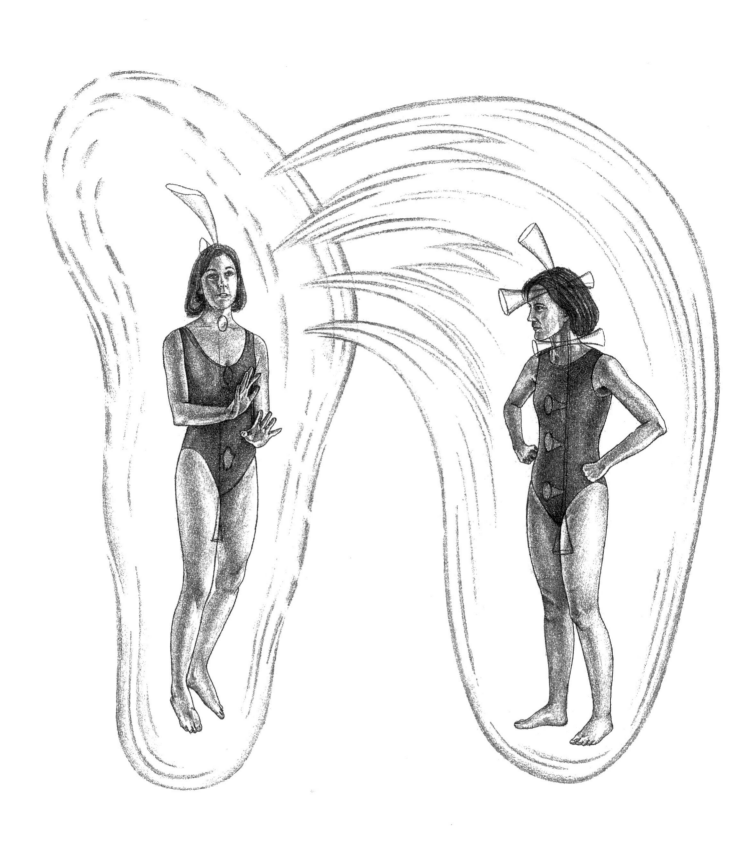

圖 15-3　分裂型防衛者和「推」反應

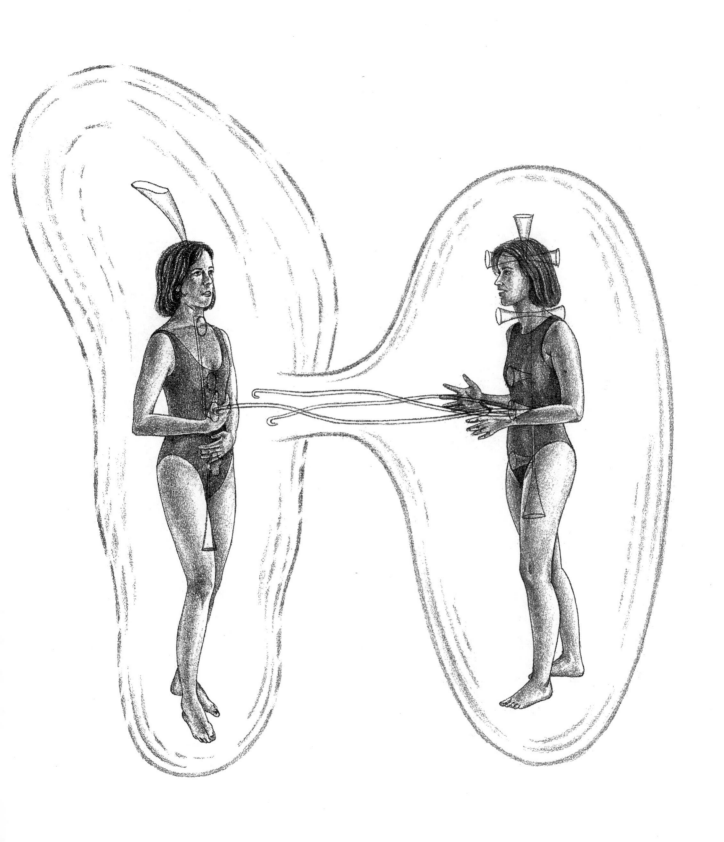

圖 15-4　分裂型防衛者和「拉」反應

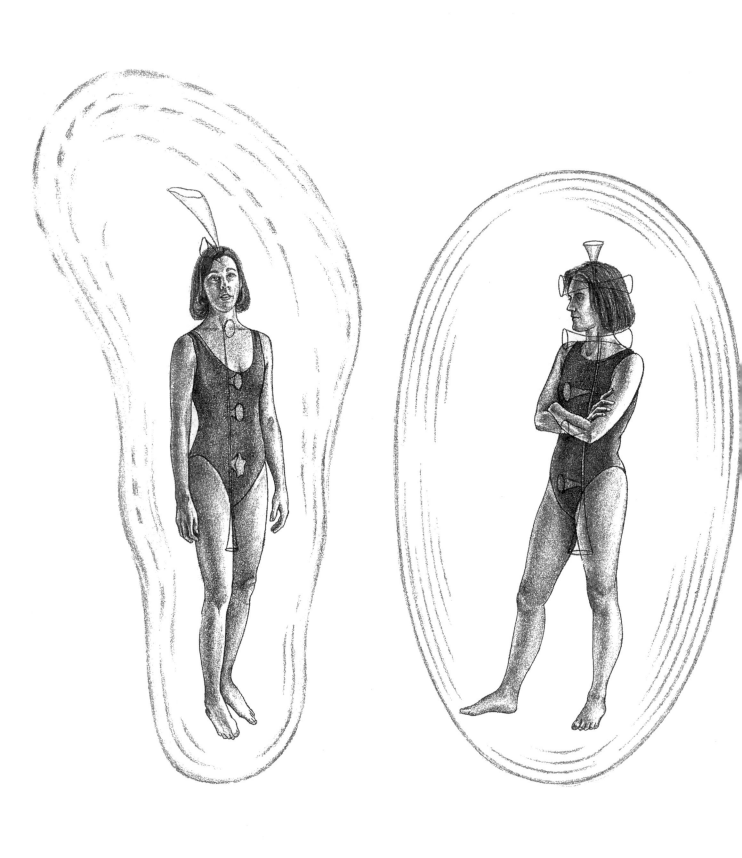

圖 15-5　分裂型防衛者和「停止」反應

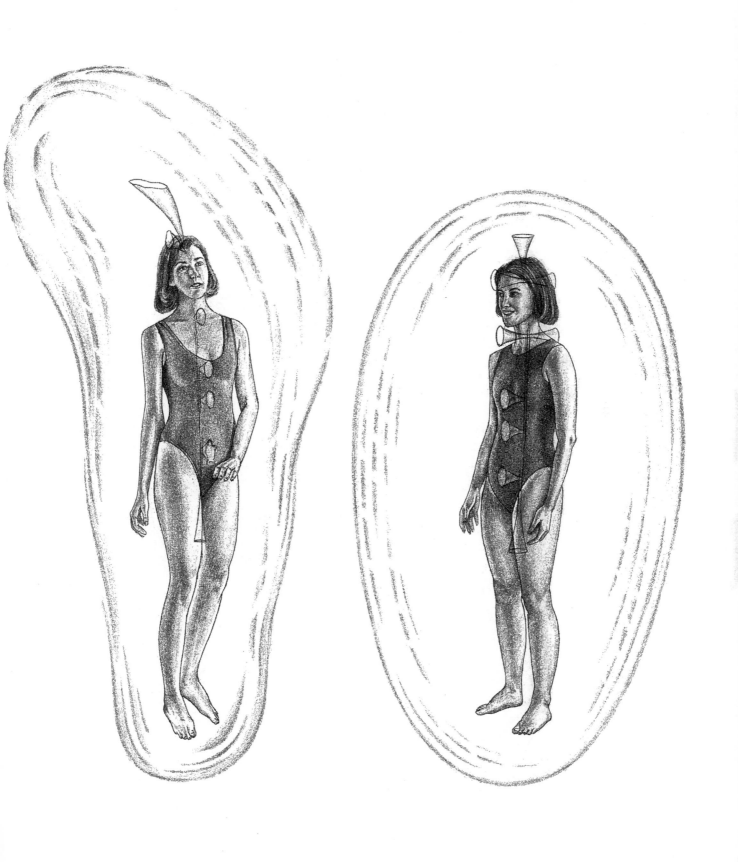

圖 15-6　分裂型防衛者和「允許或否認」反應

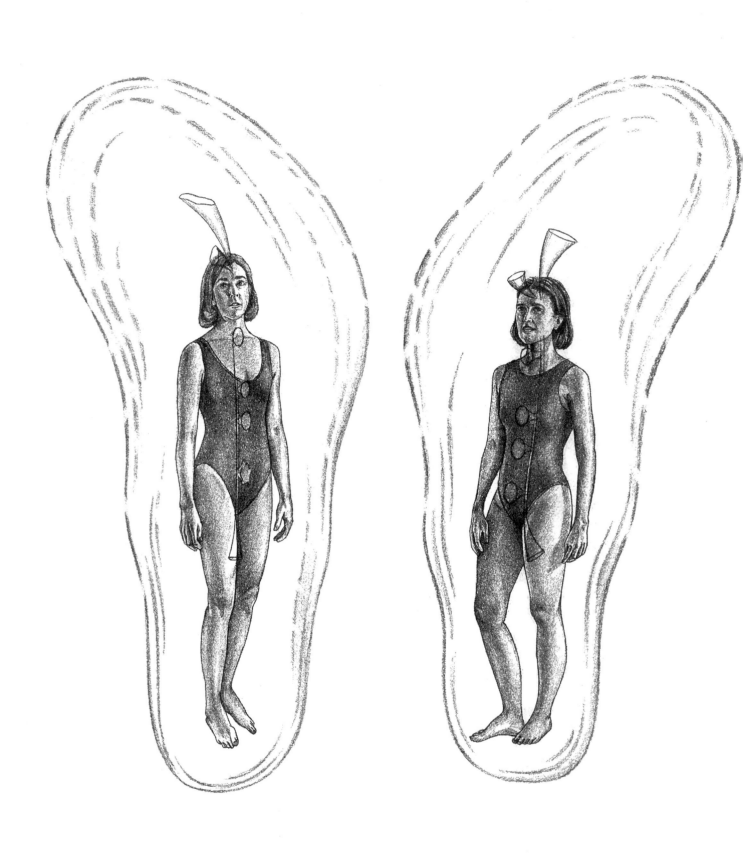

圖 15-7　分裂型防衛者和「撤離」反應

這一點，同時防止自己產生任何生物等離子流，另一個人就會開始感到安全。爲了防止自己投射任何等離子流，要讓頭腦同時呈球狀專注於各個方向。感受你氣場的蛋形，感受它的脈動，感受你邊界的邊緣，並保持邊界。不要把注意力集中在某一件事上，也不要走神而把任何一件事帶入頭腦。

當你這麼做的時候，你也許不能直接面對這個人或與他有眼神交流，因爲這樣會有威脅性。沒關係的。一旦你同步了，並透過諧波感應與對方取得聯繫，你就可以溫和地降低你能量場的振動頻率，然後繼續使用諧波感應來影響降低對方能量場的頻率。爲此，只需全身放鬆，讓自己保持平靜，也會讓對方感到平靜。想像一下，在綠色的草地上、在樹林間穿行，這會使你的頻率降低到平衡的地球頻率。

接下來的互動，需要更高級的能量場控制水平，所以如果你做不到也不必沮喪。我增加這一部分，是給擁有高級氣場調控水平的讀者的，這可能會對他們有用。一旦你有了安全感，就向對方申請觸碰。如果對方同意，請對方站起來、彎曲其膝蓋，然後小心將你的右手放在對方第二個脈輪的後部。確保你的手上保持著平靜的振動，並且沒有發送生物等離子流。然後非常小心地允許生物等離子流從你手中流出。用你的意願，將它引導到對方體內中心，進入地球。這股等離子流，將把對方連接到地球。完成這一步後，允許能量帶從你的心輪和第三輪連接到其對應的脈輪。能量帶必須來自你脈輪的中心，然後一直沉到對方的脈輪中心，因爲對方不知道如何連接能量帶。

正面療癒回應的結果

如果你能完成以上的部分，你將會大大地幫助對方發現關係中的更多安全感。重要的是要記住，有分裂型防衛性格的人，很可能在與人互動和連接中從未體驗過安全，亦即當我們的心輪和第三輪能量帶健康地連接時所能感受到的那種安全。

對分裂型性格者來說，學習在關係中建立連接是至關重要的，因爲只有透過關係，才能滿足他們最深的靈性需求，去體驗自我個體的神性。他們在一體狀態、而非個體狀態中體驗神性，他們需要找到內在個體化的神，只能透過與他人交流來學習。你用自己的氣場爲他們提供了安全空間，讓他們能夠做到這一點，這對他們有極大幫助！

所以下一次，當你愛的人在你面前「撤離」、而你以通常習慣的方式做出反應時，也沒關係。反應往往會太快，向來猝不及防。然而一旦你抓住了它，請記住，你朋友的「撤離」以及你防衛反應的原因都是出於恐懼。雙腿曲膝，接入地球，深吸一口氣，然後開始如圖15-8所示提供幫助。你的朋友會回來，你們會再次交流的！一開始這可能會很困難，因爲你可能會自動進入你的性格防衛。但是練習得越多，就會越容易，然後你將進入更加豐富的生活和交流體驗中，而不是將寶貴時間和精力浪費在防衛上。

如何讓自己脫離分裂型防衛

如果你發現自己又飄到了「平流層」，首先要做的就是覺察到你在外面，然後要意識到你在那裡是出於害怕。爲了不再害怕，你需要改變你正在做的事。首先彎曲膝蓋，深呼吸一次。一定要睜著眼睛，保持膝蓋彎曲，注意力聚焦頭頂。

將你的意識帶到頭頂，然後往下，進入臉部，然後是脖子、上胸部等等，直到你的意識處於腳底。感受腳的底部，然後繼續向下進入地球。重複念誦：「我是安全的。我在當下這裡。」當你感覺大地穩穩在你腳下時，試著去感受正在和你談話的人。如果對方看起來熱情友好，想要連接你，那就幫幫他吧。試著向對方敞開心輪和第三輪（太陽神經叢），讓對方以一種溫暖的、人性化的方式與你連接。

口腔型性格的防衛系統

口腔型防衛的主要課題

使用口腔型性格防衛的男性或女性，其主要課題是哺養。口腔型性格的人，有過多次食物短缺的前世。他們可能曾在饑荒中餓死，或者不得不為了得到一丁點食物而做出可怕的選擇。口腔型性格者沒有體驗過完全的滿足，他們擔心自己永遠無法得到足夠的東西。

口腔型性格的人因為進入「此生來療癒」的信念，就會吸引特定的童年環境，以將此信念帶到自我表層。他們早年體驗過被拋棄，並擔心這種情況再次發生。通常他們體驗到的是被父母拋棄。相較於他們的父母實際上將「拋棄」這件事做到何種程度，更重要的反而是他們對這件事的體驗。

造成口腔型防衛的典型例子之一，就是母親沒有充足時間完成母乳餵養。如果嬰兒在吃飽之前就被抱走，就無法達到飽食滿足並自行停止吸食的程度。嬰兒在吮吸母乳時，會與母親融合，這是最接近回到子宮裡的體驗。在這種融合中，嬰兒體驗到與母親的一體，體驗母親即是神／上帝，自己即神，神即母親。母親、神和嬰兒的

本質是一。為了讓嬰兒感受自己的本質，他必須充滿母親／神的本質。然後，嬰兒自己必須有足夠的能力進入個性化來體驗他或她自己的神聖核心本質。而正是透過滿足的母乳餵養，嬰兒才學會這樣做。

如果母親在餵養母乳時很艱難，或者在嬰兒吃飽之前就不再讓孩子吸食，又或者如果母親太著急、不耐煩，想要孩子快點吃，那麼她就在某種意義上「拋棄」了嬰兒。如果這些情況反覆發生，嬰兒將會感到緊張，無法很快攝入母乳，反而會延長哺乳時間，使情況變得更糟。最終，孩子學會在母親拋棄自己之前先拋棄母親。但在這個過程中，孩子並沒有體驗到與一切所在（母親本質）融合，然後將其個體化成為自我。這樣的人在成長過程中沒有對自我本質（即內在神性源頭）之清晰、完整的體驗；相反地，自我本質是虛弱和匱乏（不足夠）。

這些嬰兒還會體驗到父母從他們那裡吸取能量，而事實很可能確實如此。不幸的是，他們的母親或者父母會從第三輪能量帶連接孩子來吸取養份，而不是給予孩子。父母還透過附著在孩子身上的生物等離子流，從孩子身上獲得能量。他們從來沒有學會如何向下連接地球。

口腔型性格對抗恐懼的防衛行為

因此，口腔型性格者的防衛行為，就是吸取別人的能量。他們會不知不覺地以多種形式來吸取：試圖將第三輪能量帶連接到他人的脈輪上，像父母那樣透過能量帶來吸收能量，並試著透過「吸塵器眼睛」與他人的眼神交流來創造生物等離子流，從而吸取能量。或者他們會輕聲細語地進行長時間的無聊談話，由於他們說話的聲音太輕，別人為了聽清楚，就會向他們發出生物等離

子流，以努力聽清楚。如此一來他們就能透過持續的輕聲談話來吸取能量。圖15-9顯示了口腔型性格防衛的吸取特徵。

口腔型防衛行為的負面結果

這些防衛行為的結果，是使口腔型防衛者覺得在物質世界更加得不到滋養。實際上，使用口腔型防衛的人會拒絕滋養，而且自己對此一無所知。因為他們要利用能量系統從別人身上吸取能量，所以就從未讓脈輪發育為能自然吸收能量來填充自身氣場的正常大小。他們專注於從外部獲得補充，而不是從脈輪或從內在源頭獲得。他們要嘛是無法連接內在源頭，要嘛就是內在源頭感覺太弱小。因此，他們的能量場一直很薄弱，依賴於他人消化過的能量，而形成了負面反饋的回路，使他們「營養不良」並依賴他人的能量。這種行為導致人們非常不喜歡待在口腔型人們的周圍，所以口腔型人們得以實現他們被「拋棄」的課題，因為人們會避開他們。因此，他們創造了生活體驗去證明他們永遠無法獲得滿足，陷入了惡性循環。

如何判斷人們正在使用口腔型防衛

要判斷人們正在使用口腔型防衛很容易，因為他們會表現得很無助，想要你為他們做一些事，或者以超出成年人正常範圍的方式來照顧他們。他們說話的聲音可能會輕到讓你聽不到，也可能會想方設法與你進行眼神交流。但你在他們眼中看到的是一種無助的懇求，說：「幫幫我。照顧我，而不是進行成人式的施與受的交換。」

口腔型防衛者的人類需求和靈性需求

這樣的人需要有一次完全被滿足的體驗，在這種體驗中，他們自己正是提供滋養的人。他們需要學會如何自給自足，需要體驗存在於內在核星中豐盛強大的生命之源。

你對口腔型防衛的負面反應是什麼？

再一次，我們透過推、拉、停止、允許和撤離這五種能量流模式，來探索人們對於性格防衛的主要反應。

當你與那些無助，並且一直索取、索取、索取但從不給予的人們互動時，你會怎麼做？你會因為他們吸取你的能量而生氣，並以一種負面方式把更多能量推向他們、令他們停止嗎？你會感到氣憤、受辱，還是用能量「壓制」或攻擊他們？這將使他們自我感覺更糟。如果你這麼做了，他們很可能會崩潰，變得更加無助，下次再想接觸到他們就更難了。圖15-10顯示了當你生氣和推動的時候，你的能量場會發生什麼，以及口腔型性格的人們會對你的憤怒做出哪種反應。

你的反應會是感到被拋棄並緊緊抓住他們嗎？你是否也開始拉取？如果是，他們可能會拉得更用力，並吸取你的更多能量，或者他們會崩潰。這時你會怎麼做？更用力地拉？圖15-11顯示了當你抓和拉取的時候發生了什麼，以及他們對此的反應。

你會進入「停止」狀態、停止你的能量流嗎？如此他們就無法獲得任何能量；當你停止的時候，你會沉入內在深處嗎？如此則口腔型性格者會試圖從「外面」接近你、吸取你，而你在「裡面」。當你這麼做的時候，你們會想念對方嗎？或者，當你處於「停止」狀態時只是處於當下、等著他們停止吸取，也許是不耐煩地要求他們快點停下並開始給予？他們不會的。你會停止你的能量，如此能保證能量不被吸走嗎？你會停

止傾聽並拋棄他們嗎？請參見圖15-12中你採取停止以後的結果。

　　你會進入「否認並允許」的狀態嗎？你會允許事情這樣下去，並否認它，繼續進行交談，就好像事情如表面發生的一樣嗎？那會讓你感到疲憊嗎？你會化身為照顧者的角色嗎？你會允許對方連接第三輪能量帶來吸取你第三輪的能量嗎？若是如此，你應該能感覺得到。你會按照他們操縱和要求你的方式，透過生物等離子流朝向對方注入許多能量嗎？你會向前傾身靠近他們，以便聽清楚他們的輕聲細語，並試圖照顧他們嗎？你會允許他們眼裡那無助的眼神來吸取你的能量，並因此心理上認同他們真的自己做不到，而你可以付出很多嗎？你會因此樂在其中嗎？這是幫了他們嗎？並不是的──這幫助他們延續了兒時起就保持的方式。這並不是解決方案。圖15-13顯示了對口腔型防衛者「照顧」的反應。

　　你的反應會是迴避這個人並拋棄他們嗎？或者你撤離？這樣你的身體裡就沒有能量讓他們吸取。他們會體驗到被拋棄的感覺，要嘛更努力地吸取，要嘛崩潰並放棄，而他們最大的恐懼再次得到證實。圖15-14顯示了這種防衛的組合。

如何以正面療癒方式回應口腔型防衛

　　彩頁圖15-15顯示了如何調節你的能量場與口腔型防衛者互動，讓他們感到安全，幫助他們體驗到真正的滿足，並向他們展示他們可以自給自足。

　　首要原則是，不允許他們以習慣的方式吸走能量。因此，不要允許他們將其第三輪能量帶連接到你的脈輪，吸取你的能量。避免這種情況的好辦法之一，是不要直接站在這樣的人面前，不和他們面對面。與他們並排站著，想像你第三輪上有一個強大的濾網，以阻止對方的能量帶連接。不要與他們進行眼神接觸，也不要按他們的要求從自己身上發出生物等離子流。然而，使用生物等離子流填充對方氣場是有益的，這實際上很容易有意識地做到。只要放鬆，想像美麗的彩色能量流，從你的雙手流出，進入另一個人的第三輪。做這一步時，不要接觸對方身體，同時持續鼓勵他們自力更生。用鼓勵的話告訴他們：「你有強壯的雙腿和強大的內在生命源泉。」告訴他們：「你能做到！」透過這種方式，你將為他們帶來一種被充滿的滿足體驗，而不會強化讓他們虛弱的習慣性防衛。

　　現在你會遇到另一個問題，也與他們的防衛有關。口腔型防衛者主要接收能量的方式，是一種有控制的吮吸。他們透過吸取，控制著能量進入的方式。當你用其他方式提供能量時，他們會停下來，不能接收太多的能量。過一段時間，他們會再允許一點能量流入。然後他們覺得這還不夠，或者太費時間，就又會進入停止狀態。也就是說，在你拋棄他們之前，他們會拋棄你。但這麼一來，他們其實是拋棄了自己。在給能量場充能的過程中，他們會反覆如此，並使整個過程花費很長時間。一旦你感到挫敗，他們就會停止，並浪費更多時間。他們將時間視為敵人，與之鬥爭；而在鬥爭中，他們的時間永遠不夠用。因此你將面臨挑戰，要能夠臨在，為他們而臨在並繼續工作，直到完成充能過程。

　　當口腔型防衛者的能量場被妥善地充能後，集中你的思想和意願，將他們能量場內的能量轉移到地球上，與地球建立強有力的連接。想像他們的第一輪打開，讓更多能量從地球進入。如果你能保持與你生物等離子流的聯繫，這麼做就不難。用眼睛注視著你正專注的部位，也會很有幫

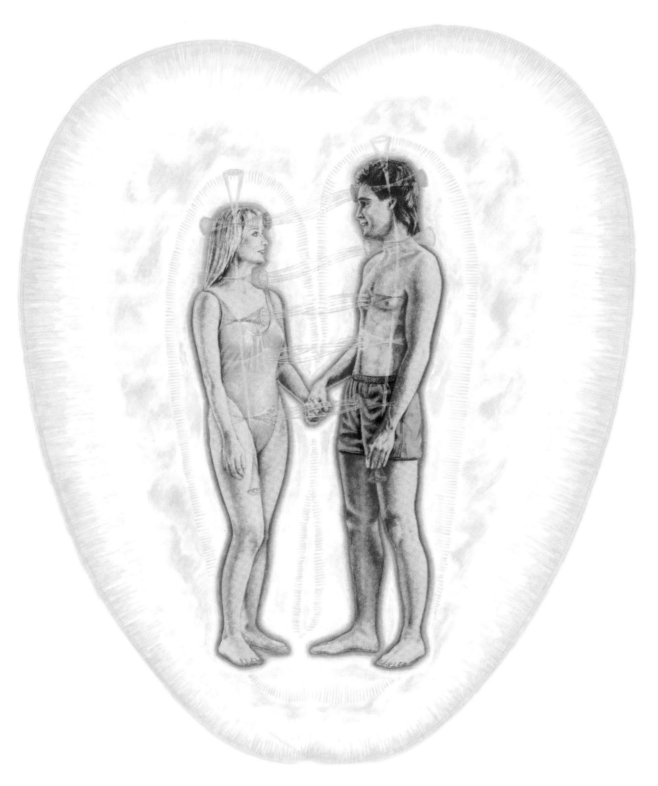

圖 14-1　相愛夫妻的氣場

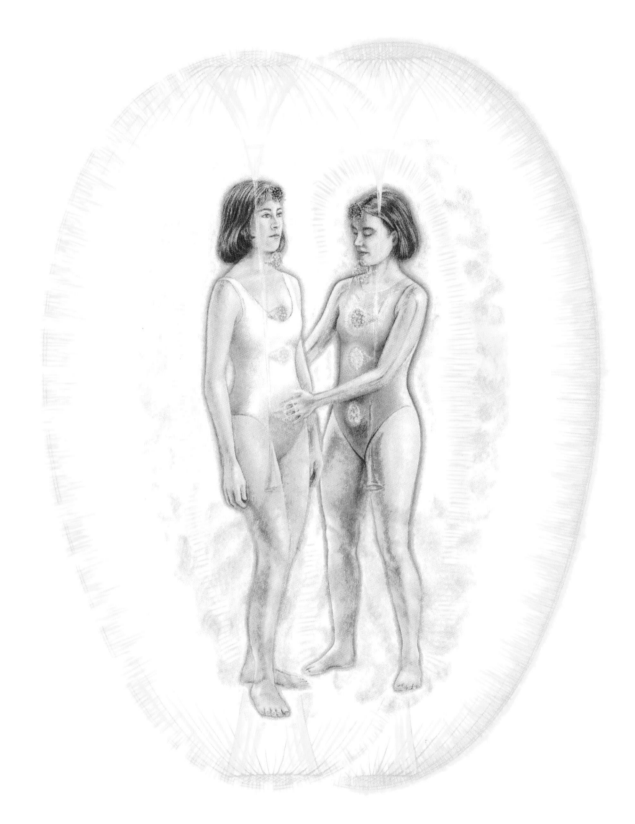

圖 15-8　對分裂型防衛者的療癒性回應

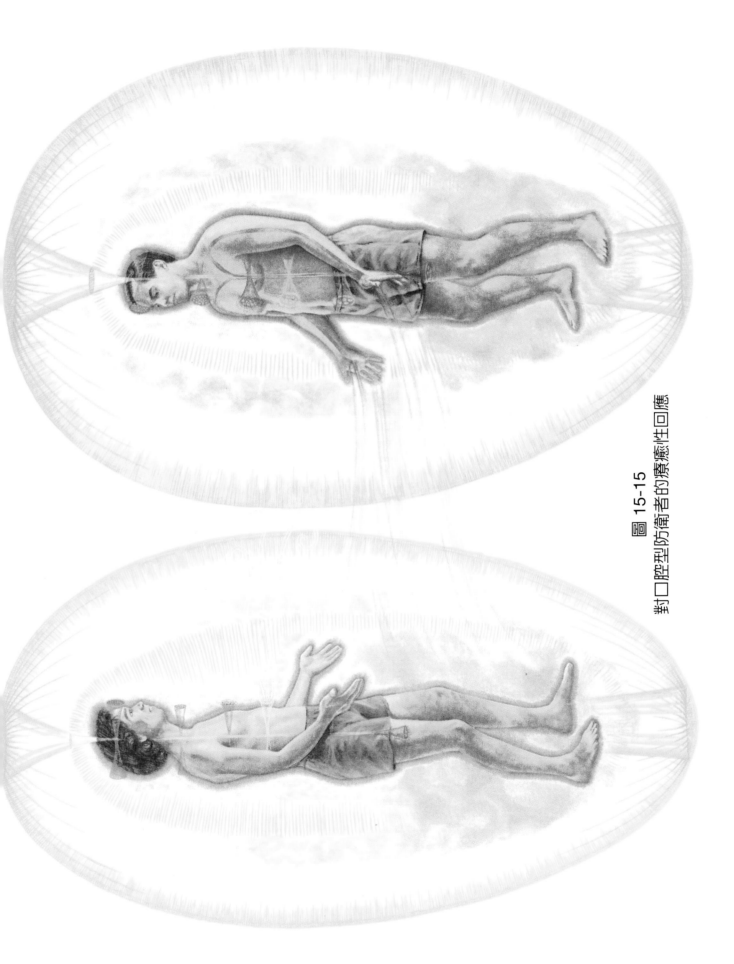

圖 15-15

對口腔型防衛者的療癒性回應

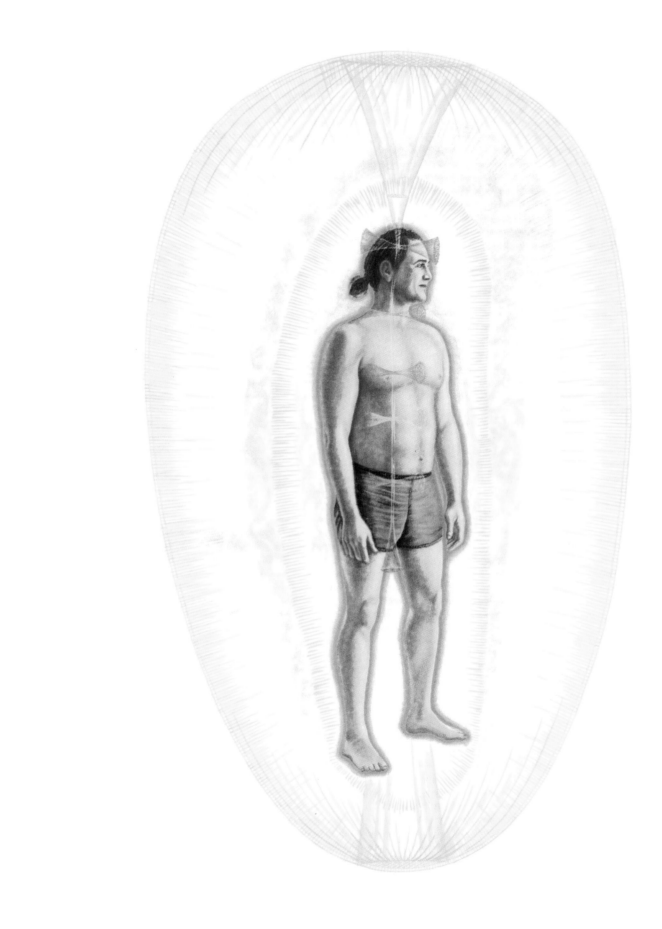

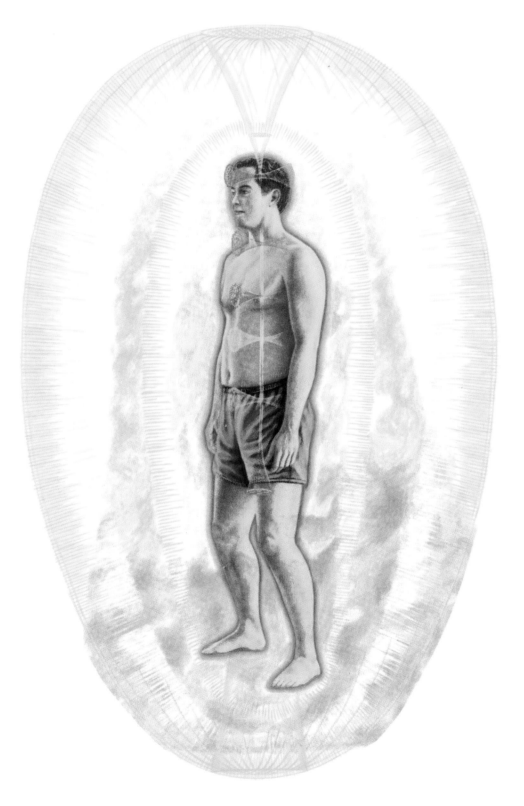

圖 15-22
對錯亂型防衛者的療癒性回應

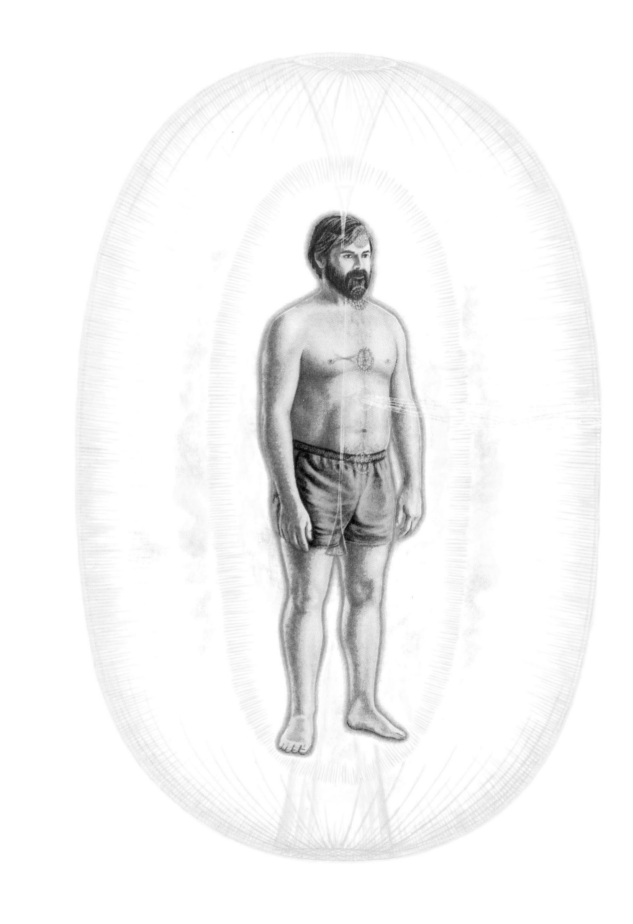

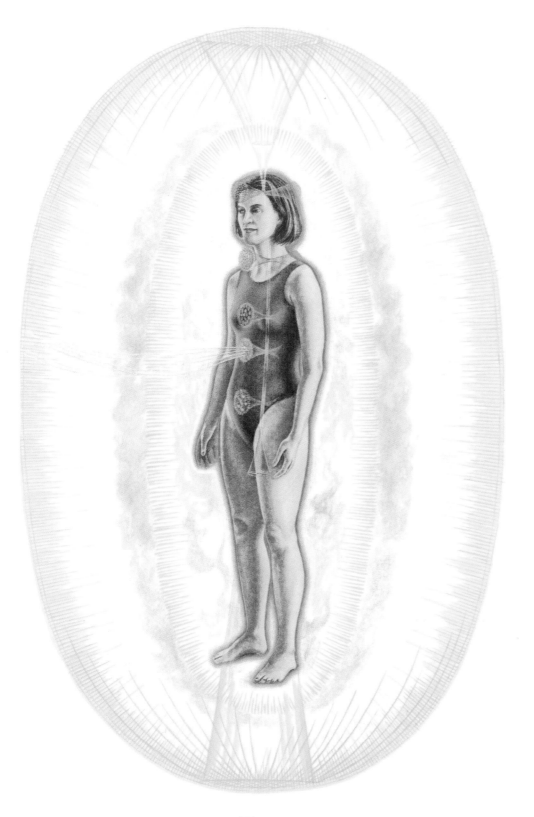

圖 15-29
對受虐型防衛者的療癒性回應

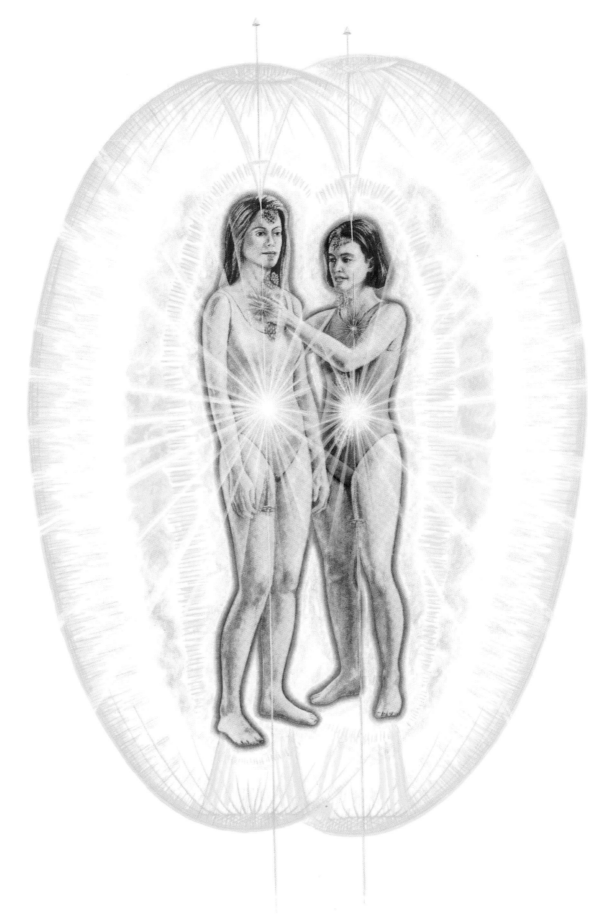

圖 15-36　對嚴苛型防衛者的療癒性回應

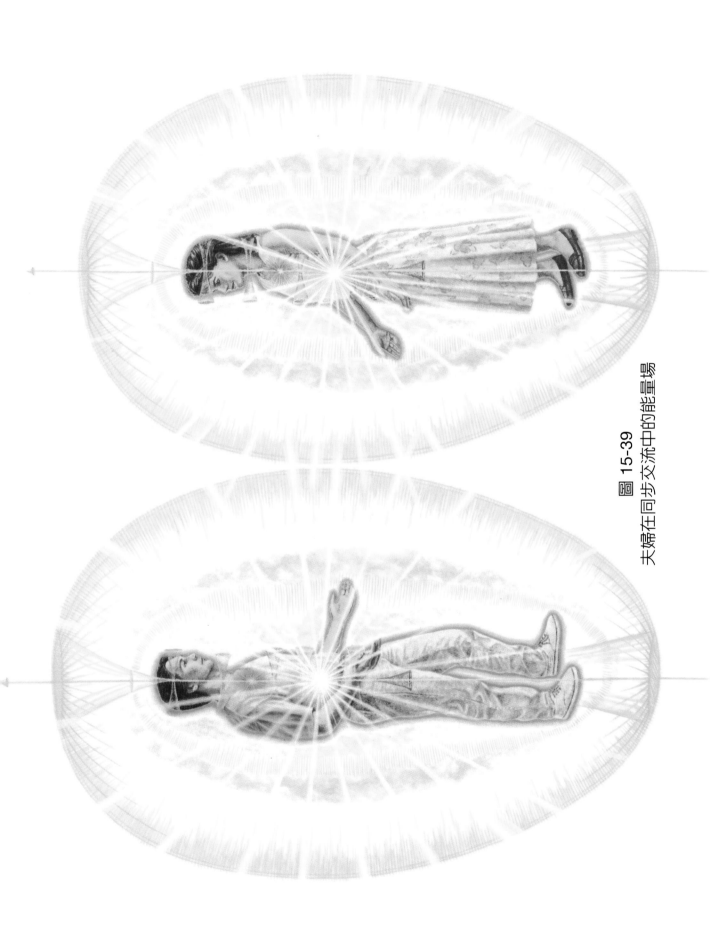

圖 15-39

夫婦在同步交流中的能量場

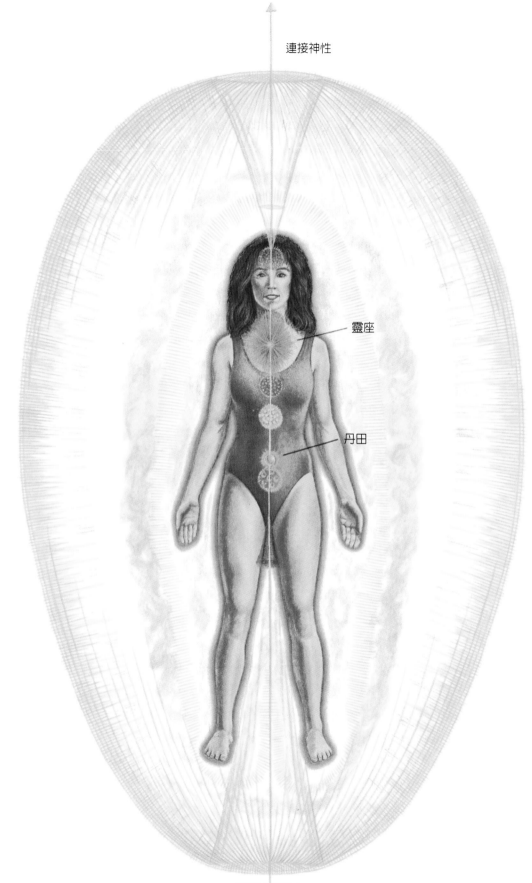

連接神性

靈座

丹田

連接地球熔心

圖 17-1　健康人的哈拉

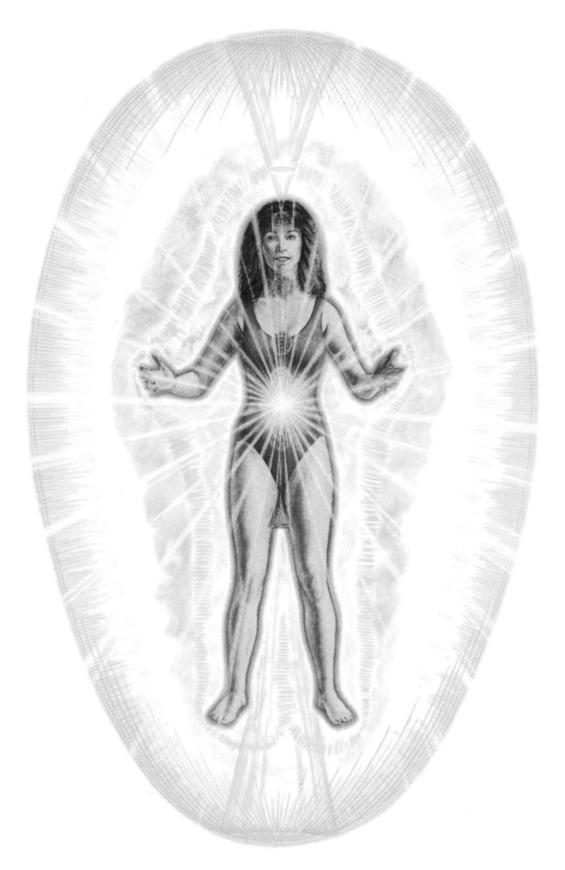

圖 18-1　核星

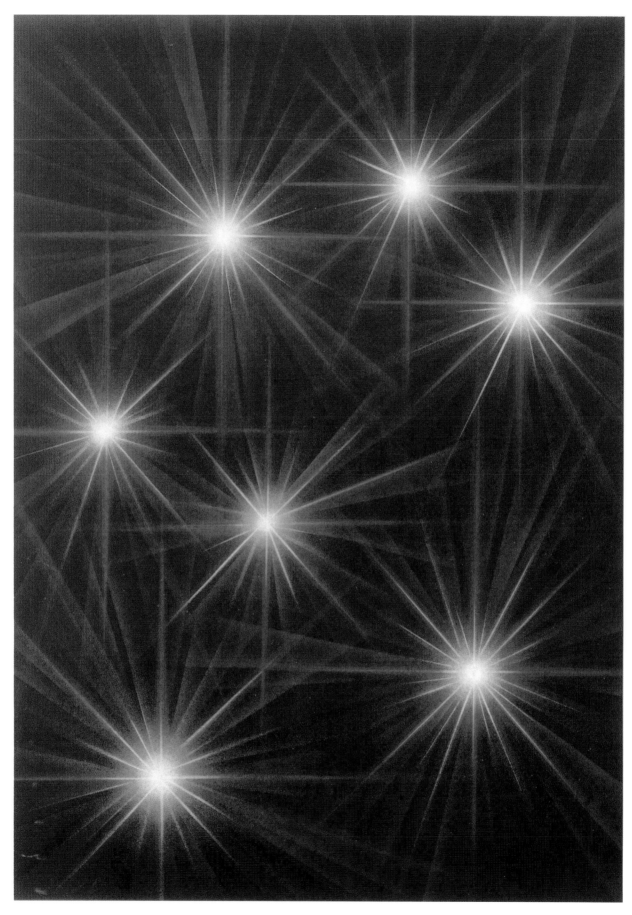

圖 18-2　人群的核星層面

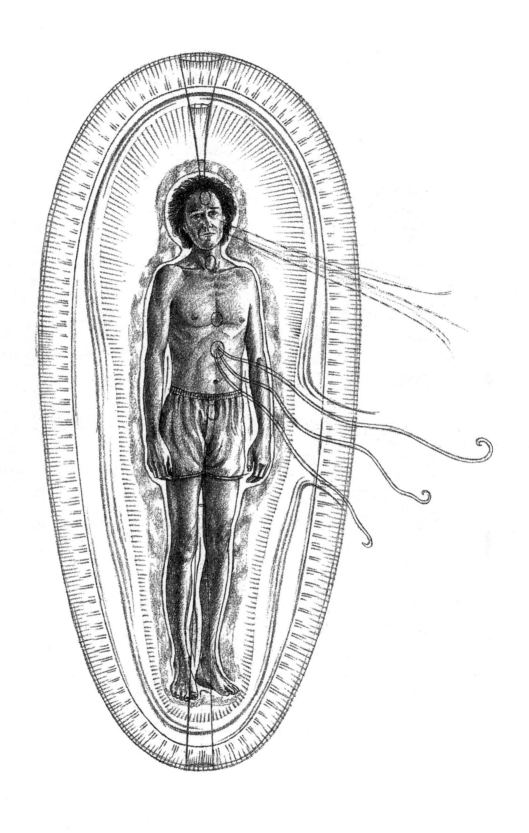

圖 15-9 口腔型性格的氣場防衛

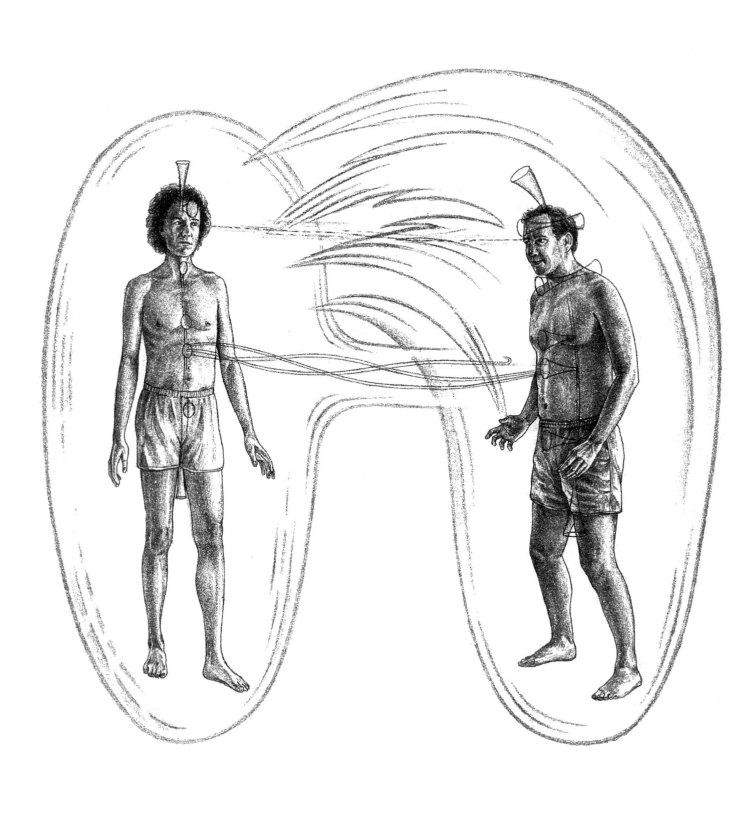

圖 15-10　口腔型防衛者和「推」反應

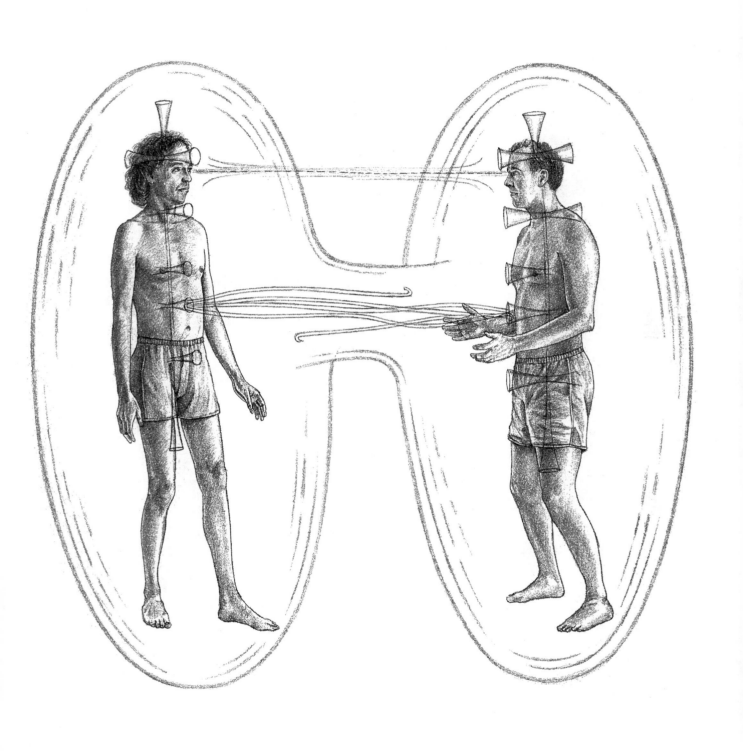

圖 15-11　口腔型防衛者和「拉」反應

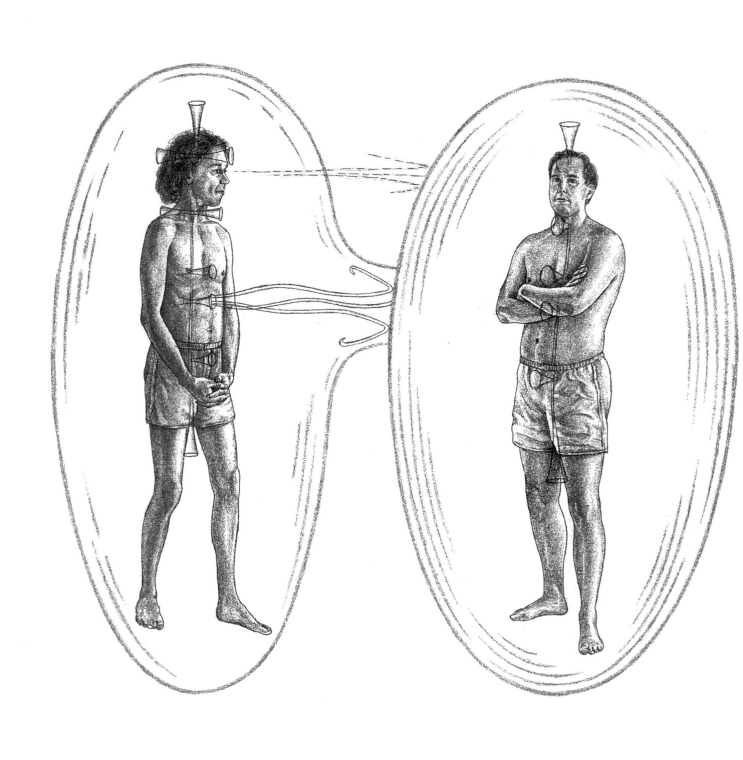

圖 15-12　口腔型防衛者和「停止」反應

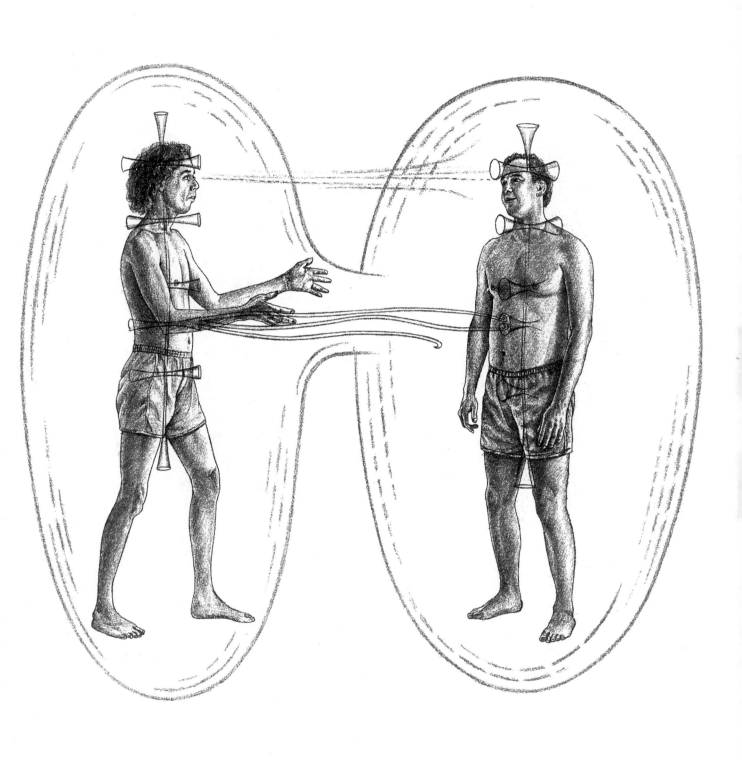

圖 15-13 口腔型防衛者和「允許或否認」反應

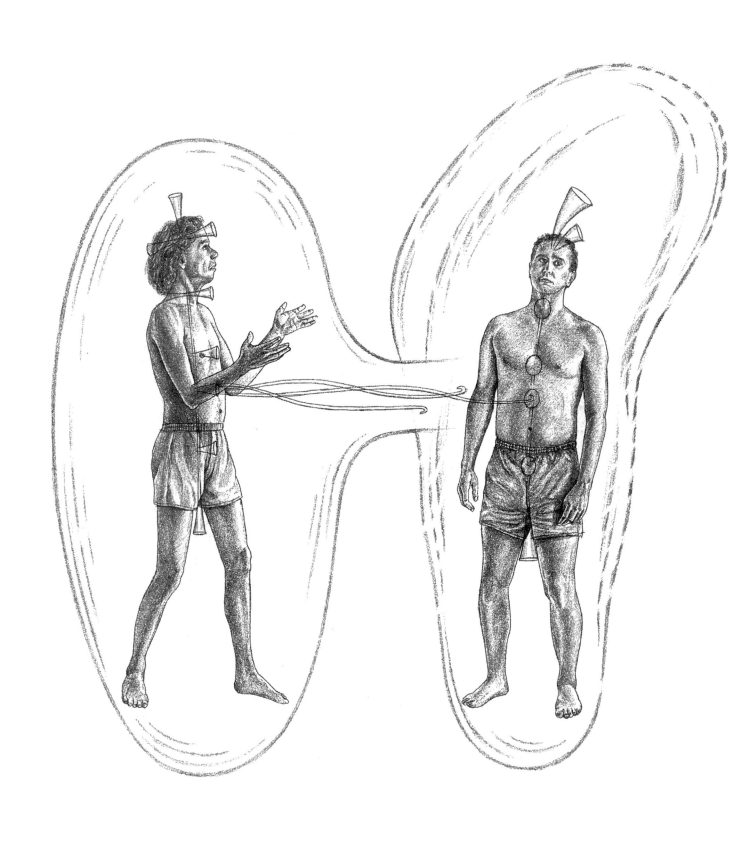

圖 15-14　口腔型防衛者和「撤離」反應

助。如果口腔型防衛者能夠紮根地球，能量就會像自流井一樣自動地流入其身體，他們不需要再吸取能量。一旦完成這一步，停止用你的生物等離子流填充他們的行為，並放開你與對方的能量連接，讓他們自給自足。

正面療癒回應的結果

如果你能完成以上的互動部分，你將大大地幫助你的口腔型朋友找到自我滋養之道。這非常重要，因為當這些人工作時，他們會發現在「無法獲得滿足」的恐懼之下，是他們首先相信了自己是不足夠的。他們在很小的時候，就相信自己的內在本質是不夠的。學會自我滿足，就等於承認自我圓滿；一旦他們做到了，就能學會脫離習慣性的能量吸取而建立人際關係。這樣的關係將是兩個人之間健康的能量交換。他們與時間的關係也會發生改變，不再需要和時間對抗，或者老是需要更多時間。反之，他們將擁有充足的時間來生活。

在靈性層面上，這些人的任務是學習以內在個體化的神性為源頭。只有透過關係，他們才能認知到，他們的神聖核心與其他人一樣燦爛和圓滿；透過關係，他們將認知到生命的源泉，就是他們內在的永恆本質。

所以，下一回當你注意到口腔型朋友或你愛的人表現出無助或吸取你的能量時，記住，這意味著他們在恐懼。這些人擔心他們自己是不夠的，不相信自己的本質就是足夠的。如果你對恐懼做出反應，那很正常。一旦你發現自己在抵抗他們的吸取或無助，深呼吸一次，集中精力放鬆。彎曲你的膝蓋，向下接入地球，歸於中心並呼吸。是時候幫助他們了──我相信你能！

如何讓自己脫離口腔型防衛

如果你發現自己感到無助，或者想讓別人為你做點什麼，那就深呼吸並放鬆。告訴自己，你有大把的時間。站起來，彎曲膝蓋，向下連接地球。把你的注意力集中在核星，這是你所有需要的來源。你並非無助，你可以做任何事，你是神。重複咒文：「我是充足的。我是充足的。」

錯亂型性格的防衛系統

錯亂型防衛的主要課題

使用錯亂型性格防衛的人，其主要課題是背叛。他們可能前世當過多次戰士，為一項偉大事業而奮起戰鬥。他們在個人層面上犧牲了很多，戰鬥，並且贏得戰鬥。他們知道自己的理由是正當的，自己是對的，同時知道自己是好的，這就是為什麼他們擅長贏。這個正當理由讓他們是「好」人、而敵人是「壞」人。但最終，他們被背叛，被推翻，還很有可能被他們最信任的人殺害。為什麼？因為勝利需要一個對手。如果某人是對的，那麼其他人就是錯的。不過，他們仍然擅長取勝。

統治國家需要另一種領導力，需要團隊合作，且在團隊中每個人都是好的，許多人都是對的，不僅僅是領導者。因此，具有錯亂型性格的人從未跨越層級、從戰士成為國王或王后。錯亂型性格者仍然是戰士，試圖贏得一場不復存在的戰爭。結果，在他們內心深處，他們不再信任任何人。每個人、甚至是最親密的夥伴，最終都是他們的敵人。他們把生活看成戰場。

錯亂型性格者選擇出生的家庭，將成為下一個戰場。他們最親近的人，將成為下一個背叛者。他們在生命中多次經歷被背叛。很小的時

候，就被父母或其中一方背叛。而在童年早期，贏是非常重要的。某個人、通常是父母其中一方必須是對的，必須要贏。獲勝方被證明是好的，而輸的人是壞的。通常情況下，當雙親中與孩子不同性別的一方，與配偶相處有問題時，會將許多本該由配偶滿足的需求轉移到孩子身上，用誘惑來控制孩子。孩子變成了媽媽的「小男人」，或是爸爸的「漂亮小女人」，並被微妙地告知，他／她比自己的父親／母親要好得多。

與孩子同性別的家長方是壞的，而孩子是好的。這個孩子在他／她的年輕時代就被賦予了超出年齡範圍的責任，並被鼓勵快快長大。如此，孩子把他們的心交給了不同性別的家長，但性不算在內。

當然，當青春期出現性慾時，一切都亂了。異性方的家長對孩子的任何追求者都非常嫉妒──孩子不該有性慾，只應該愛他們的父或母。如今，這讓錯亂型防衛者非常恐懼，因為他們同時有性慾和心靈。同時擁有這兩者，是對家長的背叛，他們會覺得自己很壞。他們在這方面很脆弱，會害怕同性的人，因為使他們想起自己同性別的父母。

當然，真正的背叛來自父母，只是因為配偶不能滿足他們，他們就利用和控制孩子來滿足他們本應從配偶之處得到的需求。再一次，錯亂型防衛的人為一個原因而戰（幫不同性別的「好」家長對抗與自己同性別的「壞」家長），並且被認為贏得了（「好」家長一方的愛）。然後，最終，他們被他們為之戰鬥的家長給「背叛」了，因為畢竟父母雙方還是會在一起，或者換一個配偶。

所以這些人帶著很多恐懼，把世界看成是一場戰鬥，他們在其中被迫戰鬥。他們害怕來自最親密友人的背叛，所以他們害怕朋友。他們害怕在必須承受的沉重負擔下崩潰。

錯亂型性格對抗恐懼的防衛行為

由於錯亂型性格者的恐懼，他們的防衛行為是從身體拉出，努力變得更大、更快速地成長，以承擔成年人的責任。這使他們無法連接地球，並減少了安全感。他們能量場的上半部比下半部充能更多。為了維持這種配置，他們還把能量推到身體後部，以增強他們的意志力。因為連接異性家長方的「心弦」被背叛所污染，他們會害怕將心輪能量帶連接到另一個女人或男人。

由於生活的特點是為正義而戰，錯亂型性格者也傾向於以好鬥的方式來面對生活。他們認為這個世界是具攻擊性的，所以會把能量投入身體後部來加強意志，然後挺直脊樑、高昂頭顱，以面對所謂的侵略者。強而有力，並說：「你是壞的」。圖15-16顯示了錯亂型防衛者。

錯亂型防衛行為的負面結果

對於錯亂型防衛者來說，防衛性的行為會讓物質世界更加不安全。事實上，他們不知道的是，他們才是侵略者。他們在所到之處的侵略行為都會招來攻擊。他們必須不斷戰鬥以及感到被背叛，因為他們與最親密的朋友也有衝突。他們的能量場不接地，不能從地球獲取生命力量，所以他們感到虛弱，得不到支持。他們將能量向上移動，導致第一輪和第二輪因能量耗盡而枯竭，使他們更容易受到「釜底抽薪」❷式的傷害。

---

❷「釜底抽薪」，原文為「rug being pulled out from under their feet」、從某人腳下拉出地毯，表示忽然撤走對一個人的支持或幫助。

錯亂型防衛者在性方面有問題，因為第二輪能量不足。他們很有魅力，但這種魅力不會導致長期關係，因為心和性沒有一起工作。當他們連接心弦時，就已經預設了背叛。男性會預期女人的背叛，女性則預期男人的背叛。每個人都幫助對方為背叛做準備。或者，他們自己先背叛。

當他們將其生活經歷帶回意識中越多，他們就越陷入對「贏」的執著鬥爭中，以證明他們是「好」的。他們眼中的世界非好即壞，也害怕自己可能是壞的一方。贏的話，他們是好的；但如果輸了，就證明他們是壞的。因此，他們一向選擇戰鬥來贏得勝利，如此他們才能感覺良好；而他們眼中的整個世界，都在試圖證明他們是壞的。但是，他們從來沒有真正贏過，因為一切都是他們的投射！

他們也會承擔超出能力範圍的事情，並在年紀很小的時候就被教導要如此。他們背負著沉重的負擔，放棄個人需求，向前衝鋒，最終因發現某種背叛而令自己崩潰。他們長時間地工作，承擔的責任超出身體健康所能承受的，因為這是一種控制他人的方式。他們認為，為了自身生存，必須控制周圍的人。從生理學上來看，他們通常是身體健康的，並且會不斷工作、直到崩潰，比如心臟病發作，這取決於他們所存儲的背叛經歷中，其心輪能量帶的纏結程度。他們可能會因重負而有背部或關節問題。

在時間上，錯亂型防衛者會不斷向前衝；要完成他們需要做的事，時間永遠不夠用。他們不會停下來去活在當下，而是會活在一個永遠不會到來的將來。他們視「自我本質」為真相，當與某一原因對準時，他們在該原因中體驗到一體性原則。但他們體驗不到、也無法信任他人內在的神聖個體性。

錯亂型防衛者錯誤地認為，他們的人生使命是為一些偉大原因而戰鬥。稍後，我們將看到並非如此。

如何判斷人們正在使用錯亂型防衛

判斷人們是否正在使用錯亂型防衛的最好辦法，是注意他們是否試圖與你爭吵，然後證明你是錯的——你不僅錯了，還會暗示當你錯了的時候，你非常的糟糕。他們也會非常願意幫助你解決問題，而至於他們自己，當然沒有問題。（如果他們有問題，他們就會很糟糕，很壞。不僅僅是壞，而且是邪惡。）例如，如果你是一名療癒師，他們會很高興讓你在他們身上展開療癒，如此你就能更好地瞭解你的工作；而當你完成療癒的時候，他們也會很樂意展開批評。

錯亂型防衛者的人類需求和靈性需求

記住，以上所有都只是一個面具，面具之下是極度的恐懼。錯亂型防衛者需要脫離恐懼，並感到安全。他們需要放棄透過控制他人來追求安全感；需要學會信任自己和他人；需要認知到地球不是戰場，相反地，地球是與他人交流的地方，一個透過他人反映自我的地方；需要放棄戰鬥，放下負擔；需要停止奔向未來，臣服於宇宙的神聖表達，也就是當下在地球的生命；需要臣服於不完美的人性，並在其中找到安全感；需要允許自己犯錯，但同時仍感到安全和良好。在這麼做的過程中，他們可以認出別人內在的神性。

你對錯亂型防衛的負面反應是什麼？

現在，讓我們研究一下，當人們使用錯亂型防衛時，你的負面反應是什麼。再一次，我們透過推、拉、停止、允許和撤離這五種能量流模

式，來探索人們對於性格防衛的主要反應。

如果有人在和你的交流中挑起爭論，以證明他們是對的，而你不僅是錯的、還是壞的，你會怎麼樣？錯亂型防衛者會從他們的頭頂向你投擲侵略性能量，這團能量會盤旋在你周圍。你會憤怒，並做同樣的事情反擊嗎？如果你做了，他們的戰鬥就會升級，變得更有侵略性、更聰明，甚至更惡毒。記住，他們對此的體驗就像困獸之鬥的殊死搏鬥。你鬥得越厲害，他們就越不信任你，也會更害怕。所以他們會更努力地爭取勝利。圖15-17顯示了如果你生氣並推能量，你的能量場是怎樣的。

你的反應，會是感到被拋棄並抓住這個人嗎？你會去「拉」嗎？如果你這麼做，他們會更有侵略性地把你推開。那麼你要怎麼辦呢？更用力的拉嗎？圖15-18顯示了當你抓取和拉的時候，你做了什麼，以及他們對此的反應。

你會進入「停止」狀態，停止你的能量流嗎？如果是，則他們會更努力地鬥爭，以便與你取得聯繫。當你停止的時候，你會沉入內在深處嗎？如果是，他們會在那裡、在你身邊盤旋——而你在那裡面。你在裡面感覺更安全嗎？你仍然受到攻擊。當你這麼做的時候，你會想念與他們的聯繫嗎？或者，當你停止的時候，你會在當下等待，也許帶著不耐煩，要求他們快點然後閉嘴？他們不會的。請參見圖15-19中的結果。

你會進入「否認並允許」的狀態嗎？你會允許事情就這樣發生，否認它，繼續進行對話，假裝真的在交流或連接一樣？你是否讓這個人贏了，並覺得自己很糟？你感覺受傷嗎？這真的對他們有幫助嗎？他們真的贏了嗎？或者他們只是再次證明他們是對的，宇宙是一個戰場？你的目的達成了嗎？我對此表示懷疑。參見圖15-20。

或者你會撤離並離開身體，這樣就沒有人來承受對方的責怪？他們可能會更有攻擊性，並大吼：「和我說話的時候，看著我！」或者，「不要假裝你在害怕，我知道你真正的感受！」圖15-21顯示了這種組合。

如何以正面療癒方式回應錯亂型防衛

要記住，對防衛的正面療癒回應，目的是幫助雙方儘快回到現實和交流裡。錯亂型性格的防衛者會要求你同意他們扭曲的世界觀。不要同意，因為認同他們的防衛，只會加強它。對於他們來說，原始回應有時會更困難，因為他們如此咄咄逼人地斷定自己是對的。然而，如果你和這樣的人爭論，正因為「你爭論了」，你在某種意義上也算是同意了他們的世界觀。

彩頁圖15-22顯示了你可以透過能量場做什麼，以幫助錯亂型防衛者感到安全、接地，並重新連接回到交流中。很明顯地，當有人攻擊你的時候，要立即以正面方式回應是非常困難的。所以你在第一時間的負面反應（不管是什麼）之後，深呼吸，彎曲你的膝蓋。記住，他們將你看作是侵略者，並以為在你心裡他們很壞，現在任何朝向他們的生物等離子流都將被他們當成是侵略攻擊。現在，向下接入地球，拉回你可能發出的任何生物等離子流。要做到這一點，你需要變得非常被動，把注意力集中在自己身上，同時還要傾聽對方。你可能會需要打斷眼神交流，才能做到這一點。如果他們要求你看看他們，就解釋說，你真的很想聽懂他們說什麼，並且你需要集中注意力才能做到。移動你的能量場向下，進入地球，使你的能量場的下半部分大到像有一個大大的底座，而使上半部分能量場變小。要達到這種狀態，將你的注意力集中在雙腿以及你身後的

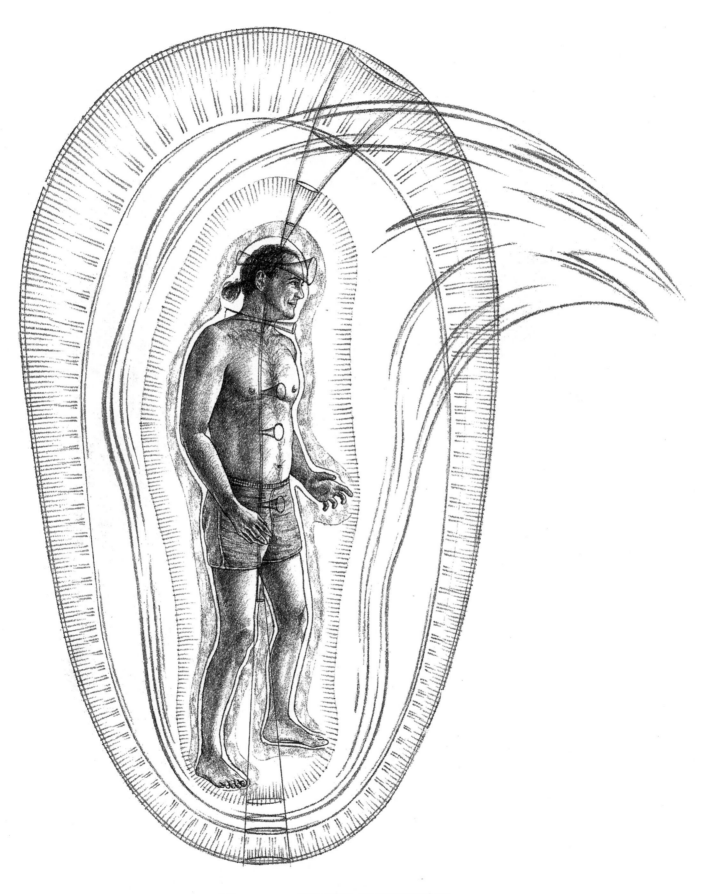

圖 15-16　錯亂型性格的氣場防衛

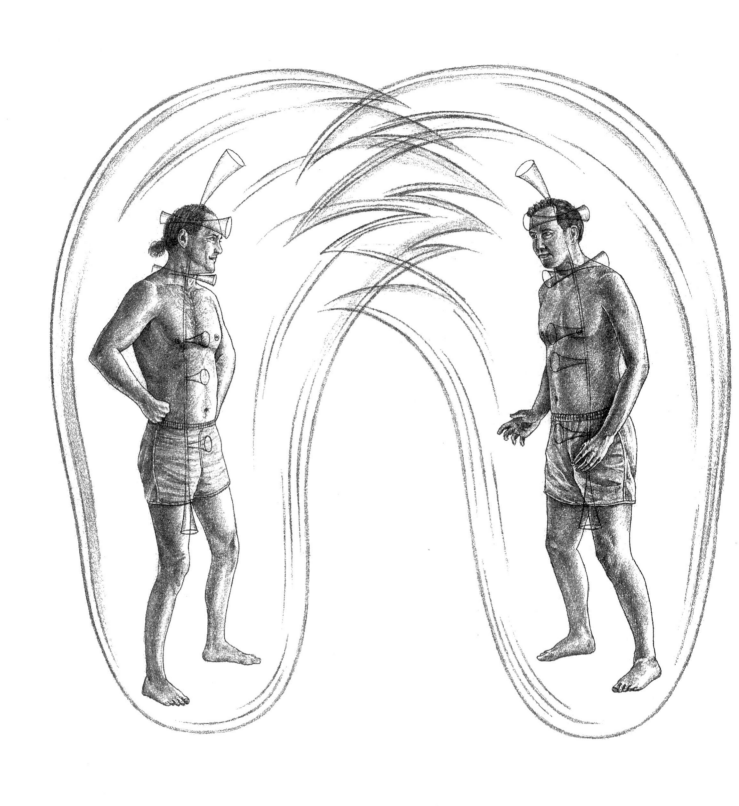

圖 15-17　錯亂型防衛者和「推」反應

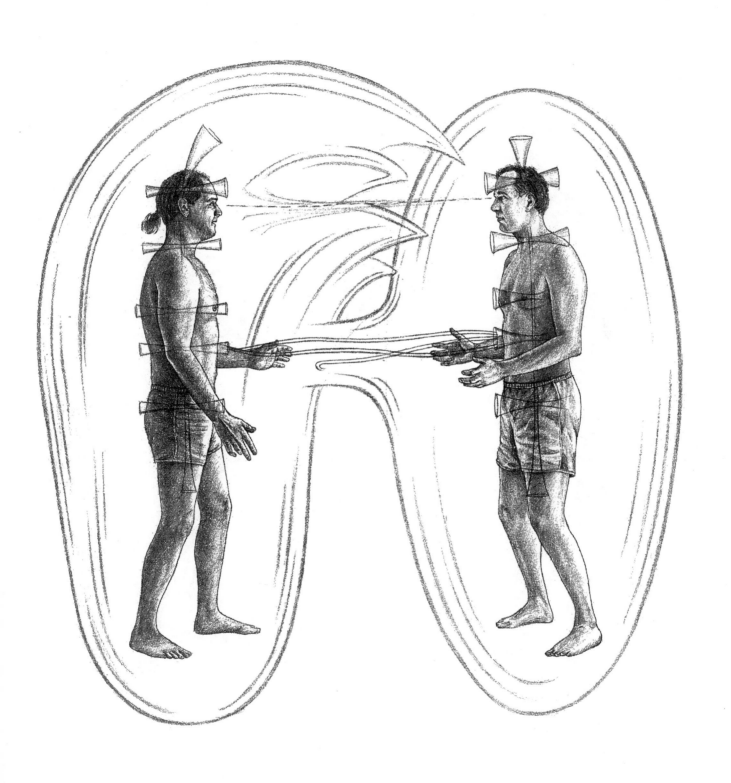

圖 15-18　錯亂型防衛者和「拉」反應

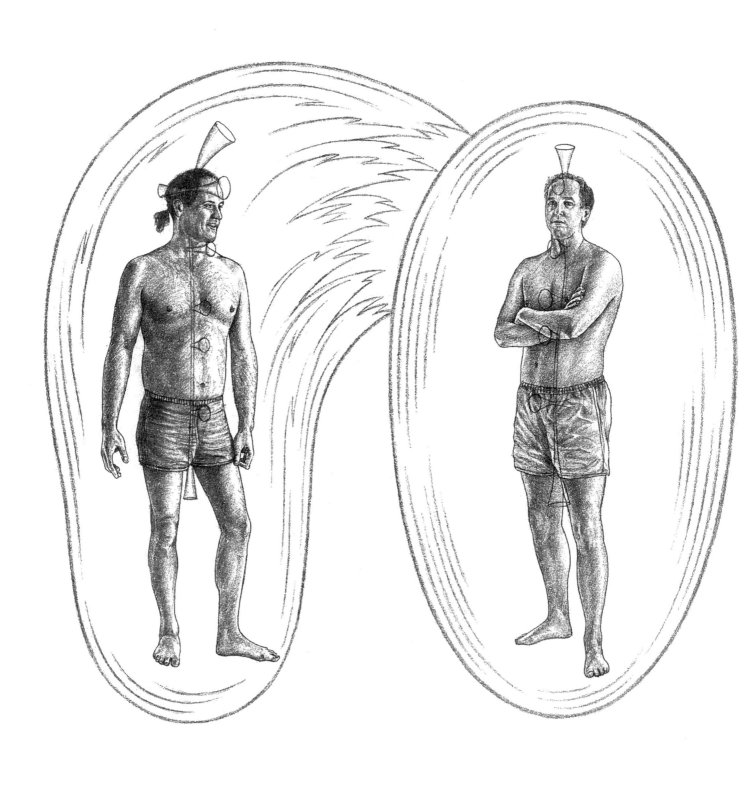

圖 15-19　錯亂型防衛者和「停止」反應

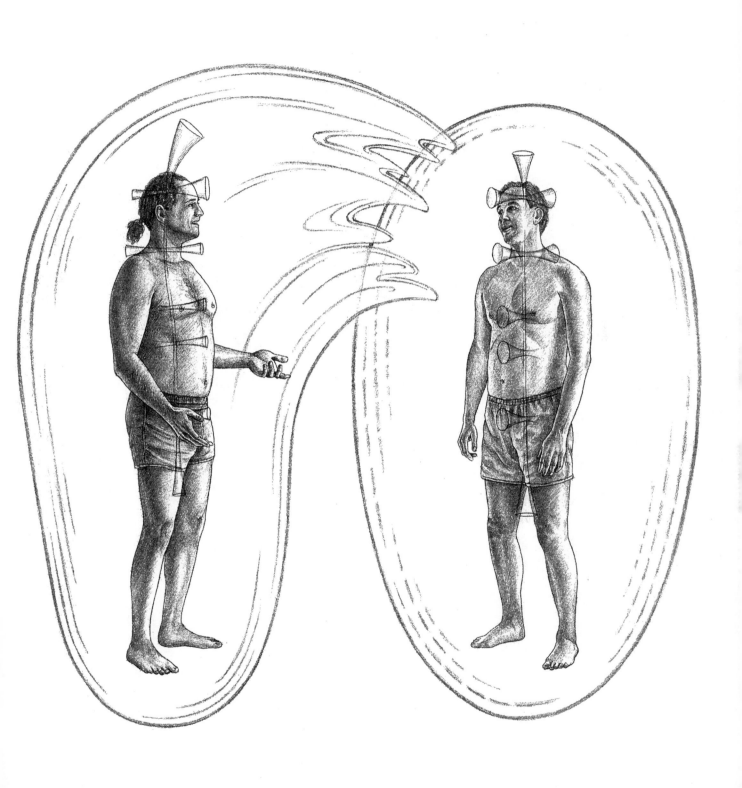

圖 15-20　錯亂型防衛者和「允許或否認」反應

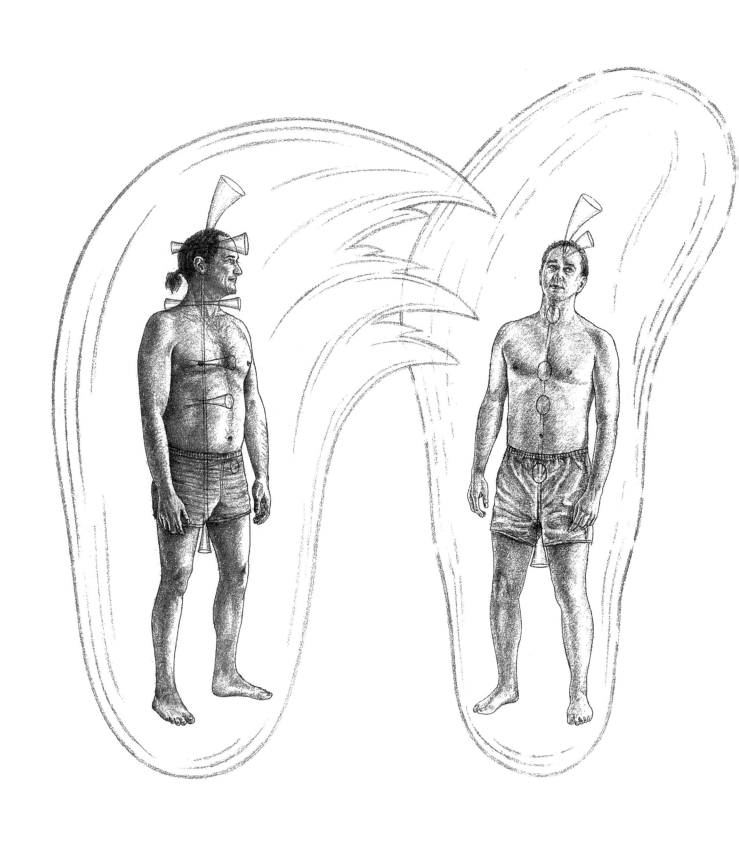

圖 15-21　錯亂型防衛者和「撤離」反應

大片區域。想像它，感受它，看到它。不要捲入爭辯。念誦，「不爭辯，不爭辯。」想像你和你的氣場是由鐵氟龍 ❸ 做成的，這樣任何朝向你的侵略性能量都會流走，變成玫瑰和綠色。

告訴自己，在對方誇張的譴責中，傾聽真理的內在核心。這些誇大之詞實際上表達的是對方的恐懼，而不是指責你的壞處、你做了或沒有做什麼事，儘管對方的語句可能是這麼指涉的。不要就對方所說的任何一點展開爭論，只要站在那裡，聽著爭論，讓到達你「鐵氟龍」般之氣場的負面能量滑入地球。記住，這些人害怕背叛又自我憎恨，並否認這一點。讓他們繼續說完，然後你做些什麼或說些什麼，讓他們知道你不會背叛他們。例如，談論他們的優點、你如何地信任他們，以及你喜歡和他們在一起，並想要繼續下去。讓他們告訴你更多他們正在談論的情況，讓他們知道你真的有興趣改變這個情況，以及改變你在這一情況中的角色。

接下來，要降低你能量場振動的頻率。在爭論中，能量場會變得高、粗糙、有鋸齒。所以要做到這一點，就要將注意力集中在地球，以及有地球在你腳下支撐的良好感覺。或者你可以想像一些讓人感覺平靜、柔和、安全的事情，比如最近在大自然中的散步、你最喜歡的音樂，或者讓你覺得安全的人，也可能是指導靈。想像這個人站在你旁邊。持續降低並平順你的頻率，直到與地球頻率相匹配，並保持住。只要在那裡，讓你的振動透過諧波感應去連接錯亂型性格者。柔化你的振動，成為一種波狀運動。想像在一個陽光明媚的下午，小船在靜湖柔波中輕輕搖盪。但是不要停止傾聽，為他們而臨在，看到他們美麗的核心。尋找對方的核心，認出它，並承認它。當他們平靜下來，你也感覺更安全時，允許你產生的地球振動包含越來越多的心輪能量。接受他們當下的狀態。

正面療癒回應的結果

如果上述工作，你至少能做到一部分，就會幫助你的朋友發現，爭辯或爭論並不像如是接受真實自我那麼重要。這個人無法認出你，是因為他或她也無法認出自己。當你認出他們時，他們就不再需要成為任何其他的了。

他們會覺得自己被聽到，即使你甚至都不同意他們的觀點。他們可能假設你同意他們，但這並不重要。他們需要感覺到你已經聽到他們的聲音，這將使他們在下一次感到更安全，也許澄清某些觀點就不那麼重要。他們的善良不再如此依賴於澄清自己的觀點，更多是取決於你認出他們是誰，你知道他們並不壞，你也不壞！當他們咆哮的時候，你帶著愛的接納站在那裡，就證明了這一點。因此，他們將有一種新的體驗：交流。

一旦他們體驗過，他們就能夠識別並信任你內在的神聖本質。如此一來，他們就會開始信任你、以及與你關係中的更高意志。此意味著，他們將能放棄對你的控制——控制曾是唯一令他們感到安全的方式。

然後，他們就可以在個人層面上認知到自己的人生使命，即臣服於自己和他人的內在善良。在世界層面，使命可能是為了某種原因而工作，但將透過與他人平等工作來完成。只有透過認知、信任和幫助提升他人內在的神性，才能使他們從戰士變為國王。國王或王后是為所有人服務

---

❸ 鐵氟龍（Teflon）：即聚四氟乙烯，極耐腐蝕的「塑料之王」。

的。

所以，下次當你愛的人與你爭吵、把一切都怪到你頭上，列出你所有的壞處時，你只需要彎曲膝蓋，做一個「鐵氟龍氣場」，並在一段時間內變成一隻「什穆」❹。時間不會很長。為了讓每個人回到現實這個好地方，這是最佳方式。

如何讓自己脫離錯亂型防衛

如果你發現自己在攻擊某人，因為你認為那個人背叛了你，只要停下來一會。也許情況並不是那麼糟糕，是你反應過度了。試著去感受你和對方的人性。彎曲你的膝蓋，深吸一口氣，把注意力集中在內心深處。你害怕嗎？你是否感到受傷和背叛？這事以前發生過嗎？很多次嗎？這是一個重複性模式嗎？你是在捍衛自己的良善嗎？你的能量都在身體的上半部分嗎？如果是這樣，就退後一點，感受你的腳踩在地球上。把注意力轉移到地球，讓雙腳發熱，感受雙腿的能量。歸於中心的核星上，重複念誦：「我是安全的。我是善良的。」

受虐型性格的防衛系統

受虐型防衛的主要課題

請記住，在生物能量學或核心能量學中的受虐型性格，與佛洛依德定義的「受虐者」是不同的。使用受虐型性格防衛的男性或女性，其主要課題是侵犯和被控制。這些人很可能有許多前世經歷，都是受控制和受困於某些情況，不允許表達、或不能按自己的意願表達和行動。在前世生

活中，他們可能遭受監禁、奴役，或者身陷被他人掌控的強權政治或宗教控制當中。自我表達以及超過「規範」的行動，都是危險的。他們必須服從。

結果，他們內心深處渴望自由，卻不敢聲明，也不知道如何獲得自由。他們對不自由非常不滿，並為缺乏自主權而責怪他人，且陷入依賴之中，不知道怎麼解脫。

他們選擇出生的家庭，成為他們的下一個監獄，父母則是下一個拘圍者。他們的母親老是愛支配、愛犧牲；他們沒有個人私人空間，甚至不能支配自己的身體；被控制，哪怕連飲食和如廁功能都受控；被培養為對每一次自由的自我表達而感到內疚。因為有感受，尤其是有性欲，他們受到羞辱；沒有機會去發展個體性。

他們的父母用生物等離子流，把他們淹沒在父母的能量中，或者鉤住他們。父母還使用連接第三輪的能量帶來控制孩子。與此同時，父母深深地愛著他們，並在第四輪之間建立忠誠、有愛的能量帶連接。

父母雙方或其中一方，將這些孩子當作自己的一部分。所有進入孩子的東西都被控制了，所有出來的東西也被控制了，包括孩子們的思想、想法和創造。父母干涉孩子的創造性過程。無論何時，孩子創造了什麼，比如素描或者油畫，父母會立即把創造的東西拿出來，並聲稱這是他們（父母）的，用類似這樣的說法：「哦，看我的孩子做了什麼！這是一張什麼什麼的畫！」然後，父母會描述和定義所創建之物，而不是允許它原樣呈現，或讓孩子來定義它。

---

❹什穆（schmoo）：由阿爾·卡普（AI Capp）創作的卡通形象，像一隻圓滾滾的、有兩條腿的白色保齡球瓶。該形象是小頭大肚子，故作者用以比擬在對錯亂型防衛者回應當中應保持的氣場形態。

記住，「創造」的靈性目的，是向我們反映出眞實的自我，幫助我們認識我們的本質。在創造過程中，所創之物會將自我認知反映給其創造者，但這些孩子的父母干擾了這個步驟。在孩子有機會之前，父母就先搶走創造物，並按照自己的意願來定義。換句話說，透過定義，父母把自己的面孔強加於創造物之上。因此，當孩子們注視著創造物這一反映之鏡的時候，他們看到的是父母的本質，而不是自己的本質。實際上，是父母偷走了孩子的本質，現在孩子無法區分父母和自己的本質。這種盜竊行爲的另一個簡單方式，是家長去替孩子說話。

受虐型性格對抗恐懼的防衛行為

由於他們害怕被控制、被羞辱，害怕自己的本質被偷竊，受虐型性格者的防衛行爲，是向身體內在深處撤退，並建立一個巨大的物質堡壘來阻止入侵者。他們不會把自己內心的東西帶出來。畢竟，即使帶了出來，也只會被偷竊，或用來羞辱他們，所以他們將它隱藏在裡面。因爲出來的東西不多，他們的能量場變得很大，充滿能量。然而，由於他們受到嚴重的心理入侵，他們的能量場邊界從未有機會發育和界定。彌散的、非結構化層，比創造強力邊界的結構化層有更多能量、也更發達，所以他們的能量場有很多孔。不幸的是，這種龐大沉重的肉體加上龐大多孔能量場的組合，會帶來一種印象：受虐型性格者得到了很好的保護。然而事實並非如此。因爲心靈能量直接進入，並產生非常強烈的感覺，所以他們必須撤回更深的內在。他們在長大成人的過程中，會試圖破壞父母藉以控制他們的第三輪能量帶；通常，他們會將能量帶向內扯，並將之纏成一團，置於第三輪內部。

受虐型防衛者缺乏自主權，害怕按照自己的意願行動。他們要嘛隱藏在內心深處，要嘛試圖得到其他人的許可才出來。他們爲了獲得許可，會發送生物等離子流，或試圖將第三輪能量帶連接到朋友的太陽神經叢中，把朋友捲入到他們的事情當中。受虐型防衛者會說「你和我有一個問題要討論」，而不是僅僅說「我有一個問題要和你說清楚」，或者如果你碰巧和這樣的人在同一個療癒小組，他們不願意獨自一人工作，而是老想和別人一起。圖15-23顯示了受虐型防衛。

受虐型防衛行為的負面結果

這些防衛行爲的結果，使物質世界感覺像個監獄，禁止擁有自主權。受虐型性格者被動的、試圖把其他人捲入的行爲，不斷爲他們自己帶來被控制的體驗。

因爲他們抑止了內在的東西，所以時間就像靜止了一樣。他們生活在現在，沒什麼未來。他們從來沒有眞正學會表達自我，他們的創造被困在心裡面。他們對表現自我的無能爲力，往往會使他們置身於「別人會幫他們說完一句話」的處境，而這干擾了他們的發展和創意構思。

這個問題在有受虐型性格者的群體中很常見。當輪到他們表達觀點時，他們只會提出部分想法，通常話也說不完整，然後會有一個停頓。在停頓的時候，他們會回到內在，帶出剩下要表達的。這種暫停就發生在創造階段中父母們攫取並擅自定義他們想法的那個點。通常在一群人當中，發生這種停頓時，某些人會無法忍受沉默，跳出來幫忙。但這會打破受虐型性格者的創造過程。受虐型性格者會退縮到內心更深處，花更長時間帶出更多想法。其他人會再度填補這一空隙，則他們又躲進更深處，變得更加困惑。很快

地，所有人的一大堆想法都討論了，沒有人真正聽他們要分享什麼。在這個非常痛苦的過程中，他們再次感到被控制。

不幸的是，長此以往，他們忘記了內在有什麼，因為已經抑制了太久。他們創造了由不清晰、未分化的想法和幻想所組成的巨大內在世界。只有把這些帶出來，才能讓一切變得清晰。但由於此過程被干擾了，他們不知道如何把內在帶出來、去創造。因此，他們仍然被困在自我監獄中，孤獨又受辱，怨恨著桎梏他們的世界。即使他們向某人投擲一個鋒利的鉤子，挑起一場戰鬥來發洩憤怒，也不會有什麼用。這種挑釁仍然是一種「尋求許可」的方式，因此他們還是沒有表達自主權。

如何判斷人們在使用受虐型防衛

注意並觀察，他們是否能夠在沒有長時間停頓的情況下提出想法，是否無意識地試圖讓你去定義他們的想法。他們會向你發出「推－拉」能量的信號嗎？試圖把你捲進來，卻同時說他們努力讓你保持局外？他們會說這是「我們」的問題，而不是「我」的問題嗎？他們說話和互動的方式，是否顯示出他們分不清「他們」和「你」之間的區別？你的太陽神經叢感覺如何？是否感覺好像有人抓住你、把自己捲入你的腸胃？注意，這種談話是沉重的。很嚴肅。非常嚴肅！注意，是否空氣中有一種惰性和羞辱感，感覺似乎你控制著這個人，沒有你，他們什麼也做不了。他們想要你的建議，沒有你，他們寸步難行，但你所有的建議都是錯的，幫不上忙。受虐型性格者會拒絕你的一切建議，而口腔型性格者則會喜滋滋地「吸」納你提供的一切建議，並要求「再來一杯」。

受虐型防衛者的人類需求和靈性需求

請記住，這些對你的刺激和挑弄，所表達的是缺乏自主權，其背後是想要自給自足的願望。受虐型性格者需要宣稱自己是人類個體，能夠自由自在按照自己意願去生活；他們需要聲明和表達他們是誰（真我）；需要自我允許去擁有和表達所有的感受，需要學習如何做到這一點；需要大量的空間和安全的私人空間，讓他們知道自己是誰，並在物質世界的自我反映之鏡中反觀自己。（在第十四章，我廣泛討論過物質世界作為一面鏡子，用於反觀我們自己。在那一章，我將物質世界描述為一面物質之鏡，反映出自我的各個面向。）；需要拿出所有不明確的想法，以組織成為清晰的、實用的概念，應用於個人生活；在靈性層面上，他們需要認知到，自己的核心本質屬自己，並聲明內在的個體神性。

你對受虐型防衛的負面反應是什麼？

現在讓我們研究一下，當人們採取受虐型防衛時，你的負面反應是什麼。再一次，我們透過推、拉、停止、允許和撤離這五種能量流模式，來探索人們對於性格防衛的主要反應。

當你與躲到自己內心深處的人互動時，他們會透過刺激你來抓住你，然後又把你推開，此時你會怎麼做？然後他們又把你捲入進來，責備你，描述你的感受，就好像是他們自己在感受一樣？你會生氣，向他們推出尖銳、拒絕的能量嗎？如果你這樣做，他們會更害怕你，且他們上述的行為也會變本加厲。下次再連接他們會更困難，因為在你談話開始之前，他們就會自動進入更深的內在層面。圖15-24顯示了當你生氣憤怒的時候，你的能量場發生了什麼，以及受虐型性格者對你的憤怒做出的反應。

當這些人躲入內在的時候，你會感到被拋棄，伸出去抓住他們，把他們拉出來嗎？這恰恰就是他們父母所做的！如果你這麼做了，他們會躲得更深，要花更長的時間才能出來。那麼你要怎麼做呢？更用力地拉嗎？圖15-25顯示了當你抓取和拉的時候所做的事情，以及他們對此的反應。

你會進入「停止」狀態，停止你的能量流嗎？當你停止的時候，你也會沉入自己的內在深處嗎？現在，他們在自己內在深處，你也在自己內在深處。你會試著從很遠的地方與他們進行交流嗎？當你這麼做的時候，你會想念對方嗎？或者，當你在停止的時候，你會在當下，只是等待，也許帶著不耐煩，要求他們趕快出來？但他們不會的。請參見圖15-26中的結果。

你會進入「否認並允許」的狀態嗎？你是否允許事情就這樣發生，然後否認它、繼續進行對話，就好像你沒有被干擾一樣？當這種情況發生時，你感覺如何？累嗎？無助嗎？困惑嗎？沉重嗎？因為你不能移動而需要休息嗎？你的目的達成了嗎？我對此表示懷疑。參見圖15-27。

或者，你撤離了自己的身體，所以你在那外面，他們在那裡面，沒有人在交流？圖15-28顯示了「外面的」和「裡面的」——誰也碰不到誰。

如何以正面療癒方式回應受虐型防衛？

彩頁圖15-29顯示了如何利用能量場做出回應，讓藏身於內在的受虐型防衛者感到安全，並回到交流中。首先要記住的是，即使他們無意識地試圖讓你入侵，以便他們能克服童年入侵並最終獲勝，這也是行不通的。因此首先要做的是，不要在這個無意識的、無效的計劃中遷就他

們。如果這有用，他們早就解決問題了；因為我相信，他們已經成功地讓人們多次「遷就式入侵」。

這些人被完全入侵了，你不會想要重建他們的童年情形。相反地，你必須非常小心，不要用生物等離子流或第三輪能量帶來侵入他們；不要製造任何生物等離子流；不要站在他們面前；不要將你的第三輪能量帶連接到他們的第三輪；不要讓他們用第三輪能量帶入侵你的太陽神經叢。為了防止這一點，想像你的第三輪上有一個強韌的蓋子。如果有必要，把手放在第三輪上，以防止這種情況發生。這一點非常重要。如果他們發出生物等離子的能量帶，想像你的能量場是由鐵氟龍組成的，讓朝你發出的能量落到地球上。

一旦你控制了生物等離子流和能量帶，就可以開始控制你能量場的振動頻率。站在他們的旁邊，給他們足夠的空間。站得離他們足夠遠，以確保你們雙方能量場的第七層不會混合。如果你感覺不到，就站在約一公尺遠的地方。這樣的距離對他們來說足夠了；如果不夠，就挪得再遠些。

將你的能量場調節到與他們的能量場相同的頻率——想像自己成為他們，就可以做到這一點。然後輕輕地擴張你的能量場，直到觸及他們能量場的蛋形外緣。他們會感覺得到。如果他們靠近你，你就知道雙方離得太遠了。這很好，讓他們設定距離，這對他們來說會很舒適，因為就像是自己的能量場，不過是分開的、非侵入性的。這將使他們感到輕鬆，保持被動，並做這件事。如此一來將把你的安全感帶給他們，讓他們也感覺到和你一樣安全，並為他們提供空間，讓他們出來。

站在那裡，保持雙方能量場同步，尊重彼此

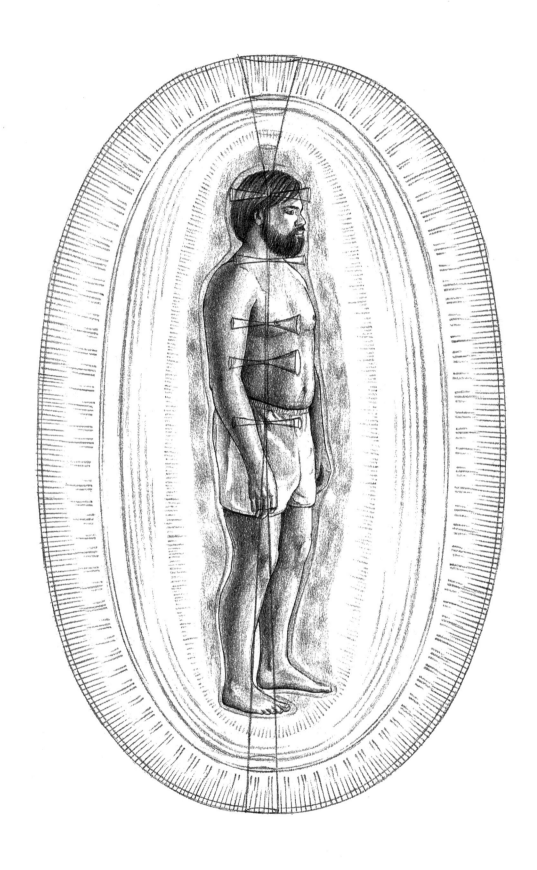

圖 15-23　受虐型性格的氣場防衛

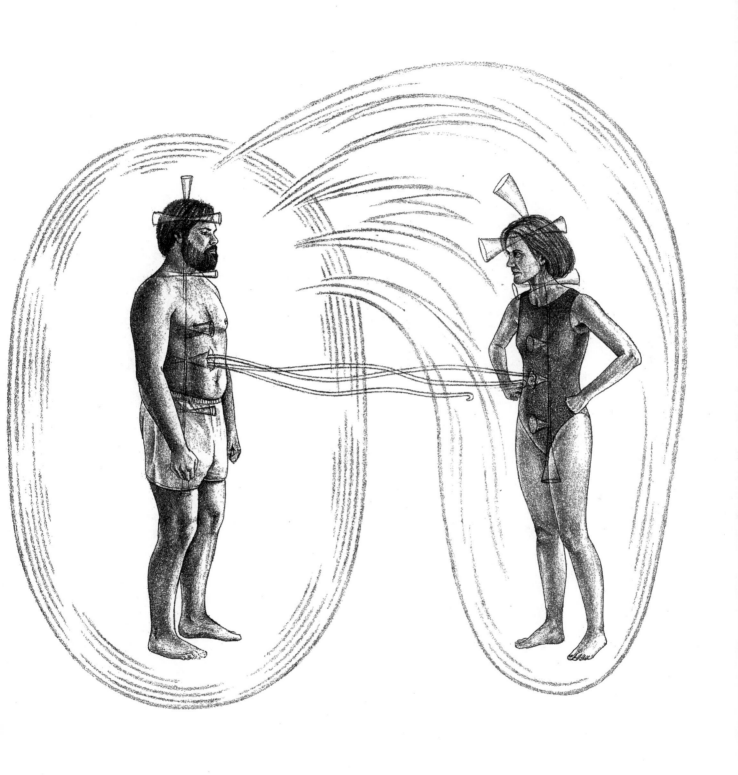

圖 15-24 受虐型防衛者和「推」反應

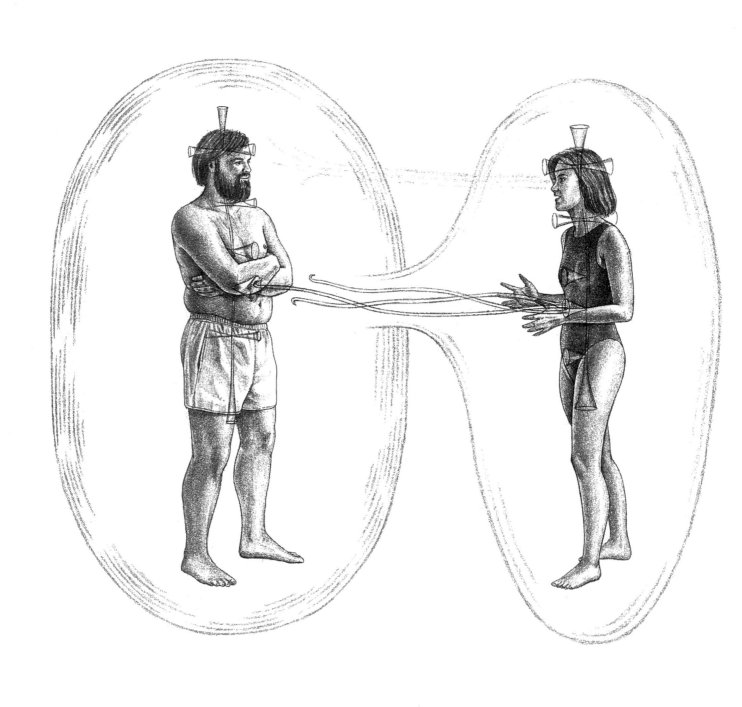

圖 15-25　受虐型防衛者和「拉」反應

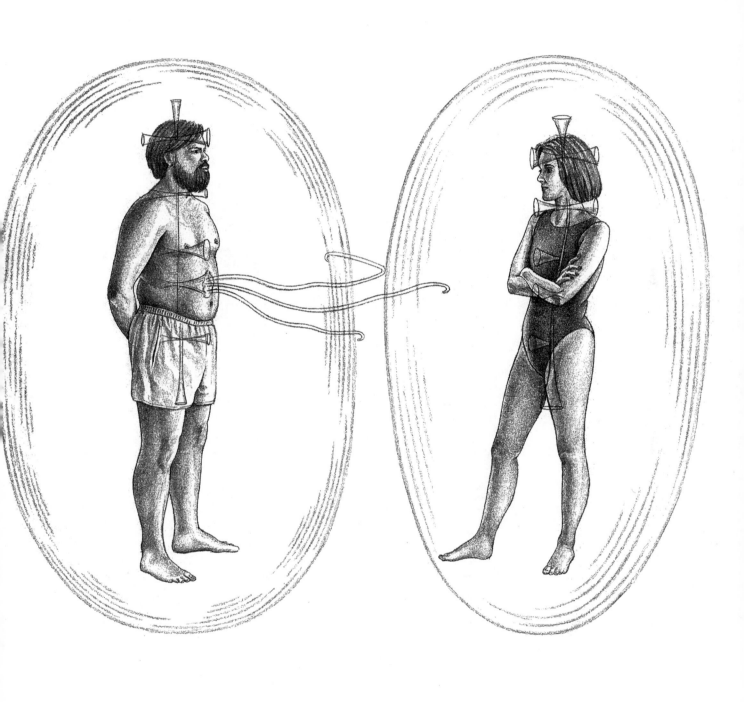

圖 15-26　受虐型防衛者和「停止」反應

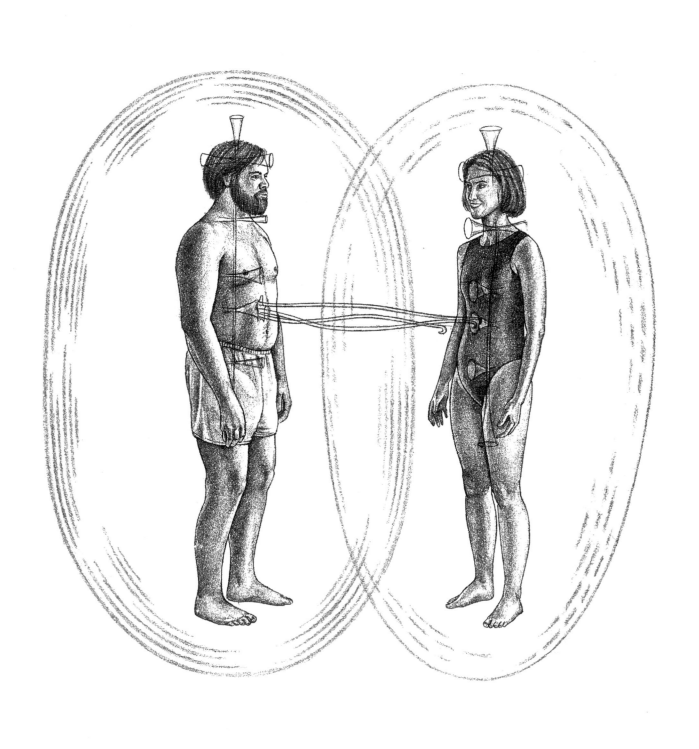

圖 15-27　受虐型防衛者和「允許或否認」反應

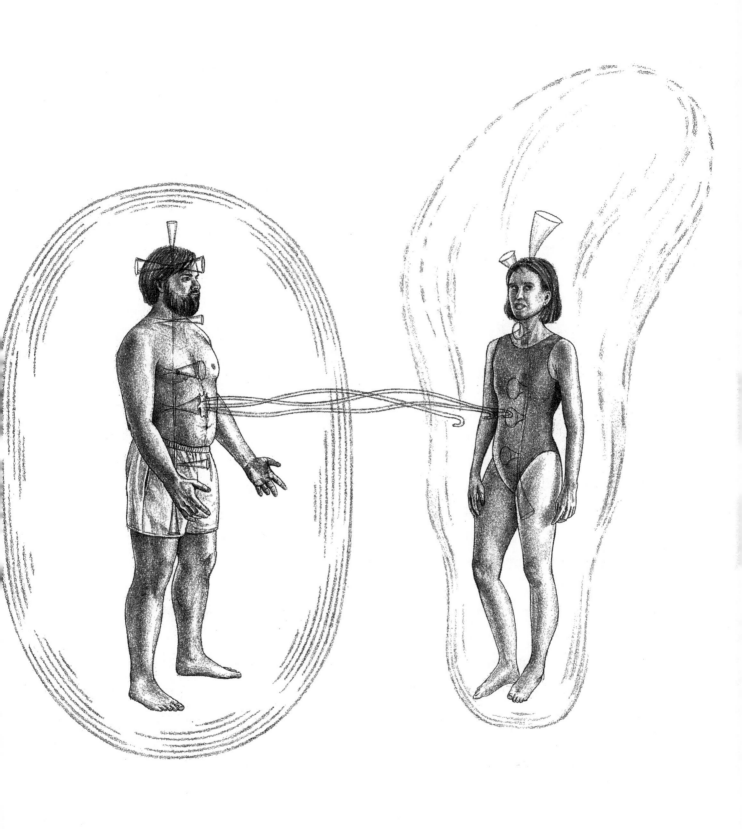

圖 15-28　受虐型防衛者和「撤離」反應

的核心本質。同時感受你自己的本質,讓它充滿你的能量場。在此情況中可能發生的一件事是,當你們二人平等地站在那裡時,雙方的第三輪能量帶可能會從你們身體中伸出,在中途相遇。這是真正的交流,你們都將感受到沒有控制的聯繫。不要故意這樣做——只是允許它自動發生。

正面療癒回應的結果

如果你能至少做到上述正面療癒的一部分,你就會幫助受虐型朋友發現:這個世界不是只會控制人的。你將幫助他們體驗到他們自己的本質,及其與你本質的不同之處。他們會感覺受到尊重。你將允許他們擁有表達自我的所有空間,而不是你去填滿他們的空間。這些空間,原本是他們用於尋找自我、尋找後續想法的。透過這種方式,他們將學習從內部展開的創造過程,然後就可以解放自己,創造他們想要的生活。

所以,下一次當你愛的人「推」和「拉」著你去尋找自由的時候,請給他/她足夠的空間去尋找。你將給予最偉大的禮物、通向真我的回家之路:去聲明他們是誰,以及他們核心的本質。根據他們從過去學習到的,他們將能從不斷變化的當下進入未來。「當下」將是恆常變化的、持續展開的時刻。只有在關係之中,他們才有機會認識自己的核心和獨特性,因為他們需要別人的核心來比較!

如何讓自己脫離受虐型防衛

如果你發現自己在使用受虐型防衛,請彎曲膝蓋、呼吸,向下接入地球,讓能量從地球上升到你的第二輪。允許自己感覺與周圍的一切聯繫在一起,以此讓你所固持的巨大能量開始在能量場中流動。把你的手放在第三輪上,保護自己。

如果你感到自己透過第三輪附著於任何人,想像將你第三輪發出的能量帶拉回,放開對方,並回歸自己。透過觀想和感覺,將這些能量帶連接到你的核星。這將使你注意自己的核心本質。把注意力放在核星,專注於你的內在力量,與自己同在。對自己重複以下的咒文:「我是自由的,我是自由的。」或者「我掌握自己的生活。」

你是非常複雜的,你的想法也很複雜,需要足夠的時間來孵化。想法會一片一片地出來,就像拼圖。我強烈建議你用一本私人日記記錄想法,讓想法們按自己的步調一個一個地出來。不要試圖馬上理解它們,它們不會以線性的方式出現,因為線性並不是你運作的方式。它們會比較全息化。你甚至需要兩年或更久時間,才把整幅圖拼到一起。在這段時間裡,不要把你的日記給任何人看;你不需要任何人在你的想法成形之前來解釋它們,那只會讓你偏離軌道。唯有當你仔細研究了日記的物質反映,並且已經準備好且已體驗了整個畫面,才能與人分享。給自己榮耀和尊重,這是你應得的。

嚴苛型性格的防衛系統

嚴苛型防衛的主要課題

嚴苛型性格防衛者的主要問題是真實性,原因在於與自己核心本質的分離,而完全專注於保持外在世界的完美。這種分裂非常強大,以至於他們根本不知道核心本質的存在。嚴苛型性格防衛者在前世經常必須保持完美表相,沒有缺點或弱點才能生存。嚴苛型性格者在過去世可能負責管理事務,他們現在可能也是。

嚴苛型性格者在成長過程中,會有大量對內在個人世界的否認;他們所有的負面體驗都會被

儘快否認，並聚集於正面的虛假世界，不管家裡發生了什麼樣的爭吵、疾病、酗酒或個人悲劇，第二天早上統統清理乾淨——一頓完美的飯菜、穿戴完美去上學、取得最佳學習成績，其中的理念是：專注於好的一面、否認壞的。這也否認了孩子們的感知，他們會無意識地想，「真的沒什麼可擔心的。昨晚的那場爭吵並沒有真正發生。媽媽並不是真的得了癌症。那一定是我的想像！」要做到這一點的唯一方法，就是否認以個人方式體驗負面事件的真實自我。既然它沒有發生，則體驗經歷它的人也不是真實的，整件事只是想像；換句話說，不要去感受它——它不是真實的。

此類父母沒有直接侵犯孩子們的邊界，也不會像受虐者的父母一樣用羞辱來控制孩子。在這裡，整個外部環境被控制，創造出一種完美的假像；父母對待孩子和教導孩子，都是按照完美的表面幻相，孩子們被教導要穿戴整齊、刷牙、好好做功課、按時睡覺、按時吃早餐……等等。

所以，總結一下嚴苛型性格的世界，其外部世界是完美的，但內在的心理世界被否認，而核心本質不存在。在嚴苛型性格防衛者外表（或稱為鍍金外表）之下，是一種模糊的遙遠恐懼，感覺某些東西丟失了、生命與他們擦肩而過。但他們不確定。畢竟，也許這就是一切。

嚴苛型性格對抗恐懼的防衛行為

出於對個體無意義和無成就感之世界的恐懼，嚴苛型性格者的防衛行為，是變得更加完美。他在工作上很出色，有完美的配偶和完美的家庭；他們賺很多錢，穿得很好，一切都很相配；他們所做的一切恰如其分：他們的身體顯得平衡而健康；能很妥善地調節能量場，能量場平衡而健康；大部分脈輪運轉良好；能適度而輕鬆地透過脈輪能量帶與他人建立連接；很少向別人投擲任何生物等離子能量流。

為了達到完美，他們創造了兩個非常嚴重的內在分裂。他們控制了情緒反應的任何外在影響，所以他們內部心理狀態與外部世界是分離的。而且，他們將更深的核心本質與自己分離了。事實上，這些人並不知道他們核心本質的存在。圖15-30顯示了嚴苛型防衛者。

嚴苛型防衛行為的負面結果

這些防衛行為只會讓嚴苛型性格者變得更不真實，讓世界更無意義。每個人都羨慕他們表面上的完美與無憂的生活。沒有人可供他們尋求幫助，相反地，其他人會來找他們解決問題。他們似乎無所不能。他們會承擔很多，做得很好，從不崩潰。但他們從未因做這些事情而得到很多的滿足，因為做這些事的人似乎並不是他們，這些人似乎是空白的。

他們所體驗到的時間是線性向前，永不再來的。他們有時會覺得自己被時間車輪無情地碾壓，或者有時候，時間帶著所有生命匆匆而過。從心理上來說，他們在內心深處有很多感覺，但不會表達出來；正因為如此，他們不太確定自己是否有感覺。

他們一點也不知道自己核心本質的存在，要嘛沒有聽說過，要嘛以為是他人的盲目幻想。他們無法在沒有別人幫助的情況下接觸到自己的核心，因為在兒時，他們的核心從來沒有被確認過是真實的。他們甚至無法想像自己的核心是什麼。在這些人的生活中，唯一缺失的就是他們自己。

由於沒有體驗過真實的自己，他們不可能整

合自己的心靈和性欲，心和性不能同時運轉。他們所愛之人是一個不存在的理想對象，所以他們只有短期的性關係，除非出現完美的人。他們的戀愛所持續的時間，只是情欲的最初階段。然後，伴侶的不完美浮現了（她或他不夠理想），結局就到來了。或者，他們會陷入另一種否認，關係開始變得更加外在導向。實際上，真正的事實是，他們無法維持一段深入的個人關係，因為他們無法接入內在的核心本質。他們需要有外在的東西來轉移注意力。

如何判斷人們正在使用嚴苛型防衛

判斷人們是否使用嚴苛型防衛的最好方法，是檢查他們的真實性。你所談論的對象是否以個人的方式看待正在發生的事？或者他們完全脫離談話，處於自動無意識狀態？這個人能處理所有事務，但你卻覺得真實的他並不在其中？他們是從不犯錯的人嗎？或者無論什麼問題，他們都能完美地解決嗎？一切都合理得無懈可擊，但你卻不能觸及他們？你相信所呈現的就是整個情況嗎？如果沒有這種真實性，你很可能正在與嚴苛型性格防衛者交流。

嚴苛型防衛者的人類需求和靈性需求

嚴苛型性格防衛者的需求是「真實」，而不是「恰當」。他們需要從否認中走出來，表達內心的感受。他們需要停止控制自己成為完美的，並進入在「追求完美」之下的恐懼，以便療癒恐懼。他們害怕自己不是真實的、不知道自己是誰，他們需要找到自己到底是誰。他們需要體驗當下，而不僅僅是線性時間。在靈性層面上，他們需要體驗核心本質（他們原本不知道核心本質的存在）。他們能達成其人類需求的唯一方法，

就是體驗自己的核心本質。一旦做到，所有拼圖都將完整。

你對嚴苛型防衛的負面反應是什麼？

現在讓我們來看看，當有人以此方式防衛時，你的負面反應是什麼。再一次，我們透過推、拉、停止、允許和撤離等五種能量流模式，來探索人們對於性格防衛的主要反應。

當你和某人交流時，如果他們不真實，你會怎麼做？你會因為他們的不真實而生氣、並向他們「推」更多的能量嗎？如果你這麼做，他們會更害怕你，同時變得更加完美。他們甚至會想知道你的問題是什麼，以便幫你；這是一種否認恐懼的好方法。如果對話如此發展，而你真的開始談論自己的問題，下次就更難接觸到他們了，因為他們會準備好將話題轉移到你身上。圖15-31顯示了當你憤怒和「推」的時候，你的能量場發生了什麼，以及他們對你憤怒的反應。

你會感到被拋棄並抓住這個人嗎？你會進入「拉」的模式嗎？如果你這麼做，他們會把這兩堵內在牆壁建得更堅固、離得更遠，變得更有效率、更理性。你會怎麼辦？拉得更用力、然後因為他們的否認而變得困惑？圖15-32顯示了當你抓取和拉的時候你做了什麼，以及他們對此的反應。

你會進入「停止」狀態、停止你的能量流嗎？當你停止的時候，你是否會沉入內心深處，遠離這交流中的虛假？你會關上耳朵、思考其他事，但假裝在傾聽嗎？所以他們在那裡，而你在這裡。當你這麼做的時候，你們會想念對方嗎？還是你在當下，停止並等待？所以現在交流的雙方都是虛假的。請參見圖15-33中的結果。

你會進入「否認並允許」的狀態嗎？你是否

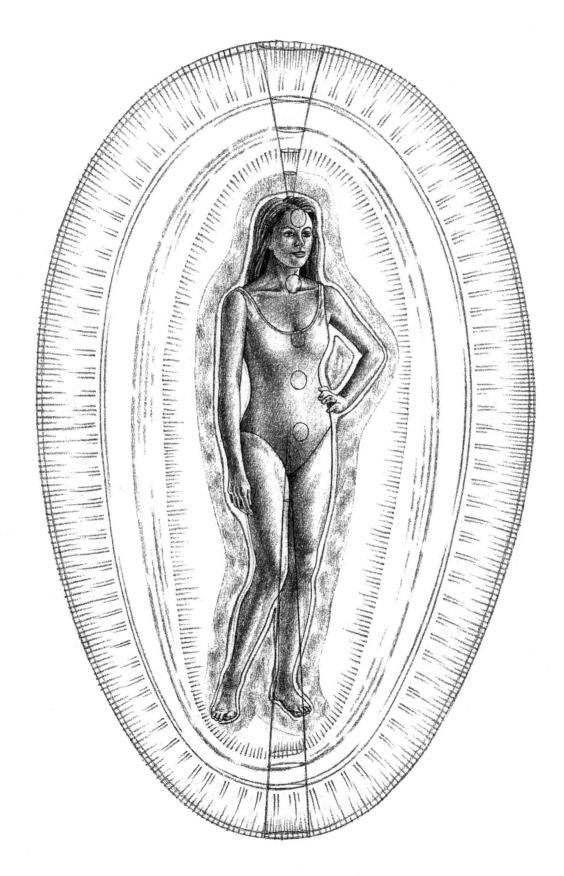

圖 15-30　嚴苛型性格的氣場防衛

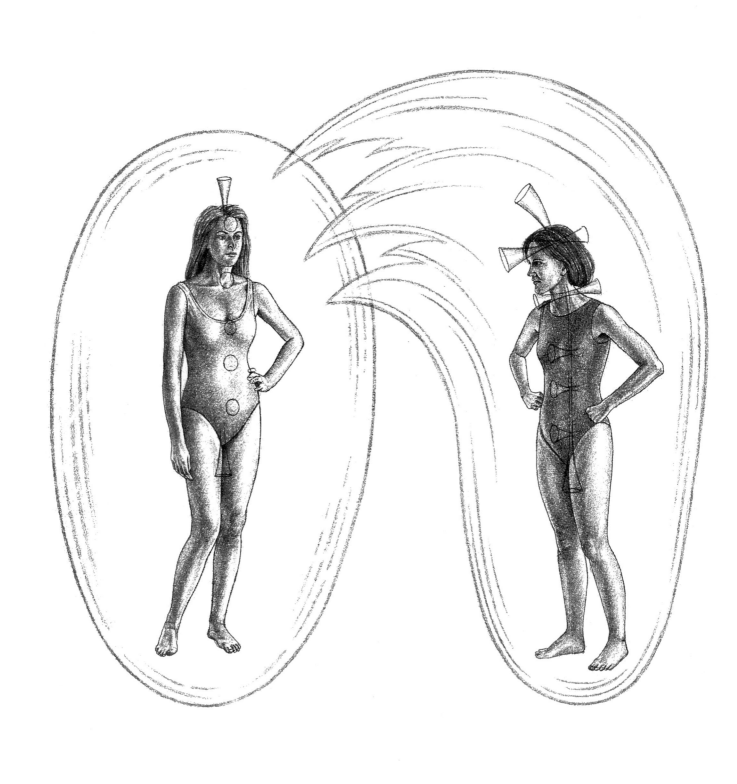

圖 15-31　嚴苛型防衛者和「推」反應

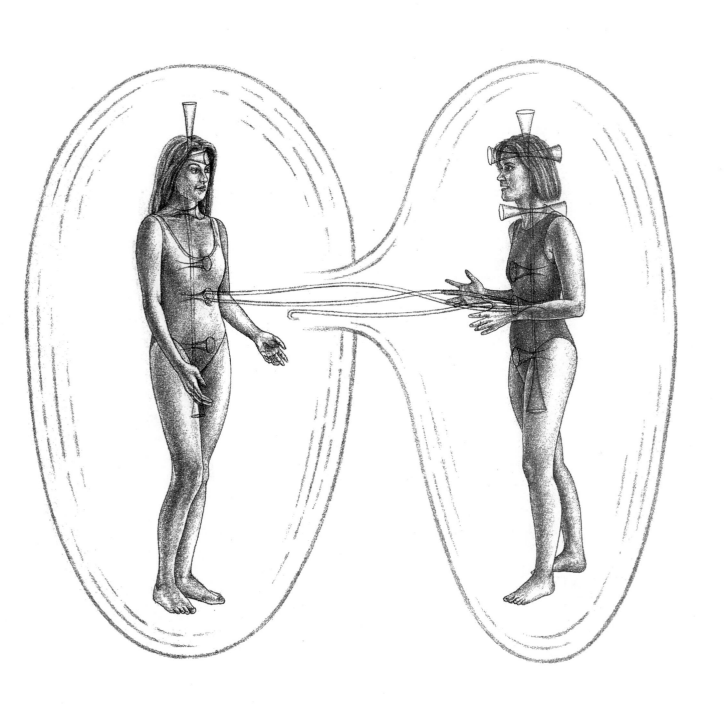

圖 15-32　嚴苛型防衛者和「拉」反應

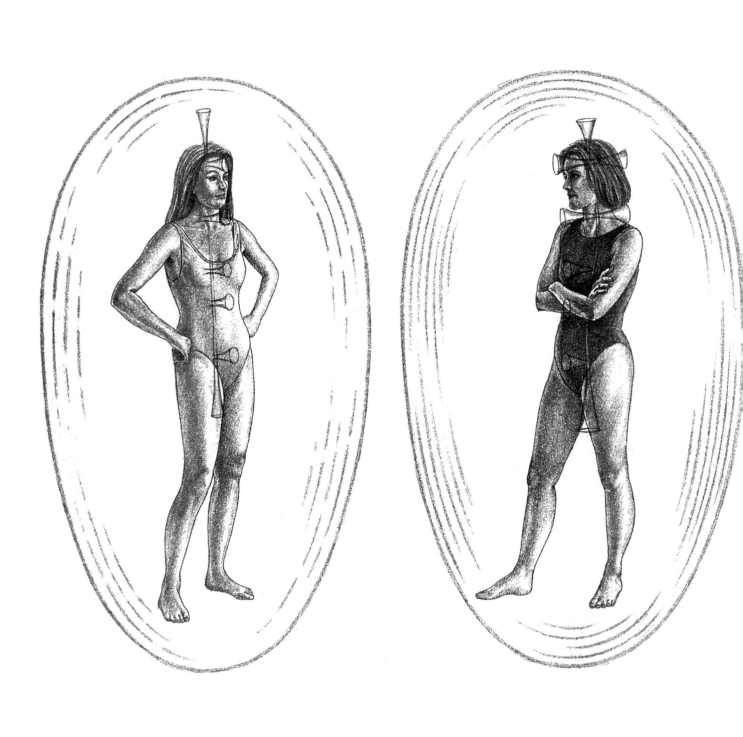

圖 15-33　嚴苛型防衛者和「停止」反應

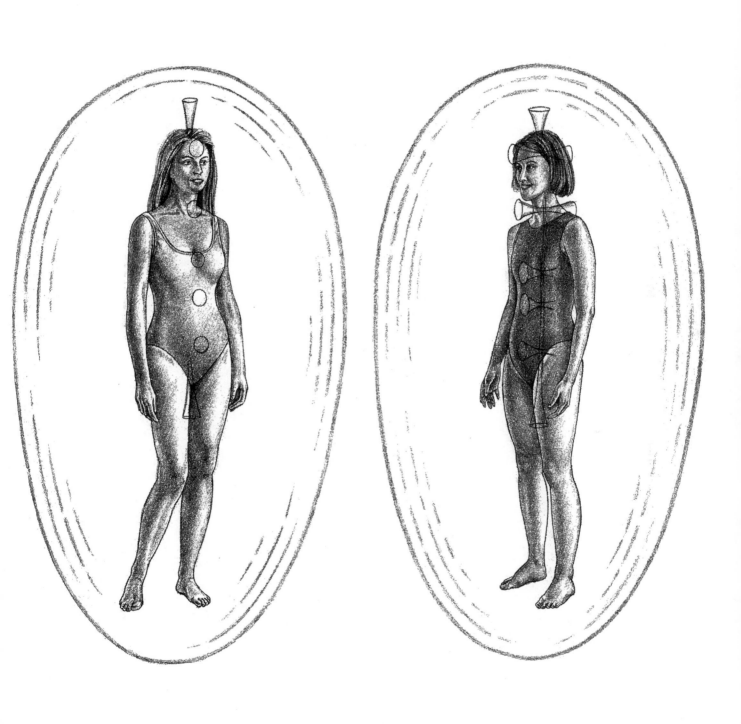

圖 15-34　嚴苛型防衛者和「允許或否認」反應

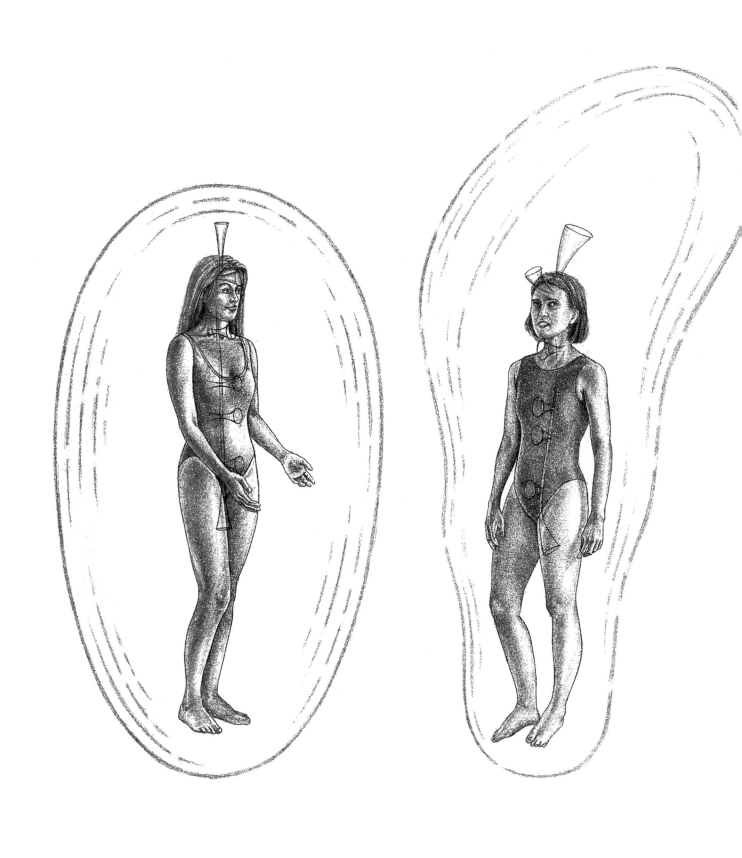

圖 15-35　嚴苛型防衛者和「撤離」反應

允許事情就這麼發生，然後否認它，繼續進行對話，就好像真的在交流一樣，並浪費你的時間？你的目標完成了嗎？你和對方真的在交談嗎？你能更好地瞭解他們嗎？會有融合發生嗎？我對此表示懷疑。參見圖15-34。

或者你會「撤離」？所以現在是一個完美理性卻不真實的人，在和一個根本不在場的人交流？圖15-35顯示了這種情況。

如何以正面療癒方式回應嚴苛型防衛？

彩頁圖15-36顯示了如何幫助嚴苛型防衛者感受他們自己核心本質的真實性。這種回應是最困難的，因為那要求你有體驗自身及對方本質的極大能力。但我相信你會在實踐練習中學會。

首先要記住的是，由於嚴苛型性格防衛者的氣場強壯而平衡，邊界良好，因此你不需要擔心邊界。所以站得靠近一點，如此很有可能是他們會比你更舒服。你也不用擔心控制自己的生物等離子流或能量場振動頻率；但是，以有愛的善意和接納狀態站在那裡，會非常有幫助。你需要學會的是，感受你內在深處的核心本質，將其充滿你的整個氣場。在第十七章處關於核心的一些具體練習，能教你如何將核心本質帶入你的氣場。請按照內容學習去做。

一旦你做到了，就在感覺自己本質的同時去感覺他們的本質。為此，請把注意力集中在他們的核星上、位於身體中心線肚臍上方約三點八公分處。當你將意識覺知帶到那裡，你就能體驗到他們的本質。一旦你知道那是什麼感覺，就把你的手放在對方的上胸部，在該部位感受他們的本質。你感受另一個人本質的唯一方法，就是用你自己的本質。所以你會自動這麼做的。把你的本質放在對方本質的邊緣，感受它。現在描述一下

你的感受，保持將你的雙手放在他們胸前。鼓勵他們去感受自己本質和你的本質之間的區別。這是一項非常微妙、精微的工作，處於那種狀態需要很大的耐心。如果你拉回，他們也會撤退。記住，這對他們來說很重要。所以請慢慢來。

正面療癒回應的結果

如果你能至少完成上述療癒的一部分，你將幫助你的朋友找到他們的核心本質，也許這是他們自幼兒時以來第一次感覺到本質。他們從未有過本質被確認的經歷，他們沒有可以用來體驗本質的框架，因為在他們成長過程中，本質根本不存在。實際上，你為他們舉起了一面鏡子，使他們能找到自己的個體性 —— 也只有透過體驗本質，他們才能找到個體性。

當你這麼做的時候，一切都將改變。他們將能夠脫離時間無情的推進，臨在進入當下 —— 那包含一切時間的當下。他們將能夠在外界表達自己的感受，因為他們知道是誰在感受，這將使他們變得真實。他們將能夠同時做到適當和真實。他們將能透過核心本質連接性欲和心靈，因為兩者當中都有核心本質。他們將擁有自我，知道自己是誰。

下一次，當你的朋友從談話中消失、進入完美主義的時候，你如果產生負面反應也很正常。然而只要你覺察了，就深呼吸一次，彎曲你的膝蓋，然後向下接入地球。感受你自己的核心本質，並用以填滿你的能量場。走近他們一點、請求他們允許觸摸，並描述你想做什麼。你將給予他們一項偉大的禮物。因為只有在核心本質層面的交融中，他們才能滿足自己來到地球的最深刻目的：瞭解內在的個體神性。

如何讓自己脫離嚴苛型防衛

如果你發覺在和某人談話時你脫離了自我，就停下來、歸於自己的內在中心，把注意力集中到你的核星，在你身體的中心線肚臍上方約三點八公分的地方。只要待在那裡，直到你感覺到自己。然後很微妙地把這個自我帶入對話中。重複咒文，「我是真實的。我是真實的。我是光。」你會對結果感到驚訝。

觀察爭吵夫妻的氣場，以及如何從能量上解決

有一個夫妻雙方從性格防衛衝突轉變為同步療癒的例子。某天晚上，我去拜訪朋友夫婦。當我到達時，他們已經卡在一個問題上好幾天了。當他們開始向我說明自己的立場時，我觀察了他們的能量場互動。以下是發生的事。

丈夫處於口腔型防衛行為中，他抱怨說，想要更多的接觸和親密；而妻子則陷入錯亂型防衛，說他們已經有了很多親密接觸。她微妙的行為，似乎表明著是他的問題，試圖讓他解釋得越來越多。當他努力解釋的時候，她一邊聽著，一邊卻把能量上從他身上拉回。首先，她把能量場拉回來，然後開始切斷連接二人心輪和第三輪之間的生物等離子能量流。

這令他困惑。她似乎在認真傾聽，但與此同時，當他試圖從她身上獲得更多能量時，她卻從能量上撤離他。參見圖15-37。

丈夫繼續試圖解釋他的情況，也越來越陷入口腔型防衛。他越來越困惑，也越來越不相信自己所說的是真的。女方斷開與他能量場的連接，升級了錯亂型防衛。她將能量沿脊背拉升，從背部、頭頂上方發出一條攻擊性的生物等離子流，試圖從他頭頂控制他，否認他的真實，但同時維持著侵略性的連接，因為那樣她才有安全感。她是無意識地做這一切。

對於丈夫所說的，她的氣場反應表明了他的話以及他想要更多親密的舉動，都令她害怕。她使用錯亂型防衛姿態來控制他，方法是拉回她的能量但同時看似與他同在，這樣她就不用感受恐懼情緒。由於她的這些能量行為，他開始懷疑自己說的是不是真的。他想，可能問題不是真的，也許全是「他個人的事」。她的防衛是要讓他相信，這個問題不是真實的，如此她就不用去處理。不知不覺中，她在否認自己的感知。在內心深處，她知道他說得有道理，但她卻阻止自己去覺察這一點。在意識層面，她只知道自己「樂於助人」，試圖理解他所說的。她透過將能量放在身體背部和意志脈輪中，使用意志為他臨在，但不允許自己感受，不允許自己脆弱。如果她容許能量移動到身體前部，她會感覺到自己的感受和脆弱，這將給她帶來更多親密。然而更多的親密，意味著她要臣服進入更深層次的自我，那個令她害怕的地方。

隨著此過程繼續，丈夫開始感到害怕。他從第三輪伸出了長長的鉤子，進入她的第三輪，開始抓住並拉取她的能量，以阻止她斷連和離開他。她的反應是從他頭頂上推和控制得更多。參見圖15-38。每個人防衛得越多，能量場就越扭曲。

能量場越扭曲，此人就越陷入對現實的負面印象，也就越不臨在、越不能瞭解當下真正發生了什麼。在我這兩位朋友的情況中，他們越防衛，情況就越讓人痛苦。每個人真正的自我越來越不在場，只有越來越多各自的防衛系統在運行。

這時，我描述了他們的能量場情形是如何讓

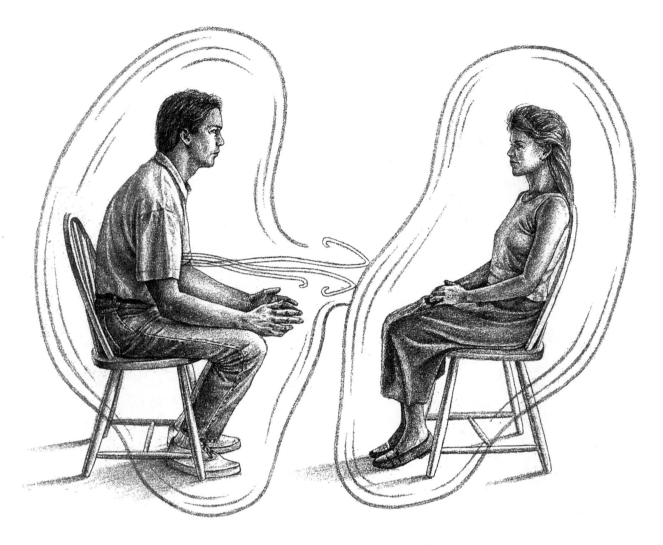

圖 15-37　夫婦在防衛當中的能量場

他們感覺更糟的。他們開始努力把能量場拉回自己，歸於他們的核心，並向下接入地球。在他們運作的時候，我閱讀了他們的能量場，並引導他們進入各自的中心。當他們歸於中心和接地以後，兩個人都調整並加強了哈拉線。然後，他們一起運作，清理、平衡、充能能量場的各層面。當我閱讀他們的能量場並引導時，他們把核星本質帶出、到達哈拉和能量場的每一層。完成這一切時，防衛消失了，每個人的能量場都是連貫的，房間裡充滿了他們二人的本質。

然後，我在兩個人能量場之間所見過最美妙的事情發生了。我看到所有連接他們的巨大彩色生物等離子弧線消融了，只餘有兩個有連貫能量場的人，各自按照自己的頻率搏動著，同時又與另一個人的能量場同步。他們在沒有能量流交換的情況下進行著交流。完全沒有依賴，只是單純的自我表達，帶著接納、承認和對彼此愉悅的自我表達。這美麗的光之舞持續了一段時間，每個人都在狂喜中。如彩頁圖 15-39 所示。

這是我唯一一次見到如此景象。我相信這是

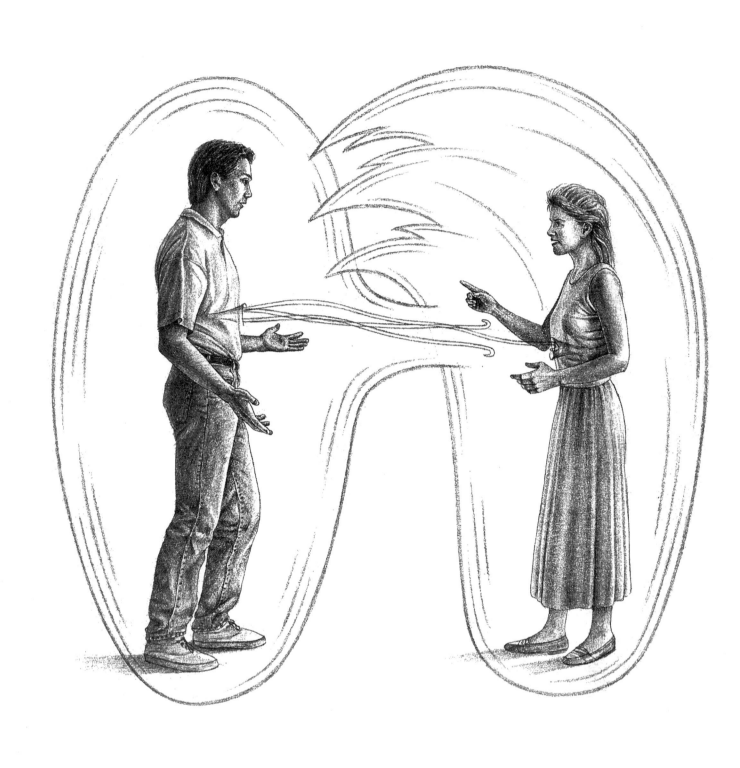

圖 15-38　夫婦間不斷升級之防衛的能量場

一種不同尋常的關係狀態，是我們都渴望和爲之努力的。也許在未來，這將成爲一種常態。當我們學會相信自己和存在的核心，榮耀彼此、尊重彼此，並在彼此的不同中歡欣鼓舞的時候，我們將自動處於這種狀態。

透過寬恕去療癒的指導

我想用黑元所給予的最強大療癒冥想之一：「寬恕的療癒」冥想，來結束這一章。此冥想將讓你進入深度沉思，在其中你將能療癒過去關係帶來的內在創傷。在人際關係中療癒過去創傷最重要的因素，就是寬恕。

通常，相較於無法寬恕自己，我們更能覺察無法寬恕他人。所有人都知道，當我們原諒傷害我們的人時，會有很大的不同。大多數時候，我們會記得痛苦的情形，是因爲別人傷害了我們，而我們責怪了對方。

責怪是表面的，在內心深處，通常會有一份揮之不去卻不願承認的罪惡感。很多時候，對方沒有我們的體驗，甚至可能不知道我們受到了傷害。事實上，有時他們認爲我們應該道歉，這樣他們就可以原諒我們。在所有情形之下，我們都被鎖定在二元性中。而寬恕使我們超越二元，進入愛。

在黑元「寬恕的療癒」冥想中，他提供了關於寬恕的更廣闊視角，幫助我們超越了「他／她對我所做的一切」的責怪，以及所攜帶的更深層內疚，讓我們對寬恕的工作原理有了一元性的理解。

在你開始之前，我建議你列一個生活中無法原諒之人的名單。然後做以下的寬恕冥想。如果有人能邊爲你朗讀黑元的傳訊的話很好，或者從芭芭拉・布藍能療癒學院獲取這些引導素材的音

頻，或者你自己大聲朗讀、錄成音頻，這樣的錄音內容會更個人化，而當你閉著眼睛躺在床上聽時，也會更容易吸收與理解。

黑元傳訊：
寬恕的療癒

感受你內在有一根光柱。感受你中心有一顆明亮的星，位於肚臍上方。你在這裡並非偶然，是你出於自己的目的，將自己帶到生命的這一刻。而這一目的（使命），是從你心中那深刻而神聖的渴望中升起的。你越是尊重這渴望，你就越能直接走在充滿快樂、滿足的路上，越能生活在創造力和寬恕當中。

今日，我希望你帶上你在生活中與之相處有困難的某個人，開始療癒和祈禱，讓自己對準寬恕和療癒。療癒，需要你同時寬恕自己和那個人。如你所知，療癒包括整個生命（沒錯，你的所有前世今生）以及超越了前世今生的那些。你存在的領域遠大於被時空定義的物質世界，時間和空間只是你放置在這個教室裡的限制性商品。而教室，也是你爲自己創造的、用於學習的地方。你創造了自己的課程，創造了教室，在教室裡創造了自己的老師，但你仍是所有這些創造的主人。你出於自己的目的來到地球，而這個目的就蘊含在你的神聖渴望中。

現在我問你，關於你所選擇的這個人，你是如何背叛了神聖渴望，從而創造了一個需要自我寬恕的情形？這也許不會是一個張口即來的簡單答案。但如果你專注於此、爲之祈禱，並把它與你的療癒工作聯繫起來，你就會開始理解。透過你的生活經歷，對其意義的更深刻理解將從你內

在的生命之泉中湧出。

是的，「你創造了自己的生活體驗」，這是真的。這是你的設計，你用內在最大的智慧設計了它。如果有痛苦，那就問問「痛苦」在向你表達什麼？因為痛苦源於忘記自己是誰，源於相信陰影實相是真實的實相。陰影實相源於遺忘自己是誰，而遺忘則是基於你認為自己是孤立的，或與神分離的。

我告訴你們，親愛的人們，無論任何形式和表現的疾病，都是遺忘的結果。你回到這裡，回到地球層面，是為了憶起。不要為此苦惱。把你的生命力量用於記起，它的光照會喚醒你靈魂中存在陰影和痛苦的部分。

當你用肉體及存在於每個細胞中的神性之光照耀它們，當光照進陰影，陰影就開始憶起。回憶（re-membering）的意思，就是讓成員們（members）重新回到一起。透過光的照耀，你將重新記起自我和身體中那些分離的、並因此生病的部分。這是一個新的開端。是的，會體驗一些痛苦，但那是一種療癒的痛苦。眼淚會淨化靈魂，就像剛剛落下的雨，你的哭泣將釋放那些深埋著、已經壓抑了幾個世紀且一直等待著浮現的東西。所有討論過的阻塞都將會流動，充滿新的生命。你會發現自己更有能量，你會發現生活進入了創造和歡樂，你會發現你自己充滿了自然的舞動，與周圍的人以及與宇宙一起舞動。

但要達到這些，需要寬恕：首先寬恕自己。你有什麼要寬恕自己的嗎？如果你花五分鐘的時間（我會讓你在我的小演講結束時做這個）寫一份某一天你必須寬恕自己的事件清單，你會發現那非常廣泛，但並不難。如果你每天幾次、每次幾分鐘時間地逐條冥想，並寬恕自己，你就會減輕心中的負擔。寬恕來自於內在的神性，經由祈禱和體驗你的寬恕，你就與內在的神連接在一起。你成為了你內在的神。

下一個問題是：你寬恕自己的每一事項，在你的心靈和身體裡是如何顯示的？又是如何在你的能量場中顯示的？在你能量場的七個體驗層面追蹤它。

你身體上哪一處疼痛與你無法寬恕自己有關，且這一態度維持了你與某一難以寬恕之人的負面連接？你明白，療癒向來從家裡開始。

在你內在，在你肚臍上方約三點八到五公分的地方，有一顆美麗的恆星：核星。這是你個體性的本質，是你的神聖個性，是你存在的核心；那是你真我的中心，在所有地球母親上的生命體驗之前、之中和之外都處於完全的寂靜。感受你內在的這個地方。你在此生之前就已經存在了。你在地球上所有的混亂、痛苦和衝突之前，就已經存在，而且也將繼續存在。

此一存在中心，就是你神性的中心。從這裡，你成為整個宇宙的中心。從這裡，你將得到療癒。你會記起你是誰（真我），也會幫助別人記起他們是誰。因為你的所有行為，都來自於此一存在中心。一旦你的行為與中心失去聯繫，你就不再與神聖目標一致。與神聖目標分離的行動，會造成痛苦和疾病。所以，親愛的朋友們，將自己歸於核心。所有的寬恕，都是從這個中心升起。

我希望你找到清單中需要寬恕自己的第一項，將之帶到核心。無論你創造了什麼需要原諒的，那都是以一種與核心斷開的方式創造出來的。當你偏移（中心）去創造時，你就與自己存在的中心分離了，而你的行為不再與神聖目標一致，並可能極輕微地偏移，進入了陰影和遺忘中。所以，如果你將需要被寬恕的帶入核星，並

將其保持在那裡，用愛環繞它、灌注它，你將透過愛把它帶回光中。你會發現從中心升起的、最初的目標。一旦找到，你就可以帶著原始的創造一起向前移動。因為在尋找、環繞和灌注愛與光的過程中，你會在內在發現寬恕。現在我要給你們一些時間，以這種方式來表達自我寬恕。

隨著寬恕在你們的存在中流動，你會發現自己自動原諒了可能在此特定情況裡要求寬恕的其他相關人員。

第 6 篇

透過更高靈性實現來療癒

「每時每刻，我們都有選擇的自由，

而每個選擇都決定了我們生活的方向。」

奧利維亞·霍布利澤斯（Olivia Hoblitzelle）❶

---

❶ 奧利維亞·霍布利澤斯：美國作家、教師。曾任心靈／身體診所（Mind ／ Body Clinic）副主任和心靈／身體醫學研究所的教學研究員，將冥想、瑜伽和認知行為療法帶入了醫學領域，用於治療與壓力有關的慢性疾病，並研究有意識地衰老和老年人問題。

【導言】
將更高靈性面向及更深維度
整合到療癒計劃

　　隨著繼續從事教學和療癒實踐，我發現，在療癒中的靈性需求以及與更深層次實相的連接，與物質需求一樣重要。事實上，顯然靈性需求才是主要的。沒有它們，生活只是三度空間的、極為有限的體驗。為了理解我們是誰以及我們的人生目標，也為了體驗到安全、良善、有愛的人生旅程，我們不僅需要人類交流，也必須進行靈性交流。

　　隨著在氣場更高層面以及比氣場更深維度上的工作，我對於健康和療癒的整個概念都改變了。事實上，我對物質世界生活的整個概念也都轉變了。我開始將療癒看作是美好的創造過程，是一個最自然和最普遍的過程。在這條美麗的人生路途上，我們的每一步都蒙受指引。在此過程中，我們會發現自己既是個體的，也是整體的。我們完全被善意、豐盛的宇宙擁在懷中，在這裡，人生和療癒是一體的。

　　我們將從生活中靈性指引的體驗及其目的開始。它會自然而然帶領我們進入更高靈性，亦即較高氣場的體驗。然後，我們再進一步深入到形成我們存在基礎的更深維度。

16
人生中靈性指導的過程

想要平穩地進入以靈性爲中心的生活，需要意識的巨大調整，以對準更高振動層面的超越實相，也就是第五、六、七層氣場實相。這些較高的意識和能量領域，是非物質靈性存有所存在的完整世界。很多人從來沒有體驗過這些意識層面，對他們來說，連這些層面是否存在，都是極其可疑、可笑乃至荒謬的。在療癒過程中，如果持續沿著意識層級向上攀升，你會自然進入這些較高層面的相關體驗，並最終與靈性存有相遇。

當你把意識覺知移動到氣場的上三層時，你就進入了意志、情感和理智的更高層面。氣場上三層是下三層的模板。第五層、較高意志（即內在神聖意志），是氣場第一層（包含了生活在物質世界的意願）的模板。第六層、較高情感層，有時也稱爲靈感層和神聖大愛（divine love）層，是第二層（對自我的情感）的模板。第七層、較高理性，稱爲神聖心智，提供對萬事萬物之完美模式的理解，是第三層（心智層）的模板。這樣的關係，正如古語所說：「其下，如上。」

這種能量場第七與第三層、第六與第二層、第五與第一層之間的對應關係，提供了此方法：透過將能量場高層的價值觀帶到低層，從而療癒了低層。爲此，我們必須提升或超越進入較高層。這也稱爲「超越過程」。我們提升進入較高

實相，使其成爲自我的實相。此時，我們的理智成爲眞相，情感成爲愛，意志成爲勇氣。如果我們繼續此「超越過程」，我們的眞相便成爲智慧，愛成爲無條件的愛，勇氣成爲力量。我們將靈性的實相作爲自我實相，並於自我內在發現神。

進入超越過程最好、最實用的方式是透過靈性指導。每個人都可以從內在高我、守護天使，或更流行的說法，從「指導靈」處獲得指導。通常來說，一開始人們會從高我接受指導，然後擴展到指導靈們。

如今在某些圈子裡，接收靈性指導以及與指導靈通靈是很普遍的。人們爲了五花八門的事情請求指引，通常是爲了處理生活問題、某一天要做什麼，或某一問題如何解決，甚至用來獲得治療疾病的訊息。有人還試圖用來中彩票、獲取考試答案，甚至找停車位。也有人誤用靈性指導，試圖逃避自己應負的責任。他們不負責任地打破承諾，並說那是指導靈的意思。他們似乎以爲，這樣就能使不道德和不負責任的行爲正當化。很多尋求指引的人並未看到靈性指導更深層的作用，也沒有看到靈性指導對人生學習過程的更大益處。

靈性指導是你人生開展過程中必不可少的重要部分。無論你的內心渴望和人生使命是什麼，

靈性指導都是發展此兩者的關鍵。靈性指導，不只是與指導靈交流，不只是通靈獲得訊息，它就是生活過程本身。長期遵從指導，才會獲得超感知以及獲取精確訊息的能力。透過觀察靈性指導在自己生活中的效果，我識別出以下關於指導運作方式的訊息。

靈性指導如何運作

1. 靈性指導從來不會讓你逃避困境，而是使你在各方面負起責任，例如：你是誰、不背叛自己、守住諾言等等。如果你的承諾需要改變，靈性指導從不會讓你不負責任地更改。換句話說，如果你做出了後來對自己不健康的承諾，此承諾是可以更改的，但不會是不負責任地更改。

2. 靈性指導並不能免除你的業力，而是提供工具，讓你應對業力，甚至使你可能會享受清理業力的過程。你必須平衡業力天秤。平衡業力，並不是受懲罰，而是需要學習以前人生體驗中未能學會的東西。這些過去的人生體驗，仍然對你當下的生活產生著負面影響。根據你對「印象」及謬誤的清晰程度，在生活情境中進行體驗以達到學習的目的。

3. 跟隨靈性指導，能帶來某些生活體驗，用於發展人生使命或療癒能力。

4. 要過靈性的生活以及找到人生使命，需要你在得到指導時、無論代價如何，都願意遵從指導，同時活在真實和真相中。

5. 隨著你對靈性指導的遵從，它會越來越難，而且代價看似越來越大。

6. 靈性指導與信心同行。你必須擁有極大信心，才能遵從指導；反過來，遵從指導也將建立信心。指導的目的是，為了帶領你通過你曾拒絕、但為了前進又必須面對的心靈區域；它帶你穿越最深的恐懼，進入最深的信心。

7. 信心是一種存在狀態，它對氣場進行設置、平衡和充能以進入療癒狀態。信心，連接了小我和大我（即你內在的神性）。信心，是全息式地連接一切所是（連接你與宇宙）的過程。

8. 你那分離的小我意志，並沒有多少機會能干擾系統性指導，因為很多時候，小我壓根不知道你為什麼會按照指導說的來做。

9. 當你臣服或放開分離的小我意志、遵從指導中的神聖意志時，其他人會更信任你。

10. 靈性指導會自動、系統地建立你的物質耐受力與靈性耐受力，以便完成人生使命。

11. 你所建立的耐受力越多，就會得到越多的愛、力量和支持，你的人生使命也會在更廣闊的層面，獲得更大更有效的展現。你解決的問題越多，就會進入責任更大、難度更高的問題。

12. 遵從靈性指導的行為，構建了承載療癒生命能量的載具，構建了完成你化身地球時選擇的神聖使命所需的載具。靈性指導把本能的創造法則，釋放進入一具安全的載具中。只有透過臣服於指導，小我才能臣服於更大的聖靈、或內在神性，你本能中的生命力才能釋放到安全的載具中。本能生命力是當能量流暢通無阻時，自動湧現的一切；有時是正面的，有時又是負面的。靈性指導系統性地清理了負面，因此越來越多的正面生命力得到釋放，其所釋放的強大生命力之流，剛剛好是你的載具能承受的，所以你的載具是安全的。

13. 伴隨著本能之神聖創造法則的強大生命力之流，不受小我的掌控。換句話說，你內在的美好有其自然之流動，自然本能地帶著智慧、愛與關懷，向外流淌；其流動不受小我控制，小我唯一能做的是，要嘛是阻止流動，要嘛是讓開道路。

14. 靈性指導會牽著你的手，帶你臣服於真實的人類脆弱。這些真實脆弱都位於小我的中心。當你聽從指導，你會立刻面對一項事實：你不能掌控生活。你的小我不能控制生活，靈性指導也不會幫小我去掌控。就是如此，你就是不能。對我來說，所謂小我的臣服就是這個意思。但臣服於什麼？臣服於內在更深的力量。遵從指導，是外在小我系統性地放手（這個小我，試圖保護你的安全但無法做到）。指導使你重新連接上初始力量，成為神之子。在這一臣服中，你發現了另一種力量：內在神性的力量。你成為神的器具。你從內在找到了神的所有力量、智慧和愛。

15. 不跟隨靈性指導，也不會受到懲罰。你仍將擁有無限時間，既然時間只是幻相。如果你收到指導，可是在三個月或兩年中都沒有遵從，也完全沒問題。不過，你跟隨多少指導，就能獲得多少內在靈性力量。因為跟隨指導會自動幫助你臣服於內在更大的神性，此靈性力量會幫助你完成人生使命。

16. 跟隨靈性指導，將使聖靈與你的核心本質結合，賦予你力量。這力量不會積蓄在小我中，而是會將你的內在核心本質或神聖個性火花與宇宙神性連接起來。

17. 靈性指導將生命焦點從對外在價值的依賴，轉移到依賴內在神性實相，從而建立自由與獨立。

18. 生命中最美好的東西，都是免費的❷。

靈性指導如何引領我的生活

回顧人生，我發現每一個重要的轉折點都被精確地指引著。有時我跟隨的指導似乎完全不可靠，周圍的朋友都勸阻我，但我還是做了。

在我住華盛頓特區、正參加生物能量療癒師培訓期間，有一件美妙的指導事件在復活節時發生了。有朋友聽說，在西維吉尼亞的復活節早晨即將發生一個奇蹟。他們問我說：「你想不想來？」我說當然，然後想著，「我要穿什麼去見證奇蹟呢？」後來決定穿白褲子、T恤和涼鞋！我們開車五個小時，趕在太陽升起之前到達蘋果園。電視攝影機已經就位了。預言奇蹟的女人佈置了一切，有代表耶穌生活的各個場景，包括客西馬尼園❸。我們前去朝聖，在花園獻上了玫瑰。

我們都焦急地等待日出，想要觀看預言中的奇蹟。太陽終於升起了，我看著升起的朝陽——太陽旋轉著，甩出許多紅色的光線，還在空中移

---

❷ 此句原文為「The best things in life are free」。「Free」一詞兼有「免費」和「自由」之意，此處作者一語雙關，既指「免費」，亦呼應上文中的「自由」。

❸ 客西馬尼園（garden of Gethsemane）：耶路撒冷的一個果園，根據《新約聖經》和基督教傳統，耶穌被釘死在十字架上的前夜，和他的門徒在最後的晚餐之後前往此處禱告。也是耶穌被猶大出賣的蒙難地。

動了一點。我說：「噢，就像法蒂瑪的奇蹟❹，幾千人看到太陽在天空中旋轉！」然後我又想，「多有趣的視網膜現象。這就是你看向太陽時會發生的事情。」我周圍所有的人都在喊：「看呀，太陽在轉！你看見了嗎？」其他人則嘟囔著：「我看不見，我看不見，它太亮了。」這和法蒂瑪奇蹟發生時一樣。還有人說：「天空中有個十字架。」可我看不見。沒辦法，只能這樣。我把玫瑰放在花園，然後開車回家。回家途中，我對自己說：「為什麼我不把它當成奇蹟呢？我不知道奇蹟是什麼樣子。也許是真的。」然後我說，「我得做個測試。」

第二天早上，我在同一時間看向太陽，想看看視網膜現象會是如何。我沒法直視太陽，太亮了。我心想：「這就有意思了。現在我完全無法直視太陽。我得耐心點，看看會發生什麼，因為我並不知道奇蹟到底是什麼樣子。」

沒過多長時間，奇蹟以新的方式呈現了。我把從那時之後發生的事情，都當成是奇蹟的一部分；因為，我生活的奧秘，從那時起即開始展現。其實發生的事情很簡單，就是每當太陽處於天空的某個角度時，我會聽到清晰的聲音在指導我，有時只是「冷靜下來，你的頭腦正在誇大每件事。」或者是「你的療癒老師病了，今天你需要給她療癒而不是等她給你療癒。」──我能聽到像是來自太陽的聲音。太陽會向我照射，引起我的注意，然後我會得到一則訊息；甚至當太陽不能直接照射我時，它也有辦法找到我。某次我正坐在椅子上搖著我幼小的女兒，當時太陽在房子的另一面，陽光就從鄰居的窗戶上反射過來、穿過我的窗戶，以準確的角度照射到我。我和太陽的這種交流持續了好幾年。

另一個靈性指導的例子，是我在華盛頓成為生物能量療癒師並從業之後發生的。我開始能看到前世，但不知道怎麼處理。於是我開始祈禱請求幫助。某次我到艾瑟題克島（Assateague Island）露營時，當天下著雨，我躺在沙灘上、頭上遮著塑料防水布。半夜，聽見有人叫了我的名字三次，而且聲音太大驚醒了我。我向上看著防水布，是半透明的，所以我以為我看到的是雲；然後忽然意識到那只是防水布，就掀開它，尋找聲音的來源。整個天空清澈無雲，我敬畏地發現，我能聽到滿天的星星們互相唱和，歌聲穿越天際。我知道我的祈禱得到回應。我被召喚，答案就要到來。

不久以後，我找到了紐約腓尼基（Phoenicia）的生命力中心（Center for the Living Force，現在稱為道途中心〔Pathwork Center〕）。我到那兒參加工作坊，並瞭解到我祈禱的答案是要移居到腓尼基。這件事花了一年的時間才得以實現。我丈夫當時不想搬家，於是我和四歲的女兒先過去，因為這是給我的指導。隨後他也搬來了。

搬到腓尼基後，我在一個工作小組裡處理我的管道（通靈）訊息，因為我得到太多像是他人的前世訊息，不知道怎麼處理。有一次我的一條腿骨折，打著石膏、跛著腳到處走，大聲嚷嚷著說自己一點也不憤怒。中心的負責人、「道途講座」的傳訊者伊娃·皮拉克斯對我說，「你的問

❹ 法蒂瑪的奇蹟（miracle of Fatima）：亦稱為「太陽的奇蹟」，發生於一九一七年十月十三日、在葡萄牙的法蒂瑪。有三個牧羊人孩子預言，聖母瑪利亞將在該日期出現並創造奇蹟。有大量的人聚集在法蒂瑪印證此奇蹟。當時的報紙發表了證人的證詞，據說他們看到了異常的太陽活動，例如太陽似乎在天空中「跳舞」或曲線移動，或向地球傾斜，或發出多種顏色的光和輻射光。根據這些報告，事件持續了大約十分鐘。

題是管道開得太快，內在有太多憤怒，你還處理不了。你需要關閉你的管道。」我自己的通靈指導也確認了這一點。心靈能力讓我很愉快、讓我覺得自己很特殊，能用以逃避面對生活中重要的問題。我的管道唯一可接受的用處，是用於個人靈性成長，所以除此之外，我關閉了其他管道，但不知道要關閉多久。指導靈只說「需要關閉多久，就關閉多久。」

在我發此誓言後沒多久，我接受了測驗。某天，我開始意外地靈魂離體，看見美麗的指導靈們穿著綴滿寶石的長袍站在周圍。我很好奇他們是誰，但我想起自己的誓言，強迫自己回體了。雖然放棄心靈能力很可惜，但我還是放手，專注在我的個人成長。接下來的六年中，我專注於個人的轉化蛻變。頭兩年，我專注於神的意志。要做到這一點，我要確保所做的每件事都與神的意志一致。每天早上起床，我祈禱冥想，承諾跟從神的意志。我還上過私人課程，試圖明白什麼是「神的意志」。我很矛盾，不知道下一步神會讓我做什麼？難道我是他的奴隸？我嘗試從神聖意志出發，處理生活中的每一件事情。慢慢地，發現無論任何時候想做任何事情，內心那最深最清晰的意志，就是神的意志。我在自己的心中找到了神的歌聲。

接下來的兩年，我則專注於神聖大愛。我在所做的任何事上傾注愛。每天早上，我祈禱冥想學習神聖大愛。我在這麼做之後，發現自己的很多行為並非都是那麼地有愛。我在私人課程裡，學習將愛帶入生活。在這兩年間，事情開始轉化，我開始能夠在生活中更有愛，表達出更多的

愛。再之後的兩年，我專注於神聖眞理。和之前的工作一樣，我每天早上冥想祈禱，以發現何為神聖眞相（神聖眞理）。我花了很多時間探索神聖眞相在我生活中的運轉：哪裡缺乏神聖眞相？又如何能將更多的神聖眞相帶入生活？在任何情況下，我是否願意發現和堅持眞相？因為我當時生活在一個靈性社區，所以有很多生活機會實踐這三個靈性面向。

生命力中心社區的每個居民，都以如此方式努力進行著自我轉化。那簡直就是一座沸騰爐，人們一邊尋找靈性眞相，同時又為社區的營運日日矛盾不斷。在那些日子裡，每個人都從中學到了很多。我們認為自己正在建造一座光的城市，但後來，當我們各奔東西，散落在世界各地，才意識到每個人都得到了想要的東西。我們擁抱個人成長工作，將其融入於我們的存在，以便依據所信仰的更高靈性準則而生活。我在經過六年的深入工作和努力後，知道我能重開管道了，因為我已值得信任。人們信任我，因為我能讓眞相呈現並跟隨眞相，無論眞相是什麼。當然，這並不意味著我已完成了個人轉化。直到今天，工作仍在繼續，並會持續一生。但我知道生活已經來到一個轉折點，事情會發生急遽的轉變，而事實確實如此。

我知道，我應該去蘇格蘭的芬活（Findhorn）。我到了那裡，站在名為「蘭多夫飛躍」（Randolph's leap）的天然能量點上。那裡靠近芬活，是德魯伊（Druids）❺崇拜和溝通自然精靈的地方。我請求接觸自然精靈，但似乎什麼都沒發生。然後我到荷蘭，開辦一個高強度工

---

❺ 德魯伊：是凱爾特人（其最早見於古羅馬記錄）所信奉之多神宗教中的領導人物，他們是博學的賢者，也是教師、先知、醫生、法官等。據說擁有溝通自然界動植物的能力。

作坊，然後去瑞士滑雪。我完全忘了我的請求。在我回來一個月以後，我開始每天早上五點半醒來，寫下無數靈性指導訊息。開始走到哪都能看到自然小精靈。她們跟著我，但老是有點害羞，會待在我背後幾公尺遠，咯咯地笑。

透過與自然精靈的接觸，我得到了很多關於生命力中心的訊息，比如建築至聖所的地點和方位。透過每天的冥想，這些訊息一點一滴地到來。某天我正走在路上，準備去廚房工作時，有個聲音叫了我的名字。我忽略了它，它再次叫我。我繼續向前走，並告訴它我工作已經遲了。

它第三次叫我，我說：「哎，好吧。你想做什麼呢？」它把我引向一片草地和一塊石頭。

我問：「然後？」

它說：「坐下。」我坐下了。

然後我問：「現在要做什麼？」

它還是說：「坐下。」我坐下，開始冥想。

接下來的一年，我每天都坐在這塊石頭上冥想。每天的冥想中，都獲得一點關於這塊土地的訊息。「聲音」告訴我，我坐著的這塊石頭是聖壇石（altar rock）。「聲音」還指給我看、在坡下的另一塊石頭，告訴我在其兩邊的兩塊石頭，是標記石（marker rock）。在聖壇石和第一塊標記石之間畫一條線，在兩塊標記石之間再畫一條線。兩條線的交叉點，就在草地中央。剛好在這個交點位置，有兩棵倒地的小樹，交叉在一起。約一年以後，生命中心開始尋找修建至聖所的地點。至聖所委員會負責選擇地點，要求每個人都要向委員會推薦中心地區內自己最喜歡的地方。後來選了一個地方。

我能肯定所選的地點是錯的，但我保持了沉默。在我們走回主大廳的路上，有人讓我帶大家參觀我每天冥想的秘密地點。我不太情願地帶他們到聖壇石，大家坐在上面冥想。幾乎每個人都立即明白，這才是正確的地點。我很不好意思地開始分享過去一年冥想中所得到的訊息。後來我和測繪師在那裡發現，標記石所定義的直線剛好是一座太陽能建築最大太陽角的位置；而小樹倒下的地方，剛好是七邊形建築正面兩扇巨大玻璃牆的交叉點。

我也在建築設計委員會當中。因為地形多山，我們必須炸掉石頭才能打地基。我想在爆炸之前把鹿趕走，但牠們不走。爆炸時牠們就在一點五到三公尺的距離之外，然後繼續悠然吃草，好像什麼也沒發生。

我在中心的那幾年，花了很多時間驗證一些很簡單的事。指導靈會給我一些指導，比如「去鋸掉樹上的枯枝。」有時我得花三個月去做，因為覺得很蠢，還有些抗拒！但最後還是做了。我注意到如果我不做，就沒有新的指示；只要我照做，下一個指示就會來。現在我意識到他們在訓練我精確地遵從指令。如此能建立起信任，我就能和指導靈一起做第五層的靈性手術。第五層手術在《光之手》裡描述過，是重建第五層能量體的方法，主要由指導靈來完成。有一天當我還在給個案做按摩時，就突然開始了。

當天我正為個案做瑞典式按摩，忽然出現一位指導靈，並說：「舉起兩條綠色的帶子。」讓我把手從個案身體上移開。個案找我來按摩，我卻在那裡坐了四十五分鐘，雙手舉著綠色帶子懸在她身體上方。我見指導靈從綠帶子下方進來，為個案做手術。我就是從那時開始學習第五層靈體手術。我觀察著手術，一邊等著個案說，「嘿，不是要給我按摩嗎？」但她沒說什麼。一個星期後她回來抱怨有術後症狀。我能看到指導靈在她脾臟位置留下的縫線。我又得舉著兩個綠

帶子，這回他們消除了縫線。而這一次，個案也沒有抱怨我這做按摩的竟然不接觸她的身體。她說無論我做了什麼，她的感覺都很棒。我就是這樣開始學習第五層靈體手術的。

某日，我完成每天清晨五點半的記錄後，指導靈讓我買一台打字機。我不會打字，但指導訊息來得太快，沒法再用手寫了。所以我要打字。於是我學習了打字。使用打字機一段時間後，打字也跟不上訊息的速度。於是指導又讓我買錄音機。我就開始錄音。就這樣，不知不覺中，我的第一本書開始了。

我花了十五年時間完成第一本書《光之手》，還被十二個出版社拒絕過。我不知道該怎麼辦，卻收到指導說讓我自己出版。我賣了自己不住的那棟房子，得到了一百五十萬元。每個人都認為我瘋了，把畢生積蓄用來出書。我說：「這要嘛是我的人生使命，要嘛不是。然而不管是不是，該是全力一搏的時候了。」於是我用一百五十萬印了一千本書。出版後我名下只剩幾萬塊錢，還有一個女兒要養活。我寫信給一些認識的人，告訴他們我的書出版了。我說：「每本書的成本是一千五百元，我賣給你一千五百元。」三個月後書全部賣掉。我又印了一批。有人建議我找個出版商。我說，「他們全部拒絕了我呀。」不過我還是去了，班坦圖出版社（Bantam Books）買下了這本書。截止目前（指一九九三年本書出版時），《光之手》已有九種語言的譯本，發行到世界各地。

在我剛開始和指導靈交流時，沒有去區分是誰持續指導著我，又是誰停留幾個月教我新技術、接著又離開。我一向能看見他們。在我個人與指導靈合作這些年後，他們開始給建議，教我怎樣處理個案問題。隨著這些指導，我原本從事

的按摩和治療工作也逐漸轉變為療癒。他們會告訴我手要怎樣做、提供我自己不可能瞭解的個案訊息。他們告訴我患者問題在物質面的成因、心理層面的成因，以及兩者與當前或過去某些人際關係的聯繫。我慢慢地、小心地把訊息帶入療癒過程。比如我會這麼說，「你是否考慮過……」然後加入指導靈的訊息。

不久，由於訊息太多，我不得不轉入直接通靈。但我從未告訴個案那是指導靈在說話——我只是在轉換狀態下講話。我說自己的聲音會有點不一樣，因為我處於意識轉換狀態。幾年以後終於有個個案問道：「你在通靈指導靈，對嗎？」

「誰？我？」

「指導靈叫什麼？」個案問。

「我不知道。」

我通常更留意跟隨個案而來的指導靈，因為個案往往會想要我描述他們。除了我自己的指導靈，我也會向個案傳達他們指導靈的訊息。有一陣子，我甚至會帶著奇怪的口音說話，但感覺好尷尬。最後，我說我只想傳導口音正常的指導靈。如果別人的指導靈想透過我提供訊息，我會先聽然後複述。

在工作時，我經常能看到五個指導靈，他們至今仍在我身邊。那時，通靈很流行，每個人都通靈。我不知道自己的主要指導靈是誰，所以決定找出他的名字。某次，我和帕特·羅德迦斯（Pat Rodegast）一起開療癒／通靈工作坊。帕特是著名的通靈人，著有《宇宙逍遙遊》（方智出版，一九八九年）和《超越恐懼選擇愛》（方智出版，一九九五年）。我詢問指導靈的名字，聽到「黑元」（Heyoan）或「海歐肯」（Heokan）的詞。我一點也不喜歡這名字，想改變它，但沒成功。然後我完全忘了這件事。六個月後，我和

帕特開另一個工作坊。每當我們一起工作，我們往往想在工作中學些什麼。這次，我很挫敗地問：「為什麼每個人都知道自己指導靈的名字，就我不知道？我想知道指導靈的名字。」很確定地，在我演示療癒時，黑元傾身說了：

～

我的名字叫黑元。記住，我在六個月前就告訴你了。這個詞來自非洲，意思是「久遠以來低語的眞理之風」。

～

好吧，眞是有點尷尬。他確實告訴過我，但我整個忘光了。那算是我第一次正式介紹黑元，從彼時起，我們就一直是好搭檔。在我名爲「芭芭拉」的清醒意識狀態下，我通常會「看見」黑元站在我右側、稍微靠後的地方。他看起來有三到三點六公尺高，呈現亮藍、金色和白色。當我通靈傳導時，我們的意識融合，成爲一個意識。我「成爲」了黑元。此時，我的氣場擴展到有直徑六公尺。很多次，和黑元通靈了一、二個小時後，我被提升進入一間光的屋子，那兒有一張大長桌，有很多指導靈圍坐在桌邊。他們向我展示一張宏大的藍圖，顯示未來會發生什麼。我通常不太懂計劃裡的內容，但我持續努力中，一點一滴地，我相信自己能學會並看懂這些藍圖。

在我這些年來進行的各種項目中，有不同的指導靈團體加入。大約五年前，我開始與另一位非常女性化的靈性存有進行通靈。一開始我們稱她女神，因爲她似乎是神的女性面向。她的能量場是白色和金色，且這些年持續在增強。她非常

大，無法用尺寸衡量。我親愛的朋友馬喬麗·瓦萊裡（Marjorie Valeri）是專業豎琴手，和我一起進入出神態（恍惚態）。馬喬麗通靈演奏豎琴。一道白色光牆，比房間還大，從我和她後面進來，提升每個人的意識。我在出神狀態中在房間裡來回走動，爲人們通靈和療癒。此次能量是如此地強大，足以讓我在一個小時內爲兩百八十個人做了療癒。

不僅如此，療癒力量強大到在隨後的幾個月時間內還在持續展現。最值得一提的案例，是參加歐米茄研究院❻工作坊的一名個案。她的背上揹著氧氣罐，等待心臟及兩肺移植。女神在她身上療癒了約有五分鐘，再加上她是如此渴望治癒自己，病情因而得到好轉。去掉氧氣罐以後，她的血液氧含量開始升高，直到比帶著氧氣瓶時還高。她仍等不到器官捐贈的消息。她後來結婚了，搬到美國西部某地。最後一次聽到她的消息，是她的醫生說她僅需要移植一個肺。那是女神療癒她的三年後。

幾年後，我們稱之爲女神的療癒能量在男性和女性能量上變得更爲平衡。最近的靈性指導告訴我，那其實正是聖靈。這下輪到我要面對自己的羞怯了，因爲要宣稱自己所通靈的對象是「聖靈」。某種程度上，神的女性面向似乎更容易被人接受。我得去面對。我在最近一個於聖達非（Santa Fe）的工作坊裡，連接了新的指導靈團體，他們稱自己爲「光之委員會」（Council of Light）。他們似乎有很大的力量。他們圍坐成一圈，每人腳邊都有一根蠟燭。他們好像有個巨大計劃，是要在世界各地建立療癒中心。我很好

---

❻ 歐米茄研究院（Omega Institute）：位於美國紐約萊茵貝克的一個非營利性教育靜修中心，由伊麗莎拍·萊塞（Elizabeth Lesser）和斯蒂芬·赫特蕭芬（Stephan Rechtschaffen）於一九七七年創立。

奇這個計劃會怎樣展開。它會展開的，自有其時機。

　　這就是靈性指導在我生活中的運作方式。儘管其中一些顯得出格、荒謬甚至很傻，但我建立起了信心。我不斷地被測試是否完全按照靈性指導所說的去做，是否準確傳遞訊息而不妄加闡述。這就是爲什麼我最終能夠通靈出特定的治療方法，以及治療需要多長時間。靈性指導一步步帶我進入超感知、通靈和氣場的較高三層，帶我進入靈性和靈性世界，並使之成爲現實。靈性指導帶給我很多美妙的體驗，使我更廣泛地理解自己的神性。

　　遵從靈性指導、進入生活的靈性面，其實並不容易，因爲太有挑戰性了。我們傾向於忽略、拖延，或認爲那不是眞的。學習遵從指導是個漸進的過程，可帶我們進入較高的靈性實相。每次我們選擇遵從指導，我們就選擇了自己更高的神聖意志。當我們一次又一次地這麼做時，我們就開始體驗到對應第五、六、七層氣場的靈性實相。現在讓我們進入氣場的較高層面。

氣場第五層：神聖意志

　　氣場第五層與神聖意志相關，是所有形式與符號的基礎層面。一旦以超感知進入第五層，你會看到鈷藍色的光。你一開始可能會有點困惑，因爲第五層是所有形式的模板或藍圖；也就是說，它看起來像照片底片或噴槍模板。在第五層，一切都是反轉的。你認爲是實體的地方，其實是空的；你以爲是空的地方，其實是鈷藍色實體。待在第五層的時間長一些後，就會習慣這種反轉，不太會注意到這點了。因爲第五層是第一層的模板，你可以想像成第五層是一些空槽，而第一層的光線剛好嵌入。或者將第五層想像爲河床，有水（第一層能量線）在其中流動。第五層是第一層的模板，第一層又是物質肉體的模板。

　　對於我們（西方）文化的人，第五層通常最難以理解的。我們的文化以理性爲主宰。如果要我們做什麼，我們需要知道原因（道理），我們要理解究竟是怎麼回事。而如此會所產生的問題是：只有處於我們實相定義範圍內的事物，我們的理性才能理解。如果我們沒有體驗過高維度的靈性實相，對我們來說，它們就不眞實。我們需要被牽著手，一步一步被帶入高維度實相。一開始我們可能會無法理解所看到的風景，因爲那是全新的領域。我們需要放開先入爲主的預設，允許體驗單純地展開。

　　爲了進入本書所描述的靈性世界，我必須在不完全理解的情況下信任和跟隨神聖意志。理解會隨後到來。所以無怪乎指導靈首先讓我做的其中一件事，是非常簡單無害的。他們在調節我的理性。我需要一步一步被引導。只要伴隨著神聖意志，我就能做到，儘管我的理性向來要求我理解一些訊息不足的東西。得到足夠訊息的唯一方式就是聽從指導照做，並信任之。

我們對神聖意志的負面印象

　　神聖意志，又稱神／上帝的意志，是人們常常無法理解或極大誤用的概念。對神聖意志的舊有體驗方式反映了一個權威問題。我們對神聖意志的主要負面印象是，神的意志與我們自己的意志衝突，因爲那很可能非我所願。我們必須反抗神意，才能獲得自由；然而，我們被賦予自由意志，擁有選擇權。因此，我們進退兩難。我們有自由意志，但如果我們不能運用意志力強迫自己選擇「非我所願」的神的意志，我們就有麻煩了。

如此一來，我們有了另一種印象：神的意志令人恐懼。因為如果不順從於神的意志，就會受到懲罰。所以，如果我們不知道神的意志是什麼，也許就不會被懲罰得太重；所以，還是躲遠一點，別知道太多比較好。

將我們桎梏在痛苦當中的、有關神聖意志的另一個印象：我完全無法改變神的意志。此一想法，完美地免除了我們對痛苦處境無所作為的責任。

神聖意志，也可以被當成是用來解釋一切我們不理解事物的萬靈藥。還是那句話──我們又不需要理解！畢竟那是「奧秘」嘛。事實上，硬要去理解的話，可能都是褻瀆！

在我們的宗教裡，「神的意志」是用來控制人們，讓人們認為只有少數人才知道神的意志。因而其他人只能聽從少數人。本質上，這少數人扭曲了我們的主要印象，（也許是下意識地）表現出他們的意志才是神的意志。他們利用追隨者心目中神的形象為自己謀利。神的意志曾被用於殺戮和侵略。實際上在整個歷史進程中，不同人們對彼此所做的一切可怕事情裡，都利用了神的意志做為藉口。

如果我們認為我們的願望與神不一致，當我們有問題時，就能指責神，是神不賜福給我們。這使得我們將力量置於外在。在這個系統中，我們所能做的就是遵守某種宗教規定，表現良好，然後神就會賜予我們想要的。我們對於「好」的負面印象是它相當無聊、困難，而且毫無自由可言。神更像父母，難道不是嗎？「如果你乖乖的，我們就買冰淇淋。」難怪在面臨神聖意志時，人們會退縮迴避。

對於神聖意志的負面印象，也導致我們對「什麼是意志」產生了困惑。大多時候，我們認為意志力是完成一件事之所需，因為要把事情做好一向很難，往往得克服一些人或事，或者擺脫它們，才能成功。換句話說，我們對於意志的另一負面印象是：我們用意志來對抗阻力。意志給我們力量，去克服障礙。在舊體系中，阻力向來是外在的。

事實上，所有這些印象不僅分離我們與他人，也使我們與自己分離。如果我們遵從神的意志，而神的意志與我們自己的意志相左時，我們就與自己分離了。當我們與自己分離，我們也會與他人分離，於是就有了鬥爭。

如果我們必須加倍努力，才能使自己的意志與神的意志一致，這意味著我們自己的意志不夠好。「我的意志不夠好」的想法從哪來的呢？它源於分離意識，以及認為自己有問題的意識。這是舊宗教價值觀的殘餘，已經過時，不再適用於我們。它存在於權力控制的舊體制，其背後的印象是：我們需要神的約束才能讓我們負起責任，才能做個好人。但這是真的嗎？黑元說：

~

我的朋友，一切都是幻相。藉由你的克服，你創造了你所克服的阻力。如果沒有阻力，意志有什麼用呢？

~

從自己內心連接神聖意志

我們正進入一種新的存在方式，基於內在之力量與責任的方式。考慮一下此可能性：意志並不是要克服阻力，而是尋找辦法的一些行動。讓我們審視一種不同的形而上學，它能滿足這種可能性。

如果我們認為，自己內在住著一個負責的好

神，他與偉大的宇宙之神同步並且是其全息的一部分，那我們的內在意志就與神的意志一致。就這麼簡單。沒有什麼要對抗的，也沒有什麼要克服。只有行動，爲了達成意志而需要採取的行動。意志觸發了行動。

我們的需求，是要能瞭解自己的好意願是什麼。它從哪裡來？我們怎麼認出內在的好意願？我們怎麼知道它就是正確的那個？它感覺起來是什麼樣子？

再一次，是時候轉向第三章中介紹的新M-3形而上學了。在此框架下，所有物質事物皆由心智或意識產成。因此，我們的物質生活是從心智中產生的，心智先於物質。假設，心智眞的創造了物質生活，則其中一定有所目的。宇宙心智這麼做的目的，就是神聖目的（神聖目標）。我們被創造出來的神聖目的，就是我們的人生使命。神聖意志將神聖理性付諸行動。

物質世界由宇宙或神聖心智持續創造著。我們的目的是演進，也就是說：活著。我們的目的不僅貫穿漫長的一生，也運作於此時此地的當下。無論身處何種境況，當下此刻的目的始終連接著我們的人生目標。無論是毫釐片刻、還是漫長時光，是微末行爲、還是浩大工程，我們內在的神聖意志都運作其中，全息式地運行著，爲神聖目的而服務。

自由意志與神聖意志的關係

我們對意志的迷惑，是來自於我們不明白在任何時候我們自由意志的選擇老是會受到挑戰，以服務於我們的內在神聖意志。我們能自由地選擇內在神聖意志到什麼程度，就是從那樣的程度上表達並聽從了眞我。這個意志是基於內在力量，而不是對抗或凌駕他人的力量；基於自我負責，而不是指責他人；基於所有人的自由，而不是控制他人。在神聖意志裡，不存在指責，也不存在需要對抗的外界幻相。

在我們生活中有痛苦和麻煩的領域，就是我們出於恐懼而行動，且沒有遵從內在神聖意志。也許我們對生活中到底要做什麼感到困惑。我們因恐懼而行，並做一些自認爲能取悅他人的行爲。這種行爲，仍然是基於必須對抗外物來爲自己開路的觀念，我們因此不再費心去跟隨眞正的意志。我們沒有做自己眞正想做的事情，甚至會創造一個明顯的外在阻力，以阻止自己跟隨眞正的渴望。我們眞正對抗的是自己——他人只是「替身」。有時，我們會蓄意說些話來導致別人反對，如此我們就不必做原本想做、但又害怕抓住機會去做的事。當然，在做決定的時候，事情肯定看起來不是這樣。我們專注在周圍人的反對，這樣就可以轉移注意力，不去做內心知道要做的事。可長遠來看，這根本行不通。在我們做正確的事情之前，是不會快樂的。

比如，寫我的第一本書眞是個艱難的任務。我不斷地跟自己較勁。我用了大把時間陷於懷疑和逃避，同時做太多事，導致沒時間寫書。我很害怕承認自己在做很重要的工作，而世界非常需要這樣的資料。很多人甚至根本不知道我在寫書。幾乎每個知道我要出書的人，都認爲自己花錢出書太瘋狂了。「但凡頭腦正常一點的人，都不會用畢生積蓄出版一本已經被十二家出版社拒絕的書吧？」他們這麼問我。但我知道，我的神聖目的就是要把這本書帶到世上來，於是我這麼做了，並保持信任。自費出版是源自巨大信心和賦能的行爲。它改變了我的生活，因爲我知道我的工作是出於愛。

我們當下此刻的神聖目標，向來是與宇宙整

體一致的。人們可能不知道，可能會反對我們決定要做的事。但是，做決定並堅持到底，完全是我們自己的責任。神聖意志讓我們去做的，並不總是最容易的事。很多時候是很難的，比如我離開丈夫、自己搬到中心。然而，如果我沒那麼做，我的生活就會大不相同。

一些找出你是否對準神聖意志的好問題：

- 我的意志是否干擾了他人的自由？
- 我是否試圖控制他人？
- 我的意志是否基於指責，以及因此挑釁某個想像中的權威？
- 我的意志是否與他人意志衝突，因而表現了內在的阻力？

如果上述任何問題，你的回答是「是的」，你就仍是以M-1形而上學體系思考和行動。

- 我當下此刻的意志是否與我的人生使命相連接？
- 我的意志是否將我的方向轉向自我負責以及自由？
- 我的意志是否幫我打開心靈和愛？
- 我的意志是否賦能予我，使我前進，去實現靈魂最深處的渴望？

如果上述任何問題，你的回答是「是的」，你就轉換到了M-3形而上學的視野。

每日自我肯定以對準你的使命

為使你生活隨順、身體健康，有意識地與神聖意志或正面意志保持對準一致，是很好的實踐。你想要完成什麼？此問題不僅適用於你的個人生活和健康，也可用於你的整個人生。如前所述，人生使命（人生目標）與當下此刻的目標是同步的，它們全息式地連接在一起。任何時刻你想完成的事，直接與你人生的偉大使命相連接。也許看起來不一向如此，但確實是。

比如，如果你的人生使命是成為療癒師，那麼你怎樣照顧自己的健康就很重要，因為這直接影響你的能量場和療癒他人的能力。如果你的使命是以語言表達自己，那麼在當下表達你的真實真相就是保持對準表達的一種方式。如果幫助饑餓的窮人是你的人生使命，那麼與食物和營養的關係就很重要。你現在滋養他人的行為，就是在為更大的人生使命做練習，並直接影響你的使命。你現在吃什麼、怎麼吃、吃多少都很重要。如果你的人生使命只是簡單地享受愉快生活，那麼此時此刻你如何生活就是使命裡重要的一步。如果有半杯水，看到杯子「半滿」就比看到「半空」要更快樂。如果你從內在感到想要成為一名偉大領導者，那麼當前你如何與周圍力量最小的人互動就很重要。如果你與他們相處時沒有愛與尊重，你就無法走向領導力。你現下的任務，就是在每時每刻所做的事情中，實踐較高準則。你偉大的人生使命，實際上是你於每個片刻實踐較高準則的結果。真正的工作就在當前，無論何處，無論何事。

如果你當前的目標，是你最初使命的扭曲版本，並因此導致生活痛苦和疾病，你就需要將其調整到與更大的使命一致，以便在生活中創造健康和平衡。

校準意志的方法之一是使用肯定語。如果「跟隨神的意志」的想法聽起來像是掙扎著去做外界強加給你的一些事的話，那麼，你對神就仍持有負面權威印象，即認為神／上帝是發號施令

的神祇。真相是，神的意志就在你內心。透過你自己的心聲，聆聽神的意志吧。

以下是我使用過兩年、每天幾次的肯定語，我在那兩年關閉了通靈管道，專注於自我內在工作。我用肯定語幫助自己從小我意志，轉向內心的神聖意志。這些肯定語非常好，幫助我消除了「神的意志是一種外在命令」的觀念。肯定語摘自伊娃·皮拉克斯通靈的「道途指導講座」。

對準神的意志的肯定語

我將自己交托給神的意志。
我將心與靈魂交與神。
我值得生活中最好的。
我為生活中最好的意圖服務。
我是神的神聖顯化。

獲得靈性指導的原理

獲得靈性指導的原理很簡單。最好是從簡單的入手。你可以單獨做，或和小組一起做。不過在訓練過程中，以這兩種方法獲取指導的體驗都很重要。準備好筆記本和筆，以冥想的姿勢坐著，有意識地對準神聖意志。

你可以默念：「我對準神的意志。我想知道真相，無論那是怎麼樣的。在答案中我不帶有個人利益。以神（或上帝、基督、佛陀、真主，或任何對你重要的靈性形象）的名義，我想知道。」在紙上寫下你的問題，等待答案。你的筆不會自動移動，這不是自動書寫，你會透過心靈感應傾聽。不加分辨地寫出任何進入頭腦的內容。你可能認為有些內容是愚蠢或錯誤的，但無論如何，還是寫下來。寫完後不要讀，放在一邊至少四小時，再去閱讀和分析。

練習時，重要的是寫下任何進入腦海的東西。隨著練習，你能分辨哪些是大腦的編造，哪些是心靈感應聽到的訊息。兩種訊息在質量上的區別很明顯，比如語言用詞、語氣等。真正的指導永遠充滿愛、支持、不評判以及真實，且不會背叛你的正直、誠信和榮譽。

如果是小組練習，讓某人提一個問題，每個人去感應自己的指導答案。馬上和其他人分享並比較。你會吃驚地發現，這些答案是多麼的一致又互補。如果你認為小組中某一答案是錯的，也別害怕說出來。在早期，就是需要練習才能使管道清晰。如果你受了批評，找到批評中的核心真相，帶進下一次的指導課程。當你從批評中發現自身需要清理的地方，在小組練習中提出來，以找到是哪些傾向影響了通靈。這很難，通常需要另一名熟知心理機能並致力於靈性道路者的幫助。我發現，時不時得到別人的幫助是很有必要的。你對自己越誠實，通靈管道越清晰。

跟隨靈性指導這麼多年，我獲益良多，也獲得了大量靈性狂喜的體驗。正如我在給人療癒時曾經說的：「這是一項殊榮，因為能一直與天使一起工作，並處於愛的狀態。」這是幫助我提升到第六層、神聖大愛層的最有效工具。

氣場第六層：神聖大愛

我們對第六層非常熟悉，與第五層不同。我們感動於朝陽如火、落日熔金，感動於晴光瀲灩、平湖映月。星辰攜我們上升，融入夜空的湛藍當中，我們為之驚歎。我們聆聽教堂的音樂、廟宇裡的唱誦，進入靈性的狂喜。我們感到彷彿回到了自己的家，愛一切所是。每個人的體驗都是獨特的。詞語無法傳達靈性感受的深度和廣度。詩歌把我們帶到門前，但我們自己走了進

去。

氣場第六層，像是美麗明亮的乳白色珠光，呈蛋形向所有方向放射。這一層擁有彩虹的所有顏色，可能是氣場中最美麗的一層。將我們的知覺意識帶到這一層，會帶來靈性狂喜。

我們都需要有規律地進入此類體驗，就像呼吸。許多人不知道這一點。但滋養人類靈魂，如同餵養身體一樣必要。如果靈魂得不到滋養，就會在生活中變得憤世嫉俗，生活中的障礙會一個接著一個，因而缺乏幸福感。很多時候，我們試圖用物質財富填充那種缺失感，卻徒勞無用。只有第六層體驗，才能滿足第六層的需求。這意味著，要將自己提升到這一層的體驗；也意味著，要在每天生活中，給予這部分自我一定的時間和能量。

第六層體驗，也許意味著有規律的冥想；也許是有規律地在日出時漫步海邊，或徜徉山中；也許是有規律地做你選擇的宗教服務；也許是有規律地讀詩，或聽交響樂。僅僅只是需要給予時間和關注。如果不習慣靜默冥想，可以嘗試在冥想時播放音樂。

你的自我療癒工作，就是提供自己這類型的滋養。什麼樣的音樂能將你提升到這種層面？什麼樣的冥想能提升你進入靈性體驗？你有其他方式嗎？是什麼呢？

當你有規律地做到時，你將喚醒大部分充滿美與愛的浩瀚自我。它們會成為你日常自我的一部分。

在第六層，你會體驗到對自己和他人之無條件的愛。無條件的愛，是完全為他人幸福著想，不求絲毫回報。你給予的愛，沒有任何條件。那意味著你完完全全接受他人的本來面目；意味著你所給予的愛立足榮耀並尊重對方的本來面目，

欣賞他們與你的不同之處，支持他們向卓越前進；意味著，你承認他們內在生命的源頭即是神聖之源。

欲望的重要性

氣場的偶數層是情感層，攜帶了我們的欲望。在第二層、對自我的情感層，我們攜帶的欲望是要感覺自己很好、愛自己並想要快樂；第四層的欲望集中在與他人的關係上：渴望親密、有愛的家和有愛的朋友；第六層的欲望，則是體驗與萬有一切、與神連接的感覺，是對靈性交融的渴望。

有些靈性團體或宗教團體認為欲望不好，會使人陷入麻煩，所以需要控制欲望、甚至關閉欲望。世界上所有主要宗教，都拒絕人類體驗的某一部分，不管是性欲望、或不透過某些選定之人而是自己直接連接神的欲望、知道自己是誰的欲望、記起過去體驗的欲望、與天使交流的欲望、知道善惡的欲望、瞭解實相的欲望（它如何創造以及我們在其中的角色）等等，每種宗教都會把這其中某些欲望貼上標籤，認為那是壞的、危險的或荒謬的。

然而，黑元卻有不同的視角。他說，主要問題不是真正的欲望本身，而是欲望的扭曲和誇大。所有欲望，都連接著更深的欲望，亦即真我的深層維度所攜帶的靈性渴望（這些維度會在第十七章討論）。這種靈性渴望，引領著我們生生世世，使我們保持在自己的道路上，幫助我們完成化身地球的使命。最近，在一次冥想中，黑元解釋了為什麼個人欲望對我們很有幫助，我們需要傾聽、澄清和實現欲望。以下是一次簡短講座，黑元講解了真正欲望被扭曲和誇大的原因，展示了如何從扭曲欲望中區分真正的欲望，以及

如何療癒帶來挫折與不滿足感的扭曲欲望。

黑元傳訊：
連接個人欲望與靈性渴望

　　設置你的個人療癒目標，設置你想接收什麼，並連接到由靈性世界所指引的更大計劃。個人使命與靈性世界的使命是同步的，當你不斷對準個人使命，工作會更輕鬆、更容易。在你療癒的過程中，你將連接到所有經歷之事的深層意義。你會安住於你所設定的使命，並放手那些無法與人生使命同步的欲望。

　　你看，不像某些團體所說的所有欲望都是負面的；而是，有些欲望只是根植於你人生計劃當中、深層靈性欲望的扭曲或誇張。不滿足或挫折感，是來自未能完成化身地球的深層靈性工作，而不是因為未滿足意識表面欲望。你的個人工作，就是要發現和理解扭曲欲望的根源，這些欲望深植於人生計劃當中，然後顯化深層欲望（或稱靈性渴望），並依此計劃而行。

　　所以，親愛的人們，你的真實需求是什麼？以下說明如何允許真實需求的感覺和渴望充滿你的存在，以便達成它們。首先列一張表。你想為自己創造什麼？列表要簡單深刻。清晰地觀想，不要認為列表是為了遞上來讓我們幫你實現的，而是將之深深植入你的內在核心，使它能隨著你的內在源泉而湧現。無論何時，當你擁有清晰的、與人生使命同步的欲望時，把它帶入內在的創造之源。

　　隨著你回到自我，將意識覺知擴展到更廣大的存在層面，你會直接體驗到與偉大救贖計劃的連接，體驗到與運作此計劃之層級的連接。這是一個涉及許許多多人的計劃。隨著時間的演進，這個計劃會更廣、更強和更清晰地在全球展現。

　　你對於現在所閱讀的內容，可能不會馬上理解；也許在三年、七年、十年或十五年之後，你會理解的。將這些教導置於個人內在的神聖之處。保存一本神聖的個人日誌，以便隨著時間的推進以及你個人道路的進展，你將發現早年時無意義或無法理解的事，後來卻成為你人生使命拼圖中關鍵的一片。這些日誌內容也可以是你接收到的、有關你個人進程的私人指導。我們想做的是，幫助你認出原本就安住於你內在的力量和光芒，以及對於此力量和光明的責任。

　　現在，我們將引導你更深地理解我們在本書第一章討論過的、你所揹負的傷痛，更深地理解你迴避傷痛感受的意圖。此意圖稱為負面意圖，因為它不能幫助你，只會給你的人生帶來更多痛苦。但這些將會為你帶來更多自我理解，也讓你更能理解個人轉化蛻變的全過程。轉化工作就是進入自我、並發現內在風景。你已經穿越了這種風景。你穿越內在那黑暗、卻通向更多光明的隧道。經由此轉化，你會發現自己內在更多的愛、誠信、力量和純真。你會發現內在世界和外在世界一樣廣闊，然後你可能再次詢問，「我是誰？」

　　在生命初期，會有些預料之外的痛苦，而你的反應是試圖令其中止；結果是，你停止了內在的創造脈動。也許痛苦可能簡單到只是碰到了火爐，也許是父母憤怒的眼神。當痛苦來臨的時刻，你中止了內在創造力，並將陰影覆之其上。如此，你與自我中心斷開了，你的一部分自我忘了自己是誰。

　　在個人轉化進程中，隨著你發現更多的內在風景，將帶回關於你真正是誰的記憶。你情感中

所攜帶之最初的愛和靈性渴望、你意志中最初的勇氣、你理性中最初的真相，仍然位於你內在。你可能意識不到自身內在擁有靈性渴望，你可能無法直接意識到它，但它會穿透陰影，以個人欲望的方式顯現。在人類層面，欲望沒有任何錯，它們是內在神聖渴望的反映，是最初創造脈動的反映。

你所擁有的人類欲望，對關係、對愛、對安全感、對想創造渴望生活的欲望，都是美好的。這些欲望，也許並不清晰，也許被扭曲了。也許你想要很多錢，因為你缺乏安全感，但金錢並不能讓你感到安全。也許你想要能完全理解你、認同你及照顧你的完美伴侶，但這欲望背後是什麼？逃避成人責任？害怕改變？在此狀況下，你無法透過交換觀念獲得成長。那種「完美」在人類境況下是不管用的，它只會在物質世界中抵消你的人生使命。

如果你希望生命中真正的欲望得到滿足，你要做的，是尋找遮蔽和扭曲從內心湧出之最初「創造性」行為的那部分自我。要做到這一點，需要清理陰影和扭曲，把你的個人欲望與深居你存在核心的最初靈性渴望同步。它們是直接相連的。你那清晰的、未扭曲的個人欲望，就是內在核心的深層渴望在個人層面上的顯現。欲望是你的同盟，帶領你進入生命中更深層的核心。

你現在的欲望是什麼？也許你認為那很自私。可能是，也可能不是。只要問自己，「此『個人欲望』是如何連接引領我人生的、最初的內在渴望？」你的工作，就是在兩者之間清理出一條路來，使個人欲望成為最初創造衝動的純粹表達。

在地球上，關於這個問題有不少困惑，而困惑帶來了許多痛苦，因為在某些圈子裡，欲望是罪惡。然而，唯一的罪，是忘記你是誰；唯一的罪，是你置身其中的幻覺。不要評判你的欲望，將之當成是自我最神聖珍貴的部分，是你生命中需要照亮的部分。

現在，冥想，尋找一條從個人欲望到達深層靈魂渴望的道路。記住，你連接著正在地球上展開的偉大救贖計劃。你療癒了自己，地球也就療癒了自己。

～

在存在的第六層，我們體驗到信心和希望。

療癒過程非常重要的一部分，正是建立信心和希望。建立信心，去信任自己，信任你的內在之源，信任你照顧自己的能力和創造生活中希望與渴望的能力。對更好生活的希望，對更加健康的希望，對新的世界秩序的希望，對人性和地球的希望。人生的黑暗隧道，我們人人都要穿越。是信心帶領你一步步穿越黑暗，朝向希望，去實現我們的渴望。

人生中往往有些時候，我們會喪失信心。這是我們在個人轉化過程中，穿越隧道最黑暗的部分。當一切其他都已失敗，而我們確信自己一敗塗地的時候，我們終於臣服於信心和希望。我們以前甚至不知道自己的內在擁有這樣的信心和希望。

一九八八年七月，我在丹佛的一次課程中，傳訊過一次美妙的療癒冥想。它談到信心和希望，將療癒傷痛與人生使命相連接。當你的信心遇到考驗時，這是一個好方法。以下是療癒冥想的內容。

黑元傳訊：
透過信心與希望療癒

雙腳堅實紮根地球，允許光穿過你、提升你。你站在這裡，作爲一座天然橋樑，連接天堂與地球，連接你的靈性與地球（你物質世界的可愛家園）。你越能允許此一實相進入日常生活，就越能活出眞正自我：你是誰，爲什麼來這裡。當我們加入與你們的交流，感受房間中的能量轉化成熔融的白色。張開雙眼去看，用耳朵去聽，用感官去感受我們的存在。我們不是你們的想像。確實，我們是你們的兄弟，我們來此共同合作，把和平與療癒帶給這個星球。

在你出生之前，我們就達成協議。你帶著極大的希望和信心來到這裡，進入物質身體。你來到此星球並服務於它的渴望是如此巨大，所以你願望承擔一部分地球上的痛苦並療癒之。你同意把痛苦帶入自己的身體、帶入自己的心靈，以便將痛苦轉化爲愛。

所以我告訴你，你來到這裡，心中懷揣對美好未來的偉大希望以及信心，指導你轉化蛻變道路中的每一步，這轉化不僅是你的內在轉化，也是此星球的轉化。

所以，讓我們進一步詳細解釋是如何運作的。我們稱之爲連接宇宙神性。你帶來了偉大的智慧和力量，帶來了極多的愛，多得超出你夢想擁有或接受的愛。你來到這裡，就是要用這些愛、智慧和力量去療癒。你從地球母親的身體中，生成自己的身體。你把這個身體設計得很好。你從天堂帶來一個能量系統、擁有完美的能量組合，提供你工具去達成內在最深的渴望。那就是你來這裡的原因：比任何事都渴望去做的一

件事。那最離奇的夢想，被秘密地封鎖在一個小包裹中，深埋於內心——那就是你來這裡要做的事。

所以，也許現在你可以拿出這個小包裹，打開它，看看裡面。不要害羞。不要認爲你所看到的太自負。不會的——它是眞相。不要認爲它太離奇，你唯一的限制是你強加於自己的信念系統。處於當下、建立連接並使一切行爲均源於你的存在，不要認爲這樣太過平凡。無論你當下此刻正在做什麼，都是最神聖的行動，是出於信心的行動。

如果你還沒有打開過你的小包裹，去打開吧。你會爲自己的收藏而欣喜。我建議你拿起打開的包裹、放上聖壇，每天對它冥想兩次，每次至少五分鐘。我相信你在每天早晨起床和晚上入睡前，能找到兩次五分鐘的時間，將自己對準這個目標。如果你對它感到害羞，就把它當成秘密。如果你希望談論它，那就談吧，不過要謹慎選擇你的談話對象，選擇能理解、支持你努力的人。因爲你有工作要做。我會用以下方式向你描述那項工作。

現在我請你掃描你的人生。回到童年，尋找你感受過的最深的痛苦。找到痛苦的核心種子。因爲你們每個人的內在都攜帶了一個痛苦的核心種子。

一旦找到，就跟蹤你自己之前從核心出發去了哪裡。找到痛苦如何彌散到你生活的每一刻、每個領域。找到你是如何年復一年揹負這個痛苦。是的，痛苦改變了，它在不同領域有不同的表現，但我向你保證，還是同一種痛苦。

就是這種痛苦，不僅位於你內在，也反映到世界上，那正是你來此所要療癒的痛苦。

你承擔了痛苦，將之放進你的身體和心靈

中。你這樣做，需要很大的勇氣。無處可逃。逃避痛苦無法療癒痛苦。唯有療癒。

我請你，擁抱痛苦、用愛與接納溫柔地包裹它。把痛苦當作初生的嬰兒，一個忘了自己是誰的孩子。這是希望之子，光明閃耀的未來之子；是你、療癒師，擁有信心去療癒這個痛苦的孩子。自我療癒的第一步，就是接受這痛苦是你的，需要你去療癒。這是你自願接受的個人使命，不僅服務於自身，也為了服務於整個星球。你，作為療癒師，已發誓一絲不苟地忠於自己，去愛與榮耀自己，跟隨和遵從你之內、之上、之下及之周圍遍在的神聖智慧。

在這個房間裡，感受我們的臨在。你不必獨自承擔此重負。指導永遠都在。用你的信心去療癒身體。形成習慣，不要等到痛了再去做。帶著信心去做。

在你的聖壇上，把這孩子的痛苦放在內在療癒師的愛旁邊：一個是希望，一個是信心。這二者會塑造和轉化你的能量，你和地球將在光中轉變。感受這房間裡的愛。感受你所是的光。感受在你之上和之下的光。感受你周圍遍佈的光，感受先行者們的光。感受你身體每一個細胞中的光。做你自己，就是你曾自願要做的事。做你自己，這就是一切要求。做你自己，這就是一切所需。做你自己。

～

氣場第七層：神聖心智

據說，最高形式的狂喜是純粹、神聖的創造性思想。這是來自第七層的禮物。這是創造者翱翔之處，因為在第七層，他／她知道了完美模式，明白自己就是神／上帝。在第七層，他／她編織金色的光線，穿過完美的宇宙創造模式，給這個鮮活、脈動的金色實相之網帶來更多完美。

這是每個人與生俱來的權利，是每個人最自然、最正常的狀態。我們越允許自己這樣，我們就變得越鮮活、越健康、越人性化。沒有第七層，我們無法存在。只需透過規律的每日冥想將此給予自己，並整合進入日常生活，我們的存在就會有更多快樂、狂喜和愛。別低估你自己。它已經在你之內。只需要將意識覺知帶給它，成為你自己。

到達第七層的冥想

每天清晨起床時，做以下的簡單冥想十分鐘，你會驚訝於這一天將會有多美好。以冥想姿勢坐下，挺直背部。上背部不要靠任何東西。如果需要支撐，在骶骨後面墊些東西。每一次呼氣或吸氣時，重複以下咒文／祈禱詞，即「靜下來，知道我即是神。」如果頭腦走神了，只要回到咒文上。

神聖心智層將我們帶到存在的原因。能量場第七層是神聖心智，知曉著完美模式。當我們把意識提升到存在的這一層，我們會進入一種明晰狀態，使我們理解到一切事物都是完美的，哪怕有其不完美。只有從我們存在的第七層，我們才能理解這一點。從其他層面上，這種完美聽起來就像是逃避，或是與現實毫無關係的空想念頭。不完美的事物如何完美？

從第七層，我們明白地球是一所學校，主要課程是學習愛。去愛完美、不帶來麻煩的事物很容易。然而我們需要學習的，是當我們在困難和痛苦中時，去愛自己和他人。因此，地球上的不完美恰是能從中學習愛的完美境遇。如果我們能夠在任何境遇下去愛，我們就不會創造這些境遇。當我們學會在任何境遇下去愛，我們給予的

愛會改變境遇。

在第七層，氣場由強韌耀眼的金白色光線構成。這些光線極其強韌，它們將一切結合一起。在冥想中提升到這一層，會給生活帶來一種有力、輕鬆而接納的感覺。因為每樣事物都是完美的，在事物完美的秩序中運行，無論發生什麼，背後一定有更高的原因。不是因為我們壞，就發生壞的事。我們不會受到懲罰。很多事情的發生，是出於我們未理解的更大原因。不管發生什麼，無論那多麼無意義，或只顯示負面意義，都是愛的課程。無論什麼。

學習在任何困難狀況中的更高神聖原因，能幫助我們應對正在發生的事情。如果我們知道在艱難體驗中蘊含著神聖課程，即便不知道課程是什麼，也會比較容易挺過去。通常，我們不知道課程是什麼，因為我們往往直到學會以後才能理解。

這裡有兩個案例，顯示了透過臣服於療癒過程或所學的人生課程並提升到更高的理解層次，原本無法接受的事變得可以接受。

療癒史蒂芬妮的心，療癒了她家人的心

一九八五年，我為一個三歲女孩和她母親做了一系列療癒。小女孩史蒂芬妮患有先天性心房間隔缺損（ASD），心臟兩室之間有個約二點四公分大小的洞。她的「開心手術」已經定在一九八五年七月。孩子的母親凱倫自己動過好幾個手術，因此很害怕孩子承受同樣的手術痛苦。凱倫帶女兒來做療癒，最初的目的是想避免手術。

每次療癒，凱倫都會問黑元，她女兒是不是非得做開心手術？沒有什麼方法可以避免嗎？我也很想避免手術。每次凱倫問黑元，我都會緊張。我不想給出任何錯誤預測。在療癒快結束時，黑元似乎受夠了我們的抱怨，忽然對我說：「來，跟我來。」

我發現自己跟著黑元，衝進一間醫院走廊。他推開手術室的門，把我帶上手術台，「這裡，看這個。」

我發現自己傾過身子，向下看進史蒂芬妮打開的胸腔。手術很順利。場景向前切換到康復期。史蒂芬妮恢復得很好。那是手術後一天或兩天。她已經坐在醫院房間的椅子上，看起來很開心。當她父母進入房間時，她從椅子裡跳起來，跑向他們。接下來，場景切換到史蒂芬妮，大概是她十三歲青春期時。她站在鏡子前，看著她胸口的疤痕。她看起來美麗、健康、光彩照人。她看著疤痕，帶著好奇和不在乎。疤痕幫助她連接自己的心，連接自己的愛。

然後，黑元說：「現在看來，有那麼糟糕嗎？」

我向凱倫轉述這次小小的探險，她的恐懼減弱了一會，但是當然，下一次療癒時，恐懼又回來了。

在療癒中保持毫無偏見，對我來說還很困難。因為我也是一個女兒的母親，想幫助孩子避免手術。我自己的女兒出生時，我經歷了剖腹產手術及相關併發症，我發現自己對手術也有偏見，儘管手術救了我女兒的命。因為自己的偏見和凱倫的壓力，我再一次難以保持管道清晰。最終，我在能夠提升到黑元的能量層時，收到以下的指導：

~

有關愛的問題在於：你能夠將人們納入你愛的能量場中，並仍然允許他們經歷自己計劃好的人生。你不能保護或拯救自己的孩子，使他們免

於自己的業力。在這種情況下，業力意味著自己選擇的人生計劃。因為他們是智慧的靈魂，為了美麗的使命來到這裡，精確選擇了、並持續在每一個當下選擇著她要完成使命的方式。伴隨著每一次呼吸，她都持續在物質世界中傾注對於人生的承諾，就像你們兩位一樣。（此處黑元指的是芭芭拉和凱倫）

如果我們能夠從更廣闊的視角進行討論，也許傳訊內容會少一些「靜電干擾」。如果你們兩位現在進入內在的智慧之所，會發現是你們兩個內在的深層智慧選擇了去經歷各自的手術。你們每個人都學到了很多。為什麼？經歷手術讓這個人（指芭芭拉）踏上成為療癒師之路，不是嗎？因為在那之前，沒有痛苦或疾病的經驗，也就沒有對病痛者的同情，因為她缺乏體驗。

而你，我親愛的凱倫，有相似的問題。在手術之前，你從來沒有被這麼無微不至地照顧過。它開啟了宏偉的遠景，關於心、關於照顧和被照顧、關於放手和信任。不過我仍聽見你說，「信任？你在開玩笑嗎？我信任，但看看發生了什麼！」而我要告訴你，確實去看看發生了什麼吧。你最終有了兩個可愛的孩子，你得到照顧，你和丈夫以及你和大家庭之間的關係親密多了。

現在，你照顧他們。你更能理解他們的痛苦。你定然準備好了要帶你的孩子度過手術，如果需要手術，你知道那會是怎麼樣的。所以問問你自己：「當你做手術時，你會需要別人什麼幫助？什麼讓你最快樂：房間的鮮花、人們來探病、伸出有愛的手？你的經驗如何自然減輕？哪些體驗讓住院變得更愉快？」

所以，如果你有孩子要動手術，你會如何陪伴她？謹慎選擇醫院，就像你分娩時那樣。在醫院陪著她，度過這段經歷，感覺你的感受。將她

擁在你愛的能量場中，知道所發生的一切都是神的意志和她的意志，是最困難的。因為無論發生什麼，那都是她的選擇。因此，尊重孩子內在靈魂的智慧。尊重其選擇，支持其選擇。支持她選擇要學習的。如果她選擇體驗手術，要明白這是在宣告她對家庭、對愛以及對心有了更多信任。

這聽起來很矛盾，但是看看經歷本身。難道人們不是因為需要更多對家庭、愛與心的信任，才會去經歷這一切嗎？

好吧是的，芭芭拉會爭辯：「為什麼她不能避免手術呢？為什麼不能？」我們會簡單地說，另一種方式並不一定更好。每種方式所學的課程不同。

記住，保持完全的尊重和鼓勵。孩子有多麼大的勇氣，她會告訴你：「媽媽，看！我要這樣做，這會增強我們兩個人的信心。我把它作為禮物帶給你。世界是安全的，儘管也有痛苦；世界是有愛的，儘管也有分離；世界是美麗的，儘管也有混亂。我透過這樣的行為表達此宣言，是因為對物質世界的完全信任。我把它當作禮物帶給你。親愛的媽媽，我來這裡療癒你的心，就像你療癒我的心。」

凱倫：這些正面的談話，非常打動我，我丈夫想知道如果她真動了手術，會不會引起任何心理問題。她看起來情緒很穩定。似乎更像是丈夫和我有困難。

黑元：今天我們和你交談的話，其實是在回應史蒂芬妮那更廣闊、宏大和深刻的智慧宣言。但是，當然，也有忘記的部分。如果她動手術，醒來後當然會痛，她當然會對痛有反應，她也當然會說，「媽媽，我要回家。媽

媽，我要回家。」而你無能爲力。但你能陪在她身邊，說：「世界是個安全的地方，我記得，因爲是你告訴我的。」

你親愛的丈夫也一樣。努力保護她，使她遠離自己的內在智慧是行不通的，我親愛的孩子。遵從她選擇當中的深刻智慧，你也會因之變得更有力。如果她忘了自己的力量，你能將你的力量給予她。你不過是將她的禮物還給她。你看，家庭中每個成員之間的和諧流動多麼美麗，多好的一家人！

凱倫：我沒有其他問題了，只想謝謝你建議我們做雙手療癒，以及其他幫助。這個月做療癒眞的很愉快。她喜歡，我也喜歡，療癒變成了一個儀式。

（黑元曾指導凱倫，每天睡前給史蒂芬妮做雙手療癒。透過這一過程，她們的關係更親密，而目前爲止已經做了幾個月了。）

黑元：療癒是一種美好的交流，不是嗎？

凱倫：我還想知道，今天是否發生了任何我們需要知道的事？

黑元：心臟更有力了，她的信心更強大。你需要更多的時間才能知道結果。對不起，親愛的，但我們也尊重你靈魂的智慧，因爲當你穿過隧道，會有偉大的快樂。

芭芭拉：我試圖看見隧道裡有什麼。（芭芭拉看進隧道）看起來像一種樂高積木遊戲，那種好玩的親子小遊戲。隧道裡是這些。

他們站在那裡等待，好像還要說什麼，但什麼也沒說。我不知道，你們是否還有問題。

凱倫：我有很多感受，我能感覺到隧道。上個月我經歷了很多，我和父母分開了。我最終接受了父母並不能在這裡支持我。當他們說隧道，我感到好像我必須爲了家人在這裡，我

要成長起來，從對父母的依賴中獨立出來，可他們……我依賴他們，他們卻不在那裡。我對他們有很多情緒。不知道怎麼問。

黑元：我們很遺憾你經歷了這樣的痛苦，我們很遺憾，事情不像你以孩子層面想要的那麼完美。就像我們已經說過的，是你的更大智慧選擇了童年經驗。現在看看你的母愛，看看它的奇蹟，在母愛中你的自我表達以及你留給自我表達的巨大空間，你就會理解自己做過的一些選擇。因爲沒人靠近你說：「不，做母親應該這樣。」當你的孩子成爲母親，你也不會這樣對她。

凱倫：確實如此。我忘了自由。

黑元：所以記住，當你在醫院時，別讓人對你指手劃腳，說你應該怎麼做。完全做你自己，如果你需要什麼人支持，想方設法去請求吧，因爲沒有任何人眞正的長大，至少在那些方面。需求是眞實的，美好的。需求讓人們來到一起，創造彼此間更多的愛、更多的交流、更多的力量。你可以說，需求是力量的成長。承認恐懼就是發現愛，而承認迷路則意味著你在尋找回家的路。需求，是眞實眞相的表達，指示著你正在路途中的什麼地方。當基督在十字架上時，他表達了他的懷疑。有一個片刻信心不再，他表達了。然後下一刻，信心又回來了。所以在當下的一刻完全做你自己。這會爲你周圍人們帶來更多的勇氣和力量。多倚靠你親愛的丈夫。他很強壯。

凱倫：確實！

黑元：也許他偶爾會忘記。試著多依靠他，他會想起來的。

凱倫：我感到我會給他帶來負擔，我不想依靠他太多。眞神奇。謝謝。

黑元：衷心地歡迎你，記住我們一直與你同在。手術中如果她離開身體，我們會好好照顧她的。

凱倫：是的，我知道。我不想太指望能避免手術，所以我真的做好心理準備。

黑元：你正在通過。不管以哪種方式，你需要通過隧道。

透過指導，越來越明確手術很可能要進行，這是為了幫助整個家庭團結起來，學習信任物質世界的生活。兩位家長都注重靈性，以為手術是不夠靈性的事情。透過一系列的指導，他們很清楚事實並非如此。最後一次療癒中，黑元告訴凱倫，手術後，她丈夫會很快找到新工作，他們會搬出紐約布魯克林，住到離紐約一小時路程的小鎮上，在那裡他們會有全新的生活。所有這些，他說，都是家庭經歷療癒後的巨大轉變和成長的結果，而正是史蒂芬妮的手術，開啟了整個家庭的療癒。凱倫說她丈夫已經找了一年的工作，他們想搬去紐澤西。黑元說，現在還不是搬家的時候，因為他們需要完成目前的家庭療癒。而且重要的是，史蒂芬妮需要在舊的家裡完成療癒，然後徹底離開，開始全新的生活。

我寫作本書時是一九九二年。我剛剛見了凱倫，追蹤療癒結果。他們生活得快樂舒適。凱倫說生活比她夢想得還好。她確認了黑元帶我去手術室看到的情景，而事件正如黑元所說的發展。史蒂芬妮在七月動了「開心」手術。她康復得非常快。手術後兩三天就恢復了精神。護士剛把管子從她身上取下，她就從椅子上跳起來，跑過房間，衝向剛進門的父母。

凱倫說，史蒂芬妮在住院期間受過三次情感創傷。分別發生在醫務人員把她從父母身邊帶走去做檢查的時候、做手術的時候，和移除管子的時候。凱倫說史蒂芬妮回家後做了三次噩夢，一個創傷一個噩夢。那之後就好了，沒有不好的記憶，對醫院的體驗也沒問題。

八月份，全家人去度假，這是另一件黑元說了會發生、但他們當時不相信的事。度假回來後，麥克拿到了紐澤西的一個工作機會。這是他想要的工作，但曾因為薪水太低而拒絕了。現在他們漲了薪水，滿足了他的要求。凱倫說，他們只花了幾天就找到了要買的房子。十月之前，他們已經搬去了紐澤西，麥克也開始了他的新工作。

凱倫說，和史蒂芬妮一起的療癒對家庭成長來說是重要的一步。她說，手術後三到四周，史蒂芬妮完全變成一個不同的孩子。之前她老是鬱鬱寡歡，但手術後她踏實了，情緒也變了。現在她十歲。她稱自己為「心的孩子」。她能寫美麗的詩歌和音樂，喜歡唱歌，對表演很有興趣。

凱倫說，透過這次體驗，她學會更信任宇宙的同步性。回過頭來看，每件事都發生在完美的時間。比如，儘管麥克找工作已經一年，但療癒結束後才會真正搬家。一旦結束，每件事情都輕鬆自然地流動，進入全家人制定的新生活。

現在凱倫說：

我在學習信任這個更大的計劃。任何事都必須去努力。可一旦努力，就會遇見阻力，這時你得明白，有其他事正在發生。並不僅僅是你受到阻礙，可能是因為時機不對，一些別的事情得先發生，一些事得先完成。因為一旦完成，每件事情都自動歸位。我看房子花了兩天，麥克花了一天，我們看過房子第二天就買了。他們剛剛降價，降到我們預算的上限。一

切都像時鐘一樣精確。我感到從史蒂芬妮這件事中學到了信任。而我會持續這樣的體驗。當事情對的時候，一切都很容易。你不必逆流向上推動。

安迪使家人重聚

第二則案例展示了如此的可能性，也就是透過提升到更高的理解層次，接受原本不能接受的事，進而轉化生活體驗。這是一名身患惡性黑色素瘤而垂死的二十五歲年輕人，我稱他為安迪。

安迪的住處距我開車約三小時，他可愛的母親帶他來療癒。他見我的時候，據醫生的說法，只有不到一年的生命。癌細胞轉移得很快，已經擴散到全身，正進入大腦。他後來在療癒期間，接受定期放療以縮小腫瘤的尺寸，也開始造成疼痛。

沒人告訴安迪他的真實狀況，但他內心深處是知道的。令人吃驚的是，安迪並不真的在乎死亡。從他第一次開始見我，就是這樣，那時他還沒有疼痛。從他第一次走進我辦公室的那一刻，他就沒有為這個物質身體做多少掙扎。他承認，對於存在於物質世界抱有矛盾的態度。他想更瞭解靈性世界。我為安迪多次通靈黑元，他們成了好朋友。

隨著時間過去，安迪在靈性世界更加舒適，也找到他自己的指導靈。安迪越來越關注人與人之間的愛，尤其是他互相關愛的家人。有時他會困惑，自己是否真的很快會死，但每次都表達矛盾和好奇的心情，好像期盼一場偉大的冒險。

不久他做了個預知夢，完全使他脫離否認狀態。他說，他很肯定自己會死，因為他見到了指導靈。夢裡指導靈和他越來越接近，直到融合，成為一體。然後，在這個一體狀態下，他看到在自己的葬禮上，人們把他的棺材放入地下。約一個月以後，安迪去世了。

我非常傷心。我知道，這個年輕人可以教給我和其他人很多東西。我很挫敗，因為他死去了，儘管他自己並不介意。有一次我在他們家附近有個講座，講座後他兄弟和母親來見我，我有些不敢面對他們。我自認為他們對我不會太友善，因為我沒有「救」他。但非常意外地，他們極力感謝我，告訴我安迪的療癒也深刻地療癒了整個家庭。安迪在療癒過程中，臣服於真相與愛，這幫助家庭成員深深的互相敞開，整個家庭都改變了。

安迪的兄弟告訴我，在二十五年前安迪出生的時候，家庭曾因嚴重的矛盾而分裂。整個家庭一分為二，互相不說話，直到安迪在療癒期間，堅持讓他們治療舊傷。安迪去世那天，曾於安迪出生時分裂的人們在愛中來到一起，並從此團聚。

他們相信安迪的人生使命之一，就是療癒這個家。安迪的整個生命對於家庭來說，就是一個重大課程。他們感激安迪曾和他們在一起，感激安迪給予他們的一切。

第七層療癒冥想

採取坐姿，背部挺直，或在舒適的平面躺下放鬆。放慢呼吸並放鬆。注意力專注在內，放開你需要做這做那的一些念頭。向內聆聽和感覺。

首先，感覺你當下的身體。把覺知帶到你特別關心的部位，將之與身體整合在一起，方法是愛和接納它當下的狀況。

然後，觀想它處於完整完美當中。觀想它是一個完美、明亮、強大和美麗的金色網格。隨著你金色的光之手拂過，你將器官轉變到完美的狀

態。感謝它的轉化。

一天做幾次，每次只需要一或兩分鐘。

整合所有能量層的療癒冥想

一個簡單的深度放鬆和觀想技術，就能幫助你把療癒能量帶到身體以及其他氣場層面中需要療癒的部分，我稱之為「在身體中旅行」，這有四個主要部分。第一部分，深度放鬆；第二部分，愛自己，並與你的守護天使連結；第三部分，療癒身體的特定部位；第四部分，從深度放鬆出來，同時保持療癒狀態。

在有柔和音樂背景的語音引導下，利用動覺體感結合視覺想像，你就能進入深度放鬆。如果你主要是動覺感知（即你透過體感與世界聯繫），你將回應身體感知的引導，比如躺在羽毛床上，或輕輕漂浮在船上。如果你主要是視覺感知，你將回應對美麗天空、山脈和湖泊的描述。最好利用所有五感去引導放鬆狀態。

一旦進入放鬆狀態，你就在身體中創造了和諧之流以促進療癒。然後可以進入第二部分觀想，就是愛你自己，並敞開自己接受守護天使的幫助。

接著在第三部分，你可以具體到你想療癒什麼。你可以讓它非常簡單，專注於全身完全健康的狀態；或者，也可以具體到器官甚至細胞，例如有些人會觀想白血球吃掉腫瘤細胞。你會感覺到療癒能量進入身體中不健康的部位。重要的是保持這個狀態，直到你感覺已經完成了預定的冥想時間。

第四部分的觀想，就是簡單地從深度放鬆中出來，用良好的結束來保持療癒過程。給自己時間，從深度放鬆中出來。同時，給自己一個指令：任何時候只要自己希望，就可以瞬間進入療癒狀態。結束的指令還可以包括：已經開始的療癒，將在整個治療過程中持續自動進行。如此一來，你的能量系統中每天都會累積更多的療癒能量。

你可以用以上模板建立自己的觀想。用你最喜歡的音樂、最喜愛的圖像，或最喜愛的體感方式。下面是一則在身體中旅行的例子，我覺得很有效。首先，播放你喜歡的輕音樂；然後，躺在沙發、床上或墊子上，放鬆呼吸。

在身體中旅行

在舒適的平面上平躺伸展，鬆開所有緊身衣服。

感覺你的身體躺在平面上休息。感覺能量流過身體的每個部位。注意力放在腳上。你的雙腳變得沉重又溫暖。注意力移到腿上，然後慢慢向上，經過身體各個部位。每一部分都變得沉重、溫暖、深度放鬆。感覺「緊張」像濃稠的蜂蜜一樣，流出身體，滲入身下的平面，從平面滲入地板，從地板滲入大地，深深地滲入地球。持續減緩呼吸，達到一個健康放鬆的節奏。對自己重複說，「我很平靜，沒有噪音能打擾我。我很平靜，沒有噪音能打擾我。」

想像自己很小，像一個小的金色光球，進入身體中任何特定部位。這個小小的你流向左肩，放鬆左肩中所有的緊張。對自己說，「我的左肩沉重而溫暖。」然後移到右肩。給小小的你任何需要的工具，用來放鬆右肩，比如用噴槍噴、用刷子刷。對自己說，「我的右臂沉重而溫暖。我很平靜，沒有噪音能打擾我。」小小的你流回右臂，進入胸部，讓你更加放鬆。小小的你繼續移動，經過整個身體，一個部位接著一個部位地放鬆。每個部位都變得沉重而溫暖。

給自己一些時間，掃描整個身體。

現在，如果你確實想更深入一些，想像自己走進開滿鮮花的草地。看著鮮花，以及它們美麗的顏色和形狀；聞聞花香，感覺柔軟的天鵝絨般的花瓣。隨著你繼續走過草地，感覺微風吹拂過你的臉龐。你來到最喜歡的水果樹下，品嘗了最喜歡的水果。草地周圍樹木環繞，微風穿過樹葉沙沙作響。鳥兒在歌唱。向上看，看見美麗的天空，飄浮著潔白蓬鬆的雲。你躺在樹下柔軟的草地上，用雲朵做出各種形狀。

你感覺很好，對自己、對生活，還有你的身體。你開始感到對自己的愛。你開始完全愛上所有的自己，所有的個性人格，所有的心靈，身體所有的部分，所有的問題，以及生活的每一方面。你用愛的接納，溫柔地包圍自己的每個面向，無論你平時多麼恨它、排斥它。用愛的接納擁抱每一處負面，觀想它融入其最初的神聖面向。不知道「最初面向」是什麼也沒有關係。在融入和憶起的過程中，它會慢慢自動恢復最初的神聖使命、真相和感覺。你認出了你生活更深的含義。

隨著愛自己，你經過身體的每一部分，愛它，掃去那裡任何可能的痛苦。

如果有任何部位引起你特別關注的話，送給它特別的愛。用愛的接納包裹它。現在，可以進行下一步工作：去除不想要的細胞或微生物，告訴它們在這裡不合適，它們應該去別的地方；或者，進行更激烈一些的鬥爭，只要對你來說是合適的。你可以想像，乾淨的水流沖走任何你不歡迎的東西。如果某個器官不活躍或過於活躍，你可以和它聯繫，哄轉它回到平衡。盡情發揮你的創意。玩得開心。

在經過不健康部位時，可以暫停、留有足夠的時間。

完成療癒身體的特定部位後，移動經過氣場的每一層，把能量和愛的接納帶到每一層。每向上一層，就像把收音機調到更高的頻率，或乘電梯上一層樓。把你的頻率設置高一點，你就到那裡了。

氣場第一層：首先是肉體感官感知的層面。這一層是美麗的藍色能量網格，保持細胞在一起。讓這一層更明亮。你會感覺比肉體大一點，因為第一層從肉體向外延展了一點。現在，把注意力放在七個脈輪上。

脈輪位置如下：第一輪在會陰，位於兩腿之間；第二輪在恥骨上方一點，身體前後兩側都有；第三輪，在太陽神經叢區域，肋骨下方中央的空間，身體前後兩側；第四輪，在心臟處，肩胛骨之間；第五輪，喉部的前後兩側；第六輪，在前額及腦後；第七輪，在頭頂。在氣場第一層，脈輪均由藍色的網構成。無論從身體前部還是後部觀察，它們都呈順時針旋轉，是螺旋著向著彼此。在每個脈輪的位置，想像一個時鐘面，旋轉這個藍色時鐘的錶盤。

氣場第二層：接下來進入情感層，各種顏色的雲在你身體中移動漂浮。享受它們的移動，讓它們更明亮。感受這裡流動的自愛。這一層的脈輪顏色不同。第一輪紅色，第二輪橙色，第三輪黃色，然後綠色、藍色、靛藍，最後是頭頂的白色。

氣場第三層：現在，移動到明亮、精細的黃色心智層。感覺明晰、適當和整合的感覺，並增強它。現在你的邊界更大了。至少每邊增大約十五點二公分。每到達更高的每一層，就把你的意識帶向更高的自我接受和自我理解。順時針旋轉每個脈輪——它們都是精細的亮黃色。

氣場第四層：現在你移動到氣場第四層，你又能感覺到各種顏色在你身體中間和周圍漂浮。要記得，每一層都完全穿過肉體。這一層感覺更稠一些，更像液態。在這裡你會發現更多愛。當你感覺對他人的愛時，讓愛流過你。增強能量場的顏色。順時針旋轉每個流動的脈輪。同樣的，各脈輪顏色不同。和第二層類似，但每個脈輪都多了些玫瑰光。

與守護天使連接，請求幫助。

在此期間，也可以向你的守護天使請求幫助。透過靈性連接可以獲得很多幫助，比大部分人能意識到的要多得多。我見過一些個人守護天使療癒許多患者，卻沒有靈性療癒師在場。當你知道可以獲得幫助，會有助於你感到支持，而不是獨自奮鬥。在指導靈的幫助下，現在移動到存在的更高層。

氣場第五層：首先，感覺內在的神聖意志。感覺它的模板在你之中和周圍。它像第一層的鈷藍色模板。感覺它強化你，賦予你形態。通常這是最難聯想的，因為這裡的背景（空間）是深鈷藍色實體，通常是實體的部分反而是空間。旋轉這一層的脈輪。它們由精細的線狀空間組成。

氣場第六層：隨著繼續向外移動，到達第六層，你開始感受到靈性狂喜。你像蠟燭周圍明亮的輝光。你是乳白色光流。讓你的光閃耀吧。你的自我覺知向身體兩邊擴展至少約六十一公分。同樣地，每個脈輪顏色不同，像之前一樣，但這次它們充滿了乳白色珠光。

氣場第七層：最後，你來到金色的第七層。感覺精細金色光線的強度。它們將你包繞在金色的蛋中。感覺蛋殼的強度，它保護著你。讓它更強。在任何需要的地方，充滿它。順時針旋轉每個脈輪，它們都是金色的。感覺它們的強韌。現在，你從肉體向外延展了大約九十一點四公分。享受它。停留在神聖心智的寧靜中。待在這一擴展的放鬆狀態，想多久就多久。這對你的療癒有好處。如果想的話，也可以睡著。

回到正常意識狀態。

當你準備好回到正常意識狀態，可以用倒數作為輔助。簡單來說，「當我數到零，我會完全清醒和警覺，自信而覺知，同時保持深度放鬆，我的療癒也將持續。」然後慢慢從五或六開始倒數。每當數到下一個數字，提醒自己你可以隨時返回這一深度療癒狀態。再次說，「當我數到零，我會完全清醒和警覺，自信而覺知，同時保持深度放鬆。」

最後，你可以說，「零！我現在完全清醒和警覺，我的療癒將持續進行！」

17
我們的意願和哈拉維度

我們所做的每一件事，都基於做該事時的意願（目的）。例如，我們可以說任何一組詞語有其通常含義，但我們傳達詞語的方式則可以徹底改變其含義。我們用自己的情感賦予詞語能量，而傳達詞語的方式則表明了我們真正的意願。我們可以懷著愛意去說「我愛你」這三個字，也可以帶著厭惡、祈求去說，或用虛偽的口氣去說，而其真實意思卻是「我恨你」。

傳達詞語的方式，表明了當刻我們的意願。懷著愛說「我愛你」，是心口如一；帶著厭惡說「我愛你」，是用不言明的方式來表達厭惡；祈求地說「我愛你」，意願不是想傳遞愛，而是透過祈求得到一些東西；虛偽地說「我愛你」，可能只是表達不愛那個人。或者其他很多不同的意願。

在每個例子中，儘管表達的話語相同，但話語所攜帶和傳遞的能量不同，在氣場中看起來也不同。不同的是在話語之下的意願。我們的意願創造了氣場中的能量，而能量傳遞了真正的訊息。結果就是，我們實現了意願——我們傳遞了訊息。

我們在第十二章討論「為何不的理由」時，我提到過意願。「為何不的理由」不能讓我們得到想要的結果，因為那根植於不同的意願。它們的意願不是完成我們的最初目的，而是為了「不

完成意願」的目的來尋找藉口。「為何不的理由」假裝與我們的原初意願一致來掩蓋自己，但其實出於完全不同目的。所以，當我們允許「為何不的理由」時，我們的意願是混雜的。

而在第十三章談到建立健康的關係契約時，我們看到，在關係中我們會大大地迷失自己的目的。整理關係中的意願可以成為非常強大和轉化性的工作。

黑元在關於世界和平療癒的講座（第十三章）中顯示，個人願望或欲望是如何源於不同目的，有些是為了緩解恐懼，有些則是來自深層靈性渴望或更高欲望。當我們的目的也是為了緩解恐懼時，意願就會混雜或者目標衝突。這干擾了人生的自然創造過程，我們就無法創造出想要的。生活中任何方面（包括健康和療癒）只要是難以實現心願的領域，便存在意願混雜或目標衝突。所以為了實現心願，關鍵要能夠覺察混雜的意願，並把它們理順。我們必須明晰真正的意願，就能調整並非真正所願的意圖。真正的願望始終與最高靈性渴望一致。當個人願望和個人欲望與靈性願望或更高欲望對準時，我們的目的就一致了，宇宙創造原則就能暢通無阻地運作。透過完成靈性欲望，我們被一步步指引著，去實現生命中更偉大的靈性目的，我們的人生使命。

我在氣場方面工作多年，觀察到一個意願的

改變可以完全改變氣場中的能量平衡，以及改變生物等離子流中釋放的能量類型。第十五章的一些例子，顯示了與潛在意願相關的、典型能量防禦系統之間的互動。我能看到氣場中存在這種巨大改變，但找不出能量場中哪一部分與意願有關。

我很想知道，療癒師是否能透過雙手療癒直接作用於意願。「意願」為什麼、以及如何有如此巨大的力量，能如此劇烈地改變氣場？我們的意願到底是怎麼運行的？從超感知和氣場的角度去看，意願在健康和療癒中的角色是什麼？我想知道，意願是在氣場中，還是在其他什麼地方。意願會不會在氣場之下更深維度的世界，就像氣場存在於比物質肉體更深的維度？

為了得到答案，我需要有人推我一把。是我學生們的推動，使我發現了意願存在的地方，以及為什麼會有如此力量來改變氣場。黑元也教我如何以我們對健康、療癒和日常生活的意願，直接在哈拉維度上工作。

我進入氣場之下的實相始於一九八七年。有學生請求我通靈關於哈拉的訊息。我感覺相當尷尬，因為這方面我知道得很少，從來沒學過武術。

我曾經在著名哲學家和心理治療師卡爾弗瑞德・杜克海姆（Karlfried Durkheim）❶的《哈拉》一書裡讀過一點。他旅居東方時學過哈拉。**哈拉**（Hara）是日語，代指下腹部；它不僅指下腹部的位置，也指該位置所具有的力量、能量和專注力，是靈性能量中心。幾個世紀以來，東方武士發展出武術，旨在訓練專注並積累哈拉部位的力量，將其作為格鬥中的能量來源。在下腹部哈拉區域內，有一個中心點稱為丹田。在傳統上，丹田是指身體的重心。丹田是哈拉能量的聚焦點。在武術中，丹田是所有動作起源的中心。

除了閱讀所得到的一點資料，我還有機會透過超感知觀察身體內部的丹田。我注意到大多數美國人的丹田很黯淡、沒有能量。然而，練習武術一段時間的人，此部位則有個非常亮的金色光球。事實上，他們之間有些人有非常強的金色光線，從頭到腳穿過身體流動。

經過多次通靈請求後，我終於臣服於當下，於是，新的探險開始了。在這一節，我將和你分享那一探險。你會發現，它對你的個人療癒計劃非常重要，因為它指出了療癒本應的方向。它使療癒成為進化創造力的強大行動。以下是黑元傳訊關於哈拉的內容。

〜

哈拉存在的維度，比氣場更深，在意願層。它是力量的區域，就在肉體丹田內部。它是一個單音（one note），透過這個音，你從地球母親那裡得到了一個物質身體。這一單音維持著你身體在物質中的顯化。沒有這個單音，你不會有物質身體。當你改變音調，你的整個身體就會改變。你的身體是一個凝膠體，由這個單音維持著。這個單音是地球中心發出的聲音。

〜

好吧，這些傳訊訊息可真夠讓我糊塗的。當

---

❶卡爾弗瑞德・杜克海姆（一八九六年到一九八八年）：德國外交家、心理治療師和禪宗大師。曾參加一戰和二戰，二戰後被囚於日本並因此發生思想轉變，返回德國後致力於發展靈性、基督教神秘主義、心理學和禪宗精神。有多部神秘方面的著作，包括此處提及的《哈拉》（*Hara: The Vital Center of Man. Inner Traditions*，一九六二年）一書。

我從「我這次又說了些什麼呀」的慣常反應當中恢復過來後，我開始探索應用這些新訊息的方法。如果這個單音確實維持了我們身體的物質顯化，那麼直接在這個單音上工作，就會有非常強大效果。人體是一種凝膠體，也是個很好的概念，尤其當我們要做出一些以爲需要好幾年的改變時。所以在療癒觀想時，採用凝膠身體這個想法，會非常實用。

在後來的通靈中，黑元解釋道，意願所在的哈拉層，是氣場形成的基礎。要更充分地理解這一點，讓我們再次回顧物質維度與氣場維度之間的關係。

物質世界存在於三個維度，其運作遵循物質法則。我們的物質肉體與人格／性格有關，但是物質肉體對於我們每時每刻心靈活動的回應，需要很長時間，有時是幾十年。

肉眼可見的物質世界和超感知所見的氣場世界非常不同。爲了把意識覺知從物質世界移到氣場世界，我們必須透過量子躍遷來進入更深的維度（我認爲是第四維度）。我認爲氣場存在於四個維度，遵循生物等離子體和光的物理法則。在氣場層面的時間和物質時間大爲不同。我們可以處於當下時間，也可以沿人們所說的「時間線」進入前世，就像那正在發生一樣。

氣場存在於比物質身體更深維度的人格當中，瞬時回應著我們人格的變化。這一能量場回應是特定而即時的。每個念頭、感覺或其他生活經驗，都會立刻在氣場中顯示爲能量意識的形態變化和顏色變化。

對於能量和意識的體驗，在氣場維度與在物質世界不同。物質世界裡，能量和意識好像是兩種不同的東西；而在氣場層面，能量和意識則不能分開。人類對能量意識的體驗，取決於其頻率

或振動層面。我們可以讓意識從氣場的一層，移動到另一層，就體驗到了人類意識的不同面向，正如第二章所述。不過，儘管我們在氣場內、從能量意識和人類體驗的一層移到另一層，我們仍位於第四維度。

爲了從氣場維度進入哈拉（即意願）的維度，我們需要進行另一次的量子躍遷。我們的意願位於比氣場更深入人類本性的維度上。是否哈拉維度就等同於第五維度，我眞的不知道。這需要大量研究才能下結論，所以在此我不做猜測。

哈拉線會特定、即時地響應於我們的意願。就像氣場對思想和感情的特定與即時響應一樣。任何意願的改變，都會導致哈拉線位置和對準上的變化。

彩頁圖17-1顯示了健康人體內對準的哈拉層面，係由一條雷射光似的線連接著三個主要的點而組成，我稱之爲哈拉線。哈拉線起始於頭頂約一公尺處，我稱此點爲個體化之點或ID點，它看起來像小漏斗，大口直徑約八點五公厘，頭朝下指向頭頂，代表從我們離開「空」或未顯化的神而來的第一次個體化。我們透過它直接與神性相連。

哈拉線向下、通過上胸部的一個我稱爲靈座（Soul seat）的點，有時又被稱爲上心（high heart），常與脈輪混淆，但那不是脈輪。靈座就像一個漫射光源，光芒向所有方向放射。它直徑約二點五到五公分，不過冥想時可擴展到直徑約四點六公尺。靈座攜帶了引領我們生命的靈性渴望，從中，我們能找到一切我們渴望成爲的、去做的、變成的東西，小到生活中的一時一事，大到最宏大範圍的生命本身。

哈拉線繼續向下，進入下腹部的丹田。丹田在肚臍眼下五到六點四公分的位置，直徑約二點

五到三點八公分，大小尺寸不會變。丹田就像中空的橡膠球，外面包裹著一層膜。如黑元所說，這個單音就是維持我們在物質顯化中物質身體的音調，是地核熔心發出之聲音的諧波。療癒師透過這個點連接大量的療癒能量。丹田能將療癒師與地球能量源頭連結起來。

聲音維持著物質世界的形態，此概念在第九章討論過。在這裡，單音並不只是常規聽覺能夠感知的單一音調，亦存在於超感知範圍內，甚至更多，但我還不知道那是什麼。正常聲音範圍內我聽過最接近它的聲音，是空手道大師施展徒手劈磚、將磚塊砍斷時發出的喊叫。

哈拉線從丹田向下，深入地球核心。在這裡，我們與地球和地球中心發出的聲音連接。再次重申，這個「聲音」不僅僅是聲音，它可能是振動的生命之源。透過哈拉與地心連接，我們自身能量場的脈動就能與地球磁場同步，以便從地球能量場中汲取能量。

健康的哈拉線位於身體中線，呈直線且形狀良好，能量充足，能良好地紮根於地球核心。哈拉線上的三個點都平衡、形態完整並由哈拉雷射光線牢固地彼此連結。圖17-1所示的人是健康的，清楚自己的目標，對準其人生使命。如果保持這種對準，則無論是當下時刻還是人生的全部時刻，都會全息式對準。就像在第三章模型中討論過的全息模型，此人既能隨時臨在於手頭的小任務，也與圍繞著小任務的每個更大任務保持連接。需要的時候，此人能夠於當下完成當下此刻的任務，因為她／他知道是如何與全部時間以及整個使命連接在一起。

當哈拉線對準以後，你就會與整體同步。如果哈拉層面是健康的，你會感受到極大的個人完整性、充沛的力量以及明確的個人目的（目標），因為你與宇宙目標同步。這就是一切都按照該有的樣子而流動的美妙日子。

處於哈拉層的感覺非常自由。這裡沒有敵對。一旦兩個人的哈拉線與宇宙目標對準，他們會自動互相對準，於是他們的目標同步並因而彼此匹配，且全息式地連接在一起。每一時刻的每個目標，都與所有近期和更大的長期目標相連接。

另一方面，採取敵對態度的人，哈拉線不可能對準，因為要對準哈拉線必須與宇宙目標一致，而宇宙目標是沒有敵對的。任何對準了哈拉線的人，都自動與其他對準哈拉線的人互相對齊。

如此，你與哈拉線對準的程度，就是你和你目標對準的程度，以及你處於正面意願中的程度；而你與哈拉線未能對準的程度，就是你處於負面意願中的程度。就這麼簡單。

複雜的部分在於，你怎麼知道自己是否對準？如果你有超感知，便能自己觀察哈拉線是否形狀完好、對準對齊、能量充足、平衡並運轉。另一個判斷方式是，意志對準的人不去爭論誰對誰錯。在他的視角看來，沒有需要對抗或戰鬥的對手。

如果你發現自己在爭執，就意味著你尚未校準。如果和你爭執的對象反駁你，他／她也一樣沒對準。這並不是說如果你對準了，你就會宣稱自己是正確的，然後揚長而去；而是指，沒什麼可爭的，也沒什麼不同意的。所以，任何時候發現自己處於爭執中，首先要做的就是歸於中心，校準哈拉線。

是非對錯的爭論，源於有內在目標衝突的人們；也就是說，他們有一部分對準了，一部分沒有對準。這會反應在哈拉線上。那些內在的部分

在互相之間有目標衝突。如果我們使用第一章提到的較高自我、較低自我和面具自我的概念，我們可以說，該部分心靈的運作可能源於這三種自我的任何組合。通常都是如此，我們很少完全出於高我、也就是對齊的哈拉來運作。

內在自我不同部分之間的衝突顯化到外在，就是與另一個人的爭執。內在衝突的目標也會顯化於外，顯現為創造或完成某件事當中遇到的困難，可能的表現為拖延症或工作不認真，也可能表現為兩個人在合作當中的誤解、混亂、競爭或解除合同。

例如，如果每個人的目標都是以最優方式、準時且高質量地完成項目，這就很可能實現。但如果某個雇員想要的是搶老闆的工作，負面意願就會改變工作的質量，就算雇員並沒有試圖這麼做，也會自動地暗中危害老闆。

健康和療癒中的哈拉層

在健康和療癒方面，對準目標的原則同樣適用。你對準「保持或重獲健康」之目標的程度，就是你在能力所及範圍內保持和重獲健康的程度。

哈拉線以及上面幾個點的扭曲，表明了人類巨大的痛苦。這是人類可以感受到、卻無法理解的痛苦。哈拉層的功能障礙與意願和人生使命有關。很多人甚至沒聽過、更遑論理解「我們創造了自己的實相」——他們不明白人生目標或人生使命這個想法，不明白我們的意願會對生活產生巨大影響；他們沒有意識到，意願的一個轉變就會導致氣場和創造性能量流微妙而強大的轉變。

任何嚴重或慢性的疾病，都會有明顯的哈拉線功能障礙。一名訓練有素的療癒師，要能夠直接在哈拉層工作並療癒它。療癒哈拉層包括療癒

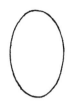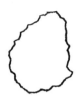

圖 17-2　丹田的扭曲

與意願相關的深層問題，也包括任何時刻的目標，以及人生使命問題。在給出療癒實踐案例之前，我們先看看哈拉點和哈拉線的扭曲類型。

丹田功能障礙

丹田功能障礙有幾種表現。丹田可能會位置不對，可能太靠前、靠後，或偏向身體一側，也可能形狀不對。包裹丹田的外膜可能撕裂，一半暴露在外，或更糟（見圖 17-2）。

丹田功能障礙的結果是慢性背部問題。如果丹田太靠前，骨盆下部將向後傾斜，這樣的人老是想「超越」自己。如果丹田太靠後，骨盆下部向前傾斜，這樣的人在人生使命面前會「止步不前」。此兩種情況都會顯示出下背部問題。

由於丹田攜帶了單音（或單一音調），並維持了身體的物質顯化，如果丹田撕裂或暴露在外，音調就會跑偏了。在這種情況下，身體和心靈都會嚴重受損。我見過此狀況的人進入歇斯底里的狀態，好幾個小時都無法恢復；也見過身體因此變得極度虛弱，幾年都恢復不了；還有一些案例是腿部惡化。

這些人無論做什麼，甚至鍛練身體都沒用，除非進行丹田修復。因此療癒必須直接在丹田上

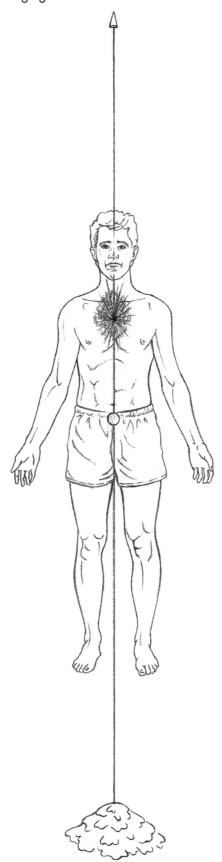

圖 17-3　被遮蔽的靈座

進行，修復它、校準它在哈拉線上的位置，透過哈拉線連接地球，並充能。當療癒師的水平足以療癒丹田時，可以直接當面療癒或遠距離操作。

跟隨好老師學習武術也能療癒丹田，太極練習就對此非常有益。向一位良師學習武術非常重要，這樣才能學好，否則無法產生療癒效果。

丹田修復以後，再透過肉體鍛練用來保持對準，會非常有效。無論進行哪種鍛練，都要專注於將意識覺知帶到身體當中的意願。

靈座功能障礙

靈座的問題通常是被遮蔽而形態受損，也就是說，靈座被深色雲狀能量所覆蓋（見圖17-3）。其結果就是人們感知不到在生活中現在或將來想要什麼，感覺不到在生活中想做什麼。這樣的人通常是胸部凹陷的，表現出「放棄」、「我不在乎」，或「生活很無聊、無意義」的姿態。他們帶著深深的悲傷。

當療癒師開始清理深色雲狀能量、增強靈座的光芒，以使光芒擴張並流出時，個案通常有以下一種或兩種反應。一種是，他們可能忽然感覺到生命的新契機，開始按照當下意識到的靈性渴望重新創造生活。第二種是，他們因為逝去的時間未能用於實踐渴望而悲傷，悲傷一段時間以後，他們的生活開始呈現新的意義；新的激情誕生了，他們為自己能做的事情備感興奮。

很多人在失去所愛之人以後，會創造深色能量覆蓋靈座。如此雖然可以麻痺失去的感受，但也阻斷了自然的悲傷過程。如果生者與逝者之間有未完成的計劃，大多時候，生者會認為繼續二人原來的計劃，是對逝者的忠誠。然而不幸的是，因為所有的計劃都是活的、不斷變化並展開的，所以這是行不通的。阻斷悲傷使得計劃不再

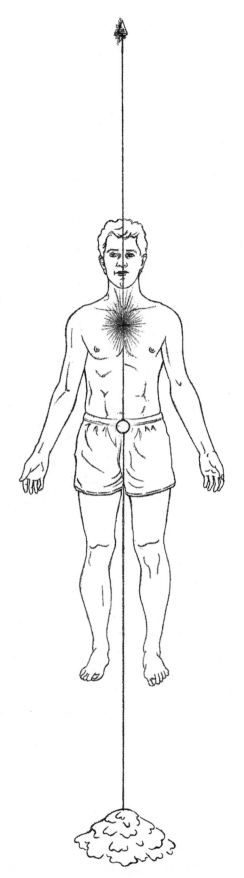

鮮活或變化，而拒絕悲傷最終會凍結所有生命力並脫離計劃。一段時間過後，「計劃」不會再有新的進展，人們於是專注於將計劃保存起來，它便會呈現出「展覽館」式的性質。

療癒這些的方式是去經歷所愛逝去的悲傷，才能釋放並展開計劃。這件事任何時間去做都可以。這會允許別人參與開啟新生活、擁有新陪伴的計劃。任何事永遠都不會太遲。計劃可以完成，但會以不同的方式，因為完成的工具不同，幫助你的人不同。

ID點功能障礙

頭上漏斗形的ID點（個體化之點）可能會變形或堵塞，見圖17-4。這會導致與ID點斷連。而與ID點的斷連，會導致生活中的玩世不恭和憤世嫉俗，因為沒有理解，沒有對「神的知曉」。ID點斷連的人，會認為信神者盲目樂觀，陷入幻想。對這樣的人來說，有組織的宗教不過是控制民眾的方式，因為有組織的宗教定義和描述了對他們來說不存在的神／上帝。他們沒有與神相關的個人體驗，也就無法對比和確認對神的描述和定義。他們可能是無神論者或不可知論者，對於忽視「神是否存在」話題的M-1形而上哲學，也會接受。

當療癒師清理和重新連接ID點後，個案會開始回憶起童年與神連接的經驗。他們也會透過個人體驗發展出與神連接的新方式，而不是像在許多宗教中一樣，接受別人的描述或法則。

哈拉線和點的功能障礙

根據我的觀察，絕大多數人哈拉線的對準並不理想。我從沒遇見任何人能夠一直保持哈拉線的筆直和對準。大部分人從未對準過，少數人能

圖 17-4　阻塞的ID點

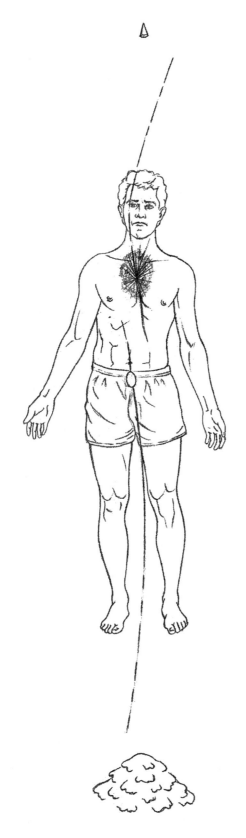

圖 17-5　哈拉線扭曲

有百分之三十的時間對準，而極少極少的人，能有超過百分之五十的時間對準。很多武術家經過多年訓練，能對準連接地球和丹田的下半部哈拉線。有些人能保持中間部分的哈拉線（即丹田到靈座），但他們不知道哈拉線的上面部分。任何人都要經過好幾年的訓練，才能在任何一段時間內都連接並令整條哈拉線對準。

多數人因為在大部分時間都是無法對準的，而導致了很多痛苦。哈拉層無法對準的表現是：哈拉線和其上三個點的扭曲，或者點和點的斷連，或點和地球的斷連。圖17-5顯示了我們文化中最常見的哈拉層扭曲：

- 丹田偏右，導致個體攻擊性過強。（身體右側通常有男性／攻擊性能量）
- 雷射光線沒有連接地球，所以個體不接地，無法行使攻擊性（以正面方式行使的攻擊性是很有用的）。也就是說，這個人是危險的，可以在無力量的情況下非理性地攻擊。這個人也沒有真正和他人同「在地球上」，因此很難和其他地球居民建立關係。
- 丹田沒有連接靈座。此人的物質存在沒有連接到引領他生活的靈性渴望。如此，這個人感覺不到或不知道降生地球的目的，自然也無法完成使命。
- 雷射光線沒有連接ID點，所以此人沒有連接到神性，也就沒有與靈性或宗教建立真正的個人連接。

以上扭曲的結果，是我們文化中有很多人與地球、同類、神、個人目標以及他們的自我失去連接，導致情感和靈性上的巨大痛苦。他們不知道為什麼在這裡，不相信生活具有目的，在地球

上很不舒服。簡而言之，就像俗話所說的「生活一團糟，然後你死翹翹。」❷而這，透過哈拉療癒即可以治療。

其他文化背景之人們的哈拉線和美國人的不同，哈拉線扭曲的方式也不同。同一文化中的人哈拉線的扭曲方式相似，因此相同文化的人們會有相似的痛苦，而不同文化背景之下的人承受著不同的痛苦。我沒有時間或榮幸去觀察足夠多的全球不同的文化、而能見證此差異，但黑元說過正是這樣的差異導致了很多國際糾紛。當我們學會療癒哈拉層，我們也將在地球上的各國人民之間實現和平。

哈拉療癒

一旦療癒師確認了哈拉線的狀態，就可以在哈拉層上療癒。療癒能恢復哈拉層健康對準、平衡以及充能的狀態，如圖17-1所示；也能直接把個案帶回他們的生活軌道，通常在很短的時間內他們的生活就會改變。當人們回歸真正的生活軌道，所有周圍與人生軌跡不和諧的物質世界（包括所擁有的物質財富、工作、居住地點以及朋友，還有親密關係），要嘛會改變、要嘛會離開。

哈拉療癒是高級療癒工作，需要很多的訓練和實踐。療癒師必須有能力拉直並保持自己的哈拉線，使哈拉線上的三點都處於正確位置，並牢固地根植於地球，如此才能校正個案的哈拉線。療癒師自身的哈拉線如果偏了，就非常容易使個案生病、迷失方向和困惑。所以在療癒師準備好之前，我都不能教他們哈拉療癒。也就是說，他們必須能夠維持哈拉線一個小時不掉線，而如果

掉線，則必須在一分鐘之內恢復。這要花好幾年來練習。

我有個展示了哈拉療癒效果的好案例。我的個案是位專業音樂家，我將稱他為托馬斯。托馬斯的氣場非常暗，淤積了濃密的低頻能量。根據能量場狀況，我能判斷他已經抑鬱好幾年了。他滿懷怨恨和憤怒，有很嚴重的受虐傾向。如果我進入他的氣場，把低頻能量清理出來，不會有效的，因為這和他父母對他做的事情如出一轍，也正是此種做法在最初導致了問題（見第十五章受虐防衛部分）。在哈拉層，他的丹田被下推，靠向身體後方，與靈座斷連，意味著他壓抑並違背了人生使命。他也沒有連接頭頂上方的ID點。

我瞭解到療癒他的關鍵，是使他重新對準人生目標，所以在療癒中我只專注於哈拉療癒。在四、五次療癒當中，我校準了他的哈拉線和線上的所有點，觀察到他的氣場因此變直、變清晰。氣場的清理減緩了他的抑鬱，允許他的心理問題浮出意識表面而得以處理。在治療期間他直接處理了這些問題。

在四年之後的一次追蹤回訪中，他說：

療癒前，只是「活著」對我來說都很困難。後來終於到了抑鬱的地步。我想把問題藏起來，不去處理當時發生的問題。我那時非常抑鬱。來療癒的主要原因是想找回自己的能量。每次療癒之後都有很多動盪，很多改變。我開始在治療中處理很多家庭問題、父母問題。就是尋常的父母關係問題，有很多的憤怒。我有大量的憤怒。後來不久，我的婚姻破裂了。另外，我還有職業問題、財務問題，所

有的問題一湧而上。

當時出現了那麼多的掙扎、痛苦、困惑悲傷等等，我得出結論是，我來到這裡（地球）的目的就是解決這些問題。只要能保持事情簡單，只要能記得為什麼來這裡，我就很好。

結果是，我熬過來了。體重減了九公斤。和現在的伴侶在一起大概三年了，關係很好，與前妻和她的家庭也成了好朋友。再沒什麼需要解決的了。我會去電腦學校學習，以增加收入。而我仍然是位職業音樂家，持續在演奏，還有一些學生。

療癒的主要收穫（最難忘的部分），是感覺更歸於自己的能量中心了。所以現在我能夠保持自己的能量，做對自己有必要的事。我還是想教音樂，並做出更多的音樂。我想要表達的是我內在的音樂，不必貼上爵士或新時代的標籤。我想接入內心的東西。這是現在最大的挑戰。

對準你的人生目標

對準哈拉層面，會使你與人生目標對齊。下面的練習將幫助你校準哈拉線，並療癒任何線或點的扭曲，使你與你的更大目標一致。建議你每天早上練習以療癒自己，並在每次著手新任務時練習。結果會讓你大吃一驚的。當你習慣了保持哈拉線的對準，你會持續這麼使用它。你將能夠在每時每刻的每件小事中，都保持與人生使命一致。就「療癒自己」的人生課題來說，此練習是非常適用的。

練習：將你的意志對準人生使命

想像一個體內的能量球，位於身體中線、肚臍下三點八公分處。這個點是物質身體的重心

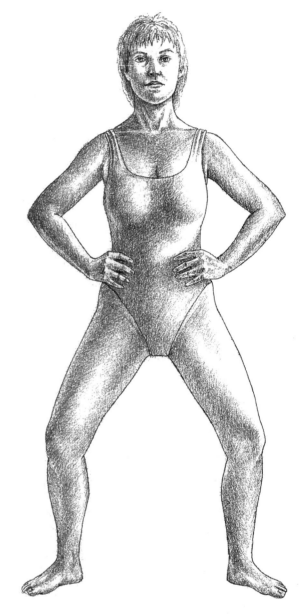

圖 17-6　哈拉姿勢

（即丹田所在），是維持身體物質顯化的單音。哈拉線和丹田通常是金色的。在這個練習裡，想像丹田是紅色的。

兩腳打開約九十公分、站立著，深曲膝，如17-6所示。腳尖向外，這樣就不會扭傷膝蓋。挺直脊柱。捏起一小撮頭頂正中的頭髮。拉一下，這樣你能感覺到頭頂正中央。現在假裝你就吊在

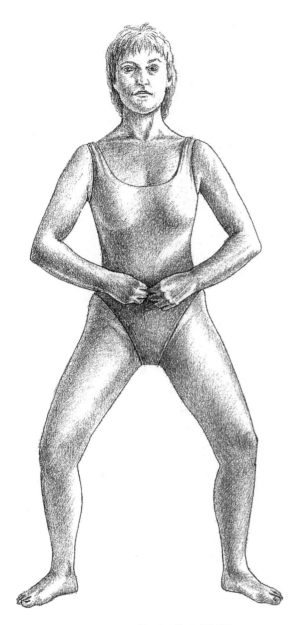

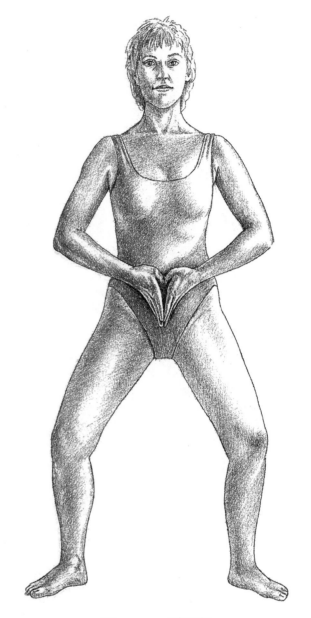

圖 17-7　指尖進入丹田 　　　　　　　　　圖 17-8　倒三角

這一小撮頭髮下面。這將校準你的身體，像鉛垂線一樣垂直於地球。

　　把兩手指尖朝向丹田，如圖17-7所示。保持手指聚攏。感覺身體內的丹田，使它變熱，變得紅熱。如果你連接到丹田，你的整個身體很快會變熱。如果身體沒變熱，說明沒有連接上丹田。多試幾次，直到成功。一旦成功，把注意力

移到地球的熔融核心。

　　雙手位於丹田前方呈倒三角形，指尖向下指向地球（見圖17-8）。感覺地核和丹田的連接。現在你會真正感覺到熱，熱得發燙，你會開始冒汗。你可能聽到類似武術家出擊時發出的喊叫。如果你有超感知力，能看到丹田裡的紅色，還有一條雷射光線連接丹田和地核。我稱之為哈拉雷

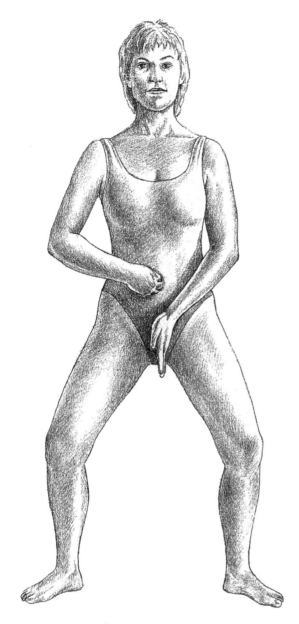

圖 17-9　右手指尖進入丹田，左手指尖向
　　　　下置於丹田上。

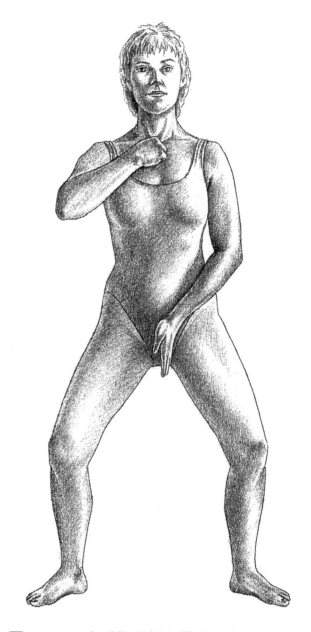

圖 17-10　右手指尖朝向靈座，左手指尖向
　　　　　下置於丹田上。

射光線。如果你看不見，就想像。不用真的看見
也一樣有效。

　　現在把右手的指尖朝向丹田內部，左手掌朝
向右邊，指尖向下。左手放在丹田前（見圖 17-
9）。保持這樣的姿勢直到穩定。

　　現在把注意力移到胸部上方、身體中線上、

喉管下方約七點六公分處。這裡有個漫射光球，
它的光包含靈魂之歌，是你帶入宇宙交響樂的獨
特音調；它承載著你的渴望，引導你去完成此生
的靈魂目標。把雙手的指尖朝向靈座，就像之前
對丹田所做。

　　當你連接它，你可能會感覺胸腔裡有個氣球

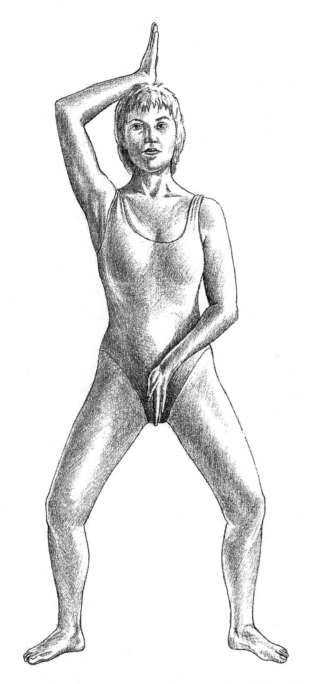

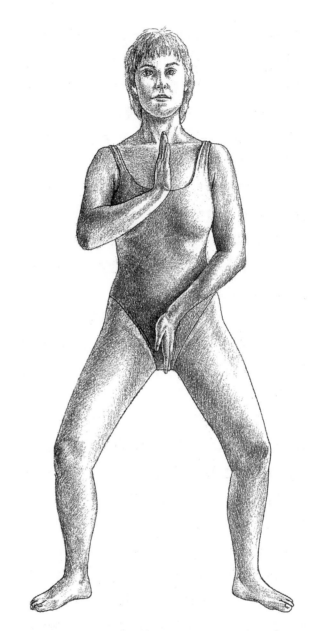

圖 17-11　右手對準 ID 點，左手指尖向下置
　　　　　於丹田上。

圖 17-12　右手手指朝上置於靈座，左手手
　　　　　指朝下置於丹田。

被吹起來，也可能感覺安全和甜蜜，感覺到內在
甜蜜神聖的渴望。它可能沒有名字，但你能感覺
到它。它像是蠟燭周圍瀰漫的光，但卻是藍紫色
的。把藍紫色光在你胸中擴展。

　　然後把右手指尖指向靈座，左手指尖向下放
在丹田上。左手掌平攤朝向身體右邊（見圖 17-

10）。感覺哈拉線從靈座向下經過丹田，延伸至
地球中心。如果你能強烈地感覺到這一點，進入
下一步。

　　左手留在原位，右手指舉過頭頂。右手中
指指向頭頂上方約一公尺處的 ID 點（見圖 17-
11）。感覺哈拉線從靈座向上延伸穿過頭頂，到

達ID點的倒置漏斗狀開口。這個小開口實際上是個小的漩渦，開口朝下。這是最難感覺到的，請努力嘗試，可能需要一些時間。這個渦流代表來自神性或存在本身，以及神之一體性中第一個個體化的點；當你能夠使哈拉線通過ID點時，它會忽然消失進入無形。當哈拉線經過漏斗時，用超感知可能會聽見像木塞從瓶子裡拔出來的聲音。你馬上會感到不同，因為一旦連接上ID點，你會增加幾千倍的能量。忽然間內在的一切都安靜下來，你會感覺自己像能量的橋樑。此時你已對齊哈拉線。

等待幾分鐘，直到哈拉線穩定。把右手放低到靈座，手指向上、手掌向左。這樣會舒服些。左手保持在丹田前方，手指向下、手掌向右（見圖17-12）。

感覺哈拉線和其上的三點，並用意願使之筆直。用意願使之筆直、明亮和強壯。保持意願，直到你感覺它筆直、明亮和強壯。再次使身體筆直，就像你正吊在頭頂正中的一根頭髮上。臀部收一點，膝蓋深曲，保持雙腳打開約九十公分，兩腳尖向外分開一點以保護膝蓋。當你彎下膝蓋時，膝蓋應該保持在腳尖的正上方。觀看、感覺並傾聽，以檢查三個點是否強壯、牢固且能量充足。如果有任何地方比較弱，關注一下是哪個位置，那就是需要療癒的地方，把注意力放在那上面多些時間。對齊哈拉線，盡可能地強化這些點。

當你把來自神性的第一ID點與你靈魂的神聖渴望、以及來自地球母親肉體的單音對準了，你就對準了你的人生目標。你可能還不知道那是什麼，但你與它一致了，只要保持對準，你的行為會自動與它同步。

團體哈拉線

該技術也可以用於團體，來設置團體目標。以下是運作方式。團體中任何成員的個人目標，都全息式地與團體目標相連為一個整體。一旦所有人對準了哈拉線，他們就同時把當下個人目標對準了個體和團體的更大目標。每個人的更大目標，都是地球偉大進化計劃的一部分，這在十三章裡提到過。這會使每個人同步，團體也會和諧同步。如前所述，在這種實相框架中，沒有敵對。這種同步性，在房間裡就能感覺得到，房間充滿了當前工作的力量。每個人都有其角色，而每個角色的目標都連接著整體目標。如果每個團體成員先把個人意志與團體對準，你會驚訝於該團體運轉狀態之佳。如果達到這一點，團體意志就會出現。

哈拉線的對準可用於任何團體。你可以用於你的療癒團隊、研究團隊、政治團隊或商業團體，以設置團隊目標。這個模型可應用於方方面面，特別是在商業談判桌上，因為它是基於團結合作而不是二元分離的。如果所有人都對準他們的哈拉線，與宇宙目標連接，就不會存在輸贏得失的局面。交易會更順利。

有一次，在丹佛的「雙贏早餐俱樂部」，我以此主題做了三十分鐘的演講。這個組織由一群致力於雙贏、而不是「打敗對手」之商業模式的企業與公司要員組成。當我演示給他們看怎麼對齊校準哈拉線，只花了幾分鐘時間，他們就把房間裡的能量轉變為一個同步的團隊目標。他們學得比任何我有幸教過的團體都快。

每次在團隊中工作時，我都推薦你以這個冥想作為開始。如果出現不同意見，意味著你們失去了「對準」。我推薦重複此冥想以重新對齊。

另一方面，如果領導者的哈拉線保持對準，

就能幫助周圍的人與各自的目標同步。我經常這麼做，先校準自己，然後是和我一起工作的教師團隊，然後擴大到更大規模的實習生團隊。我稱此為「校準團隊哈拉線」。要設置團隊哈拉線，第一步非常重要。領導者必須先設置好自己的哈拉，也就是自己先做上文所提到的設定哈拉線冥想。

身為領導者，我會在見教師們以前，自己單獨做哈拉線冥想。然後在與教師團隊第一次會面時，一起做集體冥想。這能使教師團隊中每個人的目標與團隊目標同步。再然後，教師團隊與支持他們的實習生團隊會面時，我們再一起冥想設定這個更大團隊的目標。

第二天早上課程開始之前，房間裡的每個人再做同樣的冥想。如此一來，在學生們進來之前，校準能量已經充滿房間。學生入座後，我再次帶領冥想，幫助他們也校準哈拉線。此過程幫助我們調控在培訓週中釋放的大量能量。

隨著團隊哈拉線的成形，房間裡建立起來的能量、力量和目標是可以感覺得出來的。那是一種美麗的景象。每個人的哈拉線連接地球、對準並更加明亮。隨著每個人的對準，房間裡的能量也能幫助還沒對準的人對齊。然後，當整個房間變得同步，代表團體目標的大型哈拉線便在房間中心成型（見圖17-13）。

透過這種方式，我們在整個教學過程中都能與目標一致。如果我們變得不同步了，就重複以上的對準過程。校準團隊哈拉線，是我所見過之全息模型最好的結果之一。這是一個很好的實例，顯示了在連接個體周圍更大團體的同時，還能保持著個體性與個體目標。以這種方式，個體能連結到更大團體中的愛、支持、力量和知識。相信這就是為什麼課程成效非凡，而學生們學習

和轉變得如此之快的原因。

使團體成員對準團體目標

團體冥想時，要坐成一圈，或站成一圈，按照前述指導校準自己的哈拉線。確保所有人動作一致，要同時從一個位置移到下一個位置。

每個步驟，都要留下足夠的時間給每個人對準。隨著冥想，你會感到團體能量的轉變。這很像管弦樂隊的調音。過一會兒，你會感覺、看到或聽到團體能量穩定下來。如果你繼續靜坐冥想，會感覺到團體哈拉線在圓圈中心成形，很像是貫穿你身體內的雷射光線，代表著團體目標。團體哈拉線是一條美麗的金色光線，同樣有前文描述的三個點。每個成員的丹田和團體丹田相連，像車輪的輻條（見圖17-13）。

感受一下，房間裡的能量有多強、有多穩定。現在你們可以毫無阻礙地去做團體工作了。

同體輪迴與哈拉線的轉化

《光之手》中曾提到在同一世內、同一個身體中的輪迴轉世現象，會發生在某人完成其人生使命後、在不離開身體的情況下進入下一個人生使命時。我描述了一個繭，是在氣場中圍繞脊柱位置的垂直能量流周圍形成的。之後，在哈拉層，我觀察到繭內的哈拉線溶解又自我重建，為新的輪迴重建新的人生使命，而不需要以新肉體重新開始。這個溶解重建的過程通常需要兩年。

哈拉線改變的同時，線上的點也隨之改變。因此伴隨著同體輪迴，常會出現一些身體問題。當丹田晃動或溶解，物質身體可能會陷入混亂，肉體症狀可能會很多，但可能都診斷不出來；或者有些情況下，你可能得重病，經歷瀕死或肉體

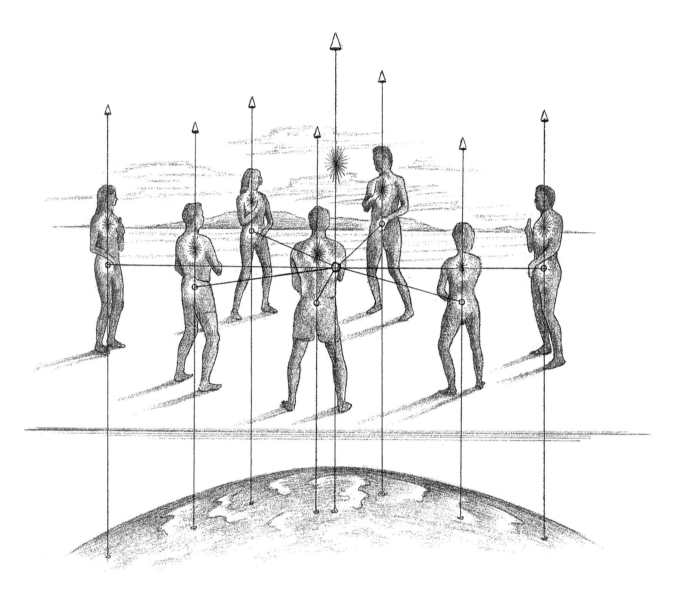

圖 17-13　團體哈拉線

死而復生的體驗。

　　同體輪迴對任何人來說，都是非常困惑的。因為你會失去自我感，失去所有用來自我認定的東西，失去你的目標。有時好像你快要死了。這是深刻的個人轉變時刻。這是不知的時刻，是沉思和等待的時刻，有時居於充滿未顯化生命的、黑天鵝絨般的虛空中。這是臣服於在內在運作之

更大力量的時刻。

　　然後，新的能量從你的核星上湧至哈拉層，創造新的哈拉線，對準你承擔的新使命。當然，新使命會與舊使命有關，就像前世之間及前世與今生的相互關係。同體輪迴如今變得越來越普遍，因為越來越多的人們走上靈性覺醒的道路。

　　在兩年的同體輪迴期，生活中的一切都會變

化，包括職業、親密關係、居住地點、朋友關係和財務狀況。兩年之後，生活會迥然不同。同體輪迴在一生中可能會發生不止一次。不過據我所知，一次以上的情況非常罕見。

以下是一則很好的案例，顯示一個人在經歷同體輪迴後生活發生了什麼樣的轉變。我稱她為瑞秋。瑞秋是個能幹的企業高級主管，負責某大型金融機構的人事部。她最初來我這裡是為了治療慢性水腫，症狀已經持續了十八個月。

三次療癒（每次間隔幾個星期）之後，黑元說她不再需要療癒。幾個月後水腫消失，也沒有復發。

療癒中，黑元完全沒有談論她的身體症狀，相反地，他談論了瑞秋的生活全息圖景，關於把她生命中的金線編織在一起。之後，瑞秋開始在芭芭拉療癒學院學習，並在幾年後開始幫助我管理課程。在某次課程中，我注意到她的丹田在轉換，預示著她即將經歷為期兩年的同體輪迴。以下是她對此經歷的描述：

我完全不知道發生了什麼。在我二月的三十八歲生日時，我把長髮剪了。我一直是留長髮的，但那時我感覺到，必須改變點什麼。幾天後我到舊金山參加你的初級工作坊。我走進酒店房間，你看了我一眼說，「看吶，你的丹田在四處晃動！」

我完全不知道那是什麼意思。你說，「當你在同一個身體輪迴時就會發生這種情況。你的哈拉線在消融！」我嚇壞了，因為我完全不知道那意味著什麼。然後你查看我的垂直能量流周圍是否有繭。果然有繭。你畫了張圖。

六個月後，繭開始消融以後，在垂直能量流其中一節的改變停止了。你說我停止了轉世過程。後來，我的後背受傷，你說難以療癒的原因是丹田還在晃動，因為轉世過程還在進行。在那之前，我的身體一直很健康，所以那段時間很艱難。

轉世過程開始後，我回憶起了一些往世經驗。以前，我從來沒有在個人層面上經歷過這些。我也至少有八次或九次我稱為「時移維度」（dimension of time lapse）的體驗，也就是兩個時間重疊了。我能感覺或體驗到另一個層面，那完全獨立於我的當下體驗。我記得其中一次發生課堂上，當時我坐在講台上，看著學生。我看向陽台，我知道那裡是空的。我知道那是一九八九年。但同時，我又鮮明地體驗到陽台上擠滿了尖叫的人群，呼籲公正。還有完整的審訊場景。在同體輪迴過程開始後，這些體驗開始出現。

這些開始約兩年後，你做通靈療癒時對我說，過程結束了。

這引起了一些明顯的外在結果。第一，以前的工作我做不下去了，我花了很多時間學習靈性生活。那時我辭職了，開始為療癒學院工作。我想辭職已經很久了，但在財務保障以及什麼是真正的安全感這些問題上，有很多恐懼。轉世過程開始後，不管這些恐懼有多大，都不可能再做從前的工作了。這種推動轉變的力量驅使我進入生活中自我感覺更好的那一部分，儘管不知道那意味著什麼。我只知道，每天早晨醒來都無法忍受「要去上班」的事實，我必須停止這種感受。

轉世體驗給我的感覺是：轉變是好事，並不嚇人。「轉變」成為令人興奮的事，好像在期盼著什麼。這感覺非常不同。

轉世開始前，我極其健康。轉世開始後，

我把背部弄傷了。那是我第一次生大病，恰恰就在轉世開始一年之後。現在我的背部比一年前好上一千倍，只有些功能性背痛，沒有其他生理上的影響。

從那段時間起，我看到自己的主要變化，是與自己關係的巨大轉變。一旦進入前世體驗，我與自己的關係便更加深刻了。我更加覺察到，我曾經是如何不覺知自我的。最大的改變是，我真正注意到一切事件當中自己的角色。我真的意識到，發生的每件事中我至少負有一半的責任。類似「怪我，還是怪他們」的責怪少了許多。我對導致防衛系統行為的習慣模式更有覺知。我的自我覺知從零開始增強到極大，並對自己的反應非常、非常警覺。相比從前，我更加覺察自己在生活所有情況下扮演的角色，也更能感到自己像是創造者或共同創造者，而不是被動承受生活。所以在任何經歷中，我都能立刻發現自己在其中的角色。這包括關係，還有任何事情。

我注意到事件中我的部分，我的角色，我的責任。如果我和什麼人有衝突，我能看到自己錯的那部分。我看到一切都由大家共享，一切都是公共的。那種感覺真的不同。比如我的家庭：現在不僅僅是與他們互動，甚至當我一邊做飯或做其他事、一邊和母親說話時，我的第二視野也能注意到，我做了哪些事影響到她以及是如何影響的。然後她對我的反應，就像乒乓球一樣返回給我，然後我也有反應，等等的。

自從經歷了同體輪迴，我留意到類似的互動向來存在，而且確實能看到，自己在這些表演中的角色疊加在我的人生中。例如說，我的整個聖誕節假期都非常棒，因為我完全覺察了我與家人之間習慣性的能量互動。觀察這些非常有趣。如果我終止能量，終止互動，用其他東西來代替的話，一切都會改變。

我認為遺留下來的背痛，與剛才提到的為互動負起責任有關。我想背痛與我關注外在而不是內在有關，我越學習關注內在，背痛療癒得就越多。我越專注外在，比如尋求接納或其他什麼的，就越會遇到麻煩。背部問題仍然與我壓抑自然的情緒反應或回應有關。我知道自己還壓抑了很多直覺反應、很多的感受。我經常懷疑自己、質疑自己，我想那是背痛最厲害的時候。我老是無法馬上意識到，但已開始覺察這一點了。所以我開心的時候，背不是那麼痛。

臣服、死亡和變貌的介紹

同體輪迴需要放手，讓舊有的東西死去，為重生騰出空間和時間。下列是黑元提供的一種美妙冥想，幫助你放手任何內在需要消融的東西。我建議播放背景音樂。你可以獨自進行此冥想，也可以進行團體冥想。美妙冥想是設計用來促進你生活的巨大轉變的。

～

黑元傳訊：
臣服、死亡和變貌

感受你神聖恩典的力量。光的力量把你帶到這裡。透過恩典，你將經歷此療癒。你人生的這一階段可能非常艱難，但也必然是充滿成長、充滿愛、充滿情誼的一段時間。它是：

- 感激之時
- 感恩之時
- 不再前進和向外之時
- 原諒所有未被原諒之時
- 理解所有能理解之時
- 臣服於無法理解之時
- 追隨與領導之時
- 存在與行動之時

這是你的時間。這是你爲自己創造的，因此，身處這一時間也是你的個人選擇。

親愛的人們，你希望如何度過這段時間？這是你的時間。是你跟隨靈魂神聖渴望的時間。

- 生命之時
- 出生之時
- 更新之時

出生的陣痛在黑暗之後來臨。子宮在黑暗中成長圓滿。魔法完成了。生命從地球土壤中萌芽。你以新的形態、新的生命重生，進入成熟。新的一代伴隨你成長起來，祝福著地球。和平將要來臨。和平將會主宰。

感覺你身體中心的光之星，它代表著你的個體本質。我們都生而爲光。你由光組成，你就是光，而光會在這個地球上主宰上千年。所有人類將合而爲一。

允許這魔法包圍你，包圍那無法理解的。只是待在重生的子宮中。允許那些要死去的，消融到魔法中，成爲能量場的養料。

- 要給地球什麼，用於融化？
- 必須放棄什麼，才得重生？

現在，把它放進地球，帶著愛、甜蜜的臣服和告別，甜蜜的告別。帶著甜蜜懷念的祝福，讓它去吧，那些曾經服務於你、而如今不再服務於你的一切。將之深深埋入你地球母親的子宮。作爲一顆種子。讓它從你身上滾落，讓它流出你的意識，讓它從你的思想形態中消融，流向地球的深處，爲了忘卻。

然後，來到你腹部深處的光之星。它在你內在深處，位於肚臍上方約三點八公分，這是你獨特本質的美麗恆星。只要處於當下，此時此地。只要在當下，那些你放手的，就會轉變。

那死去的有形，將立即重生爲虛空中無形的生命。有形的死亡，是虛空中豐富無形生命的出生。

在自然的循環中，春天將觸碰那些消融的。在春天的循環裡，那些被遺忘的，會如鳳凰涅槃，於你再憶起時，以另一形式出現。

一如虛空中無形生命臣服於其死亡，有形得以重生。

18
我們的神聖核心

我為很多人做過哈拉線和意願的療癒工作，見證了他們人生中的巨大變化，他們開啓了人生目標，也取得了成就和滿足，在這之後，我問道：「是誰取得了成就？有這個人生目標的是誰？有所有這些意願的又是誰？」畢竟，意願本身並不是我們的真我。顯然，人格也不是我們自己。它只是一個特徵印記，能代表一點點我們的真實所是。肉體當然也不是真我。那麼，我們到底是誰？我們在哪裡？我們這一生命究竟來自哪裡？我是誰？

我推斷，哈拉層之下必定有另一個更深的維度，是哈拉層的基礎：知者的維度。黑元很快就對我的好奇做出了回應。

～

哈拉維度之下，是你更深核心的維度。這個核心是永恆的「我是現在之所是，過去之所是，將來之所是。」這裡是你創造力的源頭。你的核心是神聖的內在源頭。運用超感知觀察，它像一顆恆星，一個核心之星。它的光芒是每個人永恆本質的特徵印記。它的存在超出了時間、空間和肉體輪迴，甚至超出了靈魂的概念。它似乎就是生命的本源。它是我們每個人內在獨一無二的個體化的神。它是所有輪迴化身的起源，卻又保持著完全的平和寧靜。凡是核心之光的顯現之處，

就會帶來健康。凡是核心之光的受阻之處，就會發生疾病。

～

所以我又踏上了尋找核心的探索之路：找到它、發現它、學習體驗它，並與它協作。與核星協作的成效極高。在迄今我所做的所有療癒裡，我同時在所有三個層面工作。那麼，現在請跟我一起開啓旅程，進入你本質的世界、你內在神聖中的神聖。我相信，你定會歡欣鼓舞。

核星：你本質的永恆源頭

運用超感知力，我能夠確定核星在體內的位置。它準確地處於身體正中心。我認知到，核星的本質無處不在，不過聚焦於身體正中心的位置，有助於與核星連接。核星位於人體中線上、肚臍上方大約三點八公分的位置。看上去像是一道多彩炫目的光（彩頁圖18-1）。此光芒可無限延伸。其中有一種非常熟悉的、不受阻礙的自我感。它是貫穿此生的那個你，是前世曾經的那個你，是今生以後繼續存在的那個你，是超越時空存在的那個你。這一自我本質，每個人都不同。它是你獨一無二的本質，是你內在個體化的神性。

關於核心本質，可能會讓人感到困惑的是，

它也存在於神聖的合一原則之中，或者神／上帝之中。也就是說，它既是我們內在的個體化的神，同時也是宇宙遍在之神。正是如此的悖論，有時會讓我們很難理解。怎麼可能我既是自己又是神？神如此浩瀚，超出人類理解範圍。我既知神之浩大遠超於我，又怎能自詡為神？要想回答這個問題，唯一的方法就是體驗核星。透過將意識覺知帶到核星，感知它，然後發現這本質與自我相同一致，我們就可以解決這個人類的悖論。

一旦體驗到了核心本質，你就會發現它無處不在。在體內各處、氣場各處、哈拉層各處、你生活的各處，都能找到它。你會發現它伸展到宇宙深空。任何你所尋之處，都會發現它。

在任何地方，你的核心本質都有一定程度的表達。在你的意願、生命能量場、肉體及人生當中，核心本質得到最充分表達之處，就是你的健康和快樂之處；而它表達最少之處，就是你最不快樂、不舒服或者有問題之處。就是這麼簡單。因此，我們回過頭來看看這本書的開頭，描述疾病是一種信號，表示我們以某種方式脫離了核心本質，與內在的神性斷連了。我們忘記了我們是誰。使用超感知，我們可以「看到」此一與核心的斷連。

與核心斷連

核星層面的功能障礙，幾乎總是與人們在某種程度上與其核心斷連有關。並不是核心本身有問題，而是核心和人們存在的其他層面之間的連接出現了一些問題。由於某種原因，核心本質並沒有一直傳遞到物質世界。可能是氣場或哈拉層的功能障礙，使核心本質無法暢通。或者，核星有可能會被能量烏雲籠罩遮蔽，甚至被一種非常緻密而有彈性的物質所包裹，來自核星的脈動和

光芒也就無法顯露。

與核心嚴重斷連的人，完全失去了與自身創造力的連接。他們體驗不到自己內在的神性，體驗不到自己是宇宙中獨一無二的光的中心。這些人已經忘記了自己是誰，會很難連接高我，甚或不知道自己內在有更高的力量。

運用核心本質進行療癒

顯然，鑒於核星層的重要性，所有的療癒都應包含一些操作，使核心本質從核星向上，湧入其上所有層面。所以，哈拉層、氣場以及肉體層中需要療癒的任何部分，都應在療癒結束前注滿核心本質。確實如此，因為肉體、氣場或哈拉層的任何扭曲，都會使核心本質受阻，無法展現其全部光輝。

要做療癒，首先療癒師要運用超感知評估肉體、氣場、哈拉層及核心層的狀況。療癒師在每一個層面上進行療癒，根據個案具體情況，從氣場或哈拉開始。完成這項操作後，療癒師讓個案的核星顯現，並使其上湧進入其上的每一層。核心本質首先湧入哈拉層，然後進入氣場，最後進入肉體。療癒師擴展個案的核星，使個體本質充滿其哈拉層的意願、氣場層的人格以及肉體的每個細胞。然後，療癒師把核光從身體向外盡可能地擴展，以個案感到舒適為度。可能只有幾公尺，也可能會以這種方式延伸到遙遠的宇宙深處。

以下是此類療癒的一個優秀案例。那是一九八九年十二月左右，在二年級的一堂課上，一名來自西海岸的學生拄著拐杖，左腿打著支架。我就叫她莎拉吧。她說自己滑雪時發生了事故，左膝前十字韌帶嚴重撕裂。我對她進行了簡短的超感知掃描，發現她的膝蓋韌帶撕裂，需要

修復。我還能看到她的哈拉也失去對準，而更深層的問題，出在她與自己那新近的療癒師身份的關係上。我詢問她，能否把她的膝蓋作為課堂教學工具，並在全班同學面前為她進行了療癒。

一開始，我先探訪了在我之前所有為她療癒過的學生，並討論了每次療癒的結果。然後我繼續進一步修復氣場，療癒哈拉，之後把核心本質湧入她的身體細胞。療癒結果是，她不需要手術了，她的腿恢復得很好。兩年後，一九九一年十二月，我回訪她跟進療癒效果。以下是莎拉所述的部分摘錄：

在一切最初發生的時候，我在優勝美地國家公園。我當時在高高的山上。這是我第一次滑雪，參加了一個滑雪班。我們滑了一整天的雪，漸漸地每次滑雪的位置越來越高。當我跌倒時，我覺得膝蓋腫了起來。我們班同學繼續向山下滑。然後他們停了下來。我知道我不應該起來，但我不想讓他們上來接我，所以我站起來，慢慢地滑下山。我一瘸一拐地交還租來的滑雪板，疼得要命。

那晚我睡在我的小屋裡。那是我一生中最痛苦的一夜。我傷得太厲害了，第二天早上去了醫院。開車下山時，我一直吐，面色發青。他們給了我止痛藥，說：「情況很嚴重。你需要馬上去看骨科醫生。」他們固定了我的腿。

我去看了骨科醫生。我的膝蓋腫得太厲害了，醫生無法按預想的給我照X光。在他把我的腿擺弄一番、並試圖讓關節有一點活動度以後，說我的傷勢看上去非常嚴重。所有跡象都表明，我很可能得在大約十天內動手術。他說：「這很嚴重。」他說我需要在五天後回來，但我說，兩天內我要回到東海岸去上療癒課。

他看著我說：「你瘋了。你肯定真的很想去。我不會告訴你不要去，但在飛機上你會很痛苦。你自己決定吧。這聽起來太瘋狂了。」

結果證明這次旅途很順利。航空公司給了我輪椅，我那排又有三個座位，所以旅途很舒適。當然，我跟我的同班同學托妮在一起，她幫我照看行李。

去東部之前，托妮給我做過一次療癒，就在我看完骨科醫生以後。就是在那時，我確實用超感知看到，她把我氣場中兩條絲狀的線連了起來。十字韌帶的「十字」（cruciate）就是一個交叉十字，這就是這個詞在拉丁語中的意思。它是膝關節內側的一個十字鉸鏈。她把兩條懸掛在那的線連在一起。用我在課上學到的超感知觀察，它們看上去就像兩條蛇形的白線。她把它們放了回去。當她把線重新接起來的時候，其實相當痛。當她進到那裡的時候，我真是大汗淋漓。

然後我回到了課堂上，三個同學分別為我做了療癒。有人只是把我急需的一級能量注進去。這是我第一次真正理解了身體能量的含義。然後馬丁又做了一些療癒。每天都有人給我做療癒，我的膝蓋好一點了。但是仍然很痛，而且那條腿一丁點重量都承受不了。

然後你讓我上台，把膝蓋作為教學工具。你請每一個為我療癒過的人談談他們用超感知看到了什麼、做了什麼。然後你讓我為你反饋療癒後的感受。之後，我記得你開始進行哈拉療癒，因為我們還對此一無所知。你站在我的腳邊，和全班同學交談著，我還記得從腿部移動上來的那種不可思議的感覺。我在想：「我不知道這是什麼，但是，哇，這裡在發生著什

麼！」

　　一股強烈的感覺從我的雙腿向上，穿過全身，對我的影響巨大。然後你說：「哦，是的。我現在做的是哈拉的療癒。」我記得當時我躺在治療桌上，身體中的感覺是那樣的強烈，我有點昏睡過去。你以核星收尾，這是一項新內容，我們以前從沒見過，我也確實不知道你當時在做什麼。

　　在你療癒後，我昏睡了很久，大概在台上平躺了一、兩個小時。我記得那以後，我就能站起來使用膝蓋走路了，但並沒有讓它們承受全部體重。我只是一點點地跛行，在房間裡走到大約一半，你對我說：「先不要直接行走！用上你的拐杖，給它一點時間讓它凝固。」

　　在你給我療癒之後，我感覺很好。從那以後，我就不需要支架了。但好轉的不只是膝蓋，我的整個身體都感覺非常好。我從未感覺過如此的「實在」。從那時起，生活中發生了巨大轉變，發生很多事情。我一直是這項療癒工作的懷疑者，我一直質疑我的位置和這項工作的現實性。然後就受了這麼重的傷，看上去都得做手術了。而療癒如此有效，如此難以置信的有益，對我來說可謂意義重大。它真的治癒了我的膝蓋。這就好像我身不由己地讓自己從真實的基本層面知道，這項工作到底能做什麼。感覺對我來說就像發生了一次完全的轉變，在這項工作中我感覺非常實在。它幫我與這項工作連接。很多東西變得非常清晰和聚焦。

　　當我回去看骨科醫生時，他對我痊癒的膝蓋大吃一驚。他繼續觀察了幾周。我回去就是為了找他。為了強化膝蓋，我當時還去游泳。我自己療癒了很多次膝蓋氣場的第一層，多數是為膝蓋的第一層充能。

　　更深層的意義？我身體左側受了很多傷。這與我女性的一面息息相關。我需要能夠邁出這個世界並接收。在女性原則上，我做了很多的功課，做了很多內在小女孩的夢。我需要臣服和接受。這關乎回家，回到內在的那個地方，回到那平衡之處，回到內在那個我稱之為「真實生命之處」的地方。這也關乎我的獨立，並相信自己，相信我可以給予一些什麼。此事過後不久，我的療癒技能開始顯露了。做這項工作是我不斷回家的一種方式，因為要為別人療癒，我必須自己去到那裡。對我來說，挑戰在於我如何為自己做到這一點！

打開通往核心的通道

　　現在花點時間，把你的意識覺知帶到身體中心、核星的位置，在肚臍上方約三點八公分處。很快地，你會感到平靜、放鬆、充滿光明和力量，自我感得到增強。開啟核星層的超感知，是一種美妙的體驗。首先，你會看到自己的核星，散發著獨特的光芒。然後，如果你觀察一個滿是人的房間，會看到房間中充滿了星星——每一顆都不同，每一顆都燦爛精緻。就好像在充滿核光的空間中，星星們互相唱和。這核光就是所謂的「萬能的主」（參見彩頁圖18-2）。

　　每天用幾分鐘（只要五分鐘就有效），把注意力集中在你生命存在的中央核心，你的生命就會改變。你生活中將開啟有意識的改變之路，帶領你去到你一直想去、卻無法到達的地方。你可能會體驗到奇妙的靈性高度，也會釋放那些自己不斷迴避、可能逃避了一生的問題。它們會來到你生命的前台，被體驗、被療癒。你會開始創造你始終想要、但尚未創造的事物。

打開通往我們核心的內部通道，將允許我們內在的愛、眞理和勇氣顯現。這是療癒的一個必要過程。透過打開這一內部通道，療癒能量自動上湧，穿過我們創造能量的所有四個維度，並流出用於療癒自己或他人。任何已打開外在人格與核星之間內部通道的人，療癒能量自動會從這個人流出。當你面對這樣一個人時，很容易感覺到這股療癒能量。你會感到平靜、放鬆、安全、充實。

你已經透過高我將人格與你的核心自動連接。對存在於高我中的眞實本性，大部分人會感到相當害羞。這種感覺有點像毫無遮蔽、沒有防備。所以花點時間去瞭解你的高我。你的哪些部分已經清晰、純粹、有愛？當你越來越覺知這些部分是什麼，就可以允許它們得表達自己更多。你會更習慣於表達對他人的愛和關心，而不會那麼害羞。

核星是我們的神聖源頭。打開通往我們神聖源頭的內部通道，也會自動將我們與周圍愛和能量的外部神聖源頭連接起來，我稱之為宇宙神性。正是透過接納內在的神性，也就是內在個體化的、本地化的神，我們才能認識宇宙的、普遍的神。換一種說法就是，打開通往神的內部通道，會創造出一條通往神的外部大道。或者反過來說，正是透過向神臣服，或向我們之上、之下及周圍之神性的臣服，我們被帶入內在的神性，或內在的神。兩者缺一不可。

我們所做的一切都源自核星，每一個正面意願也是如此。快樂是它的驅動力，而它也只創造喜悅和滿足。

當核心本質擴展，進入顯化的世界時，它遵循如下的創造途徑。當創造力從核星上湧時，它帶來極大的快樂。當核心本質到達物質世界之前，進入哈拉維度時，它會上湧進入哈拉線上三個點的中心。如果這三個點都排列校準，則意願已經對準我們內在的至善，且我們已與神聖意願同步。換句話說，神的意志與我們的意志同一。當我們允許核心本質向上湧入此神聖意願，我們也透過我們的意願或目標表達了我們的個體本質。我們表達出了個人的神聖目標。

隨著核心本質上湧到氣場層面，它上湧進入脈輪中心並擴展開來，使眞我本質滲透整個氣場。於是，我們透過人格表達自己的神聖本質。

當核心本質上湧進入到物質層，它湧入每個細胞的細胞核和DNA中。它擴展到全身，直到神性光芒燦爛如許，以至穿透皮膚，我們散發著光芒。然後我們透過物質肉體表達神聖本質。這是一個美麗的景象。我們的本質充滿了房間，所有在場的人都能體驗到並因之而快樂。

以下是一個黑元傳訊的冥想，將你的本質帶到你存在的每個層面。

黑元傳訊：核星冥想

第一步：校準哈拉線

把意識覺知帶到丹田，它位於身體中線肚臍下約三點八公分處 ❶。感受那裡的力量，感受那裡的熱量。感受丹田與地球熔融核心中的熱量是一樣的。它是地核所發出聲音的諧波和聲。注意力保持在這裡，直到丹田變得非常熱。

把意識覺知帶到你的上胸部，在你的喉管下方約六點四公分處。在哈拉層，上胸部的靈座就像蠟燭周圍漫射的光。靈魂的渴望，靈魂之歌，居於此處。它不是心輪。當你與它連接時，有時感覺就像胸腔裡吹起一個球。它有非常清晰、球

狀的外觀。它承載著靈魂的渴望。

感受到一道雷射光，從胸部的靈座向下，穿過骨盆內的丹田，繼而進入地心。隨著我們個人和團體意願的同步，感受房間裡的力量和寂靜。

把意識覺知帶到你頭頂上方。脊柱挺直，不要低頭。想像一條細線，穿過你的頭頂。如果你感覺不到，在頭部最頂端捏起一根頭髮，向上拉，就像有一根線吊著你的頭。用你的心靈之眼，到達頭頂上方約零點七六至零點九一公尺、直徑約六點四公釐的一個很小的開口位置。如果你的聽覺超感知打開了，你會聽到一個非常高的音調。當你能把雷射光線穿過那個洞時，就會「砰」的一聲，真實聽到它的聲音。有點像砰一聲穿過去。要找到那個高點並不容易。它像一個小漩渦。當你找到它的時候，就像穿越進入了一個完全不同的實相，遠超過你的理解。如果你砰地一聲穿過去了，你會發現你自己就在神性裡，或者在無差別的「存在／是」當中。為了讓這條線穿過，你必須完全校準你的肉體。

感受那一小束雷射光，只有你小拇指的一半那麼細，它一路穿過你，從神性到達地球的熔核。感受你胸膛裡的靈魂之歌，感受你丹田內的創造力。同時，感受這條線一直向下進入地球的熔融核心。感受那股力量。這就是對準你的使命。這就是橋樑。這就是你，天地之間的橋樑。

現在，感受房間裡目標意願的同步性。在房間中央垂直的那條線就是團體哈拉線。感受一下你的丹田和房間中央的團體丹田之間的連接。

正是在這個層面上，你的個人使命與你所處更大團體的使命相同步。也正是在這個層面上，這一團體使命將與周圍更大的社區使命同步。然後，與州、國家、大陸和地球的使命同步。這是一個連接到所處系統、更大系統之力量與真相的

方法。它是全息式宇宙校準的關鍵。沒有必要為你的使命有多困難而掙扎或擔心。不需要。因為當你們在核星、氣場、哈拉和肉體這些層面上校準時，你們就和周圍的世界同步，和自己同步。

第二步：核星光芒顯現

現在，把覺知轉移到核星上，在你肚臍上方約三點八公分處。這裡蘊藏著你是誰的本質，它超越時間空間、超越渴望和欲求。在這裡，你僅僅「是」。沒有需求，沒有痛苦。你僅僅是造物主。當你作為創造者，從你本質的核星出發去創造時，你首先將創造的能量帶入哈拉層，即你的神聖使命。從哈拉層，再把能量帶到氣場層，創造出你的人格，物質層的模板。從氣場層，你又把能量帶入到物質，創造出肉體生命形態。

創造力從「一」（核星）出發，透過三位一體（由哈拉層上位於頭上的點、胸內的點以及丹田的三個點表示），再透過七的層面（七層氣場）進入三維世界的多樣形態中。當你完成了一個創造計劃後，你就會將你更多的本質移動進入三位一體，從那裡閃耀著你的目標。

現在，允許你的本質從核星強烈而穩定地散發出來，透過哈拉層，進入氣場。允許那本質流過氣場的每一層。氣場的每一層都代表一種存在狀態，一種人類存在的層面。讓你存在的本質穿過這些人類存在的每個層面。然後把它帶到物質層，在肉體中結晶，穿過你身體的每一個細胞。它會創造健康、喜悅和快樂的物質生活與工作。你的身體、人格以及生活，都是你神聖本質的表達。

如此，一變成三，三又變成七，當你揭開七的封印，你將知曉人類內在的神。現在，看看你身體的每一個細胞。你會在每個細胞的細胞核

中，發現一個與核星非常相似的結構——有一個光點位於你肉體的每個細胞當中，放射著你存在的本質。於是，療癒只是幫你自己與你存在的真相連接。僅此而已。

如果哪裡有痛苦或疾病、憤怒或恐懼，哪裡有懷疑或貪婪，哪裡有遺忘，請憶起你的核星，允許核星內的光芒顯現。憶起你身體內每個細胞中的光。憶起你的身體。在你的身體、那有形聖壇的光中，將身體的各部分連在一起。那光就是你的核星之光、你的本質、內在的神。

你的使命並非來自於痛苦，而是來自於創造的欲望，來自於你存在中心的、愛的流動。這一中心，在從核心向外的創造活動中，失去了連接，並忘記了自己是誰。只需要重新連接「你是誰」的記憶。你的人生使命，就是記起那最初的創造衝動，並完成你的創造，這樣另一股意志才會從內在的源頭湧上來。

讓棲居於核星內的真我本質，透過你存在的所有層面閃耀吧。允許最初的創造衝動，引領你的人生。

～

核星與生命的創造脈動

最近，在一次有關創造力的講座中，黑元描述了創造過程的各階段與我們存在的四個維度之間的關係。他說，創造的脈動從核心升起，上湧透過所有層面，進入物質世界，就像你剛剛在冥想中體驗的那樣。黑元說，在我們的生命中，創造脈動充分顯化為生活創造。例如，我們的畫作、書籍著作、建築房屋、科學發現，或者創建的組織。當我們完成的時候，就會慶祝。我們很有成就感，然後說，我們做到了！

但黑元說，正是這裡，在創造的明顯高點，我們必須謹慎看待我們的成就。他說，藝術創作或科學發現並不是創造過程的最終產物。他提醒我們，在物質世界層面中二元性生活的目的，是給自己打造一面鏡子，使我們認識自己神聖的個體性。我們的藝術創作、科學發現或組織機構的最終產物，其實是那面打磨得明光亮極的鏡子。正是在這裡，最高的洞察力說：「瞧，看看你在這項成就中反映出的自我影像。」實際上，這只是創造過程的中間點。

生命的創造過程或創造脈動有四個階段。首先，是核星深處的空寂。這是一個靜止的點。然後，從核心開始擴展，真我本質表達自己，透過意願層（哈拉層）、人格層（氣場層），進入物質世界。在物質表達的這一高點，當我們觀照那面光亮的鏡子，就進入了下一階段。它是我們擴展進入個體性這一階段結尾處的靜止狀態。我們暫停在這裡，審視自我。隨後不久，生命的創造脈動從物質世界向內移動，回到氣場，再下降到哈拉層，最後回到核心。在這裡，在核心深處，我們到達生命創造脈動的第四階段，也是最後的階段。我們再次進入了核心深處的寂靜。

那麼我們創造的最終產物到底是什麼？一旦我們在明光亮極的自我洞察之鏡中好好審視過一番後，我們就把自己的創造透過人格層、意願層，帶回了更深層的自我之中。當創造力透過每個維度向下跳回，每個階段都攜帶了我們的所學。那一所學從物質世界、到情感－思想的心智世界，進入純粹思想的理智世界，向下進入意願世界，再深入到我們的本質。**我們最終的創造物，就是提煉後的核心本質。**

這個創造過程不斷發生著。我們不斷創造更多個體核心本質。在生活的每一部分，我們一直處於這個創造波的某個位置。我猜想，我們很可

能一直身處脈動波的所有部分，只不過位於生活體驗的不同領域而已。

脈動著的宇宙創造之波包圍和滲透著我們。我們由它組成，我們就是它，它就是我們。它流經我們，我們也流經它。沒有終點，也沒有起點。我們創造了它，正如它創造了我們。沒有創始者。只有生命的創造波在不斷伸展與收縮。它展開時，時間被創造。它收縮時，時間會消融。這正是著名物理學家大衛・博姆所說的「隱序」。

創造波始於收縮的靜止狀態，然後它從核星向上、向外展開，穿過其上的各維度進入物質顯化的世界，向外擴張到宇宙最遠處。擴展減緩、停止並靜息於靜止狀態。它編織新創造的金線，穿過一切萬有所是，穿過一切顯化世界。在這裡，它與所融合的一切交流。在這樣的交融中，愛得以創造。愛保留下來。然後，它開始了漫長的收縮之旅。它自我捲縮。透過我們創造能量的四個維度，它返回到核星，把它所學的、所創造的一切帶回個體自我。

大多數人都沒有把足夠時間留給創造波中靜止的部分。在創造波的靜止部分，有兩個階段：擴展前的部分，那時我們收縮並融入最深的自我；以及擴展後的部分，那時我們擴展並融入另一個自我。

在第一階段靜止中，我們需要時間獨處，將「我們是誰」與我們過去的創造整合起來。我們需要獨處，面對自己，不做任何事，只是和自己待在一起。在這個歸於中心的時期，不用做任何事，只是積蓄力量。

對於第二階段的靜止，我們需要時間安靜地、無言地與他人共處，從而體驗他人的奇妙。我們可以透過很多方式做到這一點，比如一對一的二人沉默互動或大型集體冥想，只是待在一起，不做任何事情。

大多數人真的很喜歡創造波當中擴展的部分。我們享受這股強大的向外能量，享受自我感覺良好的狀態。我們享受向外闖蕩世界，去冒險、去學習。我們認為參加工作坊、上課或繪畫令人興奮。當我們進入擴展後的靜止狀態時，看著反映自我的創造之鏡，會感到情緒高漲。所以我們想永遠那樣，抗拒從這種狀態做出任何改變。

我們抗拒回落、回到內在。但是對我們至關重要的是，要記住，對於創造波的收縮階段、以及收縮之後深層內在靜止階段的空靜狀態，應給予同等的時間和關注。很多人都不喜歡收縮。很多人在一個大的擴張項目結束後會備感失落，會因為擴展結束而沮喪。這是因為很多人都不瞭解創造當中的自然收縮過程，不知道如何充分崇敬它、盡情享受它。

創造原則中，回捲、收縮回到自我的階段，是我們最為抗拒的階段。因為在這一階段，通常會引發對自我的負面情緒。我來解釋一下原因。

在擴展階段，大量能量通過我們的身體和能量系統。這強大的能量開始為我們黑暗的、停滯的能量堵塞帶來光，帶給它們生命和意識覺知。於是，阻塞開始鬆弛並移動。然後，我們體驗到它們當中的能量意識，這是療癒或啟蒙過程的一部分。更簡單地說，在擴展階段，我們因為新知識和新創造而情緒高昂。但有了新知識，也使我們更能看清自己的錯誤。只要我們一直專注於新創造的鏡子，這沒什麼問題。但當我們收縮時，焦點會轉向內在，我們就看到了以前可能未注意的錯誤。問題是，我們開始因為所見所感而評判和抗拒自己。這些評判強化了對自己的負面感

受，而我們不想去感受這些負面。

因此，當波動透過氣場第二層、即對自我的感受層，返回自己時，我們並不想待在波動裡。所以我們會抗拒這收縮，試圖阻止波的收縮脈動，或者從波動裡跳出來，打斷創造過程。為了做到這一點，我們與所創造的東西斷連了。我們要嘛貶低而拋棄它，要嘛說都是為了別人做的，然後放棄它。最終，我們甚至開始相信，這創造是為了別人、而不是為了自己。就好像我們認為，為自己的快樂而創造一些東西是錯的，好像這樣不會惠及他人。這種情況，會導致更多的痛苦。

我們很多人之所以避免創造，是因為不知道如何把自己的創造帶回自我，用已有的成就來榮耀自我，如此來完成創造過程。榮耀和認可自我的過程，就是觀看顯化的反映之鏡，以此，認出內在的個體神性。這是創作過程中一個非常重要的階段。我們需要學習如何以正面方式經歷收縮。

黑元說：

～

收縮是進入自我，將你自己向內拉入永恆存在的智慧之中。在一次體驗之後，比如一次巨大成功甚至是一次療癒，大約三天內或更短時間內，你幾乎都會自動進入收縮。這種收縮不一定是負面的體驗。它是你進入自我內部，認知自我，然後發現下一塊大陸，下一片內在領域，下一個自我內在的神聖祕室。從這個內在之處，你會找到新的生命。如果在每次擴展之後，都給自己時間和信心，進入內在，與自我靜靜地同坐共處，從新的層面重新認識自己，那麼擴展就會自動出現。如果你允許收縮的自然之流將你帶入內

在，並從正面體驗的角度來看待它，你就不需要在外部生活中創造負面體驗，迫使自己進入內在。

因此，擴展之後為自己安排時間進入內在，你會發現一個自動的、正向的內向之流。在那裡，你到達一個寂靜的點，坐在你內在的黑天鵝絨般的虛空中，那裡充滿了無差別的生命，等待著出生進入顯化。你會在核星深處發現這個虛空。從這一生命中，鳳凰重生。這是新自我的顯化，攜帶了核心本質中以前的自我從未有過的、新的面向。

～

我們並不一直允許創造脈動暢通無阻地穿過我們，因為我們害怕體驗它。它會帶來生活體驗，帶來改變。我們害怕這二者。我們阻止它，是因為我們仍然相信生活體驗是危險的。我們會進入防衛，脫離當下一刻。

最近，黑元給我們上了一堂課，內容是關於我們選擇防衛、以及這種選擇如何在生活中創造出療癒循環的。他把它命名為「你為誰服務？」

～

黑元傳訊：你為誰服務？

歸於自己的中心，校準你的能量場：向下連接進入地球，對準你的人生使命或哈拉線；透過並清理每個脈輪；將覺知向上穿過能量場的所有層面；一步步把自己帶入你存在的核心。問自己：「我為誰服務？我為什麼來到地球？不只是我每分每秒的目標，還有我的長期目標。」

從空間／時間連續體的角度來看，你正以一種顯然是線性的、每時每刻的形式進行著創造。

這些創造遵循著你的意願線。你的每種行為、每次選擇，都反映出你選擇為誰服務。當你臨在於展開的當下，你就保持連接了自己的核心能量與核心意願。這樣，創造能量就會從核心暢通無阻地流出。你會在生活中創造歡樂與喜悅。你服務於內在的神性、你的核心。

當你未能臨在時，比如在防衛狀態中，你就未能直接連接核心發出的創造能量，未能直接服務於創造核心。如果你選擇進入防衛狀態來「保護自己」，那麼你就是服務於一個幻相，也就是你需要防衛。這種防衛把你帶離了展開的當下。它試圖凍結時間來控制事態，以阻止或防止某些事發生。想要停止創造流動的意願，稱為負面意願。它是想要忘記的意願。

我們並不是帶著譴責對你說這些的。你人生使命的一部分，就是學會放下防衛，學會保持歸於自我中心。因為無論在哪裡，你都持續地在創造，所以一旦你確實進入防衛並從中創造，你就會為自己創造出要學習的功課。這些功課，可以被看作是療癒循環，總有一天會自動地把你帶回存在的核心。

你存在於一個療癒或學習的「故障恢復」循環系統中。這個系統是你設計的。當你責怪這個系統時，就又一次遠離了核心目標或神聖意願，創造出另一個循環。當然，第二個循環也是另一種療癒循環。而且，在你的創造中，你創造的療癒循環可以被看作是一級循環或次級循環。

每時每刻，你都在正面、清晰的意願與負面意願之間來回運動。你先創造了快樂，然後創造了更多療癒循環，透過這些循環，你會進入療癒過程。環環相扣，相互支撐。生活中的快樂和喜悅越多，你就能依靠更強大的基礎，去體驗學習與療癒循環。所學越多，在療癒循環中就越有信心。生活中取得的成就越多，就越能創造快樂和喜悅。因此，這種每時每刻創造人生體驗的過程，最終總能給你帶來更多的快樂和喜悅！

今天，我在這裡想告訴你，療癒循環不必如此痛苦。創造的自然過程包括擴展、收縮和靜態原則。你的許多問題，都是由於不理解創造過程，不知道在經歷創造過程時如何幫助自己。如果你持續與自我真相同在，面前的新功課循環將會更容易。自我真相，也就是當下這一刻你是誰，你在這一刻能夠做什麼，以及在這一刻應該做什麼才對。

你無法每一刻都和自己待在一起，這背後是一種不信任。但是你抗拒收縮，以為那會痛苦。

想像一下這種可能性，即把收縮定義為：進入或回縮到內在，把你在擴展狀態中所觸之珍寶都帶回內在的自我。在收縮時，你把那些禮物帶下來，放置在你的內在聖壇上，作為對已有成就的自我認可。

收縮是坐在那些禮物中間，坐在所學當中，把它們帶給內在小孩。把它們安放在很久之前受傷的內在小孩的聖壇上，然後說：「看看這裡，看我從外面帶給你什麼啦。」就像成年父母為孩子帶來禮物一樣，收縮也會為內在小孩帶去禮物。某些文化中最重要的傳統之一，就是當父母外出旅行時，會帶禮物回家給孩子。這份禮物不僅是送給外在的孩子，也是送給自己的內在小孩。很多時候，成人的內在小孩也像外在孩子一樣喜歡這個禮物，有時候甚至更加喜歡。你一定體驗過。所以，把這些禮物帶給內在的自我吧。

如果你剛剛有過一次強烈擴張的生命體驗或深入學習，正處於收縮階段，那麼就允許自己從收縮中學習。如果你正經歷痛苦，就讓痛苦成為老師。不要躲藏，不要強迫自己進入防衛以便躲

藏。如果你必須做某一項工作，就從那個地方開始做。如果你是一名教師，那麼就從那裡開始教學。而如果你躲藏，你的工作就不能表達你的本質，它就不會完整。當你工作時，允許自己不設防，你就會進入一種愉悅的狀態。

現在我要求你做的事確實非常困難。在某種意義上，我是在請求你不要去做那些當你感覺不安時一直在做的、能讓你獲得安全感的事情。我明白這一點，並在此滿懷同情。我們在這裡，為了你，陪伴你。我們在你創造波的邊緣與你一起運動。正如你在療癒過程中所經歷的那樣，當療癒師時刻在你創造波的邊界陪伴你，與你同在時，痛苦並沒有那麼大。它只是變成了一段自我表達的生命波動。

所以當我問：「你為誰服務？」你要知道，你所服務的是內在的神或女神。你所服務的源頭是核星，是神的真實個體性的表達。如果你疑惑下一步該做什麼、該去哪裡、該說什麼，那就轉向你存在的中心吧。當你移向核星的時候，如果遇到了受傷的內在小孩，請把它抱到你的懷裡，帶上它，和你一起。

允許那核星在內部擴張。如果這意味著你在回答一個問題或完成一項活動之前需要片刻時間，就給自己時間。因為無論外在層面（外部世界）正發生什麼，這是你能夠保持自我真相的方式。只需要說：「我現在需要時間。我需要趕上自己，找到我波動的邊界。當我找到它的時候，我就可以與你交融。但在此之前，我甚至都沒有與自己交融，又怎能與你交融？」

當你在當下時，與自己同在，與你的波動同在，你是最完美的，與世界最為同步。如果你想知道，為何某些日子輕鬆流暢，那是因為你同步於創造的擴展、靜止、收縮與靜止的創造波。當

然，當你與自己同在，你就與宇宙同在，與一切萬有同在，與顯化在物質和靈性世界的神性同在。那是你最自然的形式，那就是你所是，那就是我們所是。因為我們是你的一部分，正如你也是我們的一部分。

當你降生到悲喜交集的地球層面，你忘記了我所說的這些真相。你分裂為二元，把指導留在了靈性世界。我們這些指導（靈）可以被看作是你將成為的、和你已經是的。然而你又比這更大。因此，如果你特別尊敬你的個人指導靈，要知道他或她就是你。轉世化身的這部分你，比在指導靈裡所顯化的部分攜帶了更多遺忘。這是我們之間唯一的區別。我們也一直會在這裡提醒你這種同步狀態，並把你帶入這一狀態。此即為這項工作的本質。這是你給地球帶來的禮物，也是我們帶給你的禮物。

所以當你經歷療癒過程時，與自己同行。我們亦與你同行，在你身側、在你近旁、在你之內與你同行。透過你所是的創造之路，你會為你內在創造力量所為你準備的東西欣喜不已。

～

處於創造波脈動當中的自我療癒

療癒和保持健康意味著，有意識覺知並保持在創造波當中。它意味著臨在於展開的當下，意味著在每一刻都做自己。當生命脈動向上穿過我們創造能量的四個維度時，我們能有意識地跟隨它。當它一層層穿過我們的氣場時，我們可以每一刻都與它同在。

在這一章結束時，我想和大家分享一段黑元在一九八九到一九九○年培訓課程結束時所帶來的冥想。這個冥想可以使你在創造波穿過自己時，穩穩地將意識覺知放置於波中。它把你帶到

活生生的、有創造力的、自由的中心。在其中，你成為了生命的脈動。

〜

黑元傳訊：展開的自我

傾聽內心那演奏著真實自我的音樂。感受光芒自你內在湧出，自體內每個細胞中湧出。向下連接到地下，連接到你在這裡的目的。就在此刻，擺在你面前的任務是什麼？你來這裡是為了什麼？在你展開的這一刻，有什麼要學習的？與其去想接下來是什麼，不如把自己帶到內在展開的這一刻，甜蜜地休息在體內的每個細胞中——不是你想成為什麼人，而是這一刻，你是什麼人。

當你在擴展中移動，然後靜止／交融，接著在收縮中向下拉，進入自我，一路乘波而入。你會發現一個痛苦的層面，但只需要穿過它來到內在小孩。牽起孩子的手，繼續深入到存在的核心，來到個體性，深入這個核心，進入自我的巨大虛空中。體驗這個巨大虛空，因為它代表了你的潛力。在這個虛空中，全部生命都在脈動、振動著，圓滿而又尚未出生。這裡有巨大的寧靜。坐在這內在虛空的恩典中。這虛空並非空無，儘管從人格層面來看可能是空無。越進入這自我內在的虛空，越發現更多生命。只要臣服於這個內在中心的安全與恩典，放下所有執著。

當看似一無所有中出現運動時，只需乘著生命脈動向外擴展，用顯化的生命填充空間，用理解填充空間。向上、向外走的時候，你會感覺這股生命脈動透過氣場。會有一個層面，使思想頭腦再度開啟。如果繼續進行，你將向外穿過氣場所有層面以及每一層中的所有個人體驗。你正在體驗生命的顯化，你正在體驗創造的過程。這種擴展向外無限進行。讓你的意識覺知乘著這股脈動向外，到達力所能及的最遠處。知曉這個脈動會去到宇宙最深處，而唯一限制你的，只有你的想像力。將意識覺知帶入這個過程。當你擴展時，以三百六十度的球狀向外延伸，越遠越好。擴張、延伸到無限的宇宙。在那裡，你會與外在、或看似外在的一切交融。這就是交融發生之地。身處其中。然後再一次，當你的創造波收縮時，只需跟隨它回到內在。

這種擴展和收縮每時每刻都在發生。它是一個多重的擴展／靜止和收縮／靜止的脈動。有的脈動快，有的脈動慢。有一些脈動你永遠無法用意識頭腦去覺知，因為它們是超乎想像的。

當你再次向內旅行時，你也將再度穿過氣場層。由於你所學的也穿越所有氣場層面和人格被帶回來，因此新禮物給你的個體性帶來了光。當那光經由氣場進入，你存在當中被負面印象阻滯的部分得以啟蒙。當光剛接觸到遺忘部分時，你常會體驗到痛苦。因為它會喚醒記憶，會喚醒尚未清理的能量和意識。在此過程伊始，當你進入氣場情緒層時，會感覺到情緒上的痛苦。不要停止移動。繼續把光帶入，帶它通過你生命中所經歷的一切失望、恐懼、悲傷、憂愁和哀慟。

如果你繼續隨著脈動向內、向下，帶著「與一切萬有一體」的光與理解，你就與痛苦合一了。你與這個痛苦中所涉及的人們合而為一。因此，你和捲入痛苦事件的人們之間看似的二元性，產生了融合，而在融合中，誕生了愛。因為凡光所觸碰，便創造出愛。因交融創造出愛。隨著繼續深入痛苦和恐懼，正是這個交融的過程創造了愛。它被向下帶入到內在小孩，放在孩子的腳邊，這個愛觸碰了孩子最初的創傷，傷痛得以

療癒。它繼續向下，進入核星，進入你真我的本質。你又一次身處虛空，給內在之光帶來了更多的光。只是坐在母體的恩典中。由這一恩典，你與偉大的母體交融，愛再次誕生。

隨後，向外的運動開始了。因為內在之杯已滿溢，被充分滋養的孩子現在要離開。從愛中誕生後，它進入了自己，去感受其個體自我和身體。它喜歡並愛著這種感覺。它更加愛自己。它理解了自己，因此擁有了自身價值。有了價值，它就感受到了對他人的愛，並繼續向外。對他人的愛喚起了他人的愛。孩子收到了他人的愛，得到了他人的認可。當孩子的意識覺知經由神聖意志擴展時，愛的認可帶來了勇氣。它感受到了自身的整體性和神性，進入了靈性的狂喜。進入靈性狂喜，孩子就能理解神聖心智的完美模式和知識。它向外移動，穿過宇宙的最深處，到達被稱為「父」的地方，再次接近融合。你的內在自我穿過顯化的宇宙，在你前進過程中創造更多生命，將個體自我所顯化的禮物帶給宇宙。

這就是創造的過程，它溶解了二元性。如此，你創造了周圍的世界：透過擴展、靜止和與你周圍世界的交融，以及收縮、靜止和與你內在個體性的交融。它就是你——

展開的自我 ❷

---

❶ 作者在本書中對丹田的位置描述有幾種，有肚臍下三點八公分、肚臍下五到六點四公分以及肚臍下六點四公分，應是在肚臍下三點八到六點四公分範圍內，並因人而稍有差異。

❷ 展開的自我：原文為 unfolding self，亦有不斷演進之意。

結　論

在本書中，我們已經談過很多關於「你創造了自己的實相」，以及它與你的健康和幸福的關係。我們解釋過，創造能量如何起源於創造核心，而創造的衝動起源於快樂。我們討論了，創造能量的波動從核心顯現，一路進入物質世界所透過的路徑。我們也展示了，當創造能量純粹、無阻礙地進入物質世界，會在生活中創造出健康、快樂、喜悅和滿足；而當創造能量被打斷、阻塞或扭曲，會導致負面體驗和疾病。疾病是阻礙創造力的後果。**疾病是受阻的創造力。**

每種負面體驗，都是一次設計好的人生功課，將我們帶入自身的眞實與眞相。每種負面生活體驗，都可以看作是一種療癒循環，帶我們回到遺忘已久的深層自我。

來自核心的創造性能量自動、直接地湧出，在我們生活中創造更多快樂，或被偏轉，創造出一個療癒循環。非此即彼：要嘛我們在快樂和喜悅中充分表達核心本質，要嘛我們處於療癒循環，而這一循環可以帶來更多的自我覺知意識，並最終間接迂迴地、越加表達了我們的核心本質，並因此在生活中創造更多快樂和喜悅。這是九〇年代的新範式❶。

在靈性層面上，我們當下一刻的選擇，是選擇愛、或選擇恐懼。生命中的每一刻，都有這一選擇，無論我們是否意識到。它是在「不設防」與「防衛」之間的選擇，是「連接及個體性」與「斷連並分離」之間的選擇。選擇愛，就是讓核心本質閃耀。如果那一刻，我們不能做出那個選擇，那麼下一個愛的選擇，就是接受我們的人類處境現狀，並走完另一個療癒循環或人生功課，以獲得更多自我覺知。

不管選擇什麼，都沒有評判。選擇療癒循環或人生功課，同樣是可敬的。我們選擇進入物質世界，本身就是經歷一個療癒循環。在這裡需要勇氣。選擇在這裡，我們是可敬的、勇敢的。黑元說，我們在這裡的唯一原因，是我們每時每刻都選擇在這裡。沒有外在的神令我們在這裡，沒有陳舊業力迫使我們在這裡，是我們選擇了這種人類處境。人類處境的一部分，是我們在當前進化狀態下，無法老是選擇表達核心本質。我們還不知道該怎麼做。我們還沒有學會永恆的愛，但我們確實在努力學習並且做得很好。我們認爲這趟旅途是值得的，所以我們在這裡。我們都希望並渴望自我完善。我們在這裡，是想要在最微觀和最宏觀的層面上，學習我們是誰。

因此允許源自核星中的**光之顯現**，就是療癒的過程。你越讓眞實本質從你的存在、從身體的每個細胞中閃耀出來，你就會越健康，越快樂。

---

❶ 作者成書於二十世紀九〇年代，故有此九〇年代新範式一說。

【附錄A】
療癒理查德W.

　　爲了展示何爲療癒，我選擇了爲醫生（我稱爲理查德W.）療癒的案例。我通常會讓患者填寫一個基本訊息表格，並就此進行面談。由於理查德很好奇我的工作，他並沒有填寫任何基本訊息給我。在他看來，不填寫表格是一種測試，看看超感知和療癒是否能提供有用訊息，是否有效。他對療癒效果很滿意，並將記錄交給了他自己的醫生，醫學博士喬治・薩蘭特（George Sarant）。薩蘭特醫生寫了一封信，比較了醫學檢測報告和醫療診斷與超感知讀取到的訊息。他的信附於這份記錄之後。

患者理查德W.的療癒記錄

　　（理查德W.和芭芭拉面對面坐在椅子上，相距大約一點八公尺。）

　　芭芭拉：你的下半部分身體需要更多的強化，在第一脈輪和骨盆區域。而且糖代謝慢了點。甲狀腺功能低下，可以清理一下肝臟。在小腸的營養吸收方面有些問題。不像它本該有的那樣高效。你有便秘嗎？

　　理查德W.：沒有。

　　芭芭拉：你的尾骨需要更靈活一些。你知道，呼吸時，頭枕骨和尾骨會移動。你身體下半部分力量比較少，部分原因就是這個。我確定你已經根據你的性格結構處理過它了。（性格結構是一個來自於生物能量療法的術語，將人體結構與人的心理形成關聯。）但是弱的部分是由尾骨造成的，它不夠靈活。我會治療它。受虐型性格，會主要影響第五輪和第一輪。我想主要著重療癒第三輪（的問題），我認爲它是受你童年經歷的影響。用心理動力學來說，它與你如何與別人連接有關。第三輪中一些老問題與你父母有關，導致這個區域是體內最薄弱的部位。

　　現在，我認爲你要學會看到身體裡面並不難。你的第三眼開得不錯，你那裡有很多能量。你有試過嗎？你看到了什麼嗎？

　　理查德W.：只是一個微弱的輪廓。就這樣而已。有時我看到東西，但我不確定它是否眞實。

　　芭芭拉：關於如何處理這個問題，即你所看到的東西是在教科書裡見過的，還是身體裡眞實顯現的，是要去找教科書裡不會出現的異常情況。你可能做過驗屍，也必須排除其影響。當你繼續看向身體裡面的時候，最終你會看見從未見過的東西，那將會幫助你。

我不知道這是否正常，但你右側的甲狀腺比左側的小一點。你介意拿掉領帶嗎？帶著領帶有點難看清楚。我想看看你的心臟是否有任何生理問題。

那你是如何應付壓力的？你工作時間長嗎？

理查德 W.：沒什麼特別的。你看到生理上有什麼嗎？

芭芭拉：現在還沒看到。我會看得再深一點……，我確實看到你一直壓力不小。（暫停，用超感知檢查心臟，仍然坐在一點八公尺外，面對他。）當我看著心臟時，問題實際上就在這一邊，在後面（指心臟後壁的右下方）。後面的那一部分看起來有點……，那裡的肌肉看起來更硬一點。我稍後會找更好的詞形容它。（在此時保留了訊息，不想打擾他。）

（理查德 W.躺上了療癒床，芭芭拉開始工作。一段時間過去了。）

芭芭拉：我簡單說一點我現在正做的事。我的書裡沒有講過這些❶。我準備療癒一些比氣場層面更深的東西，稱為哈拉層。練習武術的人會用它。你知道它。我要深入進去，加強叫丹田的那個點。

為了供你參考，我問你有沒有便秘的原因是，我覺得你的身體裡的液體平衡有些問題。

所以從超自然的角度來看，當我做哈拉療癒時，（身體的）整個下半部分開始放鬆，從某種意義上說，它開始慢慢地融化和重新組合。所以你右側的骶髂關節有錯位，我正在療癒這一部分。這個關節的前面是擠在一起的……。

（一段時間之後。）

我現在正在療癒的是，這裡是一條經絡，從這、一直上行到那裡，我正在給它充能……，然後我會療癒到韌帶，就在這裡。現在第二輪開始充能了。

我在金色層、也就是第七層氣場，重構了第一輪。第一輪從尾骨出來，坐落點在尾骨—骶骨關節。那裡缺少能量，然後繼續往骶髂關節的右側，再一直持續沿身體往上。

（一段時間之後。）

我現在療癒的位置，在我看來是膽囊……，然後我要進入第三輪區域。事實上，肝臟看起來不差，它看起來比我想像的要乾淨得多。但在後下方的一個區域，肝臟後面的內側有瘀滯……。

我現在正在做的是試圖讓膽囊扔掉一些它攜帶的東西。在氣場層面，它放手了。但這並不一定意味著肉體層面它會釋放。我聽到的是，過一夜以後它會有所響應。我

---

❶此處作者指她的第一本書《光之手》。

通常不會對療癒做即時解讀，這次做解讀是因為你是醫生。

我在第三輪上，運作氣場第四層。

你有兄弟嗎？在大概十二歲時，和你很親近的人？他死了還是發生了什麼事？從樹上掉下來？涉及某種失去。就是它駐留、或阻塞在你身體裡。是的，感覺像兄弟。所以這個與兄弟相關的創傷，在第三輪這裡形成了一個漩渦，就像拖在外面或者掛在那。很有趣。我見過幾次這種氣場結構，一向與超重有關（理查德W.超重）。但剛才，我第一次看到它與這個朋友或兄弟有聯繫，這是新發現。在心理學上，這與父親有關（指太陽神經叢輪的右側），然後這裡（太陽神經叢脈輪的左側）是所有與母親相關的東西。從我能看到的，你與父親的關係比與母親的健康得多。（氣場中）還有很多剩餘的要處理。

所以我在這裡做的是，輕輕地把整個區域重新帶回到一起。第三輪在這個區域是撕裂的，靠近胰腺區。

理查德W.：那是和母親有關的東西嗎？

芭芭拉：是的。我剛開始要進入這個區域（用療癒能量）把它編織在一起。如果我療癒得更久，就能進入得越來越深。我只是把它帶回來，只是剛開始在氣場第一層上進行編織。你可能會感覺得到是在編織。加強整個區域。

（一段時間過去了。芭芭拉正在將療癒音調送入太陽神經叢中的胰腺區。）

現在第二層受到的影響更多了，變輕了，有點像變甜。

（芭芭拉不發一言地完成了治療，靜靜離開。理查德W.休息了十五到二十分鐘。然後芭芭拉回來討論療癒。通常情況下，療癒後不會進行徹底討論。重要的是為讓患者好好休息。在這個情況下，由於理查德W.是一名醫生，所以進行了更久、更詳細的討論。）

芭芭拉：好的，隨著第三輪的重建，和重新激活系統能量，你會在心輪的區域有一種輕鬆感。心輪正試圖做兩個脈輪的工作。

理查德W.：你看到我的心輪周圍有什麼東西嗎？

芭芭拉：是的，還有一些東西我沒有提起。胰腺的薄弱處，影響了左腎。所有器官都有深層脈動，健康狀態下是同步的（在疾病中不同步）。上個月，一個學生和我一起療癒一位肝臟移植患者，我們得將所有器官重新同步。由於你的胰腺虛弱，它需要與肝臟重新同步，然後與腎臟也同步。幾乎就像是腎臟在能量上卡住了（顯然不是在肉體上），拉出來並卡住了，碰到了胰腺。當我療癒這裡時，我把腎臟拉回來。

心臟有瘀滯。看上去是心臟這邊（左邊）比另一邊更有能量，但主要原因不是心臟。而是較低脈輪虛弱，導致心輪過度補償。我一直聽到黑元說：「當你和患者連接後，需要開始關注哈拉和較低脈輪。」心臟深處的薄弱和堵塞，原因是因為這個脈輪

（第三輪）被撕開了。能量通過這裡，造成了其過度補償。你還記得我說過有一條經絡通過這裡嗎？

現在，由於心臟右側的能量少於左側。所以我把它（能量）移過來。所以如果你感到這裡有瘀滯，我也不驚奇。另一件事是，如果你擔心任何心律失常，原因是來自第三輪，而不是那些傳統原因。我知道，不是傳統問題。我當然也可以看到那些，膽固醇和脂肪等諸如此類的東西。所以也會有一些這種。

但就心臟本身而言，如果得到下面器官、身體新陳代謝和下面脈輪的支持，就會很正常。關於你需要做的，我的建議是確實要加強這裡（下半身）。現在這裡（第三、四脈輪）都已經重建，所以你會有不同的感覺。而且我已經給哈拉、丹田加入許多能量，也療癒了尾骨。所以感覺（保持）在你雙腿上。當你在醫院（工作）時，真正感覺哈拉，並與這裡連接。並非僅僅連接這裡（心輪和太陽神經叢區域）到患者，要讓哈拉強壯。使用這些脈輪（心輪和太陽神經叢輪）沒關係，但給第三輪和第四輪戴上蓋子。想像有個小蓋子在保護你。這就是我要說的。

你還有其他問題要問我嗎？

理查德 W.：所以我的結構是——上面比較重？

芭芭拉：性格特徵？是的，受虐型。

理查德 W.：它不是在流動嗎？能量向上移動，堵在軀幹？

芭芭拉：是的。

理查德 W.：身體上，兩年前我發作過心臟病。之前你說心臟在做兩份工作，是什麼意思？

芭芭拉：是兩個脈輪。心輪也在做第三輪的工作。記得我說過那些肌肉（在心臟後部）是……，就像「老」了。我不想這麼說，因為這是一個非常負面的陳述。但就好像那些肌肉——你知道當人變老時，會失去肌肉中的結締組織，就像它纖維化和堅硬一樣？那就是心臟右下室的肌肉後部看起來的樣子，像硬紙板一樣。我不知道這是否與任何事情有關。

理查德 W.：疤痕組織。

芭芭拉：就是這個。

理查德 W.：因為（心臟病專家告訴我）我心臟的內壁活動不好。太硬了。疤痕組織，心肌壞死。

芭芭拉：就在那一邊還是全部心臟？因為頂部看起來還挺好的。

理查德 W.：在底部，右心房的內壁僵硬，因為……。

芭芭拉：我看到它在右邊的後面。

理查德 W.：（指向心臟的後部，對應於芭芭拉正在觀看的區域。）這是疤痕組

織，所以它無法有力收縮。但是（你說）那個問題位置更低。

芭芭拉：原因是，這裡（太陽神經叢）比較弱，加上糖代謝的問題，整個脈輪被撕開了，然後你沒有向下真正駐於力量中，就是在這裡（丹田）。所以像太極拳這一類的會很適合你，因為可以重新分配能量。過多地通過心輪連接你的患者，這樣對你並不好。因為，以我的角度來看心臟已經勞累過度，因為（下面）薄弱。

所以兩年前你心臟病發作過？

理查德W.：我做了手術。

芭芭拉：你做過手術嗎？我漏了這一點。你有做心臟搭橋嗎？你知道我看到了什麼嗎？很好玩，那就像你的整個主動脈朝這個方向推動（到右邊）得太遠了，我把它推回來了（在能量場上）。所有沿主動脈的能量，都被我推回到左邊。我猜他們在手術期間移動了它。

理查德W.：很可能是。

芭芭拉：這就是為什麼（心臟區域）的右邊和左邊有這樣大的差異。

很多時候，手術會將器官從它們所在的能量場結構中移出。如果器官未能正確放置在此矩陣結構中，它們將無法獲得正常運轉所需的生命能量。會導致後來的器官功能障礙，因為能量（身）體是一個矩陣結構，細胞和器官身處其中得到滋養和成長。所以不管是誰做過手術，都有必要將其肉體器官重新放置在能量器官中，並重新讓能量體對準肉體。那就是我對這位患者的主動脈所做的事情。

可惜的是，我給理查德W.療癒的時候，是我正在停止看診、以便有時間教學和寫作的時期，我沒有再次見他。如果可以繼續療癒，並跟進他的進展，將會非常有趣。

我請薩蘭特醫生寫了一封信，提供關於理查德W.的醫療訊息。用以與超感知閱讀進行比較。如下——

醫學博士喬治・薩蘭特評論理查德W.療癒的來信

在過去，療癒師和醫生之間的關係並沒有太多成效或成果，而有組織的醫學和非正統的療癒系統之間的關係史，可謂是更糟。我還記得，在我還是醫科學生時，老師和同學們在評價療癒師和其他健康系統時的嘲笑和輕視。但是，我認為傳統醫學的態度正開始軟化。我們正在尋找這類醫生：將患者轉診至替代性保健人員以及療癒師的醫生，還有些自己變成了療癒師的醫生。符合這一類情況的，當然是醫學博士諾姆・希利（Norm Shealy）、伯尼・西格爾（Bernie Siegel）和布勒・喬伊（Brugh Joy）（還有許多），這些醫生的名字出現在我的腦海中。

我介紹我的患者理查德W.去看芭芭拉・布藍能，原因有幾個。理查德W.自己作為一

名醫生，和我一樣對療癒師和非正統治療方式有著濃厚的興趣。理查德 W. 的病史是，在三十七歲時，他患上了巨大的下壁心肌梗塞（即心臟病發作），並進行了冠狀動脈搭橋手術。他的右心房也有梗塞以及相當大的損傷（其嚴重性在上面的超感知閱讀中有說明）。理查德 W. 的父親是三十八歲去世，因此在理查德 W. 自己患病時，他當然會深感絕望，彷彿無法走出所處情感和情境的沼澤。他希望獲得對所患疾病的不同看法。

我們認為，最好的辦法是找芭芭拉，但先不要告訴她任何事，看她能讀出什麼。她看到的真是不可思議，令人稱奇。雖然她沒有直接說，「哈！我看到你心臟病發作。」但她的超感知閱讀，是大有價值且相當難以置信的，描述了因局部缺血導致的心肌受損，也就是說，她描述了冠心病發作後的心臟狀態。她描述了心臟的瘀滯……和心臟深處的虛弱和堵塞。非常有趣的是她的評論：心臟（左側）比這邊（右側）能量更多……。事實上，理查德 W. 左右心室、還有右心房，都有心肌損傷。右心房受損最重，芭芭拉看到的可能就是這裡（「纖維而堅硬…右下腔的心臟肌肉」）。解剖學上，如果你看心臟的後面，幾乎都是由右心房和右心室組成。如果你能穿透一個人的背，看著心臟，就很可能看到右心房和右心室；理查德 W. 的這個纖維而堅硬的部分，就是他（受損的）右心房和右心室。芭芭拉是不可能知道這一點的，除非她通過自身能力看到了身體內部。

她的超感知閱讀的其他方面同樣令人印象深刻，芭芭拉強調說理查德 W. 的「糖代謝慢了點」，這一點直到超感知閱讀兩年後才成為臨床問題，還真是有意思。事實上，理查德 W. 現在確實有第二型糖尿病。有趣的是，我推測這種在臨床表現上的延遲，可能是因為對他能量場上的一些處理。理查德 W. 當時不知道，有一些生化數據，表明他實際上有輕微的肝功能障礙。他的肝功能檢測結果是輕微到中度升高，證實了芭芭拉的聲明（「可以清理一下肝臟」）。她提到的甲狀腺功能低下，無法證實──他的甲狀腺功能檢測數據仍顯示正常。

超感知閱讀的其他部分在功能上正確，形式上不對。把芭芭拉超感知閱讀的一些內容與夢、或與心靈感應接收訊息的人相比較，是很有意思的。他們有時幾乎都對。也就是說，雖然整體有效性報告無疑是正確的，還是有一些例外情況。

因此，不是理查德 W. 的兄弟在理查德十二歲時死亡，而是理查德 W. 在他九歲時父親去世了。但理查德 W. 承認，他與父親的關係就像兩兄弟。在我看來，在一些超感知閱讀所得訊息的特定部分，還需要做更多的工作和研究。從解剖學和生理學上，芭芭拉都完全正確地觀察和描述了理查德 W. 的右心房和心室的異常。她沒有具體評論他的左心室。這會不會是因為，左邊心室在胸部更裡側，因此不容易看到嗎？這些都是值得思考的問題。

在生物能量上，理查德 W. 確實橫隔膜緊張和痙攣，也就是說，他有相當嚴重的橫隔膜阻擋，芭芭拉當然注意到並進行了一定程度的闡述。有趣的是，她注意到了心臟瘀滯，並認為原因在於橫隔膜阻擋。

　　我相信，醫生保持頭腦開放，並記住醫生並非擁有疾病的決定權，就能最好地利用療癒師的服務。我們需要謙虛一些，保持開放的頭腦。

　　理查德W.對超感知閱讀有一些有趣的評論，他發現自己被這一體驗難以置信地、深深地感動了，但他卻不能有意識地確定為什麼被感動，是什麼感動了他。他告訴我，被閱讀完幾個小時後，他就非常累，不得不睡了一小時左右。他將之比作針灸治療後的疲勞。

　　我衷心希望會有更多醫生和療癒師之間的聯合磋商。雙方都可以從聯手合作中獲益。

【附錄 B】
各類醫療保健專業職業。❶

整體醫學醫師（Holistic Physicians M.D.）

工作內容： 整體醫師使用某種自然療法，例如順勢療法、針灸、營養學或其他專業。整體醫師假設生活的各個方面一起創造並構成了完整的健康狀態。他們從分析個案的營養、情感、環境、靈性和生活方式等各方面的價值觀出發，目標是治療個體而不僅僅是治療疾病。整體醫師的治療通常包括幾個環節，每一環節適用於個案生活的某一方面，目標是實現更全面、更統一的幸福感。整體醫師與個案建立一種合作關係，並在患者自我療癒期間充當協助。個案會學習到「對健康的自我負責」，這在療癒過程中起到至關重要的作用。

國家組織

美國整體醫療協會（American Holistic Medical Association，AHMA）

電話（未更新）：（919）787-5181

地址（未更新）：4101 Lake Boone Trail, Suite 201, Raleigh, NC 27606

自然療法醫生（Naturopathic Doctor , N.D.）

工作內容： 自然療法醫生的從業範圍包括各種家庭護理，從自然分娩（順產）到老年病學等各方面。自然療法醫生在美國多個州和幾個加拿大省獲得從業許可。這些醫生受過天然藥物知識的培訓，還包括四年的研究生學習，其中有兩年醫學科學以及多種自然療法學習。他們研究的療法包括草藥、水療和推拿，以及自然分娩、順勢療法和針灸的特定領域。

國家組織

美國自然療法醫師協會（The American Association of Naturopathic Physicians，AANP）

網址：https://naturopathic.org/

電話：（202）237-8150

地址：300 New Jersey Ave NW, Suite 900, Washington, DC 20001

---

❶ 此附錄中所有機構在美國的地址均保留其英文原文，以便有意聯繫者準確找到地點。另外請讀者注意，所有機構名稱和聯繫方式均為本書原文出版時的情況，有意聯繫者請以最新聯繫方式為準。（中文編註：同時附上以機構名稱所搜尋到的網址，並依該網址更新電話及地址；若無更新者會註明）

整骨醫生（Doctors of Osteopathie, D.O.）

工作內容：安德魯‧施蒂爾（Andrew Still）於十九世紀晚期開始教授骨骼推拿調整（bone manipulation）以促進自然癒合，這個學科也因此誕生。整骨有助於身體刺激和恢復自身免疫系統，並能非常有效地治療許多自身免疫性疾病，例如關節炎。他們所使用的療癒系統，強調通過推拿重新調整身體，糾正結構和功能失調。他們專門透過調整肌肉和關節進行治療。整骨醫生除了與醫學博士受到相同標準的全面培訓和執業許可以外，還接受身體結構和功能的額外培訓。

國家組織

美國骨科協會（American Osteopathic Association，AOA）

網址：https://osteopathic.org/

電話（未更新）：（312）280-5800

地址：142 E. Ontario St. Chicago, IL 60611-2864

整脊醫生（Doctors of Chiropractic, D.C.）

工作內容：整脊醫生（亦稱脊椎指壓／捏脊醫生）專門進行脊椎的推拿和調整。該學科於一八九五年由丹尼爾‧帕爾默（Daniel Palmer）創立，是基於脊柱半脫位理論以支持自然健康的一個學科。整脊師會分析並糾正可能源於外傷、分娩異常、精神壓力、營養不良或姿勢不良造成的脊椎神經干擾。

國家組織

美國脊椎按摩師協會（The American Chiropractor Association，ACA）

網址：https://www.acatoday.org/

電話：（703）276-8800

地址：1701 Clarendon Blvd., Suite 200, Arlington, VA 22209

營養學家（Nutritionists）

工作內容：營養學家使用飲食療法。他們確定患者的個性化營養需求，以及是否有食物過敏。營養學家提供特定的飲食指南，以及用於長期定時服用的食物補充劑（如維生素和礦物質）從而維持健康和治療疾病。飲食措施可以有效地治療許多常見病。

國家組織

美國飲食協會（The American Dietetic Association，ADA）（中文編註：已於二○一二年更名爲營養與飲食學會Academy of Nutrition and Dietetics，故更新爲最新資訊。）

網址：https://www.eatright.org/

電話：（312）899-0040

地址：120 South Riverside Plaza, Suite 2190, Chicago, Illinois 60606-6995

順勢療法（Homeopaths）

工作內容：順勢療法由塞繆爾·哈恩曼（Samuel Hahnemann，一七五五年至一八四五年）創始於德國，並於十九世紀在美國成爲主要的自然醫療保健法。順勢療法是一種天然的藥物科學，使用來自植物、礦物和動物界的天然物質。該學科依據的前提是：這些天然存在的物質可以治療該物質服用過量時所產生症狀相似的疾病。根據其如何刺激患者的免疫系統和防禦系統，每種藥物都是單獨開具處方的。有時被稱爲「皇家醫學」。

國家組織

美國國家順勢療法中心（National Center for Homeopathy）

網址：https://www.homeopathycenter.org/

電話：（856）437-4752

地址：1120 Route 73 Suite 200, Mount Laurel NJ, 08054

針灸師（Acupuncturists）

工作內容：華人認爲，針灸可以透過激發身體的自維持和自平衡能力來保持健康。其理論基礎爲：電磁生命力通過「經絡」網的引導而周流全身。在經絡的特定點（穴位）針刺，可以刺激或分散生命力的流動以糾正不平衡。針灸治療沒有一個標準系統用於定義特定疾病和療法技術之間的關聯關係，而是認爲每個人都是獨特的。

國家組織

美國針灸與東方醫學協會（American Association of Acupuncture and Oriental Medicine，AAAOM）

網址：https://www.aaaomonline.org/

電話（未更新）：（919）787-5181

地址：PO Box 96503 #44114, Washington DC 20090

結構按摩師（Structural Bodyworkers）

工作內容：又稱「羅夫按摩」。他們使用拉伸和移動結締組織（筋膜）的技術，沿自然縱軸方向拉長和平衡身體。結締組織產生扭曲的原因，通常是對意外事故、情緒緊張、過去創傷、或兒童早期影響導致之運動習慣的一種反應和補償。一套完整的治療方案包括十個階段，涵蓋從淺表收縮區域到較大身體軀段的整體重組。

國家組織

羅夫學院（The Rolf Institute）

網址：https://www.rolf.org/

電話：（303）449-5903

地址：5055 Chaparral Court, Suite 103, Boulder, CO 80301

按摩治療師（Massage Therapists）

工作內容：按摩治療最早可追溯至西元前四世紀的希波克拉底（Hippocrates）❷時代。按摩的基本理念是推拿軟組織，以增強身體自癒的傾向。由一些物理手段組成，包括施加固定或移動的壓力、保持和移動身體的某些部分。

國家組織

聯合職業按摩治療師和推拿按摩師

（Associated Professional Massage Therapists and Bodyworker，APMT）

電話（未更新）：（303）674-8478

地址（未更新）：1746 Cole Boulevard, Suite 225, Golden，CO 80401

第二辦公室地址（未更新）：P.O. Box 1869, Evergreen，CO 80439-1869

美國按摩療法協會（American Massage Therapy Association，AMTA）

網址：https://www.amtamassage.org/index.html

電話：（877）905-2700

地址：500 Davis Street, Suite 900, Evanston, IL 60201

---

❷希波克拉底（西元前四六〇年至西元前三七〇年）：是古希臘醫師，使醫學發展成為專業學科，使之與巫術及哲學分離，並創立了以之為名的醫學學派。今人多尊稱之為「醫學之父」。而其所訂立之醫師誓言，更成為後世至今的醫師之道德綱領。

心理治療師（Psychotherapists）

工作內容：心理治療師主要處理個案的情感構成，這些情感構成受到童年創傷和其他原因干擾。有些處理與身心聯繫有關的此類問題。他們被稱爲身體心理治療師（body psychotherapists）。

國家組織

人本心理學協會（Association for Humanistic Psychology，AHP）

網址：https://ahpweb.org/

電話：（323）774-3220

地址：1772 Vallejo, Suite 3, San Francisco, CA 94123

美國心理協會（American Psychological Association）

網址：https://www.apa.org/

電話：（800）374-2721、（202）336-5500

地址：750 First St. NE, Washington, DC 20002-4242

卡爾・榮格分析心理學基金會（CG.Jung Foundation for Analytical Psychology）

網址：https://www.cgjungny.org/

電話：（212）697-6430

地址：28 East 39th Street, New York, NY 10016

身體心理治療師培訓研究所

國際生物能分析研究所（International Institute for Bioenergetic Analysis）

網址：http://www.bioenergetic-therapy.com/index.php/en/

電話：（212) 532-7742

地址：144 East 36th Street, New York, NY 10016

核心能量研究所（Institute of Core Energetics）

網址：https://www.coreenergetics.org/

電話：（212）982-9637

地址：1120 Avenue of the Americas Ste. 4151, New York, NY 10036

療癒師（Healers）

工作內容：如本書所述，療癒師通過觸碰或不觸碰身體來平衡氣場，給氣場充能。他們將療癒能量傳導給個案，對身體的任何部位進行完全或部分的療癒。

國家組織

國家靈性療癒師聯合會（National Federation of Spiritual Healers）

網址：https://nfsh-thehealingtrusttrainingusa.org/

電話：（239）692-9120

地址：1137 Silent Harbor, Box 2022, Mount Pleasant, SC 29465

※有意尋找療癒師者，請聯繫芭芭拉・布藍能療癒學院獲取畢業生名單。

【附錄 C】
芭芭拉・布藍能療癒學院

芭芭拉・布藍能療癒學院是一所備受尊崇的專業培訓教育機構，致力於探索和豐富療癒科學。芭芭拉・布藍能療癒學院成立於一九八二年，吸引了來自世界各地的各個專業和背景的學生研究療癒科學。學校由兩部分組成：

療癒科學簡介

通過工作坊、講座、研討會和療癒活動，帶領學員逐漸深入療癒科學的複雜性、檢視療癒準則，並探索編織於療癒過程中人類體驗的無數面向。

有認證的療癒科學教學

經由療癒學院中大學水平的培訓後，可進行專業的療癒科學從業實踐。該教學包括四年的課堂培訓，輔以家庭學習，還包括書面和實踐考試。要成為教師，還需要兩年額外培訓。另外還提供護理師、按摩治療師和針灸師的繼續教育學分。在認證大學中有聯合註冊的學生，可以將其（療癒）學習作為各自碩士或博士學位功課的主要部分。

培訓包括從科學角度以及療癒師臨床觀察角度下的人體能量場（HEF）、即氣場的學習。教導人體能量場的解剖學和生理學；人體能量場的心理動力學，包括能量場中顯示的能量阻塞和防衛系統；開發超感知力，以感知能量場並獲得有關疾病原因的訊息；通靈傳訊靈性指導；哈拉療癒；核星療癒；和其他療癒技術。教學通過深入的個人工作來探索個人問題，旨在揭示發掘內在那一獨特的「療癒師」。在紐約長島，每年會舉行五次為期五天的課程。

有關更多訊息，請至芭芭拉・布藍能療癒學院（此為 2020 年更新資訊）：

網址：https://barbarabrennan.com/

電話：（561）620-8767

傳真：（561）431-0877

地址：500 NE Spanish River Blvd., Suite 208, Boca Raton, FL 33431-4559

參考文獻

Altman, Nathaniel. *Everybody's Guide to Chiropractic Health Care.* Los Angeles, CA: J. P. Tarcher, 1990.

Angel, Jack E. *Physician's Desk Reference.* Montvale, NJ: Medical Economics Company, 1983.

Aranya, Swami Hariharananda. *Yoga Philosophy of Patanjali.* Albany, NY: State University of New York Press, 1983.

Ardey, Malvin N. Jr. *Bodies of Fire, Vol. 1: A Thousand Points of Light.* Jersey City Heights, NJ: University of the Seven Rays Publishing House, 1992.

Becker, Robert O. *Cross Currents: The Promise of Electro-medicine.* Los Angeles, CA: J. P. Tarcher, 1990.

Becker, Robert O. and Selden Gary. *The Body Electric: Electromagnetism and the Foundation of Life.* New York: William Morrow & Co., 1985.

Berkeley Holistic Health Center Staff. *The Holistic Health Lifebook.* Berkeley, CA: And-Or Press, 1981.

Berkow, Robert. *The Merck Manual of Diagnosis and Therapy.* West Point, PA: Merck Sharp & Dohme International, 1982.

Bohm, David and David F. Peat. *Science, Order, and Creativity.* New York: Bantam, 1987.

Bohm, David. *Wholeness and the Implicate Order.* New York: Routledge Chapman & Hall, 1983.

Brewster, Letitia and Michael F. Jacobson. *The Changing American Diet: A Chronicle of American Eating Habits from 1910–1980.* Washington, DC: Centers for Science in the Public Interest, 1993.

Bruyère, Rosalyn L. *Wheels of Light: A Study of the Chakras.* Arcadia, CA: Bon Productions, 1989.

Burnham, Sophy. *A Book of Angels.* New York: Random House, 1990.

Burr, Harold Saxton. *Blueprint for Immortality: The Electric Patterns of Life.* Essex, England: The C. W. Daniel Company, Ltd., 1972.

Burt, Bernard. *F odor's Healthy Escapes.* New York: McKay, 1991.

Campbell, Don, ed. *Music Physician for Times to Come.* Wheaton, IL:

Quest Books, 1991.

Cousens, Gabriel. *Conscious Eating.* Coos Bay, OR: Vision Books, 1992.

Cummings, Stephen and Dana Ullman. *Everybody's Guide to Homeopathic Medicines.* Los Angeles, CA: J. P. Tarcher, 1984.

Diamond, Harvey and Marilyn. *Fit For Life.* New York: Warner Books, 1985.

Dunne, Lavon J. *The Bestselling Guide to Better Eating for Better Health.* New York: McGraw-Hill, 1990.

Dürkheim, Karlfried. *Hara: The Vital Center of Man.* New York: Samuel Weiser, 1975.

Eisenberg, David. *Encounters with Qi: Exploring Chinese Medicine.* New York: Viking Penguin, 1987.

Epstein, Gerald. *Healing Visualizations: Creating Health Through Imagery.* New York: Bantam, 1989.

Estella, Mary. *Natural Foods Cookbook.* New York: Japan Publications, 1985.

Evans, John. *Mind, Body and Electromagnetism.* Dorset, England: Element Books, 1986.

Fremantk, Francesca, and Chogyam Trungpa. *The Tibetan Book of the Dead.* Boston: Shambhala, 1975.

Gach, Michael Reed. *Acu-Yoga.* New York: Japan Publications, 1981.

Gawain, Shakti. *Living in the Light.* San Rafael, CA: New World Library, 1986.

Gerber, Richard. *Vibrational Medicine.* Santa Fe, NM: Bear &Co., 1988.

Goldman, Jonathan. *Healing Sounds: The Power of Harmonics.* Rockport, MA: Element, Inc., 1992.

Goldstrich, Joe D. *The Best Chance Diet.* Atlanta, GA: Humanics, 1982.

Gottschall, Elaine. *Food and the Gut Reaction: Intestinal Health Through Diet.* Ontario: The Kirkton Press, 1986.

Grof, Christina, and Stanislav Grof, M.D. *The Stormy Search for the Self.* Los Angeles, CA: Jeremy P. Tarcher, Inc., 1990.

Harman, Willis. *Global Mind Change.* Indianapolis, IN: Knowledge Systems, Inc., 1988.

Harman, Willis, and Howard Rheingold. *Higher Creativity: Liberating the Unconscious for Breakthrough Insights.* Los Angeles, CA: J. P. Tarcher, 1984.

Hay, Louise L. *You Can Heal Your Life.* Santa Monica, CA: Hay House,

1982.

Hodson, Geoffrey. *Music Forms*. Wheaton, IL: The Theosophical Publishing House, 1976.

Hooper, Judith and Dick Teresi. *The Three Pound Universe*. New York: Macmillan, 1986.

Ivanova, Barbara. *The Golden Chalice*. San Francisco, CA: H. S. Dakin Co., 1986.

Jaffee, Dennis T. *Healing from Within: Psychological Techniques to Help the Mind Heal the Body*. New York: Simon & Schuster, 1980.

Jening, Hans. *Cymatics*. Basel, Switzerland: Basler Druck and Verlagsanstalt, 1974.

Karagulla, Shafica, M.D., and Dora van Gelder Kunz. *The Chakras and the Human Energy Fields*. Wheaton, IL: The Theosophical Publishing House, 1989.

Kowalski, Robert E. *The 8-Week Cholesterol Cure*. New York: Harper & Row, 1989.

Krieger, Dolores. *The Therapeutic Touch: How to Use Your Hands to Help or Heal*. Englewood Cliffs, NJ: Prentice-Hall, 1979.

Kulvinskas, Viktoras. *Survival into the list Century: Planetary Healers Manual*. Connecticut: Omangod Press, 1975.

Kushi, Aveline with Alex Jack. *Aveline Kushi's Complete Guide to Macrobiotic Cooking for Health, Harmony and Peace*. New York: Warner Books, 1985.

Kushi, Aveline and Michio. *Macrobiotic Diet*. New York: Japan Publications, 1985.

Lavabre, Marcel. *Aromatherapy Workbook*. Rochester, VT: Healing Arts Press, 1990.

Levine, Frederick G. *Psychic Sourcebook: How to Choose and Use a Psychic*. New York: Warner, 1988.

Levine, Stephen. *Healing Into Life and Death*. New York: Doubleday, 1984.

Liberman, Jacob, O.D., Ph.D. *Light: Medicine of the Future*. Santa Fe, NM: Bear & Company, 1991.

Mandel, Peter. *Energy Emission Analysis: New Application of Kirlian Photography for Holistic Health*. Germany: Synthesis Publishing Company, N.d.

Markides, Kyriacos C. *Homage to the Sun*. New York: Rout-ledge, 1987.

————. *The Magus of Strovolos: The Extraordinary World of a Spiritual Healer*. New York: Routledge, 1985.

McCarty, Meredith. *American Macrobiotic Cuisine*. Eureka, CA: Turning Point Publications, 1986.

Mitchell, Elinor R. *Plain Talk About Acupuncture*. New York: Whalehall, 1987.

O'Connor, John and Dan Bensky, eds. *Acupuncture: A Comprehensive Text*. Chicago, IL: Eastland Press, 1981.

Orenstein, Neil and Sarah L. Bingham. *Food Allergies: How to Tell If You Have Them, What to Do About Them If You Do*. New York: Putnam Publishing Group, 1987.

Ott, John N. *Health and Light*. Columbus, OH: Ariel Press, 1973.

Pearson, Carol S. *The Hero Within: Six Archetypes We Live By*. New York: HarperCollins, 1989.

Pierrakos, Eva. *The Pathwork of Self-Transformation*. New York: Bantam, 1990.

Pritikin, Nathan. *Pritikin Permanent Weight Loss Manual*. New York: Putnam Publishing Group, 1981.

Pritikin, Nathan and Patrick McGrady. *Pritikin Program for Diet and Exercise*. New York: Bantam, 1984.

Reilly, Harold J. and Ruth H. Brod. *The Edgar Cayce Handbook for Health Through Drugless Therapy*. New York: Berkeley, 1985.

Rodegast, Pat and Judith Stanton. *Emmanuel's Book II: The Choice for Love*. New York: Bantam, 1989.

Rolf, Ida P. *Rolfing: The Integration of Human Structures*. Rochester, VT: Inner Traditions, 1989.

Rubin, Jerome. *New York Naturally*. New York: City Spirit Publications, 1988.

Satprem. *The Mind of the Cells*. New York: Institute for Evolutionary Research, 1982.

Schechter, Steven R. and Tom Monte. *Fighting Radiation with Foods, Herbs and Vitamins*. Brookline, MA: East-West, 1988.

Schwarz, Jack. *Voluntary Controls: Exercises for Creative Meditation and for Activating the Potential of the Chakras*. New York: Dutton, 1978.

Seem, Mark. *Acupuncture Energetics*. Rochester, VT: Inner Traditions, 1987.

Shealy, Norman C. and Caroline Myss. *The Creation of Health: Merging*

Traditional Medicine with Intuitive Diagnosis. Walpole, NH: Stillpoint Publishing, 1988.

Sheldrake, Rupert. *A New Science of Life.* Los Angeles, CA: J. P. Tarcher, 1981.

Siegel, Bernie S. *Love, Medicine & Miracles.* New York: Harper & Row, 1986.

Simonton, O. Carl, and Reíd Henson, with Brenda Hampton. *The Healing Journey.* New York: Bantam, 1992.

Steindl-Rast, Brother David. *Gratefulness, the Heart of Prayer.* New York: Paulist Press, 1984.

Talbot, Michael. *The Holographic Universe.* New York: HarperCollins, 1991.

Ullman, Dana, ed. *Discovering Homeopathy: Your Introduction to the Science and Art of Homeopathic Medicine.* Berkeley, CA: North Adantic Books, 1991.

Upledger, John E., and Jon D. Vredevoogd. *Craniosacral Therapy.* Seattle, WA: Easdand Press, 1983.

Werbach, Melvin R. *Nutritional Influences on Illness. A Sourcebook of Clinical Research.* New Canaan, CT: Keats Publishing, 1989.

Wilber, Ken. *The Holographic Paradigm and Other Paradoxes.* Boston: Shambhala, 1982.

———. *No Boundary: Eastern and Western Approaches to Personal Growth.* Boston: Shambhala, 1979.

Wilhelm, Richard and C. G. Jung. *The Secret of the Golden Flower.* New York: Harcourt Brace Jovanovich, 1970.

Woolf, Vernon V., Ph.D. *Holodynamics: How to Develop and Manage Your Personal Power.* Tucson, AZ: Harbinger House, Inc., 1990.

Woolger, Roger J. *Other Lives, Other Selves.* New York: Bantam, 1988.

Zerden, Sheldon. *The Best of Health: The 101 Best Books.* New York: Four Walls Eight Windows, 1989.

Zukav, Gary. *The Seat of the Soul.* New York: Simon & Schuster, 1989.

譯者新增：

Brown, Simon. *Feng Shui.* Glasgow: HarperCollins, 2013.

Morris, Tisha. *Feng Shui Your Life.* New York: Turner, 2011.

JP0001	大寶法王傳奇	何謹◎著	200元
JP0002X	當和尚遇到鑽石（增訂版）	麥可・羅區格西◎著	360元
JP0003X	尋找上師	陳念萱◎著	200元
JP0004	祈福DIY	蔡春娉◎著	250元
JP0006	遇見巴伽活佛	溫普林◎著	280元
JP0009	當吉他手遇見禪	菲利浦・利夫・須藤◎著	220元
JP0010	當牛仔褲遇見佛陀	蘇密・隆敦◎著	250元
JP0011	心念的賽局	約瑟夫・帕蘭特◎著	250元
JP0012	佛陀的女兒	艾美・史密特◎著	220元
JP0013	師父笑呵呵	麻生佳花◎著	220元
JP0014	菜鳥沙彌變高僧	盛宗永興◎著	220元
JP0015	不要綁架自己	雪倫・薩爾茲堡◎著	240元
JP0016	佛法帶著走	佛朗茲・梅蓋弗◎著	220元
JP0018C	西藏心瑜伽	麥可・羅區格西◎著	250元
JP0019	五智喇嘛彌伴傳奇	亞歷珊卓・大衛—尼爾◎著	280元
JP0020	禪　兩刃相交	林谷芳◎著	260元
JP0021	正念瑜伽	法蘭克・裘德・巴奇歐◎著	399元
JP0022	原諒的禪修	傑克・康菲爾德◎著	250元
JP0023	佛經語言初探	竺家寧◎著	280元
JP0025	佛教一本通	蓋瑞・賈許◎著	499元
JP0026	星際大戰・佛部曲	馬修・波特林◎著	250元
JP0027	全然接受這樣的我	塔拉・布萊克◎著	330元
JP0028	寫給媽媽的佛法書	莎拉・娜塔莉◎著	300元
JP0029	史上最大佛教護法——阿育王傳	德千汪莫◎著	230元
JP0030	我想知道什麼是佛法	圖丹・卻淮◎著	280元
JP0031	優雅的離去	蘇希拉・布萊克曼◎著	240元
JP0032	另一種關係	滿亞法師◎著	250元
JP0033	當禪師變成企業主	馬可・雷瑟◎著	320元
JP0034	智慧81	偉恩・戴爾博士◎著	380元
JP0035	覺悟之眼看起落人生	金菩提禪師◎著	260元
JP0036	貓咪塔羅算自己	陳念萱◎著	520元
JP0037	聲音的治療力量	詹姆斯・唐傑婁◎著	280元
JP0038	手術刀與靈魂	艾倫・翰彌頓◎著	320元
JP0039	作為上師的妻子	黛安娜・J・木克坡◎著	450元
JP0040	狐狸與白兔道晚安之處	庫特・約斯特勒◎著	280元
JP0041	從心靈到細胞的療癒	喬思・慧麗・赫克◎著	260元
JP0042	27%的獲利奇蹟	蓋瑞・賀許伯格◎著	320元
JP0043	你用對專注力了嗎？	萊斯・斐米博士◎著	280元
JP0044	我心是金佛	大行大禪師◎著	280元
JP0045	當和尚遇到鑽石2	麥可・羅區格西◎等著	280元
JP0046	雪域求法記	邢肅芝（洛桑珍珠）◎口述	420元

JP0047	你的心是否也住著一隻黑狗？	馬修・約翰史東◎著	260元
JP0048	西藏禪修書	克莉絲蒂・麥娜麗喇嘛◎著	300元
JP0049	西藏心瑜伽2	克莉絲蒂・麥娜麗喇嘛等著	300元
JP0050	創作，是心靈療癒的旅程	茱莉亞・卡麥隆◎著	350元
JP0051	擁抱黑狗	馬修・約翰史東◎著	280元
JP0052	還在找藉口嗎？	偉恩・戴爾博士◎著	320元
JP0053	愛情的吸引力法則	艾莉兒・福特◎著	280元
JP0054	幸福的雪域宅男	原人◎著	350元
JP0055	貓馬麻	阿義◎著	350元
JP0056	看不見的人	中沢新一◎著	300元
JP0057	內觀瑜伽	莎拉・鮑爾斯◎著	380元
JP0058	29個禮物	卡蜜・沃克◎著	300元
JP0059	花仙療癒占卜卡	張元貞◎著	799元
JP0060	與靈共存	詹姆斯・范普拉◎著	300元
JP0061	我的巧克力人生	吳佩容◎著	300元
JP0062	這樣玩，讓孩子更專注、更靈性	蘇珊・凱瑟・葛凌蘭◎著	350元
JP0064	我還沒準備說再見	布蕾克・諾爾&帕蜜拉・D・布萊爾◎著	380元
JP0065	記憶人人hold得住	喬許・佛爾◎著	360元
JP0066	菩曼仁波切	林建成◎著	320元
JP0067	下面那裡怎麼了？	莉莎・瑞金◎著	400元
JP0068	極密聖境・仰桑貝瑪貴	邱常梵◎著	450元
JP0069	停心	釋心道◎著	380元
JP0070	聞盡	釋心道◎著	380元
JP0071	如果你對現況感到倦怠……	威廉・懷克羅◎著	300元
JP0072	希望之翼：倖存的奇蹟，以及雨林與我的故事	茱莉安・柯普科◎著	380元
JP0073	我的人生療癒旅程	鄧嚴◎著	260元
JP0074	因果，怎麼一回事？	釋見介◎著	240元
JP0075	皮克斯動畫師之紙上動畫《羅摩衍那》	桑傑・帕特爾◎著	720元
JP0076	寫，就對了！	茱莉亞・卡麥隆◎著	380元
JP0077	願力的財富	釋心道◎著	380元
JP0078	當佛陀走進酒吧	羅卓・林茲勒◎著	350元
JP0079	人聲，奇蹟的治癒力	伊凡・德・布奧恩◎著	380元
JP0080	當和尚遇到鑽石3	麥可・羅區格西◎著	400元
JP0081	AKASH阿喀許靜心100	AKASH阿喀許◎著	400元
JP0082	世上是不是有神仙：生命與疾病的真相	樊馨蔓◎著	300元
JP0083	生命不僅僅如此——辟穀記（上）	樊馨蔓◎著	320元
JP0084	生命可以如此——辟穀記（下）	樊馨蔓◎著	420元
JP0085	讓情緒自由	茱迪斯・歐洛芙◎著	420元
JP0086	別癌無恙	李九如◎著	360元
JP0087	什麼樣的業力輪迴，造就現在的你	芭芭拉・馬丁&狄米崔・莫瑞提斯◎著	420元
JP0088	我也有聰明數學腦：15堂課激發被隱藏的競爭力	盧采嫻◎著	280元
JP0089	與動物朋友心傳心	羅西娜・瑪利亞・阿爾克蒂◎著	320元
JP0090	法國清新舒壓著色畫50：繽紛花園	伊莎貝爾・熱志－梅納&紀絲蘭・史朵哈&克萊兒・摩荷爾－法帝歐◎著	350元

JP0091	法國清新舒壓著色畫50：療癒曼陀羅	伊莎貝爾・熱志－梅納＆紀絲蘭・史朵哈＆克萊兒・摩荷爾－法帝歐◎著	350元
JP0092	風是我的母親	熊心、茉莉・拉肯◎著	350元
JP0093	法國清新舒壓著色畫50：幸福懷舊	伊莎貝爾・熱志－梅納＆紀絲蘭・史朵哈＆克萊兒・摩荷爾－法帝歐◎著	350元
JP0095	【當和尚遇到鑽石4】愛的業力法則：西藏的古老智慧，讓愛情心想事成	麥可・羅區格西◎著	450元
JP0096	媽媽的公主病：活在母親陰影中的女兒，如何走出自我？	凱莉爾・麥克布萊德博士◎著	380元
JP0097	法國清新舒壓著色畫50：璀璨伊斯蘭	伊莎貝爾・熱志－梅納＆紀絲蘭・史朵哈＆克萊兒・摩荷爾－法帝歐◎著	350元
JP0098	最美好的都在此刻：53個創意、幽默、找回微笑生活的正念練習	珍・邱禪・貝斯醫生◎著	350元
JP0099	愛，從呼吸開始吧！回到當下、讓心輕安的禪修之道	釋果峻◎著	300元
JP0100	能量曼陀羅：彩繪內在寧靜小宇宙	保羅・霍伊斯坦、狄蒂・羅恩◎著	380元
JP0101	爸媽何必太正經！幽默溝通，讓孩子正向、積極、有力量	南琦◎著	300元
JP0102	舍利子，是什麼？	洪宏◎著	320元
JP0103	我隨上師轉山：蓮師聖地溯源朝聖	邱常梵◎著	460元
JP0104	光之手：人體能量場療癒全書	芭芭拉・安・布藍能◎著	899元
JP0105	在悲傷中還有光：失去珍愛的人事物，找回重新聯結的希望	尾角光美◎著	300元
JP0106	法國清新舒壓著色畫45：海底嘉年華	小姐們◎著	360元
JP0108	用「自主學習」來翻轉教育！沒有課表、沒有分數的瑟谷學校	丹尼爾・格林伯格◎著	300元
JP0109	Soppy 愛賴在一起	菲莉帕・賴斯◎著	300元
JP0110	我嫁到不丹的幸福生活：一段愛與冒險的故事	琳達・黎明◎著	350元
JP0111	TTouch® 神奇的毛小孩按摩術——狗狗篇	琳達・泰林頓瓊斯博士◎著	320元
JP0112	戀瑜伽・愛素食：覺醒，從愛與不傷害開始	莎朗・嘉儂◎著	320元
JP0113	TTouch® 神奇的毛小孩按摩術——貓貓篇	琳達・泰林頓瓊斯博士◎著	320元
JP0114	給禪修者與久坐者的痠痛舒緩瑜伽	琴恩・厄爾邦◎著	380元
JP0115	純植物・全食物：超過百道零壓力蔬食食譜，找回美好食物真滋味，心情、氣色閃亮亮	安潔拉・立頓◎著	680元
JP0116	一碗粥的修行：從禪宗的飲食精神，體悟生命智慧的豐盛美好	吉村昇洋◎著	300元
JP0117	綻放如花——巴哈花精靈性成長的教導	史岱方・波爾◎著	380元
JP0118	貓星人的華麗狂想	馬喬・莎娜◎著	350元
JP0119	直面生死的告白——一位曹洞宗禪師的出家緣由與說法	南直哉◎著	350元
JP0120	OPEN MIND！房樹人繪畫心理學	一沙◎著	300元
JP0121	不安的智慧	艾倫・W・沃茨◎著	280元
JP0122	寫給媽媽的佛法書：不煩不憂照顧好自己與孩子	莎拉・娜塔莉◎著	320元
JP0123	當和尚遇到鑽石5：修行者的祕密花園	麥可・羅區格西◎著	320元
JP0124	貓熊好療癒：這些年我們一起追的圓仔～～頭號「圓粉」私密日記大公開！	周咪咪◎著	340元
JP0125	用血清素與眼淚消解壓力	有田秀穗◎著	300元
JP0126	當勵志不再有效	金木水◎著	320元
JP0127	特殊兒童瑜伽	索妮亞・蘇瑪◎著	380元
JP0128	108 大拜式	JOYCE（翁憶珍）◎著	380元

JP0129	修道士與商人的傳奇故事：經商中的每件事都是神聖之事	特里・費爾伯◎著	320元
JP0130	靈氣實用手位法—— 西式靈氣系統創始者林忠次郎的療癒技術	林忠次郎、山口忠夫、 法蘭克・阿加伐・彼得 ◎著	450元
JP0131	你所不知道的養生迷思——治其病要先明其因， 破解那些你還在信以為真的健康偏見！	曾培傑、陳創濤◎著	450元
JP0132	貓僧人：有什麼好煩惱的喵～	御誕生寺（ごたんじょうじ）◎著	320元
JP0133	昆達里尼瑜伽——永恆的力量之流	莎克蒂・帕瓦・考爾・卡爾薩◎著	599元
JP0134	尋找第二佛陀・良美大師——探訪西藏象雄文化之旅	寧艷娟◎著	450元
JP0135	聲音的治療力量：修復身心健康的咒語、唱誦與種子音	詹姆斯・唐傑婁◎著	300元
JP0136	一大事因緣：韓國頂峰無無禪師的不二慈悲 與智慧開示（特別收錄禪師台灣行腳對談）	頂峰無無禪師、天真法師、玄玄法師◎著	380元
JP0137	運勢決定人生——執業50年、見識上萬客戶資深律師 告訴你翻轉命運的智慧心法	西中　務◎著	350元
JP0138	心靈花園： 祝福、療癒、能量——七十二幅滋養靈性的神聖藝術	費絲・諾頓◎著	450元
JP0139	我還記得前世	凱西・伯德◎著	360元
JP0140	我走過一趟地獄	山姆・博秋茲◎著 貝瑪・南卓・泰耶◎繪	699元
JP0141	寇斯的修行故事	莉迪・布格◎著	300元
JP0142	全然接受這樣的我：18個放下憂慮的禪修練習	塔拉・布萊克◎著	360元
JP0143	如果用心去愛，必然經歷悲傷	喬安・凱恰托蕊◎著	380元
JP0144	媽媽的公主病：活在母親陰影中的女兒，如何走出自我？	凱莉爾・麥克布萊德博士◎著	380元
JP0145	創作，是心靈療癒的旅程	茱莉亞・卡麥隆◎著	380元
JP0146	一行禪師　與孩子一起做的正念練習：灌溉生命的智慧種子	一行禪師◎著	450元
JP0148	39本戶口名簿： 從「命運」到「運命」・用生命彩筆畫出不凡人生	謝秀英◎著	320元
JP0149	禪心禪意	釋果峻◎著	300元
JP0150	當孩子長大卻不「成人」……接受孩子不如期望的事實、 放下身為父母的自責與內疚，重拾自己的中老後人生！	珍・亞當斯博士◎著	380元
JP0151	不只小確幸，還要小確「善」！每天做一點點好事， 溫暖別人，更為自己帶來365天全年無休的好運！	奧莉・瓦巴◎著	460元
JP0154	祖先療癒：連結先人的愛與智慧，解決個人、家庭的 生命困境，活出無數世代的美好富足！	丹尼爾・佛爾◎著	550元
JP0155	母愛的傷也有痊癒力量： 說出台灣女兒們的心裡話，讓母女關係可以有解！	南琦◎著	350元
JP0156	24節氣　供花禮佛	齊云◎著	550元
JP0157	用瑜伽療癒創傷：以身體的動靜，拯救無聲哭泣的心	大衛・艾默森、伊麗莎白・賀伯◎著	380元
JP0158	命案現場清潔師： 跨越生與死的斷捨離・清掃死亡最前線的真實記錄	盧拉拉◎著	330元
JP0159	我很瞎，我是小米酒：台灣第一隻全盲狗醫生的勵志犬生	杜韻如◎著	350元
JP0160	日本神諭占卜卡：來自眾神、精靈、生命與大地的訊息	大野百合子◎著	799元
JP0161	宇宙靈訊之神展開	王育惠、張景雯◎著繪	380元
JP0162	哈佛醫學專家的老年慢療八階段：用三十年照顧老大人的經驗告 訴你，如何以個人化的照護與支持，陪伴父母長者的晚年旅程。	丹尼斯・麥卡洛◎著	450元

JP0163	入流亡所：聽一聽・悟、修、證《楞嚴經》	頂峰無無禪師◎著	350元
JP0165	海奧華預言：第九級星球的九日旅程・奇幻不思議的真實見聞	米歇・戴斯馬克特◎著	400元
JP0166	希塔療癒：世界最強的能量療法	維安娜・斯蒂博◎著	620元
JP0167	亞尼克。味蕾的幸福：從切片蛋糕到生乳捲的二十年品牌之路	吳宗恩◎著	380元

橡樹林文化 ❖❖ 蓮師文集系列 ❖❖ 書目

JA0001	空行法教	伊喜・措嘉佛母輯錄付藏	260元
JA0002	蓮師傳	伊喜・措嘉記錄撰寫	380元
JA0003	蓮師心要建言	艾瑞克・貝瑪・昆桑◎藏譯英	350元
JA0004	白蓮花	蔣貢米龐仁波切◎著	260元
JA0005	松嶺寶藏	蓮花生大士◎著	330元
JA0006	自然解脫	蓮花生大士◎著	400元
JA0007/8	智慧之光 1/2	根本文◎蓮花生大士／釋論◎蔣貢・康楚	799元
JA0009	障礙遍除：蓮師心要修持	蓮花生大士◎著	450元

橡樹林文化 ❖❖ 朝聖系列 ❖❖ 書目

JK0001	五台山與大圓滿：文殊道場朝聖指南	菩提洲◎著	500元
JK0002	蓮師在西藏：大藏區蓮師聖地巡禮	邱常梵◎著	700元
JK0003	觀音在西藏：遇見世間最美麗的佛菩薩	邱常梵◎著	700元

橡樹林文化 ❖❖ 圖解佛學系列 ❖❖ 書目

| JL0001 | 圖解西藏生死書 | 張宏實◎著 | 420元 |
| JL0002 | 圖解佛教八識 | 洪朝吉◎著 | 260元 |

衆生系列　JP0169

光之手2：光之顯現——個人療癒之旅・來自人體能量場的核心訊息
Light Emerging: The Journey of Personal Healing

作　　　者／芭芭拉・安・布藍能（Barbara Ann Brennan）
插　　　圖／Thomas J. Schneider、Joan Tartaglia
中　　　譯／心夜明
責 任 編 輯／徐煖宜
封 面 設 計／兩棵酸梅
內 頁 排 版／歐陽碧智
業　　　務／顏宏紋
印　　　刷／韋懋實業有限公司

發 行 人／何飛鵬
事業群總經理／謝至平
總 編 輯／張嘉芳
出　　　版／橡樹林文化
　　　　　　115 台北市南港區昆陽街 16 號 4 樓
　　　　　　電話：886-2-2500-0888#2737　傳眞：886-2-2500-1951
發　　　行／英屬蓋曼群島商家庭傳媒股份有限公司城邦分公司
　　　　　　115 台北市南港區昆陽街 16 號 8 樓
　　　　　　客服服務專線：(02)25007718；02-25007719
　　　　　　24 小時傳眞專線：(02)25001990；25001991
　　　　　　服務時間：週一至週五上午09：30～12：00；下午13：30～17：00
　　　　　　劃撥帳號：19863813　戶名：書虫股份有限公司
　　　　　　讀者服務信箱：service@readingclub.com.tw
香港發行所／城邦（香港）出版集團有限公司
　　　　　　香港九龍土瓜灣土瓜灣道 86 號順聯工業大廈 6 樓 A 室
　　　　　　電話：(852)25086231　傳眞：(852)25789337
　　　　　　Email：hkcite@biznetvigator.com
馬新發行所／城邦（馬新）出版集團【Cité (M) Sdn.Bhd. (458372 U)】
　　　　　　41, Jalan Radin Anum, Bandar Baru Sri Petaling,
　　　　　　57000 Kuala Lumpur, Malaysia.
　　　　　　電話：(603) 90563833　傳眞：(603) 90576622
　　　　　　Email：services@cite.my

初版一刷／2020 年 3 月
初版五刷／2024 年 5 月
ISBN／978-986-98548-6-3
定價／1200 元

城邦讀書花園
www.cite.com.tw

國家圖書館出版品預行編目（CIP）資料

光之手2：光之顯現——個人療癒之旅・來自人體能量場的核心
　訊息 / 芭芭拉・安・布藍能（Barbara Brennan）著；心夜明
　譯. -- 初版. -- 臺北市：橡樹林文化，城邦文化出版：家庭傳
　媒城邦分公司發行，2020.03
　　面　；　公分. --（衆生系列：JP0169）
　譯自：Light Emerging: The Journey of Personal Healing
　ISBN　978-986-98548-6-3（平裝）

　1. 另類療法　2. 健康法　3. 能量

418.98　　　　　　　　　　　　　　　　　　　　　109002503

115 台北市南港區昆陽街 16 號 4 樓

城邦文化事業股份有限公司

橡樹林出版事業部　收

請沿虛線剪下對折裝訂寄回，謝謝！

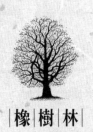

|橡|樹|林|

書名：光之手 2：光之顯現──個人療癒之旅・來自人體能量場的核心訊息

書號：JP0169

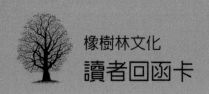
橡樹林文化
讀者回函卡

感謝您對橡樹林出版社之支持，請將您的建議提供給我們參考與改進；請別忘了給我們一些鼓勵，我們會更加努力，出版好書與您結緣。

姓名：＿＿＿＿＿＿＿＿＿＿＿ □女 □男 生日：西元＿＿＿＿年

Email：＿＿＿＿＿＿＿＿＿＿＿＿＿＿＿＿＿＿＿＿＿＿＿＿

● 您從何處知道此書？

　□書店 □書訊 □書評 □報紙 □廣播 □網路 □廣告 DM □親友介紹

　□橡樹林電子報 □其他＿＿＿＿＿＿＿＿

● 您以何種方式購買本書？

　□誠品書店 □誠品網路書店 □金石堂書店 □金石堂網路書店

　□博客來網路書店 □其他＿＿＿＿＿＿＿＿

● 您希望我們未來出版哪一種主題的書？（可複選）

　□佛法生活應用 □教理 □實修法門介紹 □大師開示 □大師傳記

　□佛教圖解百科 □其他＿＿＿＿＿＿＿＿

● 您對本書的建議：

＿＿＿＿＿＿＿＿＿＿＿＿＿＿＿＿＿＿＿＿＿＿＿＿＿＿＿＿＿＿

＿＿＿＿＿＿＿＿＿＿＿＿＿＿＿＿＿＿＿＿＿＿＿＿＿＿＿＿＿＿

＿＿＿＿＿＿＿＿＿＿＿＿＿＿＿＿＿＿＿＿＿＿＿＿＿＿＿＿＿＿

＿＿＿＿＿＿＿＿＿＿＿＿＿＿＿＿＿＿＿＿＿＿＿＿＿＿＿＿＿＿

＿＿＿＿＿＿＿＿＿＿＿＿＿＿＿＿＿＿＿＿＿＿＿＿＿＿＿＿＿＿